県立広島病院
お医者さんたちの
お話

県立広島病院　編著

南々社

県立広島病院

お医者さんたちのお話

はじめに

安心して治療を受けるために

出前講座を本に

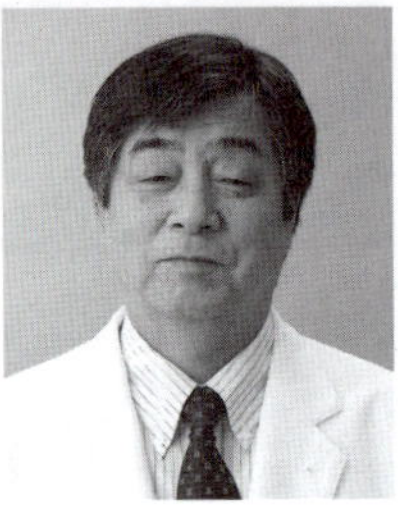

県立広島病院 院長

桑原正雄

このたび、県立広島病院から県民の皆様のために医療読本『県立広島病院 お医者さんたちのお話』を発刊いたしました。

誰もが健康には関心があるところですし、常に健康でありたいと願っています。このため、健康に関する情報は多く、時には情報が多すぎて迷うことがあります。このようななかで、県立の病院がこの医療読本をまとめたのには、さらに理由があります。

すべての人が健康であってほしい、病気になっても安心して診察や治療を受けてほしいとの願いから、職員たちはボランティアで4年前から県内各地に出向いて講演をおこなってきました。

この出前講座は、講座開催者が県民のために会場と講演テーマを決めて連絡していただければ、当院の専門家が数人、例えば医師と看護師が、プロジェクターや資料などを持参して、医療について分かりやすく解説します。もちろん、勤務時間内でも可能ですし、講演料は頂きません。

当院のホームページをみて申し込まれる団体が多くなり、１００回近くになりますので、これを記念して本書を発刊いたしました。これまでの講演と今後予定される講演から62項目を選び、女性の健康、生活習慣病、不老長寿や救急、小児、がん医療などに分けて掲載しています。いずれも関連学会の認定専門医師や認定看護師などの専門家が得意分野を分かりやすく書いているところが大きな特徴です。

広島県の湯崎英彦知事が４つの挑戦のなかに「安心な暮らしづくり」への挑戦をあげています。県民が健康であるように、また、安心して医療を受けることができるように、広島県は「がん対策日本一」などの目標を掲げて医療などの充実に取り組んでいます。この取り組みを推進するためにも、時宜にかなった刊行です。

県立広島病院の１３０年を超す歴史のなかで、県民の皆様に読んでいただく本が書店に並ぶのは初めてです。本書が皆様の健康に寄与できることを、そして、本書を通して当院の理念である「県民の皆様に愛され信頼される病院」へご理解いただけることを願っております。

２０１３年３月

県立広島病院 お医者さんたちのお話

もくじ

はじめに——安心して治療を受けるために　院長　桑原正雄 …… 2

第1章　女性が健康で生き続けるために 11

産科医が教えるお産の本当の話　産科主任部長　上田克憲 …… 12

助産師が教える安産のコツ　副看護師長（産科病棟助産師）　住吉史子 …… 18

不妊症、知っておきたい大切なこと　生殖医療科主任部長　原 鐵晃 …… 24

ピンピンコロリ　PPK運動（これがわたしのいきる道）　総合診療科部長　岡本健志 …… 30

乳がんの予防・早期発見・治療　消化器・乳腺・移植外科部長　大原正裕 …… 36

乳がんと告げられたとき——こころの上手な持ち方　乳がん看護認定看護師　賀出朱美 …… 43

子宮頸がんはワクチン接種と検診で予防できる　婦人科主任部長　内藤博之 …… 49

子宮頸がんワクチン接種の実際と注意点　西7病棟看護師長　柏原幸子 …… 57

第2章　いわゆる生活習慣病の話　63

知ってるつもりが命取り、高血圧とうまく付き合う　……　64
副院長、循環器内科主任部長　岡本光師

心臓を守るための、狭心症と心筋梗塞の予防・治療法　……　71
循環器内科部長　上田浩徳

脈が飛ぶ飛ぶ、不整脈の治療　循環器内科部長　平尾秀和　……　78

心臓の分かりやすい手術の話　心臓血管外科主任部長　三井法真　……　85

脳卒中で寝たきりにならないために　副院長、脳神経外科主任部長　木矢克造　……　90

日常生活で脳卒中を防ぐ方法　リハビリテーション科主任　河本敦史　……　95

「まあ、いいか」で始まるメタボリック症候群　……　101
（財）広島県地域保健医療推進機構（元・県立広島病院総合診療科）　古川正愛

飲酒（アルコール）で悪化する病気、効果のある病気　……　108
消化器内科主任部長　山田博康

食事で脱メタボ！　減らそう内臓脂肪　栄養管理科主任医療技術専門員　伊藤圭子　……　116

糖尿病の分かりやすい話　糖尿病・内分泌内科主任部長　久保敬二　……　121

県立広島病院 お医者さんたちのお話

もくじ

第3章 健康的な不老長寿を目指して 127

老化って、何？ 栄養管理科主任部長、消化器・乳腺・移植外科部長 眞次康弘 …… 128

たかが食事、されど食事。食事で老化を防ぐポイント 栄養管理科主任医療技術専門員 天野純子 …… 135

認知症を防ぐ心得 脳神経内科主任部長 時信 弘 …… 141

知っておきたい〝不眠とうつ〟のお話 精神神経科主任部長 高畑紳一 …… 147

第4章 救急・小児疾患のお話 155

救命救急の最前線 救命救急センター長、救急科主任部長 山野上敬夫 …… 156

もし、大切な人が突然倒れたら、あなたは救うことができますか？ 救急科部長 楠 真二 …… 163

子どもの救急疾患 対応のコツを知ろう！ 小児科主任部長 坂野 堯、小児科部長 小野浩明、もり小児科副院長 木下義久 …… 173

小児外科って、何をしているところ？ 小児外科主任部長 大津一弘 …… 181

小児の腎臓病 小児腎臓科主任部長 大田敏之 …… 187

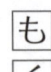

NICUって、ご存じですか？　新生児科主任部長　福原里恵……194
「言葉の音痴」と、どう付き合うか？　小児感覚器科主任部長　益田 慎……201
看護師がそっと教える子育ての知恵　小児看護専門看護師　中村幸子……206
薬剤師がそっと教える小児に薬を飲ませるコツ　薬剤科薬剤師　笠原庸子……215

第5章　肩、腰の話　221

「肩こり」解消の秘訣　整形外科主任部長　望月 由……222
「腰痛」とっておきのお話　整形外科部長　西田幸司……227

第6章　古くて新しい感染症の話　233

肺炎――高齢者の誤嚥性肺炎に注意を　院長　桑原正雄……234
最近よく聞く、インフルエンザとノロウイルスのお話　呼吸器内科・リウマチ科主任部長　土井正男……240
看護師がそっと教える、自宅でできる感染対策　感染管理認定看護師　今崎美香……247

県立広島病院 お医者さんたちのお話

もくじ

第7章 肝腎かなめ 255

肝臓は我慢強い　消化器内科部長　北本幹也 …… 256

意外と知らない腎臓病のお話　腎臓内科主任部長　小川貴彦 …… 263

第8章 目、鼻、のど、皮膚の話 267

たかが中耳炎、されど中耳炎　院長補佐、耳鼻咽喉科・頭頸部外科主任部長　福島典之 …… 268

あなたが知らない花粉症対策Q＆A　耳鼻咽喉科・頭頸部外科部長　平位知久 …… 276

痒みの強い皮膚病、アトピー性皮膚炎と慢性蕁麻疹　皮膚科部長　行徳英一 …… 284

白内障の分かりやすい話　眼科部長　草薙　聖 …… 289

薬剤師がそっと教える、アレルギー薬のお話　薬剤科薬剤師　越智香織 …… 294

第9章 知って得するがんの話 301

がんは、なぜできる？　副院長、消化器・乳腺・移植外科主任部長　板本敏行 …… 302

がんから上手に身を守るためには？ …… 308

副院長、消化器・乳腺・移植外科主任部長　板本敏行

がんになりにくい4つの食習慣　栄養管理科栄養指導管理員　木村要子……314

がんを削って治す内視鏡治療　内視鏡内科主任部長　隅岡正昭……318

がんの手術を小さな創で　消化器内視鏡外科主任部長　漆原　貴……324

がんの治療が始まる前にお口のクリーニングを　歯科・口腔外科部長　延原　浩……329

化学療法　安心、満足して受けてもらうためのエッセンス……333
臨床腫瘍科主任部長　篠崎勝則

患者さんと一緒に取り組む、「つらい」と感じない抗がん剤治療……341
臨床腫瘍科・がん化学療法看護認定看護師　木下真由美

ここまで治る放射線治療　放射線治療科主任部長　和田崎晃一……348

インフォームド・コンセントの上手な受け方　緩和ケア科主任部長　本家好文……354

がんになったら緩和ケア　あなた自身の、そして大切な人のために……359
看護部・緩和ケア認定看護師　原垣内里奈

第10章　がんの手術を分かりやすく　367

適切な麻酔管理は、がん治療の心強いサポーター　麻酔科主任部長　中尾三和子……368

県立広島病院 お医者さんたちのお話

もくじ

肺がんの症状、診断、治療 心臓血管・呼吸器外科部長 平井伸司 …… 375

胃がん手術の種類と特徴、フォロー 消化器内視鏡外科主任部長 漆原 貴 …… 383

大腸がんを克服しましょう 消化器・乳腺・移植外科部長 池田 聡 …… 389

肝がん手術の詳しい話 消化器・乳腺・移植外科部長 中原英樹 …… 396

意外と知らない膵臓がんの手術 栄養管理科主任部長、消化器・乳腺・移植外科部長 眞次康弘 …… 403

前立腺がんの手術 泌尿器科主任部長 中原 満 …… 410

病理診断（病理検査）とは 組織標本作製から病理診断まで 臨床研究検査科主任部長 西阪 隆 …… 416

「県立広島病院」って、こんな病院です …… 420

県立広島病院へのアクセス・駐車場 …… 422

執筆者紹介 …… 424

第1章

女性が健康で生き続けるために

産科医が教える お産の本当の話

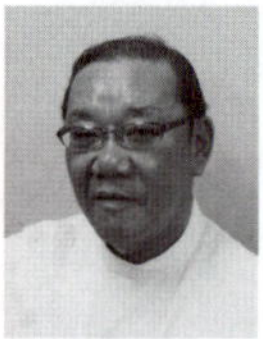

産科主任部長
上《うえ》田《だ》克《かつ》憲《のり》

お産と「迷信」

どんな病気でも、患者さんには医者から聞いた説明以外に「知り合いから聞いた」「親がそう言っていた」などの知識があります。最近では、「ネットにそう書いてあった」という話もよく耳にします。

しかし、このような「耳学問」が一番多いのは、お産に関することだと思います。なにしろ、実際に体験した先輩、友達が周囲にたくさんいるのは事実ですから。

先輩からの有用なアドバイスという場合もありますが、他人から言われた「顔貌がどうこうだから、おなかの子は男だ」「おなかが下がっているから早産の心配があるのでは」「おなかが大きすぎるので羊水が多いのでは」などという「迷診断」を真面目に受け取っている妊婦さんも珍しくありません。

妊婦さんを見ただけでこのようなことが分かるのなら、私たち産婦人科の医者は楽でいいのですが……。こちらが「それは違う」と説明しても、まだ釈然としない風の妊婦さんには、「今度からあなたの診察のときには、帽子をかぶってヒゲつけて拡大鏡をもって診察しましょうか」という冗談を言いたくなります。

また、地域における風習のような話も少なくありません。以前、産後の方から「この病院では胎盤を食べさせてくれないのか」と言われて、スタッフ一同飛び上がって驚いたことがあります。日本のどこかに、そういう風習がある（あった）のでしょうかね？

何々を食べると安産になる（難産になる、産後の回復に良い）といった類の話も多くありますが、妊婦さんから「どうなんですか?」と尋ねられても、医者としては何ともお答えできないのが現実です。

腹帯の締めすぎは良くない

「腹帯《はらおび》」についても、時々質問されます。古くから日本では、妊娠5か月になった「戌《いぬ》の日」に腹帯を巻くという習慣があったのは事実です。この理由として「胎児が大きくなりすぎて難産になるのを防ぐ」とか、「腹部を保護、保温する」といった効用がうたわれていますが、もちろん、科学的にはこれらは根拠のない話です。

もともと、世界中で日本だけ（もっとも、沖縄では昔から腹帯自体をどこにも売っていないそうです）の風習です。最近では、多くの産婦人科施設では腹帯については特に使用を勧めておらず、逆に「腹帯をしてはいけない」と指導している病院も多いようです。

私自身は「神社のお守りのようなもので、着けることであなたが安心だというなら禁止はしませんが、きつく巻くことはかえって有害です」と患者さんにお答えしています。コルセットのようなタイプでも締めすぎることは良くないことで、あくまでも自分が楽だと感じる程度にした方が良いと思います。

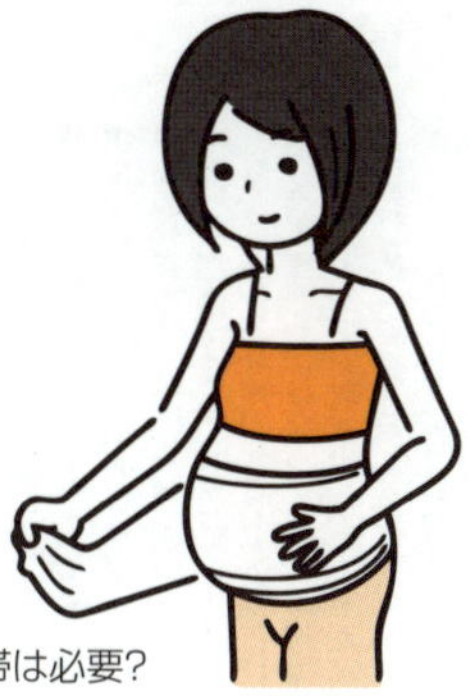

腹帯は必要?

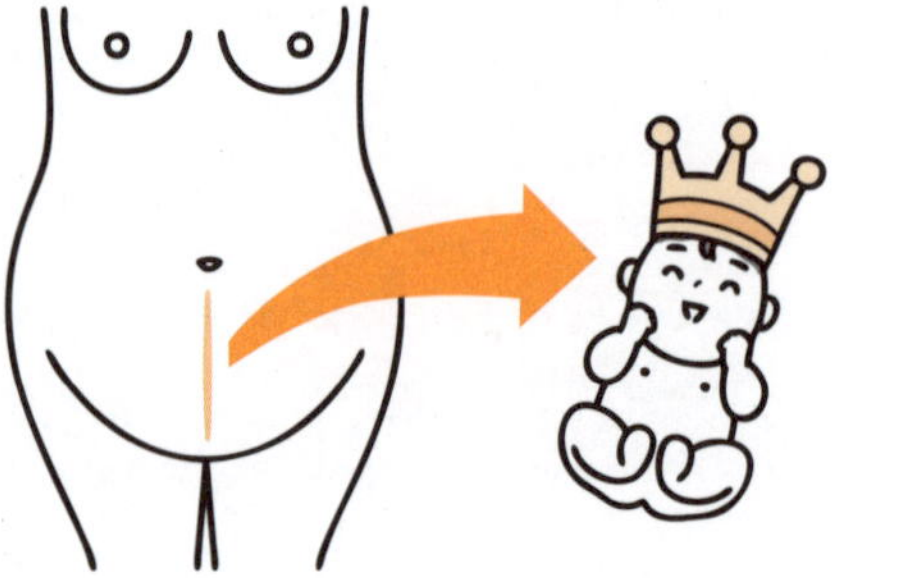

帝王切開は、5人に1人

昔に比べて帝王切開（注1）での分娩が増えていることは、みなさんもご存じでしょう。では、具体的にどの程度の頻度かというと、意外と知らない人が多いようです。２００８年の日本での帝王切開率（すべての分娩に対する帝王切開分娩の割合）は18・4％ですので、およそ5人に1人の妊婦さんが帝王切開で分娩していることになります。

もちろん、この頻度は難産などの多い病院では高く、逆に診療所では低くなっています。県立広島病院産科での最近の帝王切開率は35％前後です。

では、外国ではどうかというと、アメリカでは30％、韓国やブラジルが40％で、中国の都市部では70～80％にもなるという数字が報道されています。ただ、日本でもそうですが、出生届に分娩が帝王切開かどうかを書く欄があるわけではなく、あくまでもサンプル調査の結果ですから、統計の取り方によって頻度に誤差があります。それでも、日本はこれらの国に比べて帝王切開率が低い方だということにはなります。

帝王切開が必要となる理由はたくさんありますが、最近は、さかご（骨盤位）、ふたご（双胎）、前の分娩が帝王切開だった人（既往帝切）など、昔は必ずしも帝王切開が必要と考えられていなかった妊婦さんの大多数が帝王切開となっている現状です。また、難産などのため胎児の状態が心配なときなどは、昔から帝王切開を行っていますが、妊婦さんの年齢が高くなったり、もともと病気を持っている妊婦さんが多くなっているため、帝王切開も増えていま

（注1）帝王切開という言葉は帝王（ローマ時代のシーザー）が手術で生まれたことに由来する、という話がありますが、これは単なる伝説のようです。クイズの正誤問題でも時に出てきますが、正解はバツです。

ローマ時代に「妊婦が死亡した場合にはそのまま埋葬してはならず、子宮を切開していったん胎児を取り出してからでなければいけない」という法律があり、そこから誤って帝王伝説になったようです。日本では西洋医学用語の直訳で「帝王切開」となりましたが、中国語ではズバリ「剖宮産（子宮を切る分娩の意味）」で帝王はお呼びでないようです。

おなかは10～15㎝くらいの長さで切ることになりますが、これは赤ちゃんの大きさだけでなく産婦さんのおなかの厚みなどによっても変わります。

す。

さらに最近では、ある意味では難産といえなくはないのですが、妊婦さん自身が陣痛に耐えられず分娩の途中で帝王切開を希望されるとか、時には初めから「自分は陣痛に耐える自信がない」とか、「痛いのはイヤダ！」などと帝王切開を希望されることも珍しくありません。

この背景には、全国的にも「無痛分娩」を行っている病院がかなり少なくなった、ということもあります。ある意味では、帝王切開は一種の無痛分娩ですから。一説によると、ブラジルではもともと陣痛の痛みに耐えるべきだという民族性がないため、帝王切開率が高いともいわれています。昔の日本では、陣痛に耐えてこそ一人前の母親になれる、という風潮もあったことを考えれば、面白いですね。

最後に、帝王切開では手術が始まってから赤ちゃんが生まれるまでどのくらいの時間がかかるか？　これも、あまり知られていないようです。答えは、この欄の最後に書きます。

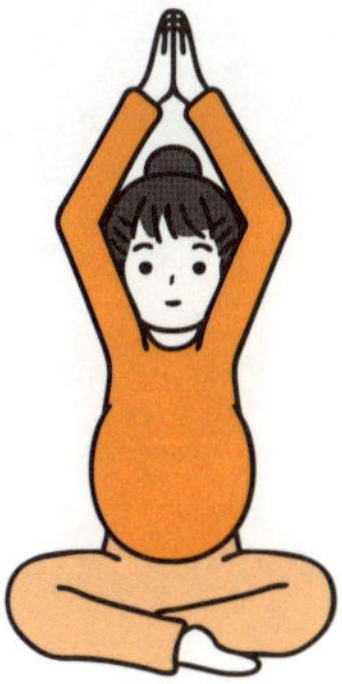

妊娠中のスポーツ・旅行は大丈夫？

「ヨガをしてもいいですか？」「スイミングに申し込んだら、医者の診断書が必要と言われたんですが」「まだ式を挙げてないので、来月沖縄に行く予定なんですが」「今度の連休に4時間くらいドライブして温泉に行ってもいいですか？」などという会話を、毎週のように妊婦さんと交わしています。

あらかじめお断りしておきますが、こういう場合の産婦人科医師からの回答は〝さまざま〟だと思います。したがって、「友達の妊婦さんは先生からヨガをしてもいいと言われたのに、私はダメと言われた」ということは大いにあり得ます。

この理由の一つとして、妊婦さんといってもその状態は人により異なりますので、単純に「妊娠中の○○はどうか？」ということではお答えできません。もちろん妊婦さん自身も、「おなかが痛い」「出血がある」などの自覚症状があれば、スポーツや旅行は控えるでしょう。しかし、たとえば前の妊娠が早産だった、双子を妊娠している、子宮筋腫がある、血圧が高めである、などの場合は自覚症状がないだけに、「自分は今、異常はなく、だから○○しても大丈夫なはずだ」と思い込みやすいのだと思います。

医学的には、このような、現在は一見異常ないが今後（あるいはなにかのきっかけで）異常が出やすい妊娠を「ハイリスク妊娠」といいます。どのような異常がどの程度ハイリスクかという判断は、医師によっても異なります。

では、明らかな「ハイリスク妊娠」でなければ心配ないのか？　実は、これがまた難しい問題なのです。

日本では古くから、妊娠中はできるだけ安静が好ましいという考えから、妊娠中のスポーツや旅行などはとんでもない、と思われていました。ですから、今の妊婦さんの祖母の世代が、先ほどのような会話を聞いたら驚くと思います。その後、産科医療の進歩（特に、超音波検査で子宮内の状態が分か

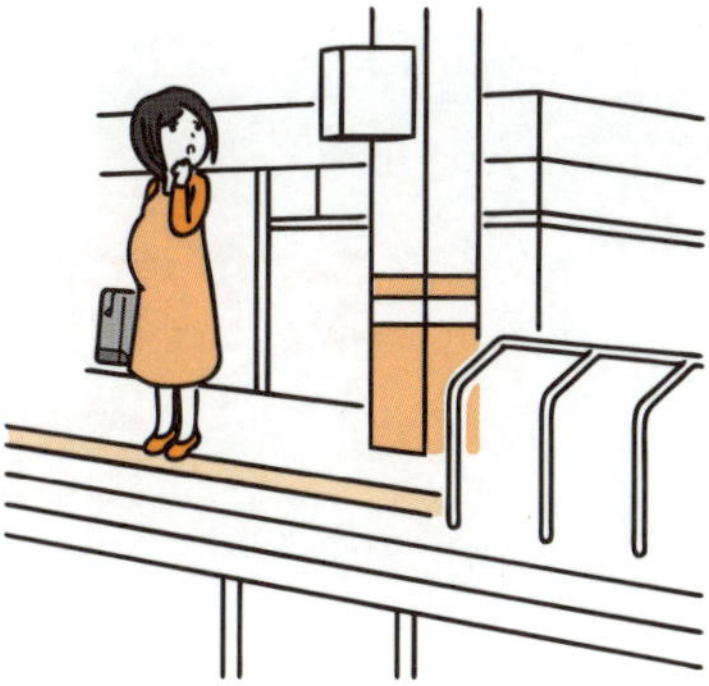

るようになったこと）により、異常のない妊婦さんなら適度の運動は許される、あるいはプラス面もあるのでは、という考えに変わってきたのです。

一般的には、水泳、エアロビ、ヨガ、ウオーキングなどが好ましく、逆に球技、山登り、スキューバダイビングなどは妊婦に不適とされています。ただ、私たち医師にとって、水泳、エアロビと一口にいっても、どの程度の運動量、負荷がかかるのか具体的には分かりません。

また、旅行の場合は、旅行すること自体で妊娠中の異常が起こりやすくなることがないとしても、不慣れな土地で（時には、海外で）心配になって病院にかかろうとして、どこで診てもらえるのか？という問題があります。妊婦さんの場合は、ホテルが契約している近くのクリニックや一般の救急病院で診てもらうのは難しく、特に夜間や休日などは受診すること自体が大変です。

旅行先で夜間に診てもらった産婦人科で「切迫早産だから、早く広島に帰りなさい」と言われ、京都駅のホームで早朝一番の新幹線を待っている時間が非常に長く不安だった、という感想を述べた妊婦さんがいました。

結局、スポーツや旅行は、これらを考慮した上での自己判断と自己責任、ということになります。医者が太鼓判を押すことは難しい問題です。

最後までお読みくださり、ありがとうございました。帝王切開の回答は、「約5分」です。

助産師が教える安産のコツ

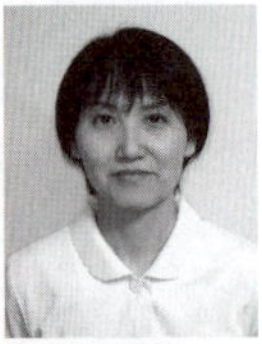

副看護師長
（産科病棟助産師）
住吉《すみよし》史《ふみ》子《こ》

妊娠は自分を見つめ直すきっかけ

妊娠が分かったら、自分の体、生活など身の回りの環境を見直してみましょう。これから始まる妊娠生活、お産、そしてその後からすぐに始まる育児に向けて自分自身の準備、赤ちゃんを取り巻く家族の準備を始めましょう。

妊婦さんが健康に気をつけて生活することは、おなかの赤ちゃんを健康に育てることにつながります。また、お産が終わると育児が始まりますが、生まれて間もない赤ちゃんや幼児にとって、お母さんは一番身近な環境になります。妊娠期に健康的な生活リズムを身につけておけば、赤ちゃんにとってよい環境が整っていると言えるでしょう。

今まで自分の生活にあまり気をとめなかった、と思われる人でも大丈夫です。妊娠することでこれまでの自分を見つめ、より良い自分に変化・躍進するチャンスがやってきてラッキーだと考えてください。

女性にしかできない貴重な体験、お産にも個性がある

お産にはお母さんの産道を通って赤ちゃんを産む「経膣分娩」と、手術をして赤ちゃんを産む「帝王切開術」の2種類があります。

どちらの方法で出産されるにしても、お産は、女性の生涯の中で数回という貴重な体験。ぜひ自分のお産を納得のいく体験にしてもらいたいと思います。

母親学級などでどんなお産をしたいですか?と妊婦さんに聞いてみると「短

い時間で産みたい」「痛みをあまり感じずに産みたい」「元気な赤ちゃんであればお産の形にはこだわらない」など、いろいろな意見や考え方があるようです。

人間には一人ひとり個性があって違うように、お産も同じものがありません。同じお母さんのお産でも、お兄ちゃんのタローくんのときと、妹のハナちゃんのとき、それぞれ違うお産です。

お産に対するお母さんの感じ方も違います。同じ時間を要してお産しても「安産だった」と思う人もいれば「安産でなかった」と感じる人もいます。

お産が終わって、振り返ってみたときに「あのときのお産はちょっと時間がかかってしんどかったけど、赤ちゃんの元気な声を聞いたら感激した。私って頑張った」「痛いときに夫がさすってくれたから頑張れた」「夫が出張でいなかったけど、ひとりで頑張って産むことができた、私は頑張った」など、自分が納得でき、自分自身に満足できるお産ができれば、その人にとっての安産なのだと思います。

安産は妊婦さん自身がつくり出すものだと思います。

妊娠・分娩・子育てに役立つコツ

「妊婦さんは冷やしてはなりません」（産婆さんの言い伝え）

冷え症は、体幹部と末梢部との温度差が大きい状態で、東洋医学では冷えは万病のもととして古来、重視されてきました。日本でも冷え症は妊婦さん

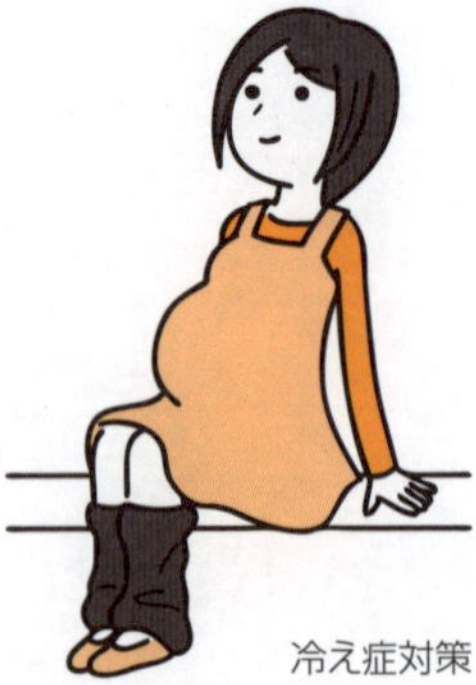

冷え症対策

には良くないとされ、腹帯を巻いたりして予防していました。

冷えにより体のなかの循環が悪くなると、自律神経の調整が鈍くなり免疫力や自己治癒力が低下し、さまざまな症状をもたらします。冷え症であることを苦痛に感じたり、妊娠期の倦怠感、頭痛、おなかの張りやすさ、腰痛、いらいら感などが悪化したりすることが知られています。

冷え対策をすることで血液循環が良くなり、産後の母乳分泌の促進にもつながります。

安全なお産のための体づくりの一環として、産後の母乳育児や疲労回復に良い効果があるため、妊娠中から冷え症への対策や改善は大切です。

冷え症対策の一部をご紹介します。内くるぶしから指幅4本分ほど上にある「三陰交」。ここを温めると冷えに効きます。

冬場など特に「三陰交」が覆われるようなタイツや靴下、レッグウォーマーを着用するのをお勧めします。普段からおへそまで隠れる下着を身に着け、おなかを冷やさないよう、保温に気をつけることも大切です。

妊娠中もお産のときもリラックスを心がけて

経膣分娩で、赤ちゃんを産むときに妊婦さんが不安になる関心事のひとつに陣痛があります。でも、陣痛は赤ちゃんを産むために大切なものです。

経膣分娩では、陣痛がなければ赤ちゃんを産むことはできません。陣痛は、赤ちゃんが生まれたくなったときにお母さんに送っている合図で、赤ちゃん

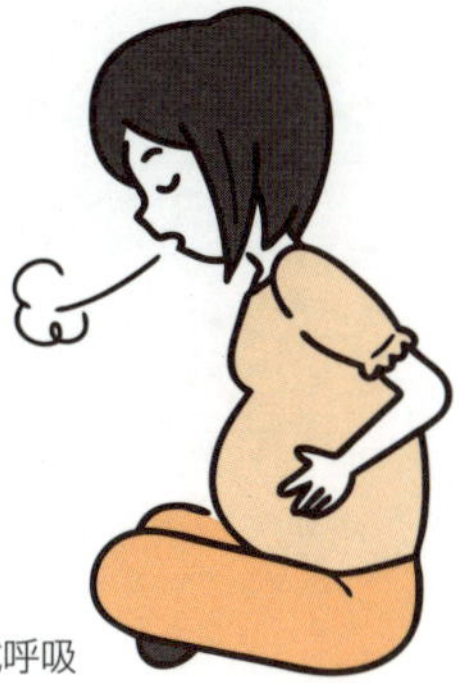

腹式呼吸

を産むためにお母さんの体の中から出てくるエネルギーだと考えてください。そうすると、単に痛いだけの陣痛ではなく、意味のある陣痛に変わると思います。

リラックスする方法を身につけると妊娠中やお産のときの陣痛などのストレスを軽減させることができます。お産の最中も不安や恐怖を軽減して、お母さん自身が持つ本来の力が発揮しやすくなります。

普段から自分に合ったリラックス方法を知っておけば、お産のときにその方法を使って自分自身で対応することができます。自分の力で対応できること、産むことが納得のいくお産へつながると思います。

自分がどんなことで、または、どんなときにリラックスするのかを知り、妊娠中からリラックスして過ごせるようにしてみましょう。どのような方法があるのか、代表的なものをご紹介します。

❶腹式呼吸

おなかを使って深い呼吸をすることで、多くの酸素を取り入れ脳や体に酸素を供給することで体をリラックスさせることができます。

また人間の体には交感神経と副交感神経があります。副交感神経は体のリラックスに関係しています。息を吐くことには副交感神経が関係します。ゆっくり吐くことで副交感神経が長く働きリラックス効果が得られます。

女性は胸式呼吸をすることが多いのですが、意識して腹式呼吸をすると、おなかが動かされ、血行促進、冷え予防、便秘予防にもつながります。

❷音楽をきく
❸アロマセラピーやお香
❹マッサージ

視覚・聴覚・嗅覚・味覚・触覚といった五感が刺激されると、リラックスするだけでなく脳が活性化され免疫力が高まりストレスにも強くなります。

納得できるお産をするには、どうしたらよいの？
——そうだ、助産師と仲良くなろう！

私たち助産師は、女性がお産をするときに支援し、また妊娠・出産・産後の女性や赤ちゃんに、健康に過ごせるようにかかわっていきます。妊娠中は、医師と協力しながら妊婦健康診査（妊婦健診）や妊娠中の体、心や生活に対する支援（健康教育・相談）を行っています。

お産のときは、お母さんと家族にとって安心・安全なお産となるよう痛みを和らげ、順調にお産が進むためのケアを提案し、一緒に行っています。

産後には、お母さんの希望に合った授乳を行えるように、また、お母さんや家族が赤ちゃんの育児を順調に進められるように支援しています。

このように助産師は妊婦さんや育児中のお母さんと赤ちゃん、その家族のニーズに合わせた支援をしていきます。ぜひ、お産をされる施設の助産師と仲良くなってください。あなたにあった生活の知恵や方法を一緒に考え応援してくれるはずです。

ちなみに当院では、以下のようなマタニティサービスを助産師がしています。詳しい内容については産婦人科外来受診時にお気軽にお問い合わせください。

当院の助産師は、経膣分娩・帝王切開術にかかわらず、一人ひとりの妊娠・お産・育児が充実したものになるようサポート、応援していきたいと思っています。

- 助産外来
- 妊婦保健指導
- 母親学級
- 両親学級
- 母乳外来

（※詳細は県立広島病院ホームページ参照）

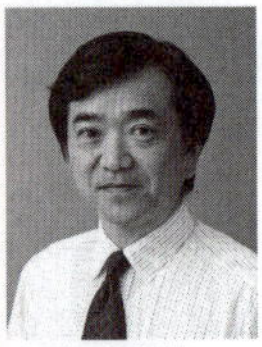

生殖医療科
主任部長
原《はら》 鐵晃《てつあき》

不妊症、知っておきたい大切なこと

いつ受診したら、いいの？

子どもを授からないな、不妊症かな、病院を受診してみようかな、と考えている人に知っておいていただきたいこと――基本的なことですが、とても大切なことをいくつかお話しします。

赤ちゃんを望んで普通の性生活を送りながら、妊娠が成立しない夫婦の悩みと訴えが不妊症です。正常な性機能の夫婦では、避妊しなければ1年間で85％、2年間で90％が妊娠します。日本では2年経《た》っても妊娠しない場合に不妊と考えます。

ところが、最近の晩婚化に伴い、不妊症を主訴に病院を訪れる人の年齢が徐々に高くなっています。年齢が高くなると、妊娠するまでの期間が長くなり、妊娠できる可能性がますます低くなるので、欧米では1年以上妊娠しなければ不妊としています。

不妊の原因には、卵巣因子、卵管因子、子宮因子、男性因子などいろいろありますが、女性は35歳をすぎた頃から「年齢による不妊」という要素が加わります。「年齢による不妊」の場合、原因を除くことができないため、とてもやっかいです。「年齢による不妊」という要素ができるだけ入らないよう、年齢を考慮して早めに専門医に受診してください。特に、35歳を超えていて、6か月間妊娠しない場合は、早めに受診することが大切です。

たまごは待ってくれません！

[図1] 女性の一生と、たまごの数の推移

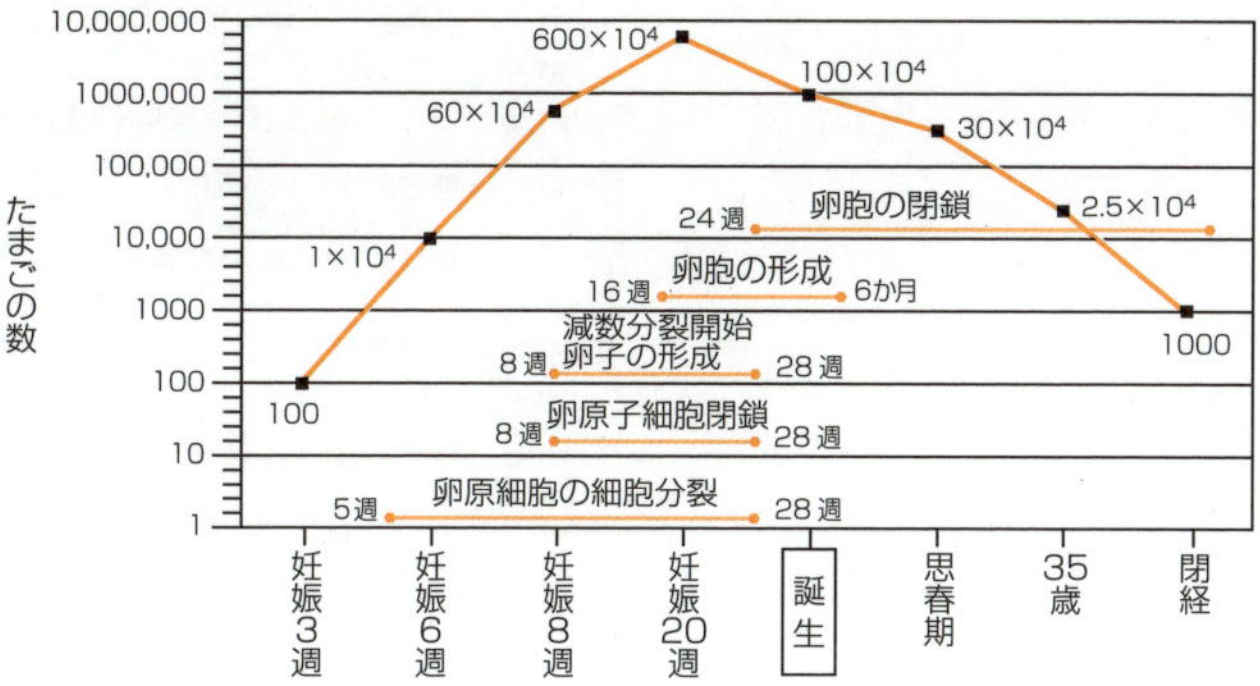

では、なぜ年齢が高くなると妊娠しにくくなるのでしょうか。これには、たまごも歳をとる、ということが関係しています。たまごの加齢には２つの側面があります。たまごの数と質の問題です。

数の問題としては、たまごはあなたが生まれた後に新しく作られることはない、ということをまず理解してください。たまごの数は、生まれた後は減少するばかりなのです。しかも、かなり急激なスピードで減っていきます。

たまごは体の大きさが1㎜にも満たない胎児の卵巣で作られ始めます。妊娠３週で１００個からスタートしたたまごは、妊娠20週になると６００万個になります。一生で最もたくさんのたまごを持っているときです（図１）。

その後、たまごの数は減っていき、増えることはありません。生まれる時には１００万個まで減っており、思春期には30万個、35歳だと２万５千個になっています。たまごの数は年々減っていき、月経が始まって40年後、１千個以下になると閉経します。

次に、たまごの質の問題です。質の低下にはいろいろな側面がありますが、たまごの染色体異常が増加するということが、最も重要です。年齢とともに、酸素によるストレスが蓄積し、その結果、たまごは正常に成熟することができず、染色体異常を持ったたまごの割合が増え流産の原因になります。

妊娠しても流産する頻度は、一般に思われているより高く、すべての妊娠のうち15％は流産します。35歳までは流産の頻度は10％程度であまり変化ありませんが、年齢とともに増え、45歳を超えると妊娠しても75％は流産して

[図2]女性の年齢と自然流産率

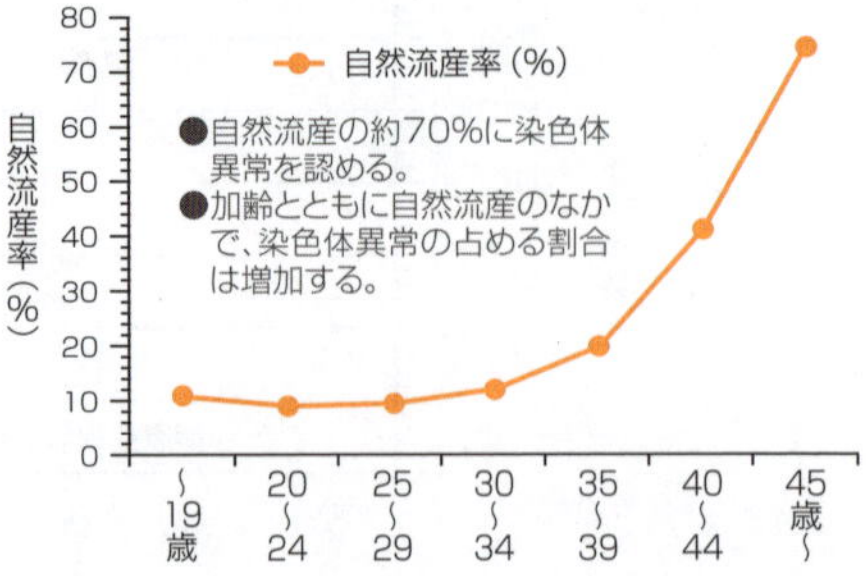

AndersenAMN,et alBMJ,320:1708-1712,2000を改変

しまいます（図２）。

どんな検査があるの？

不妊症で病院を受診した場合、すぐに治療が始まるのでしょうか？　早期に治療が開始できれば、それにこしたことはありません。しかし、妊娠すれば治療が終わりではありません。

不妊治療の目的は、妊娠することではなく、授かった生命を産み、育み、新しい家族が形成されていくことにあります。そのためには、妊娠後の10か月間、母児ともに健やかに過ごし、無事、出産の日を迎えなければいけません。

また、出産すれば終わりではありません。育児がすぐに始まります。妊娠するための子宮、卵巣、卵管、精液の検査だけでなく、妊娠、出産、育児を健やかにするための最低限の検査が必要です。

内科的には、高血圧、糖尿病、メタボリック症候群、甲状腺機能異常がないかが重要です。肥満指数ＢＭＩ（体重kg／身長ｍの２乗）、血圧、血糖値、甲状腺機能の検査は最低限必要です。

胎児発育に影響するウイルスに対する免疫の有無、最低限、風疹に対する抗体価は調べた方がいいでしょう。抗体がなかったり、抗体価が低かったりする場合は、風疹ワクチンの接種をしておきましょう。

婦人科的疾患としては、子宮筋腫、子宮内膜症、子宮腺筋症などの頻度が年齢とともに増加します。多嚢胞性卵巣症候群（ＰＣＯＳ）だと、注射剤を

[表1]精液検査所見の基準値(WHO2010年版)

- **精液量1.5ml以上**
- **精子濃度1500万/ml以上**
- **運動率40%以上**
- **正常形態率4%以上(奇形率96%未満)**
- **総精子数3900万以上**
- **総運動精子数(総精子数×運動率)1560万**

用いた卵巣刺激により卵巣過剰刺激症候群になりやすいことが分かっています。ＰＣＯＳかどうか、あらかじめ検査しておくことも大切です。

また、精神状態が安定していることは、出産し育児を続けるためにとても重要です。精神状態に不安のある方は、妊娠前に精神神経科の先生の専門的な診察を受けておくことも大切です。

必ず最初からご夫婦で受診を

女性だけでは妊娠できません。女性側を調べて原因がなかったら男性側も調べてみる、という考え方はやめましょう。不妊専門施設へは、最初から必ず夫婦そろって受診してください。

そろって受診することにより、男性の女性に対する理解が深まるため、女性だけが心理的に孤立するのを防ぐことに役立ちます。治療は夫婦二人で受けている、という意識はとても大切です。

実際、女性側のみ検査を行い、1年後、妊娠しないので精液検査を行ってみると、不妊原因は男性側にあった、ということは稀《まれ》ではありません。女性の年齢は貴重です。治療が1年遅れたために、妊娠できる機会を失ってしまうことがあります。不妊症に対する検査は、「夫婦で同時に」が原則です。

参考までに、2010年にＷＨＯ（世界保健機構）が改訂した、精子濃度、精子運動率、精子形態正常率の基準を載せておきます（表1）。ただし、この基準値は一定の精子処理後の値で、計測方法が変わると大きく変化します。

具体的な数値に問題があるかどうかの判断は、受診されている施設の担当医にお聞きください。

「この日しかない」という、タイミング療法はやめる

検査が終わったら、その結果に応じて治療が始まります。ここでは、どうしたら自然妊娠しやすいかということを説明します。

ポイントは2つあります。ひとつは、月経周期が整順な女性は、月経が終わったら排卵までに性交の数が多いほど妊娠しやすくなるということです（図3）。頻回の性交（1～2日ごと）ができれば妊娠率は最高となりますが、1週間に2～3回の性交でもほとんど同じ妊娠率といわれます。

妊娠しやすい期間は排卵の前に6日間あります。妊娠しやすいのは1日のみ、1日しかない、ということではありません。排卵前の4日間で、妊娠率にそれほど差はありません。

精子は女性の体内で約1週間生存でき、精子と卵子が出合う卵管の中で排卵を待つことができるからです。排卵後に卵子は1日しか生存できず、1日以内に受精しなければ、妊娠する機会は急激に低下します。

もうひとつのポイントは、頸管粘液の量と性状を知ることです（図4）。頸管粘液は子宮頸部（子宮の入り口）からの分泌物で、女性ホルモン（エストロゲン〈注1〉）の濃度によって量と性状が変化します。

月経直後の乾燥した状態から、卵胞が発育しエストロゲンが上昇すること

[図3] 排卵日と妊娠しやすい日の関係

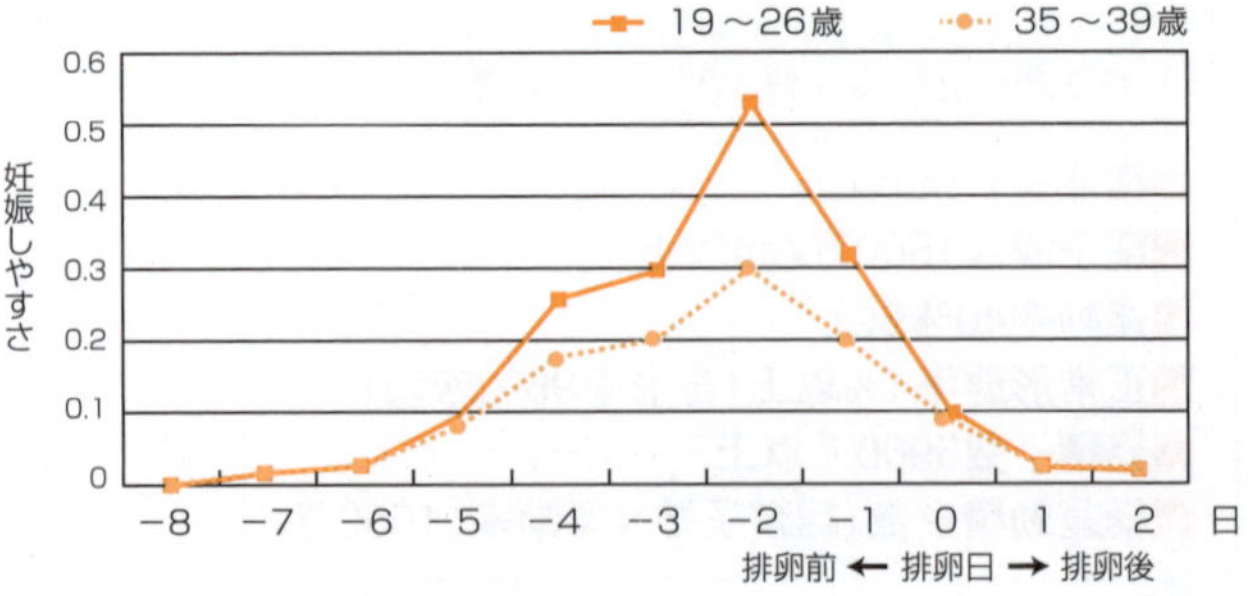

（注1）エストロゲン／卵巣から分泌され、思春期に卵巣が発達するとともに分泌が増加し、乳房発育など第二次性徴を促す。更年期以降は減少する。排卵前に増加し、子宮内膜を厚くする作用がある。

[図4]性交時の膣分泌物の性状と妊娠しやすさ

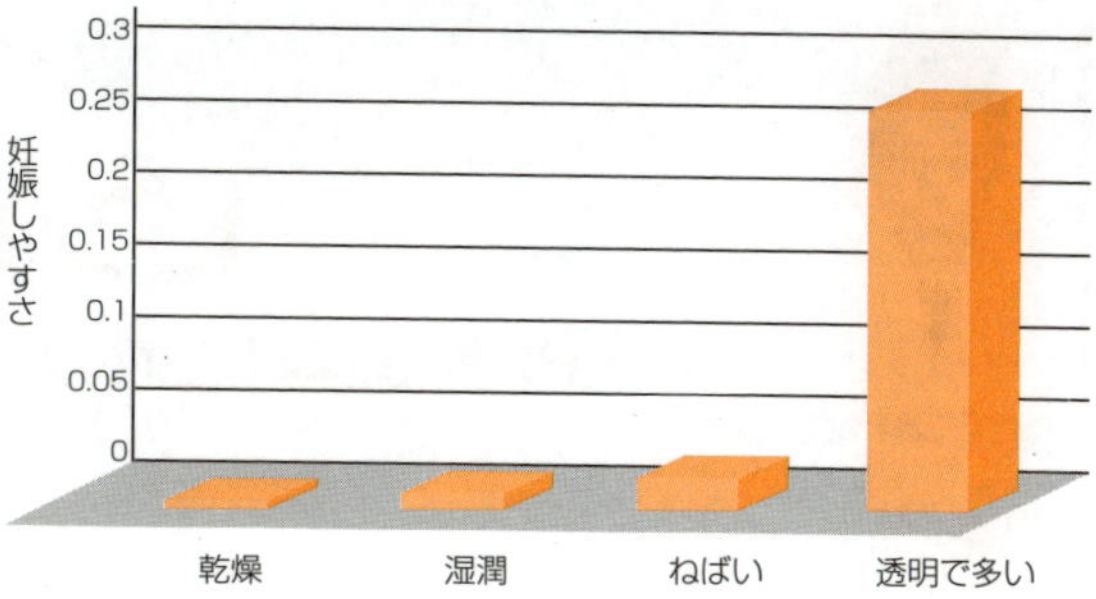

により湿潤し、ねばくなり、排卵2～3日前に透明となり量も増えていきます。頸管粘液の性状は妊娠しやすさと密接に関係していて、乾燥、湿潤した状態では精子が子宮に入り込めないため妊娠の可能性は低く、ねばりが出始めると妊娠率は上がり透明な帯下《たいげ》（おりもの）が増えた時が最も妊娠しやすい時期になります。帯下の状態を意識することによって妊娠しやすい時期を推測することができます。

大切なことは、妊娠しやすい時期は1日ではない、ということです。病院で「今日はセックスをもってください」と性交の日を厳密に指示することをタイミング療法ということがありますが、これには余程《よほど》の注意が要ります。

こうした指導により、男性はＥＤ（勃起不全）になりやすいのです。最近、ＥＤの男性が増えていますが、ＥＤになる最も多い原因は、「この日にセックスをしてください、この日でなければいけません」と言われること、とする報告が増えています。妊娠するための努力が、夫婦の性交回数を少なくしてしまいＥＤになるのでは本末転倒といわざるをえません。この日しかない、というタイミング療法は、もうやめた方がいいと考えています。

また、排卵を予想するための、いわゆる排卵検査薬で自然妊娠の可能性が上がるとする、はっきりした報告はありません。性交のタイミングと受精のタイミングの許容度は、自然妊娠の場合は大雑把で少しおおらかなようです。大切なことは、性交の回数を減らすことではなく、自然な性交の回数を増やすことです。

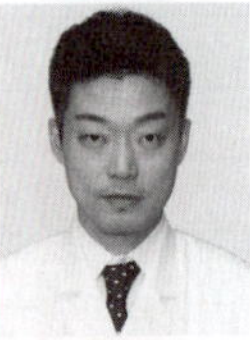

総合診療科部長
岡《おか》本《もと》健《たけ》志《し》

ピンピンコロリ

PPK運動（これがわたしのいきる道）

ピンピンコロリとは？

外来通院中の患者さんから時々、「ピンピンコロリで楽に死にたい」と聞くことがあります。ピンピンコロリとは『いつまでも元気に長生きし（ピンピン）、病まずにコロリと寿命を迎える』という意味の略語であり、ローマ字記載の頭文字を用いてＰＰＫと略すとされています。

私は医師という仕事上、多くの人たちの、さまざまな病気を診察し、必要に応じて入院治療しています。もちろん、治療によって患者さんが元気になり、退院して自宅に帰ることが望ましいのですが、時には看取りになることも経験します。

また、年々増加する高齢者医療の現場では、脳血管性疾患、心疾患、認知症、悪性腫瘍、肺炎・尿路感染症をはじめとする重症感染症、転倒による骨折などを患い、下肢の筋力低下から寝たきり状態になる場合や、脳血管性疾患や衰弱から嚥下機能低下となり、経口摂取ができなくなり、意識障害が遷延しているために経皮内視鏡的に胃瘻（注1）を造設、医療療養型病床のある病院や施設へ転院される人が非常に多いことも事実です。

『ピンピンコロリ』が本当に理想や希望となるのでしょうか？

ＰＰＫの由来

そもそも、ピンピンコロリという言葉の由来は、1980年、長野県下伊那郡高森町にさかのぼります。高校の体育教師であった北沢豊治さんが地域の体力・健康づくりの一環として健康長寿体操を考案し、その体操を体育学会で『ＰＰＫ（ピンピンコロリ）運動について』と題して発表したのが始まりです。

医事評論家である水野肇さんの編著『ＰＰＫのすすめ』が98年に出版されたこと、ご長寿ブームも相まって全国にピンピンコロリという名が広まったとされています。

２００５年度の厚生労働省の都道府県別平均寿命（注2）の報告（http://www.mhlw.go.jp/toukei/saikin/hw/life/tdfk05/02.html）によると、長野県の平均寿命は、男性が全国1位（79・84歳）、女性が全国5位（86・48歳）であり、全国有数の長寿県です。ちなみに広島県の平均寿命は男性が全国13位（79・06歳）、女性は全国10位（86・27歳）です。

さらに驚くべきことに05年度の一人当たりの老人医療費をみると、長野県は最低の67万２８２７円です。福岡県が最高の１０１万９６５０円であり、30万円以上の大きな差があります。全国の各都道府県の一人当たりの老人医療費が長野県並みに下がれば、約2兆～3兆円の医療費の節約にもなると試算されています。

ＰＰＫである理由

表1に日本の人口構造の変化を記します。みなさんはどう思われますか？今後、日本はさらに高齢化率が増加し、特に生産年齢人口が減少します。介

（注1）胃瘻（いろう）／経口摂取が出来なくなった人に、誤嚥防止などの目的で胃から栄養分を入れる人工的栄養補給法。この処理を行う手術を胃瘻造設術といい、現在、標準的に行われている方法はPEG（ペグ Percutaneous Endoscopic Gastrostomy 経皮内視鏡的胃瘻造設術）。

（注2）平均寿命／「生まれたばかりの赤ちゃんが平均してあと何年生きられるか」を示す。

[表1]人口構造の変化

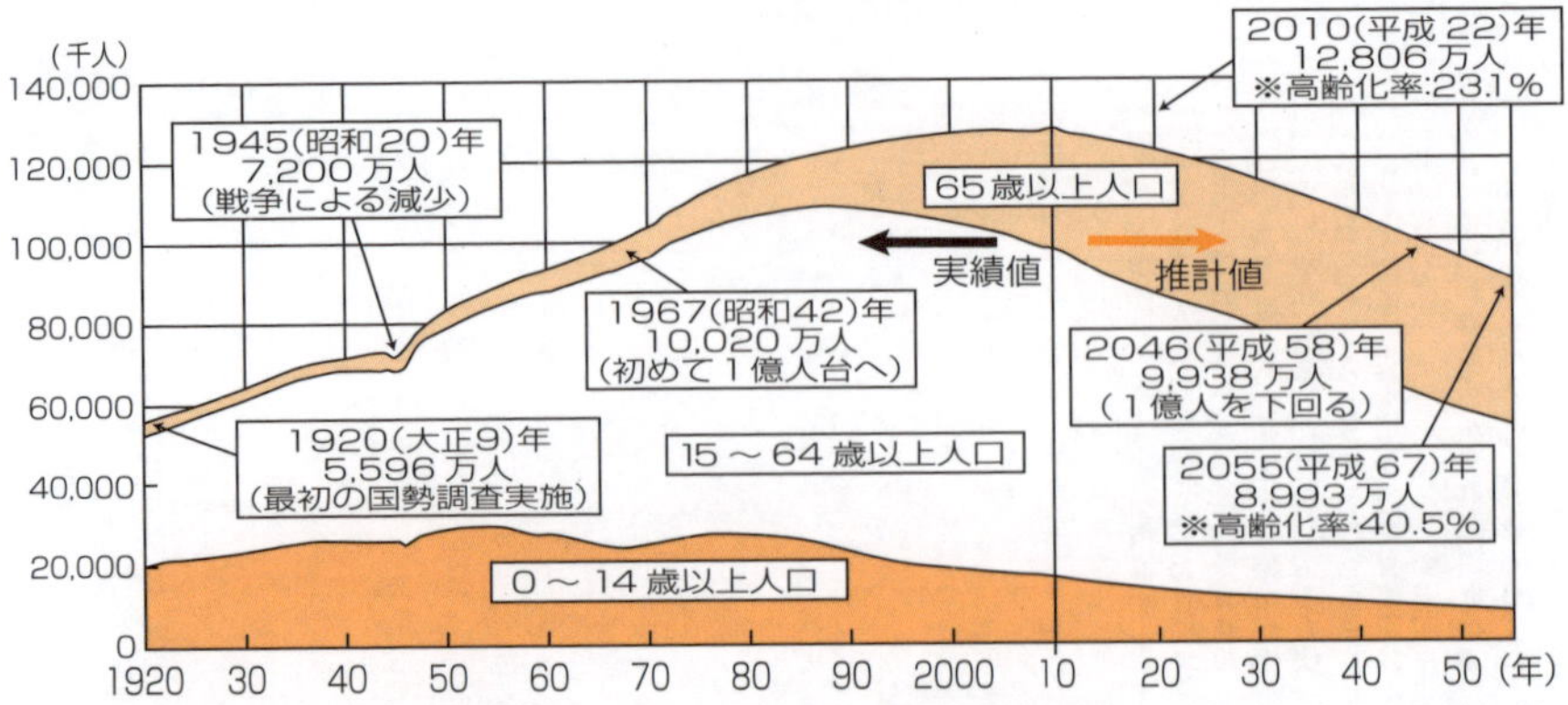

資料:実績値(1920〜2010年)は総務省「国勢調査」、「人口推計」、「昭和20年人口調査」、推計値(2011〜2055年)は国立社会保障・人口問題研究所「日本の将来推計人口(平成18年12月推計)」の中位推計による。
注:1941〜1943年は、1940年と1944年の年齢3区分別人口を中間補間した。1945〜1971年は沖縄県を含まない。また、国勢調査年については、年齢不詳分を按分している。

内閣府「平成23年版子ども・子育て白書」より

護保険・健康保険料は高くなり、インフレ政策によって年金は実質的に目減りします。公的介護の質の維持、ならびに担保が難しくなり、相当の介護を受けるには多額の費用がかかるようになるかもしれません。

厳しい競争社会と少子化の時代で、子ども世代には親の面倒をみる余裕はあってほしいけど、ないかもしれません。だからこそ、PPKはシニアが人間らしく生きるためにも必要なことなのです。

PPKの養生法

人間らしく生きるPPKの6項目とそのポイントについてお話しします。

その1　長生きすること。
その2　がんにならないこと。
その3　動脈硬化を防ぎましょう。
その4　骨を丈夫にしましょう。
その5　前向きな生活を送りましょう。
その6　沖縄のお年寄りを見習いましょう。

その1　長生きすること

●若い人でも、病気などであっという間に人生が終わる人がいます。

残された家族への影響も大きく、決して天寿を全うしたとは言えません。

●60、70歳代で脳梗塞、骨折などで寝たきりになると長患いとなる可能性は大です。

●90歳まで元気に年を取った人は、正常に老化が進んでいるためか、病気になっても長患いせず、安らかに最期を迎えられやすい。

●男性は85歳、女性は90歳まで健康を維持することこそ、ＰＰＫの極意です。

その2　がんにならないこと

●日本人の死亡原因の1位はがんです。3人に1人はがんで死亡します。がんになりやすい遺伝子を持って生まれる人もいるので百パーセント防ぐことはできません。加齢により、がんを抑制する力も衰えるので、年齢とともにがんはできやすくなります。

●禁煙しましょう（がんの30％、肺がんの70％は喫煙が原因）。

●穀類、海藻、緑黄色野菜をしっかりと摂り、高タンパク、高脂肪食は控えましょう。

●胃がんは塩分の摂り過ぎと関係するので、薄味に努めましょう。和食の弱点は塩分が少し多いことです。もちろん、がん検診の受診を勧めます。

その3　動脈硬化を防ぎましょう

●がんに次いで、死亡原因の2位と3位は心臓血管障害、脳血管障害です。

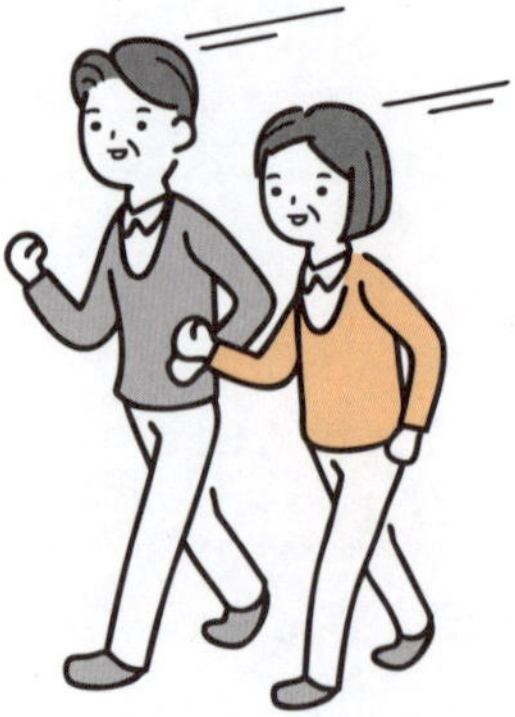

ともに動脈硬化性の病気です。血管が詰まったり、破れたりするのを防ぐのも長寿のポイントです。

●動脈硬化の原因として、高血圧、糖尿病、高脂血症、肥満、喫煙があります。

●糖尿病（約７００万～８００万人）により10年寿命が短くなります。

●脂肪、糖分を控えることが一番。肥満、高脂血症にも和食中心の食生活がよく、必ず薄味にすることが大切です。

その４　骨を丈夫にしましょう

●寝たきりになる原因の1位は脳卒中、2位は骨折です。

●女性は閉経後に骨粗しょう症になりやすいので、カルシウムの補給（毎朝・牛乳）を勧めます。

●毎日歩くこと、適度の有酸素運動（散歩習慣）が必要です。

その５　前向きな生活を送りましょう

●いくらピンピン元気でも、認知症になっては困ります。

●脳血管性認知症は、前述の動脈硬化を防ぐ養生で、ある程度予防できます。

●社会的交流を持ち続け、家庭内でも敬われ、物事にクヨクヨしない性格の人たちは認知症の発症が少ないとされています。年をとっても社会の一員として活動をしたり、ライフワークを持つのも認知症予防に役立ちます。

その6　沖縄のお年寄りを見習いましょう

●沖縄は１００歳以上のお年寄りが全国一多く、三大成人病による死亡率も最低の県です。

●沖縄の気候は、一年中温暖で過ごしやすく、野外活動ができます。塩分摂取量は日本一少ないといわれます。

●97歳になった老人を地域全体で盛大に祝う儀式「カジマヤー」があります。お年寄りは尊敬されています。

●沖縄の伝統料理も長生きの秘訣です。例えば、ゴーヤチャンプル（にがうりと豆腐、豚肉を炒めた料理）、ラフテー（豚肉の角煮をはじめ、脂肪を落とした肉）、豚肉、内臓、豆腐、野菜・海藻などの食物繊維を沖縄の人は多く食べます。

元気に長生きを

２０１０年、日本の平均寿命は女性が86・4歳で世界第1位、男性は79・6歳で世界第4位でした。がん、心臓血管障害、脳血管障害の三大成人病にならなければ、もう数年は長生きします。

ピンピンコロリの秘訣は、三大成人病に罹《かか》らず、元気で長生きすることです。みなさんが、健康で長生きされることを心から願っています。

乳がんの予防・早期発見・治療

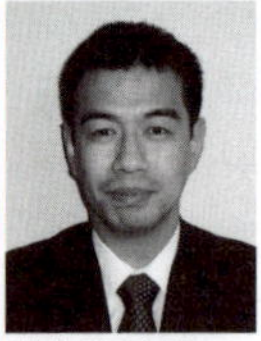

消化器・乳腺・移植外科部長
大原正裕《おおはらまさひろ》

乳がんに罹る人は増えていますか？

乳がんに罹《かか》る患者さんは増加しています。芸能人や著名人も例外でなく、報道されるごとに注目され検診率も上昇します。胃や大腸などの内臓器と違い体の表面にあるため、しこりを自覚し受診されることが多い病気です。一方では、デリケートな部分であるために、受診するのに腰がひけて検診を受けにくいこともあるかと思います。

しかし、ほかのがんと比べ、治療法が進歩し多くの選択肢があります。早く見つければ治りやすいがんと言えるでしょう。また、家族性に起こることも特徴の一つ。嗜好や生活習慣が似ることや、遺伝子の異常が受け継がれることも原因です。

決して治らない病気ではありません。早期発見と早期の適切な治療により、十分な効果が期待されます。関心を持って読んでいただければ幸いです。

女性の乳がんに罹る率は、１９７５年以降増加し続けています。部位別にみると、女性のがんの中で、最も多くなっています。２００４年の推計では1年間に全国で約5万人が、乳がんに罹っています。年齢別では、30代から増加し始め40代にピークを迎え、その後は次第に減少しています（図1）。

乳がん罹りやすい原因（リスク）は何？

食生活

「脂肪分・乳製品の摂り過ぎは、乳がんに罹りやすくなる？」と、よく質問

[図1]乳がん 年齢階級別罹患率複数年（国立がん研究センターホームページより）

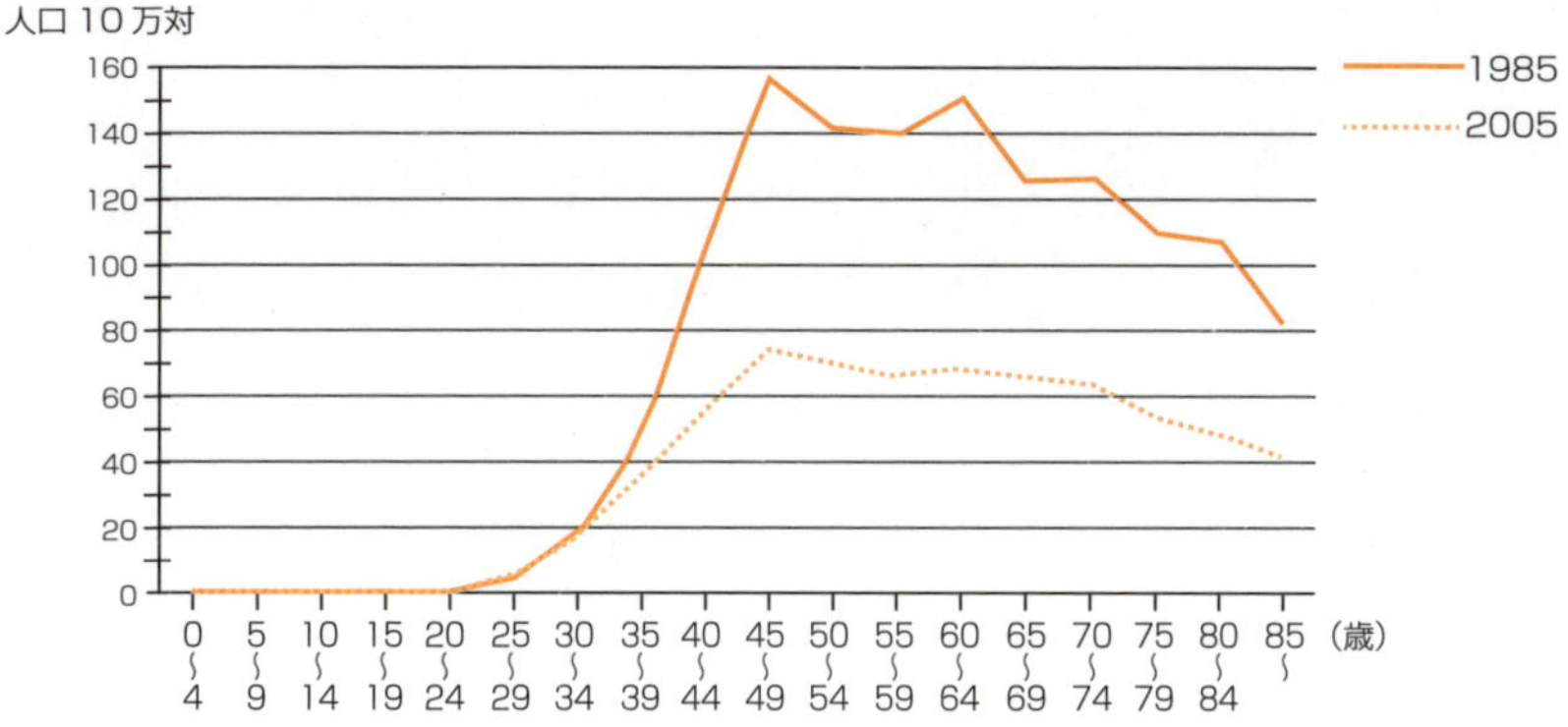

されます。はっきりとした証拠がなく「分からない」というのが結論です。

しかし、「肥満」は閉経後の女性では、乳がんの発症リスクを確実に高めます。肥満はほかの生活習慣病でも大きな原因の一つです。やはり腹八分がとても大切です。

「大豆・イソフラボン」についても、よくとりあげられる話題です。これは、乳がんの発症が少ない日本人と、欧米人の食習慣の違いが注目され、研究されました。日本人は、欧米人に比べ、抗エストロゲン（女性ホルモン）作用のあるイソフラボンを含む豆腐、納豆、味噌汁などを多く摂ることによって、乳がんの発症が抑えられる可能性があると報告されています。

しかし、多すぎるイソフラボンの摂取は、逆にエストロゲン作用を示す可能性も指摘されるため、ほどほどが良いようです。

生活習慣

「飲酒・喫煙（受動喫煙を含む）」（図2）は、乳がんに罹りやすくなると報告されています。アルコールは量や種類などのはっきりしたデータがないため、やはりほどほどが良いでしょう。

「運動」についても、閉経後の女性の場合、発症リスクを減少させると言われています。

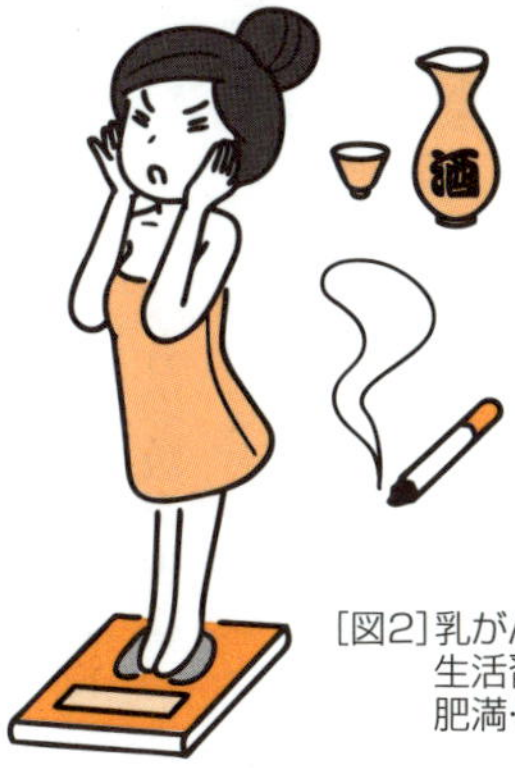

[図2]乳がんのリスク:
生活習慣
肥満・喫煙・飲酒

ホルモン環境

乳がんの発生にはエストロゲン（女性ホルモン）が関係するとされ、初潮年齢の若い人、閉経年齢の遅い人、出産経験のない人、子どもの数が少ない人（授乳した期間が短い人）、更年期障害に対してホルモン補充療法を行った人など、女性ホルモンの期間が、リスクに関与していると考えられています。

家族歴（家族性乳がん）

お母さんや姉妹が乳がんになった人は、一般の人と比べ発症リスクが2～4倍高いといわれます。乳がんになりやすい体質があり、親から子へ受け継がれると考えられます。乳がん全体の15～20％は家族歴が見られます。

さまざまな要因が受け継がれる可能性がありますが、その中で特に強いのは遺伝子の異常です。遺伝子とは細胞の設計図です。特別な遺伝子の変化が受け継がれた場合、ある一定の割合で乳がんになることが分かっています。

遺伝子の変化を調べることは、一部の医療機関で可能です。しかし、非常にデリケートな問題を含むため、しっかりと相談できる体制が整ったうえで検査することが大切です。

検診を受けた方が良いの？

症状（しこりや皮膚の赤みなど）がなく、検診を受けて発見される乳がんは、早期の可能性が高く、より確実な治療を受けることが可能です。検診は、

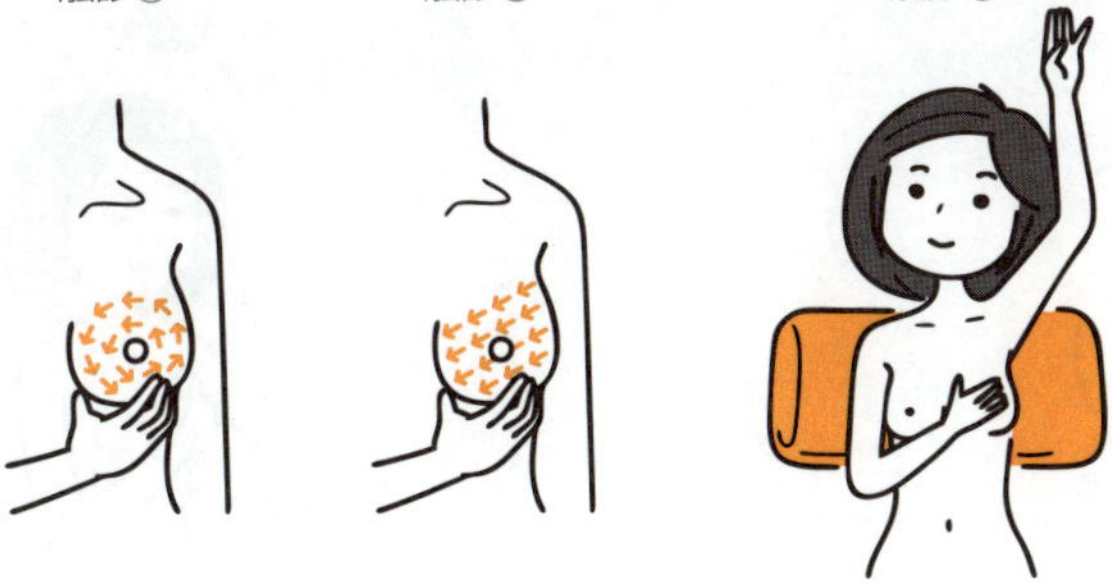

触診①　触診②　触診③

老人保健法に定められ、対象は40歳以上で、問診、視触診、乳房X線検査（マンモグラフィー）が基本です。

自己検診

（時期）

閉経前／月経が終わって4~5日後が適当です。

閉経後／毎月、日を決めて行います。

（視診）

入浴時や着替えのときに、鏡の前で確認します。

①鏡の前に自然な状態で立つ。

②乳房の形や大きさに変化がないか。

③乳首や皮膚に、へこみやひきつれはないか。

④乳首がへこんだり、ただれたりしていないか。

⑤両腕を上げた状態で②~④を調べる。

※しこりがあると、へこみができたり、ひきつれができたりすることがあります。

（触診）

お休み前にあおむけの姿勢で、背中の下にバスタオルなどを入れます。

①左手を上げ、右手の指をそろえて伸ばし、指の腹で、乳房をつままないように乳房全体をくまなく触れる。乳頭を中心に円を描くようにしても良い

触診④

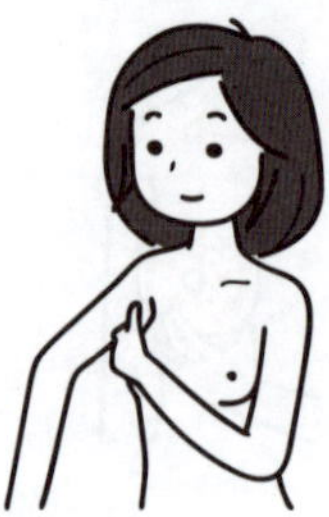

［図3］手術療法　左:部分切除 右:全切除

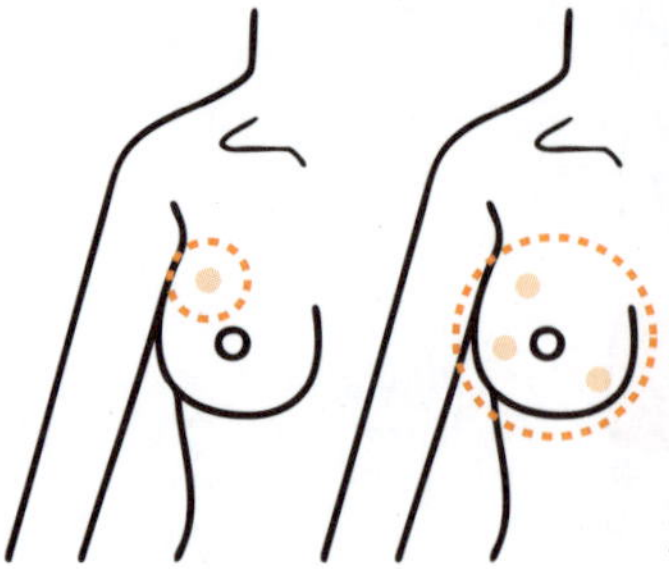
がんの場所・大きさによって
手術の方法が違います

し、肋骨に沿って横に指をずらしながら触れても良い。

②右乳房も同様の方法で調べる。

③起き上がり、右手の指をそろえて伸ばし、左わきの下に入れてしこりがあるかどうか確かめる。

④右のわきの下についても同様の方法で調べる。

⑤左右の乳首を軽くつまんで、乳を搾《しぼ》るようにし、血液の混じった分泌物が出ないかどうかを確かめる。

乳がんと診断されたら、どんな治療法がありますか？

治療法は医療の進歩とともに、患者さんにやさしいものとなっています。どんなに目で見えるものを手術しても、後から再発することが分かってきました。病気の性質により手術だけではなく、再発を抑えるための補助療法が大切です。５つの治療法について説明します。

手術（治療の主役）

乳房にできたがん（原発巣）を切除するために行います。乳房部分切除と乳房全切除があります。乳がんの大きさ、場所、広がり、病気の進行度などにより異なります。乳がんの手術では、わきの下のリンパ節（腋窩《えきか》リンパ節）も切除されます。

以前は大部分を取り除いていたリンパ節も、リンパ節生検（センチネルリンパ節生検）により、リンパ節を取らないで済む患者もいます（図3）。

また、残った乳房の形をなるべく保つため内視鏡を使って、できるだけ小さい傷で手術したり、乳房を全部取り除いた後に人工物や自分のおなかや背中の筋肉、脂肪を使って形を整えたりします。

放射線療法

手術で取り除いた後に再発を防ぐ目的で行います。リンパ節転移が進んでいる場合、胸・鎖骨の上の部分に放射線治療を行うことが、有効であることが分かってきました。乳房温存手術の場合には、残した乳房に対して行います。

放射線は当てたところだけに効果があるので、放射線を頭に当てなければ脱毛はありません。

化学療法（抗がん剤治療）

手術の前にしこりを小さくしたり、手術後の再発を予防したりするために行われます。がんの性質にあわせて使用する薬が異なります。主に点滴で行います。

副作用対策も徹底しており、ほとんどの患者が外来通院で治療を行えます。

ホルモン療法

乳がんの6～7割は女性ホルモンに影響を受ける性質を持っています。女性ホルモンが、がん細胞の増殖のスイッチを入れることで、がん細胞が細胞分裂して増えます。これを逆手にとるのがホルモン療法です。

つまり女性ホルモンがつながるスイッチを壊したり、女性ホルモン自体を減らしたりして兵糧攻めにする治療です。そのため、副作用として更年期障害に似た症状が起こることがあります。術後5年間の内服による治療が一般的です。

分子標的薬

がんが出している特殊なタンパクを攻撃するための治療です。抗がん剤とは違い、正常な細胞を攻撃することが少なく、副作用も少ないとされます。しかし、特殊なタンパクを持つがん細胞にしか効果がありません。

現在ではＨＥＲ２（ハーツータンパク）陽性の乳がんに対するハーセプチン®が使用されています。

乳がんは怖い病気ですか？

乳がんは怖い病気ではありません。患者さんの多くが40代後半から50代前半と、社会でも家庭でも中心となる年齢です。どうしても自分のことを後回しにすることが容易に想像できます。

しかし、そういった年齢だからこそ、しっかりと検診を受けること、自覚症状があれば受診すること、そして治療を受けることが大切です。

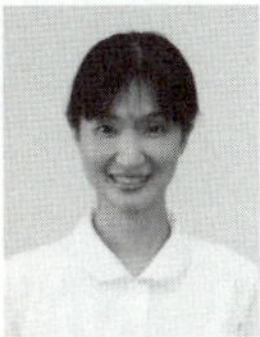

乳がん看護
認定看護師
賀《かい》出《で》朱《あけ》美《み》

乳がんと告げられたとき
——こころの上手な持ち方

こころが揺れる

仕事柄、私は多くの乳がん患者さんとお話しする機会があります。病気に対する不安な気持ちだけでなく、さまざまな気持ちを乗り越え、気持ちを維持して頑張っている姿を見ます。

乳がんという病気に限ったことではないかもしれませんが、気持ちはいつも一定ではなく、揺れ動くことは当然でしょう。しかし揺れながらも、自分自身なりのペースで歩んでいくことができると思っています。

ちょっと待って！

乳がん検診の通知、要精査（精密検査が必要）という結果を持って乳腺外来に来た女性は、自身で乳房の異常を感じていないことがほとんどです。

「知り合いの人が乳がんになったと聞いたことはあるけど……」

それまで、縁遠い病気だった乳がん。その可能性が自身に近寄ってきたことを意味します。そして本当に病気になったときの自分を少し想像しながら、今の生活にどう影響があるのか……。受診する前の日は「昨日はあまり眠れなかった」という声があるのも当然でしょう。

家庭のこと、仕事のこと、育児のこと、介護のこと、地域のことなど。それでなくても女性は忙しい毎日の中に、急に飛

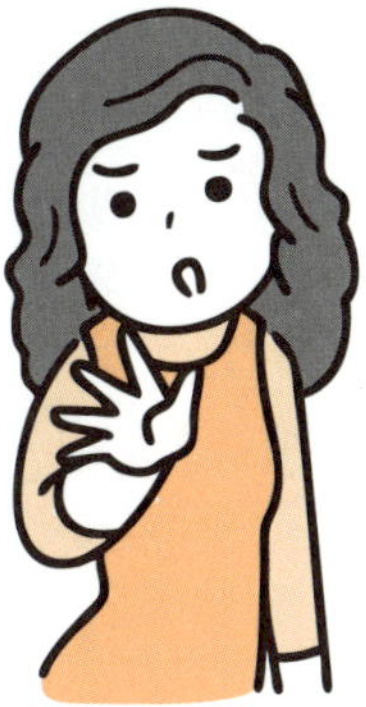

[図1]気持ちの揺れ

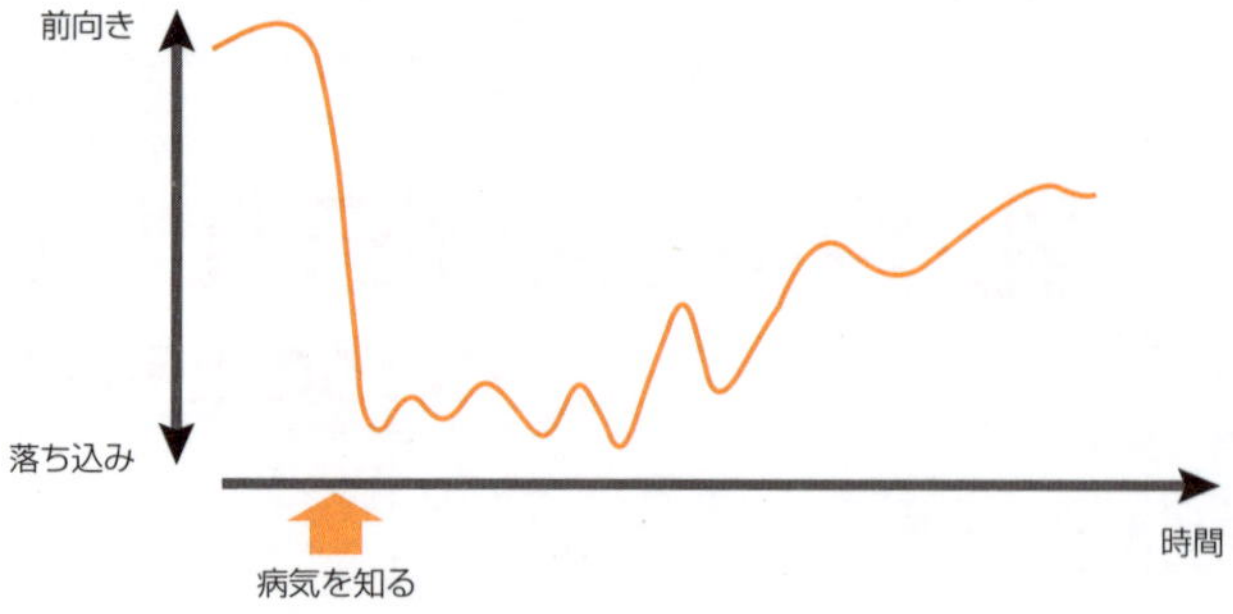

び込んでくる乳がん。驚かないはずがありません。はっきり言って、ちょっと待って！の〝緊急事態〟です。

乳がんと診断されるまで

乳がんという病気を診断するときは、乳がん検診で行われたマンモグラフィー検査や乳房の超音波検査（エコー）をもう一度行うことがあります。さらに乳房のＭＲＩ検査まですることもあります。

しかし、こうした検査は外見上あやしいかどうか確認している検査であって、はっきりとした確証的な検査となると、細胞の検査（あやしい所の細胞を一部取って顕微鏡で調べる検査）になります。その日のうちに結果がでればいいのですが、たいてい数日間の日数が必要です。この期間が辛い時期です。

「あれから急に肩こりがして、本当に乳がんになっていて、肩に転移しているのかしら」など。

実際の声です。気にしていない、と思っていても、体はきちんと反応していることがあります。さらに、

「最近、お肉ばかり食べていたせいかしら」

これまでの生活習慣を振り返って悩んだり疑ったりすることもあります。乳がんの可能性をより感じて、変化に敏感になることから、ぐっすり眠れない、疲れが取れない、食欲がわかないなど。体に心にさまざまなストレス症状が起きても不思議ではないでしょう。

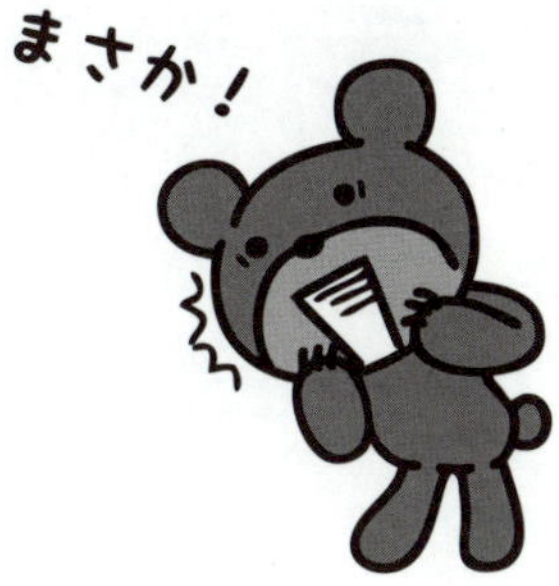

〝予想外〟の現実に

やがて検査結果を聞く日が来ます。私が診察前に話を聞く限りでは、

「きっと大丈夫と思って来ました」

「絶対悪いものだと思います」

病院に来るまでの気持ちはさまざまです。きっといろいろと考えたり、心配したりした上での表現なのだと思います。その思いとは裏腹に医師は結果を伝えなくてはなりません。

「残念な結果をお伝えしなくてはなりません」

告知の場面です。〝まさか自分が……〟

医師は今後の検査のこと、治療のことなど多くの説明があります。医師の説明が聞こえていてもすべてを理解することは難しいでしょう。後から振り返って、どんな説明だったか思い出せないことはよくあるようです。

ただ、自身の今の状況をもって想像したり、自分に置き換えてイメージしたりしますが、考えたくもない〝予想外の出来事〟です。

突然の衝撃に

突然、病気がやってきて急に乳がん患者さんとなり、これからどうなるやら見当もつかない、まさに大ショック。今まで経験したことがあれば、こうやったら大丈夫かも？と考えたり、乗り越える術《すべ》を用意できたりしますが、ほとんどの女性は初めての〝がん〟という病気ですし、パニックになっても当然でしょう。

病院の玄関を出てからの帰り道、自宅に戻ってから、「あふれるほど泣けてきた」と話を聞くことがあります。強い不安と混乱した感情の中、取り乱すこともあるでしょう。考えようとしても考えることができなかったり、動悸が激しくなったり、落ち着かなかったりすることも少なくありません。

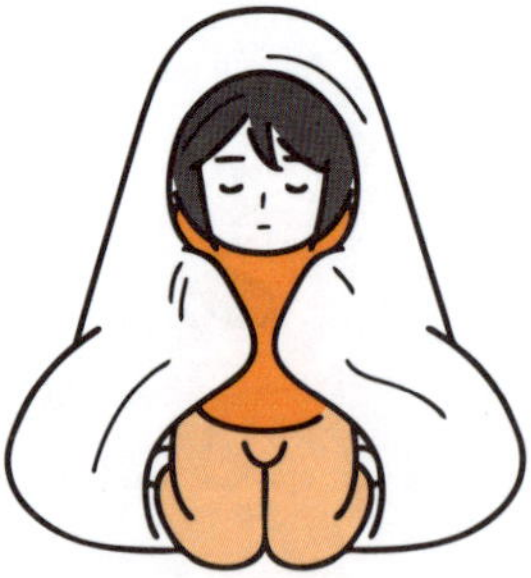

自分を守ろうとする反応

しかし、先ほどの衝撃の時期は長くは続きません。とてもエネルギーが必要だからです。無意識のうちに、あまりに恐ろしい現実から目をそむけたり、まるでそんなことなど起らなかったかのように心の奥に押し込めて、自分を守ろうとする気持ちが働きます（心理学では「防衛機制」といいます）。

通常、人生の中でいろいろな危機的状況に遭遇したとき、自分の能力やリソースを活用し、なんとか乗り切ろうと試みます。しかし今までのやり方で太刀打ちできないとき、自らの感情や状況をありのままに感じたり、直面することを避けることで、心の安定を維持しようとします。「当分、何も考えられなかった」という患者さんもいました。

こういった反応は乳がん患者さんに限ったことではありませんが、人間は急に恐ろしいものが近づいて来たとき、目を閉じて、頭を抱えて自分を守ろうとする体勢を取ります。

同じように予想外の病気がやって来たとき、近づけないように〝考えない〟、つまりは〝遠ざける・離す〟ことは一種の自衛反応でしょう。具体的には、

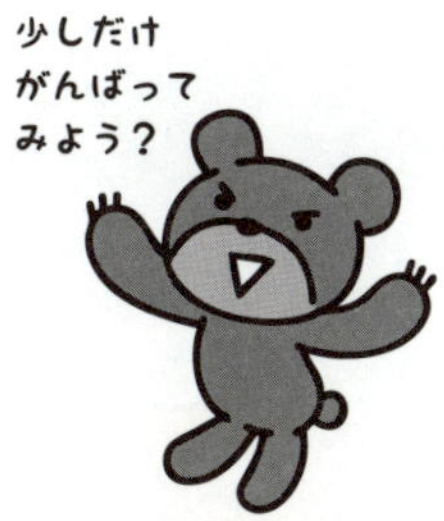
少しだけ
がんばって
みよう？

[図2] 頑張ってみるという気持ちがおこるまで

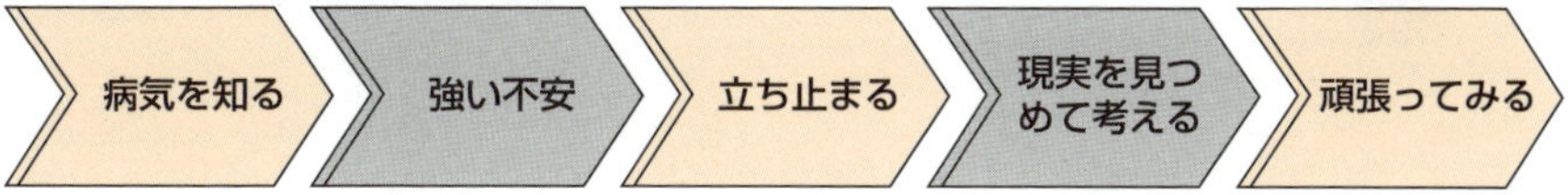
病気を知る
強い不安
立ち止まる
現実を見つめて考える
頑張ってみる

考えないようにするために、陽気に振る舞ったり、急にほかのことを頑張ってみることもあるでしょう。

少しずつ現実を見つめて

現実を考えないようにしながらも、少し現実を見ざるを得ない時間がやってきます。押し潰れそうな耐えがたい現実、悲しくて、認めたくない気持ち、無力感や葛藤、さまざまな感情の中、苦しみながら〝私にできるかな、頑張れるかな〟自問自答しながら過ごす日々……。

きっと一番苦しい時期だと思います。そして時間が経《た》つにつれ、「いろいろ考えましたけど、周りが応援してくれるから、頑張ってみます」と話されることがあります。その言葉を聞くと、先ほどの防衛反応や葛藤を経験し、周囲の適切なサポートによって乗り越えて、現実に目を向けるまでに至ったのだと思います。

頑張ってみるという一歩へ

この「頑張ってみます」という言葉を聞くと、適応の段階に来たと感じます。現実と向き合い、少しずつ前向きに取り組もうとする段階です。完全な受け入れではないでしょうが、少しずつ歩み始めてみようという気持ちの表れだと思います。

ここまで来ると、私たち医療者は背中を押すことができます。それまでは、少し離れて、そっと見守っているスタンスでいます。というのも、どの患者さんも時間の差はあれ、必ず前に向いて歩いていくという段階が来ます。そのことを知っているからこそ、信じて待っています。

自然な反応を大切に

これまでにも「危機」に関する多くの研究がされてきましたが、1942年のボストンで発生した、ナイトクラブの火災で亡くなった人の家族の反応を研究した論文があります。その中では家族の危機的状況での一連の悲嘆反応について報告されていると同時に、「家族の悲嘆反応が持続する期間は、正常な悲嘆反応が成功するか否かに左右される」と述べていました。

つまり「適切でない悲嘆感情は悲嘆反応が遅滞するということ」であり、きちんと悲しむことが大切になってきます。

「病気を知って不安になり、いったん立ち止まり、考えた結果、頑張ってみる」この一連の行動は、自然な反応であり、かえって患者さんの「大丈夫です。あまり心配していません。以前と何も変わっていないです」という声を聞くと、私は逆に心配してしまいます。

人の数だけいろいろな歩む道があっていいと思います。こころの奥の気持ちを見つめながら、向き合いながら、立ち止まりながら、一歩ずつ歩んでいきましょう。自身のこころの整理のために、お手伝いが必要なときは、遠慮なく声をかけてください。

子宮頸がんはワクチン接種と検診で予防できる

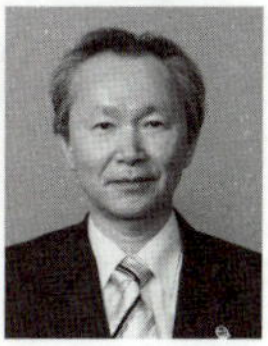

婦人科主任部長
内藤博之《ないとうひろゆき》

子宮頸がんは、なぜ「予防できるがん」ですか？

多くのがんのなかで、子宮頸がんは征圧可能な唯一のがんです。なぜ、予防できるがんといわれているのでしょうか？

①発がん性ヒトパピローマウイルス（以下ＨＰＶ）が原因であり、原因がはっきりしている。

②前がん病変が数年から十数年続くので、がんになる前に発見することが可能。

③細胞診やＨＰＶ検査など、精度の高い有効な検査法が確立。

④予防ワクチンの開発。

以上より、1次予防としてワクチン接種と2次予防として検診で、子宮頸がんの95％が予防できます。

予防対策として、お母さん方は、予防ワクチン接種の時期が過ぎていますので、検診が重要です。症状がなく、検診で見つかったがんは、ほとんど治ります。娘さん方には、まず予防ワクチンを受けること、さらに20歳になったら、検診を勧めてください。

子宮頸がんは、どのような病気ですか？

子宮は、女性の下腹部中央にある西洋ナシを逆さにしたような鶏卵大の臓器です。子宮にできるがんには、子宮頸がんと子宮体がんがあります。子宮の入り口に発生するがんは子宮頸がんで、子宮の奥に発生するがんは子宮体

[図1]女性内性器と子宮がん

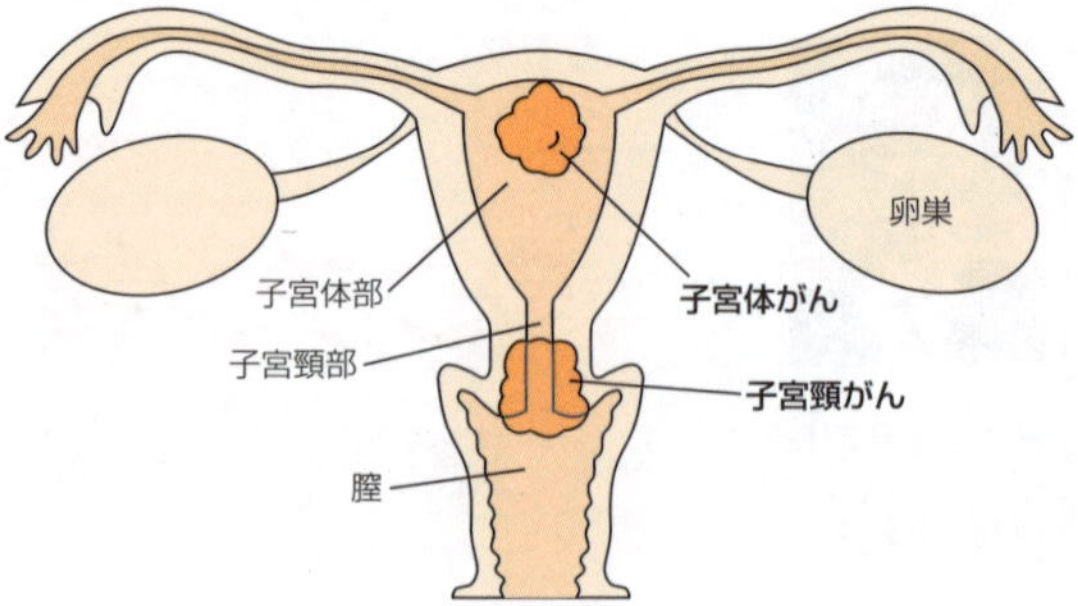

がんです（図1）。

前がん病変や子宮頸がんの初期ではほとんど症状がなく、がん検診の細胞診でのみ発見可能です。がんが進行すると、性交後出血や血性帯下《たいげ》（おりもの）、月経以外に出血する不正出血、下腹痛や腰の痛みなどさまざまな症状が現れます。

なぜ、若い女性に子宮頸がんが増えているのですか？

女性のがんの罹患《りかん》率（病気に罹《かか》る率）は乳がんが最も多く、続いて胃がん、結腸がん、子宮がん（子宮頸がん＋子宮体がん）です。死亡率は、高い順に肺がん、胃がん、結腸がん、乳がん、肝臓がんなどであり、子宮がんはあまり高くありません。

日本では毎年約1万5千人の女性が子宮頸がんに罹り、およそ３５００人が死亡しています。１日に約7人の女性が子宮がんで死亡しているといわれています（図2）。

一般的にがんは40～50歳以降の病気ですが、子宮頸がんは結婚や出産を迎える20～30歳代に急増しており、深刻な問題となっています（図2）。

これは、初交年齢の低下により、ヒトパピローマウイルスの初感染年齢が低下したことや、性に対する考え方の変化により、感染の機会が増えたことなどが原因です。また、多くの若い女性は子宮がんに対する知識がなく、検診を受けないことも影響しています。

[図2]子宮頸がんの罹患率と死亡率(日本人女性)

年間約15,000人が罹患し、約3,500人が死亡

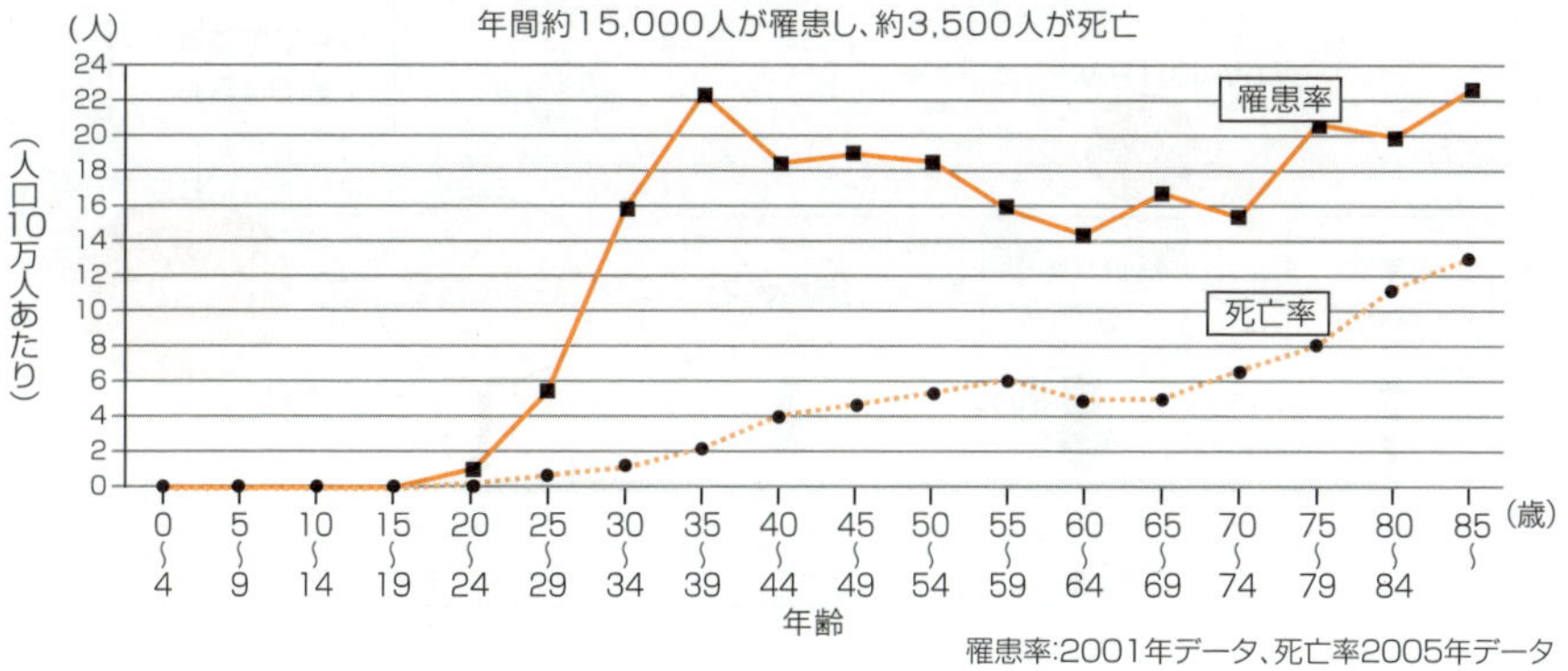

罹患率:2001年データ、死亡率2005年データ

国立がんセンターがん対策情報センター

*厚生労働科学研究費補助金 第3次対がん総合戦略研究事業 がん罹患・死亡動向の実態把握の研究 平成18年度 総括・分担研究報告書(主任研究者 祖父江友孝)、2007年4月公開

子宮頸がんの原因である、ヒトパピローマウイルス（HPV）とは？

子宮頸がんの原因は古くから性行為との関連が疑われ、媒体となる種々の物質・細菌・ウイルスが想定されてきましたが、長い間、原因不明でした。１９８３年にツア・ハウゼン博士によって、子宮頸がん組織にＨＰＶ16型ゲノム（遺伝子）が高率に存在することが報告されました。その後、ＨＰＶゲノムが細胞をがん化させることが証明され、子宮頸がんの原因はウイルスであることが明らかになりました。この研究で、博士はノーベル生理学・医学賞を受賞しました。

ＨＰＶは、上皮（皮膚および粘膜）に感染するＤＮＡウイルスです。サッカーボールにＤＮＡが入っているような構造をしています。人に感染する型は１００種類以上が特定され、30～40種類の型が性的接触により感染するといわれています。

これらのうち、15種類余りが発がん性ウイルスであり、ハイリスクタイプ（危険性が高いタイプ）といわれています。ハイリスクタイプには、16、18、31、33、35、39、45、51、52、56、58、59、68、69および82型などがあります。

ＨＰＶは、ほとんどの男性、女性が一生に一度は感染するありふれたウイルスです。大多数の感染は一時的で、症状がなく自然に消失します。ＨＰＶに感染すると70％が1年以内に消失し、約90％が2年以内に消失するといわれています（図3）。

［図3］子宮頸がんになるまで

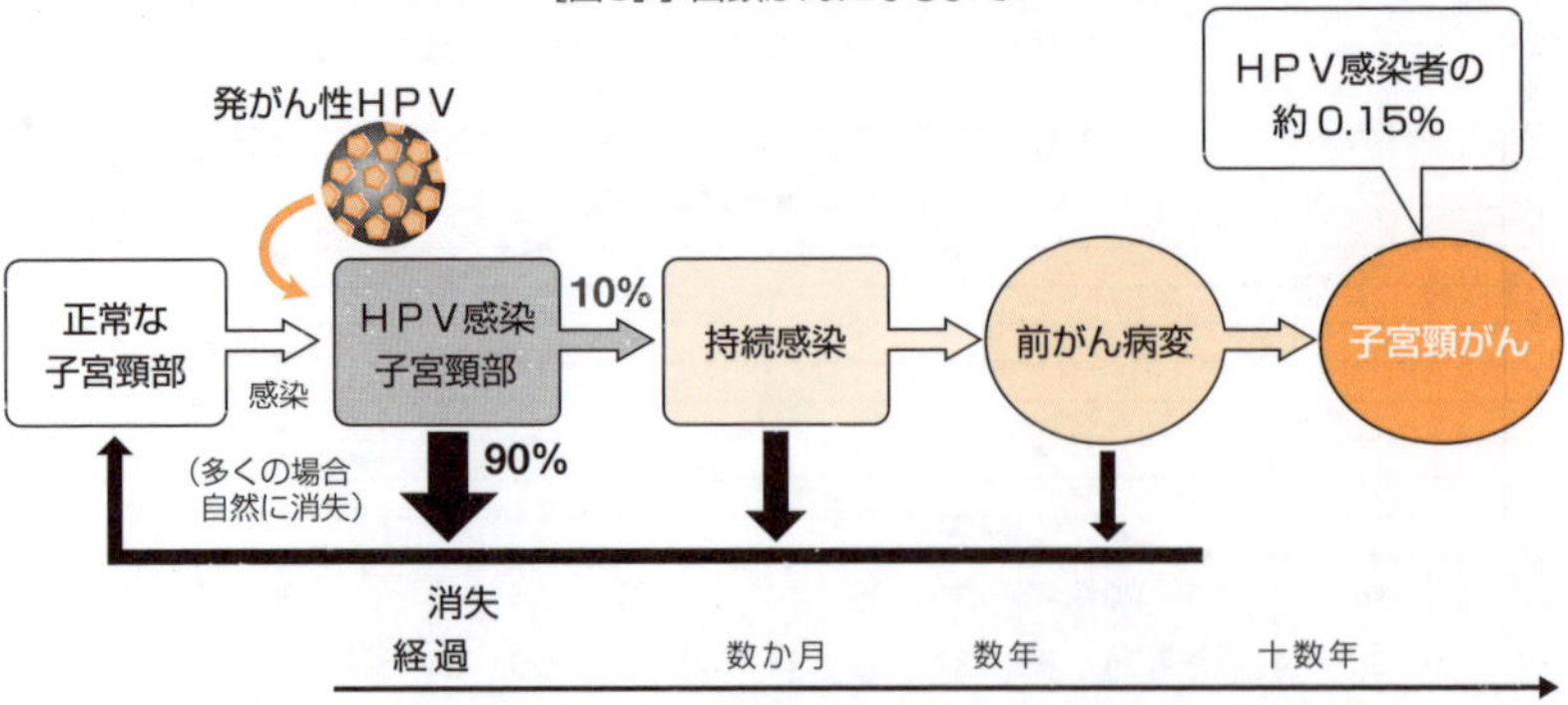

schiffman M&Kruger Kjaer S.J Nati Caner Inst Monogr 2003；31：14-19. 改変

残りの10％で感染が持続します。ＨＰＶの初回感染から数年から十数年で、前がん病変を経てごく一部ががんに進みます（図3）。子宮頸がんになるのは発がん性ＨＰＶ感染者の約0・15％に相当します（図3）。

日本における子宮頸がんに関連する発がん性ＨＰＶの遺伝子型は、16番（44・8％）が最も多く、18番（14・0％）、52番（7・0％）、58番（6・7％）です。ＨＰＶ16型は、ほかのハイリスク型ＨＰＶに比べて発がん性が高い傾向があります。年齢別には20～30歳代の若い女性ほど16型・18型の感染が多い傾向です。

ＨＰＶ感染の後に子宮頸がんまで進行するためには関連因子として免疫学的因子のほかに、多産、早い初産、喫煙などが指摘されています。

子宮頸がんの診断（検査法）は？

子宮頸がんは早期に見つけて治療すれば、その後の妊娠・分娩に影響しません。予防するためには、子宮がん検診が大切です。子宮がん検診の歴史は古く50年代後半に始まり、82年に老人保健法が制定されて、子宮頸部細胞診による検診がスタートしました。

検診によって、子宮頸がんの死亡率は明らかに低下しています。現在は、子宮がん検診は20歳以上の女性に対して勧められています。

子宮がん検診は細胞診、コルポ診、組織診などがあり、最近では、ＨＰＶ検査もあります。

細胞診は、やわらかいヘラ、ブラシ、綿棒などで、子宮の入り口をそっとこすって、細胞を採取します。1～2分で終わり、痛みはほとんどありません。採取した細胞の標本は顕微鏡検査に出されます。

細胞診で異常と判断されれば、がんであることはほぼ間違いないのですが、がんがあっても異常と出ないこともあり、細胞診だけに頼るとどうしても見逃してしまいます。特に細胞診では腺がんを見つけるには限界があり（子宮頸がんの20％が腺がん）、扁平上皮がんより治りにくい腺がんが見逃されてしまうという欠点があります。

一方、これらの欠点をHPV検査で補い、細胞診と併用することで高い診断率が得られます。

HPV検査は、どんな検査ですか？

HPV検査は細胞診と同じように子宮頸部を擦って採取した検体を使用します。HPVテスト（HPV DNA一括検査）とHPVジェノタイピング（HPV DNAタイピング検査）があります。

HPVテストは子宮頸がんの原因となるハイリスク型HPVのいずれかに感染していれば陽性となりますが、どのタイプに感染しているか判定できません。

HPVジェノタイピング検査は複数のタイプの混合感染を含めて、どのタイプに感染しているか詳細な情報を得ることができます。

［図4］円錐切除のイメージ図

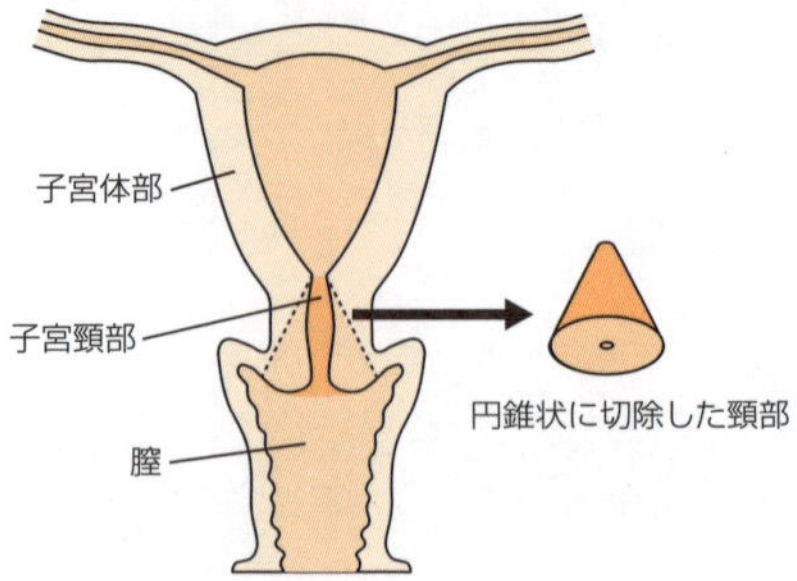

子宮頸がん検診においてＨＰＶ検査は、①検診感度が上昇する ②腺がんの見逃しが少ない ③検診間隔をあけることができる ④高度な技術を要しない客観的な評価法、など利点が多い方法です。

子宮頸がんの治療法は？

前がん病変やごく初期がん（Ｉａ１期まで）の治療は、子宮頸部の一部を切り取る円錐《えんすい》切除（図４）が行われます。子宮を温存できるので、その後の妊娠・分娩は可能です。

Ｉａ２期からⅡｂ期のがんでは広汎《こうはん》性子宮全摘術をします。子宮周囲を含めて広く切除しますので、排尿感覚の低下や下肢のむくみなどの後遺症、身体的・精神的苦痛が生じ、生活の質（ＱＯＬ）が低下します。このため、結婚・出産を迎える世代には特に深刻な問題が生じます。

一方、がんが骨盤壁に達しているⅢ期、あるいはⅣ期では、放射線治療や化学療法を行います。子宮頸部にがんが限局しているⅠ期では、80％以上が治りますが、Ⅱ期、Ⅲ期と進行するにしたがって、生存率は低下します。これをもっと良くしようと、治療法の工夫がされています。

一つは世界的な標準療法になりました放射線療法と化学療法の組み合わせ（同時化学放射線療法）であり、もう一つは手術療法と化学療法の組み合わせです。

ＨＰＶワクチン（子宮頸がん予防ワクチン）とは？

ＨＰＶワクチンは、子宮頸がんの原因のほぼ70％を占めるＨＰＶ16型と18型の感染を予防する目的で開発された予防ワクチンです。

予防ワクチンはサッカーボールに似た外殻にＤＮＡが入っているパピローマウイルスからＤＮＡを抜いた外側の殻のみの構造で、注射して殻に対する抗体を作って、ＨＰＶが細胞に感染するのをブロックします。ワクチンの中に発がん性のＤＮＡを含まないため、感染しません。

予防ワクチンは、現在、ＨＰＶ16型と18型に対する2価ワクチン、外陰《がいいん》にできるイボ（コンジローム）のほぼすべての原因となるＨＰＶ６型と11型の感染予防効果を加えた4価ワクチンがあります。

ワクチンの対象者はＨＰＶ未感染者（絶対的な対象）とキャッチアップ（追加）接種対象者です。ＨＰＶ未感染者の優先対象年齢は10～13歳と考えられています。キャッチアップは本来学童期に接種すべきワクチンを打ちそこねた場合に20歳前後になって追いつくための接種です。

世界中でこのワクチンを普及させようという動きが始まり、特にオーストラリアでは学校で集団接種を行い、90％以上が接種を受けています。すでに効果が出ており、統計上でも異形成（前がん病変）の発症頻度が減少しています。

わが国でも、２０１０年度および11年度は、原則として中学1年から高校1年の女子に国および自治体の費用負担で接種が行われはじめ、最近それを

[図5]子宮頸がんは早期発見と予防が可能

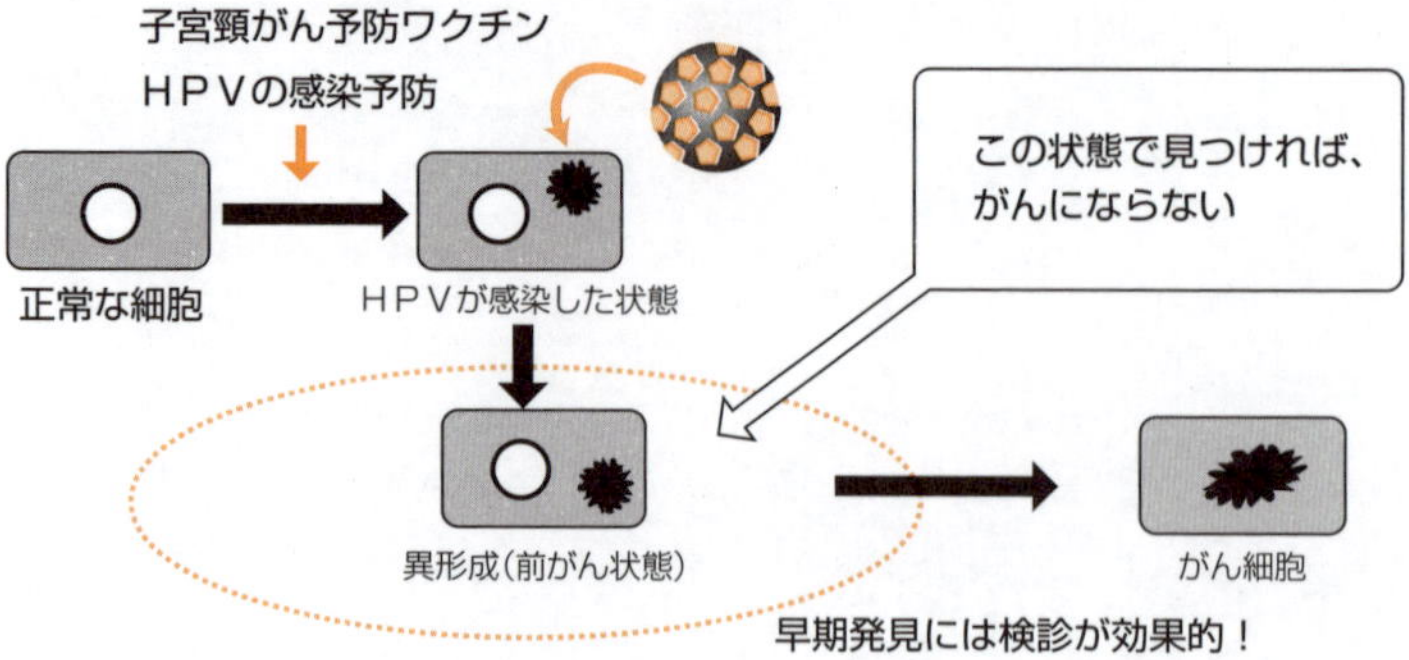

延長することが決定されました。

ワクチン接種の詳細は後述の「子宮頸がんワクチンの実際」を参照してください。

HPVワクチンの問題点は？

ＨＰＶワクチンの問題点は、次の3点です。

①ＨＰＶ16、18型にしか予防効果がなく、ワクチンでカバーできる子宮頸がんは欧米で70～80％、日本では60～70％程度。

②追跡期間がまだ短く、中学1年から高校1年に対して予防接種を行った場合、性活動期である40歳代まで抗体価を維持して感染予防効果があるかどうか不明。

③治療ワクチンではないため、ＨＰＶ感染者もしくは感染既往のある人には無効。

以上、子宮頸がんは早期発見と予防が可能ながんです。子宮頸がん検診とワクチン接種を徹底的に普及させることにより、日本から子宮頸がんをなくしましょう（図5）。

子宮頸がん ワクチン接種の 実際と注意点

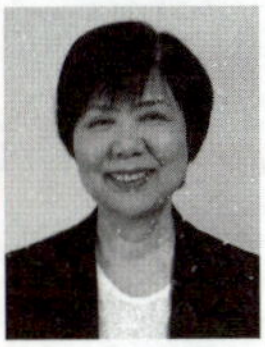

西7病棟看護師長
柏原《かしわばら》幸《さち》子《こ》

子宮頸がんワクチンとは？

ワクチンとは、病気の原因となる細菌やウイルスなどをあらかじめ接種し、病気を防ぐ方法です。

子宮頸《けい》がん予防ワクチンは、発がん性ヒトパピローマウイルス（以下ＨＰＶ）の中でも、特に子宮頸がんの原因として最も多く報告されているＨＰＶ16型とＨＰＶ18型の感染を防ぐワクチンで、海外では１００か国以上で使用されています。日本では２００９年12月から一般の医療機関で接種できるようになりました。

感染を防ぐために3回のワクチン接種で、発がん性ＨＰＶの感染から長期に体を守ることができます。

しかし、このワクチンはすでに感染しているＨＰＶを排除したり、子宮頸部の前がん病変やがん細胞を治したりする効果はなく、あくまで接種後のＨＰＶ感染を防ぐものです。

ワクチンで感染しないの？

子宮頸がん予防ワクチン接種により、子宮頸がんの原因となりやすいＨＰＶ16型とＨＰＶ18型のウイルスに対して、抗体をつくります。このワクチンに含まれるウイルスには中身（遺伝子）がないので、接種しても感染することはありません。

［図1］助成対象ワクチンの接種期間

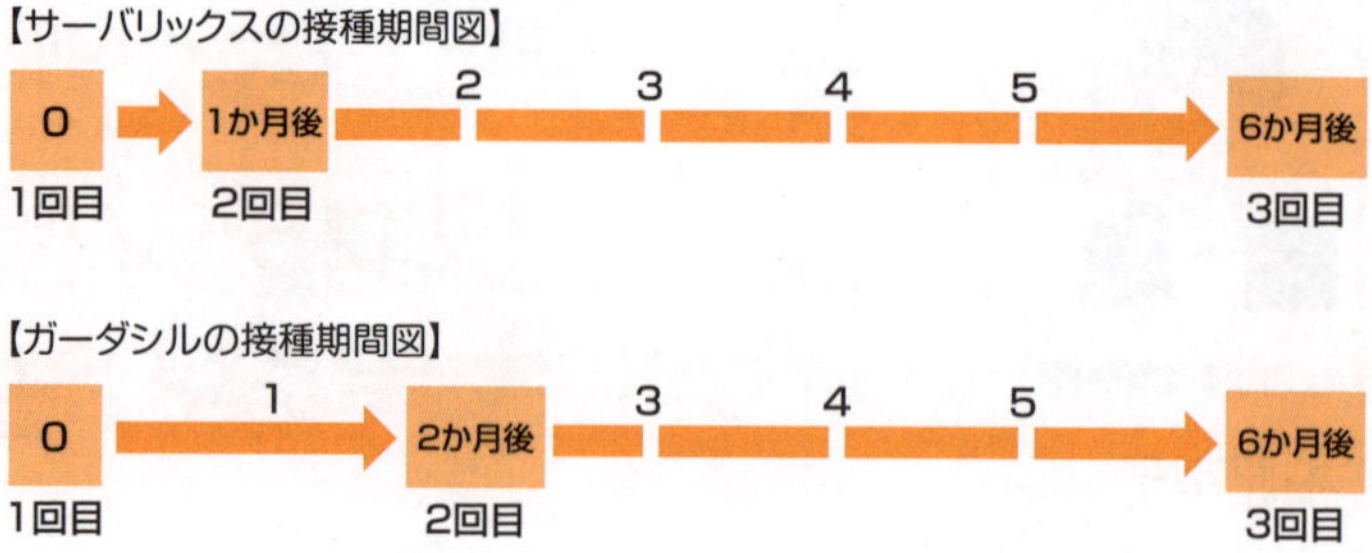

ワクチンは何回接種しますか？

十分な予防効果を得るためには、3回の接種が必要です。3回の接種途中で妊娠した場合には、接種は継続できません。医師に相談してください。

接種方法

助成対象のワクチンには、「サーバリックス」と「ガーダシル」の2種類があります。どちらを選択しても3回の接種が必要です（図1）。

●サーバリックスの接種方法

接種は3回です。

（2回目接種時期／1回目接種から1か月後、3回目接種時期／1回目接種から6か月後）

●ガーダシルの接種方法

接種は3回です。

（2回目接種時期／1回目接種から2か月後、3回目接種時期／1回目接種から6か月後）

接種後の注意事項は？

①アレルギー症状を起こすことがあるので、少なくとも30分間は安静にする。
②接種部位は清潔に保つ。
③丸1日は過度な運動を控える。
④接種当日の入浴は問題ない。

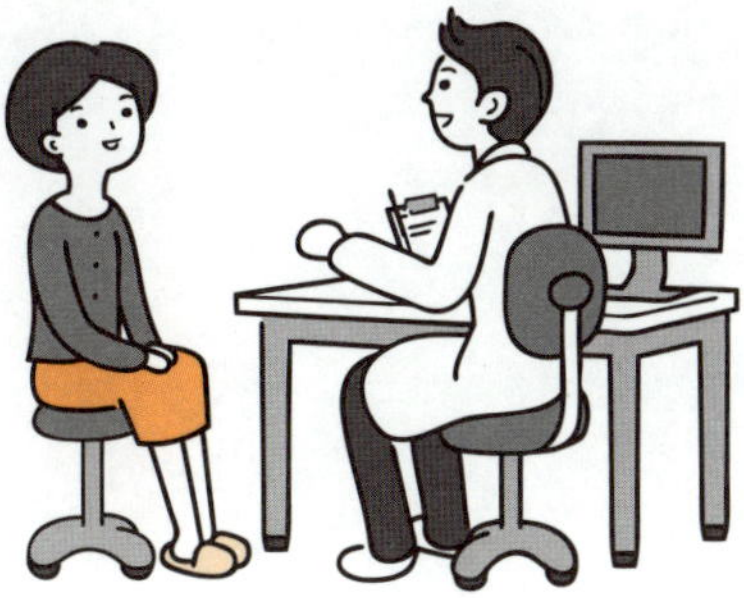

ワクチンは誰でも受けられるの？

このワクチンの接種対象は10～45歳の女性です。ただし、下記に該当する場合は接種ができません。

①明らかに発熱している人（通常37・5度以上）。
②急性疾患に罹《かか》っている人。
③ワクチンの成分によって過敏症を起こしたことがある人。
④医師が予防接種をすべきでないと判断した場合。

また、妊娠あるいは妊娠している可能性のある女性の接種は、妊娠終了まで延期します。接種期間の途中で妊娠した際には、その後の接種を見合わせることとされています。

広島市・子宮頸がん予防ワクチンの無料接種は？

中学1年から高校1年相当の女子が対象です。子宮頸がん予防ワクチンの無料接種の受け方を確認し、接種方法（スケジュール）の通りに接種を受けましょう（接種スケジュールを外れた場合、助成の対象とならないことがありますのでご注意ください）。

子宮頸がん予防ワクチンは、予防接種法に基づかない任意の予防接種です。効果と副作用を理解して、医師と相談したうえで、接種を希望する場合は接種を受けてください。

子宮頸がんワクチンを実施している施設は？

産婦人科、小児科、一部の内科です。電話で確認してから受診しましょう。

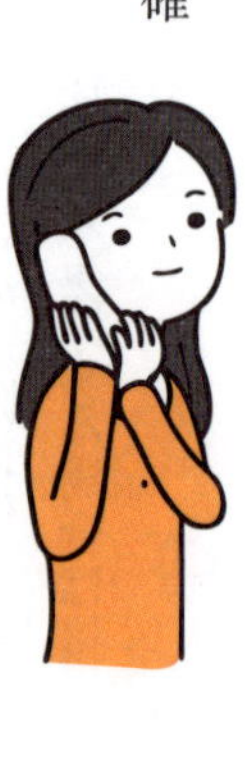

ワクチン接種をすれば、一生、子宮頸がんにならないの？

子宮頸がん予防ワクチンは、子宮頸がんの原因となりやすいＨＰＶ16型とＨＰＶ18型のウイルスに対する免疫をつくらせるものです。

従ってこのワクチン接種で、ＨＰＶ16型とＨＰＶ18型の感染を防ぐことができますが、すべての発がん性ＨＰＶの感染を防ぐことはできません。そのため、ワクチンを接種しなかった場合と比べれば可能性は、かなり低くなりますが、ワクチン接種をしても子宮頸がんに罹る可能性はゼロではありません。

またワクチンの効果がどれだけ長く持続するか、現在も、調査が継続して行われています。現時点でワクチンを接種してから最長で6・4年までは前がん病変を１００％予防できることが確認されています。

ワクチン接種をすれば、子宮がん検診は必要ないの？

前述したように、ワクチンで子宮頸がんの原因の多くを占めるＨＰＶ16型とＨＰＶ18型の感染を防ぐことができますが、このワクチンはすべての発がん性ＨＰＶの感染を防ぐことはできません。子宮頸がんを完全に防ぐためには、子宮頸がんワクチンの接種だけではなく、定期的に子宮がん検診を受けることが大切です。

ワクチン接種後も1～2年に1度は子宮がん検診を受けるようにしましょう。

HPVは男性にも感染しますか？

男性への感染は、詳しい実態はまだ分かっていません。

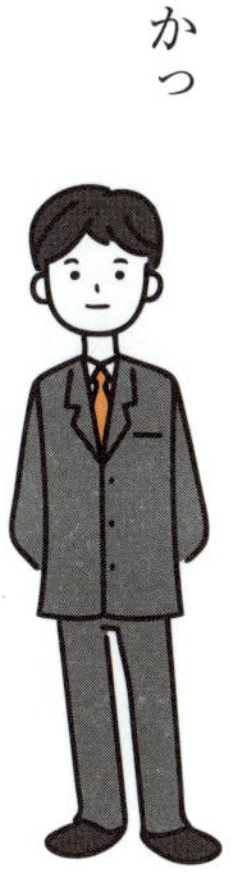

診察室から

子宮頸がんの手術をし、その後、半年間抗がん剤治療をした患者さんが、診察室で医師に尋ねました。「中学生の娘がいます。子どもには私のような病気になってほしくない。ワクチンを打ってやりたいのですが、どうすればいいのですか？」

まだワクチンが公費になっていない時期でした。患者さんの娘を思う強い愛情を感じました。同時に、医療現場で日々がんと闘っている患者さんを看ていると、子宮頸がんが予防できたらどんなにいいだろうと思いました。

子宮頸がん予防ワクチンで、子宮頸がんに罹る患者さんがぐっと減少することを願っています。

第2章

いわゆる生活習慣病の話

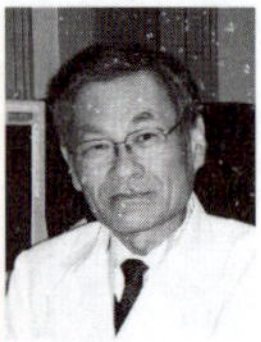

副院長
循環器内科主任部長
岡本光師《おかもとみつのり》

知ってるつもりが命取り 高血圧とうまく付き合う

高血圧は全身病のもとになる怖い病気

高血圧は、日本人の約７００万人が治療しているありふれた病気です。高血圧は当初、多くの人が無症状で、気づかないまま放置しています。高血圧が続くと、血管が徐々にむしばまれていきます。

血管は、全身の臓器に分布していますので、高血圧による動脈硬化で、脳、目、心臓、胸腹部大動脈、腎臓、足の動脈などに狭窄《きょうさく》、閉塞、動脈瘤などを起こします。血管が閉塞すると、その支配領域の臓器の機能が低下したり、壊死を起こしたりします。

高血圧の未治療で、心筋梗塞や脳卒中になりやすいことはもとより、眼底出血で目が見えなくなったり、血液透析をするようになったり、足を切断するようになるかもしれません。

血管病同士の併発も多く見られます。例えば、足の動脈閉塞症の患者の約30％には、心臓の冠動脈にも病変があります。動脈硬化による大動脈弁狭窄の患者にも、約30％に冠動脈狭窄があるといわれています。

狭心症と脳梗塞、腎不全、大動脈瘤の合併も多く、高血圧は全身病のもとになる怖い病気です。高血圧を制するためには、高血圧をよく知り、ちゃんと管理することが大切です。

上の血圧、下の血圧とは？

血圧は、心臓が収縮（上の血圧）したり、拡張したりするとき（下の血圧）

［図1］血圧は、収縮期と拡張期の動脈の圧力を水銀柱の高さ（mmHg）で表したもの。
呼吸などにより10秒くらいの間で10〜20mmHgは容易に変動する

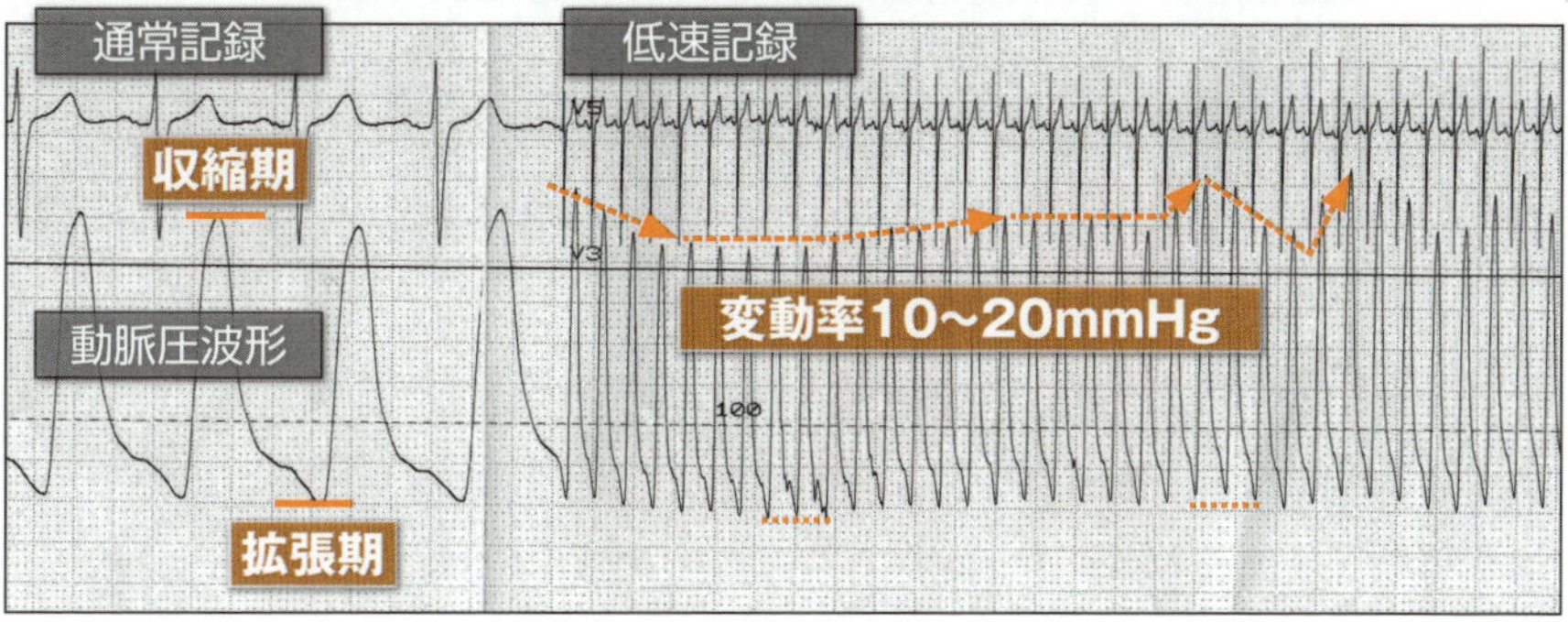

の動脈の圧力のことをいいます。血圧は1心拍ごとに異なり、呼吸をするだけで、血圧は10〜20ｍｍＨｇ変動する人がいます（図1）。血圧計では、動脈圧の10心拍くらいで、上の血圧、下の血圧を測っていますので、異なる拍動の血圧を測っていることになります。

当然ながら、測るたびに値が変わります。1回の収縮で心臓から出る血流が多いとき、上の血圧は高くなります。したがって、運動したり、興奮したりしたときには上の血圧が高くなります。心臓から血液が出てきたときに大動脈は拡張し、急激な血圧上昇を防ぐ役割をしています。

しかし高齢になり、大動脈が硬くなるとこの防御作用が弱くなり、上の血圧は上昇し、逆に下の血圧は低くなります。下の血圧は、大動脈に出た血流が、末梢に流れて行くときの動脈の圧力を示しています。高血圧症の多くの人では、末梢の小さい血管が収縮して、血液の流れの抵抗が上昇しています。

なぜ血圧は変動するの？　仮面高血圧とは？

血圧は主として、交感神経、副交感神経など自律神経によって調節されています。交感神経は興奮したり、運動したりするときに活発になる神経です。交感神経の興奮によって、心臓から出る血流量が増加し、末梢の小さい血管が収縮するように作用し、血圧を上昇させ、脈拍数も増加させます。

逆に、副交感神経は、寝ているときに活発になる神経です。心臓の働きを抑制し、末梢血管を拡張させるため、血圧は低くなります。

［図2］血圧のタイプと心血管事故率（Bjorklund Kら:IHS2002）より

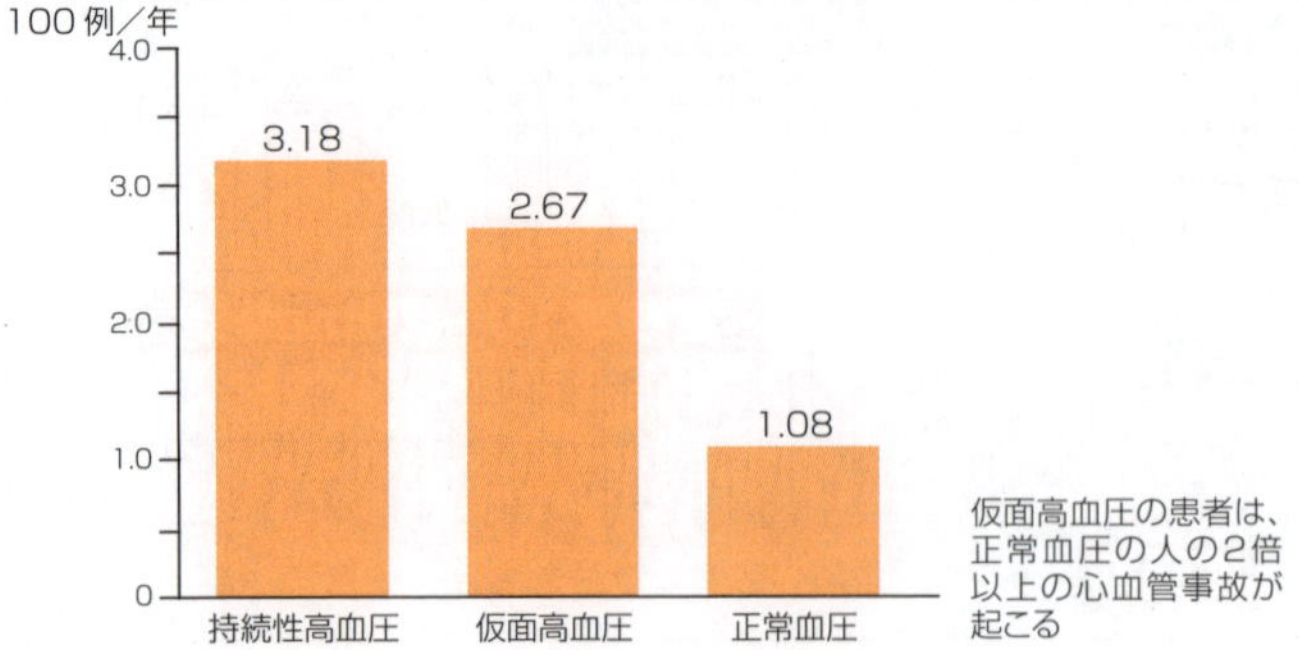

仮面高血圧の患者は、正常血圧の人の2倍以上の心血管事故が起こる

従って、一般的には副交感神経が優位になる夜間には血圧も脈拍も低下し、交感神経が優位になる昼間には血圧が高いのが普通です。1日のうちで一番血圧が高いのは、副交感神経から交感神経に切り替わる朝起きたときです。このとき高血圧の基準を満たせば、「早朝高血圧」です。昼前ごろには血圧は正常化していて、外来受診時には高血圧と診断できないこともあります。これを「仮面高血圧」といいます。

仮面高血圧では、正常血圧の人に比べて、2倍以上の心血管事故が起こりますので、家庭で朝の血圧チェックが重要になります（図2）。脳血管障害などがあると、逆に昼間より夜間の血圧が高い場合があります。

このような血圧日内変動を知るには、1日、血圧計を測定する方法があります。自律神経のバランスは個人個人で非常に差が大きく、同じような刺激でも血圧の変動も個人によって異なります。

血圧は、どのくらいならいいの？

血圧が低いほど、心血管事故が少ないことが分かり、最近、血圧の管理が厳しくなっています。国際高血圧学会の基準では、外来で測った血圧値で、正常血圧は130／85mmHg未満で、140／90mmHg以上を高血圧、その間を正常高血圧としています。

降圧目標は、高齢者、脳血管障害患者では140／90mmHg未満、若年者は130／85mmHg未満、糖尿病、腎臓病、心筋梗塞患者は130／

８０ｍｍＨｇ未満とされています。家庭血圧での目標値は、これらよりさらに５ｍｍＨｇ低い値を目指すように指導されています。

血圧計は、一家に一台が常識

家にテレビが一台もないのは極めて稀《まれ》だと思います。血圧計もそれと同様に必要です。一家の健康を守るため、ぜひ血圧計を購入しましょう。１万円程度で、性能がいい血圧計が手に入ります。

血圧が高いと言われていない人も、時々測定しましょう。血圧だけでなく、脈拍も測定できます。若いときから健康に留意する癖をつけることが大切です。筆者自身も、40歳過ぎまで、お酒を飲むと頭痛がしていましたが、検診は受けていませんでした。

たまたま、血圧を測ってみると１７０／１２０ｍｍＨｇあり、何かの間違いだろうと思って、何回も日を変えて測りましたが、同じでした。今は高血圧治療によってお酒を飲んでも、頭痛がせず、安心して飲めるようになりました。

血圧はいつ、どのように測ればいいの？

指先や手首で測る血圧計も販売されています。測りやすい便利さもありますが、基本的には上腕で測るのが正確で、末梢に行くほど不正確になります。シャツ１枚くらいならその上からマンシェット（腕に巻いて、空気で圧力を

[図3]血圧の測り方、マンシェットの巻き方

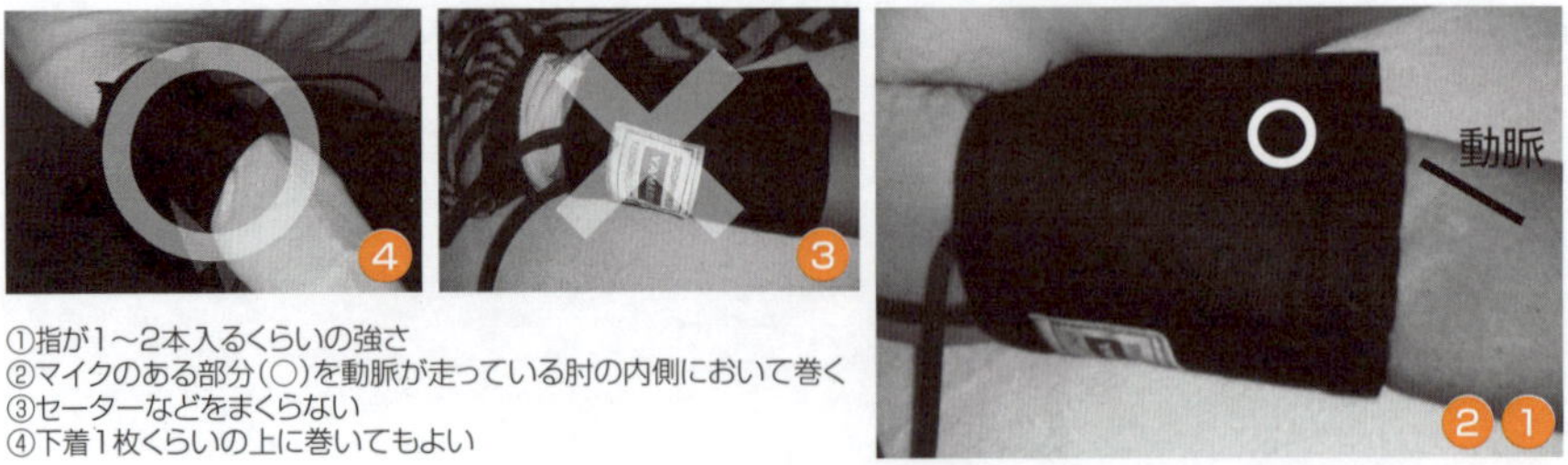

①指が1〜2本入るくらいの強さ
②マイクのある部分(○)を動脈が走っている肘の内側において巻く
③セーターなどをまくらない
④下着1枚くらいの上に巻いてもよい

かける部分）を巻いても、あまり誤差はありません。

しかし、セーターなどを着てその上からマンシェットを巻いたり、セーターを腕の方に捲《まく》り上げて、その下でマンシェットを巻いたりすると、測定が不正確になります（図３）。

右腕と左腕は、基本的に血圧は同じです。足首と腕もほぼ同じです。もし、左右や腕と足首の血圧の差が20ｍｍＨｇ以上ある場合は、低い方の動脈に狭窄がある可能性があります。

姿勢は、座位が基準ですが、臥位でも上の血圧には大差ありません。座位の方が下の血圧が少し高くなります。立ちくらみがする人は、立った直後の血圧が１００ｍｍＨｇ以下になっていることがあります。

家庭血圧では、１３５／85ｍｍＨｇ以上が高血圧とされ、医院での外来高血圧の基準より厳しくなっています。家での血圧値の方が医院での血圧値よりも、脳や心臓の病気との関連が強いといわれています。

前述したように、血圧が一番高くなるのは朝起きたとき。このときの血圧が一番重要で、１日１回計るとすると起床時です。夜、寝る前の血圧も、高血圧の治療をしているときは重要で、朝の薬の効果が夜まで持続しているかどうかの判定に役立ちます。外来患者の中には、血圧の１か月の平均を出す人もいます。医師としては極めていい参考資料となります。

数回測って出た値をすべて書いてきてもらえば、変動幅が分かり有用です。

運動、入浴と血圧の関係

強い運動をすると、正常の人でも血圧は２００ｍｍＨｇ近くになっています。しかし、毎日、持続的な運動をすれば日ごろの血圧は低下します。脈拍が１００以上になる運動を毎日30分以上継続すると、運動を始める前の10～20％くらい血圧が低下するといわれます。特に、下の血圧が低下してきます。

入浴は、血圧の変動が大きい動作です。服を脱いで寒いと感じるときには、血圧は上昇しています。次に湯船に浸かり、熱いと感じると血圧は上昇しています。さらに水圧がかかり、血圧はその分上昇します。しばらく湯に浸かり、体が温まってくると、血管が拡張し、逆に血圧は下がってきます。

すなわち、入浴は血圧が上下しやすい動作なので、入浴時に心血管系の病気による急死が多いのもうなずけます。急死を防ぐには、服を脱ぐ前に浴室の床に湯を流したり、暖房器具などであらかじめ浴室や脱衣室全体を暖めたりしておくことをお勧めします。

一番風呂は若い人にゆずって、二番風呂以降が健康にいいと思います。温泉などで、冬の露天風呂は最も環境が悪い状態です。長湯をすると血圧が低下しすぎて、脳循環の障害を起こす場合もありますので、注意してください。

減塩食でも、血圧が下がらない人がいるって本当？

食塩を摂取すると、水分も一緒に吸収されます。これにより体を循環する体液量が増加して、血圧上昇につながります。健康な人は食塩を食べれば、腎臓からの排泄も多くなります。

しかし、腎臓が悪い人や高齢者になると排泄に障害が起こり、高血圧の原因になります。日本人の8割以上の高血圧患者は、減塩食が有効です。黒人も減塩食が効果があるとされています。

肥満でメタボの高血圧も減塩食が有効といわれます。しかし、減塩食をしても血圧があまり低下しない人がいます。これを「食塩非感受性高血圧」といいます。白人では食塩非感受性が多いとされます。

これらの人は減塩食をすると、交感神経が活性化され、かえって血圧が上昇する人さえいます。50歳未満で高血圧の人は、高齢者よりも食塩感受性が低い人が多いです。

血液検査でレニンというホルモンを測定すれば、食塩感受性が高いかどうかの判定に役立つことがあります。レニンが低い場合は、減塩食がよく効きます。高血圧の治療前に、一度はその値を知っておくのもいいでしょう。

カリウムやカルシウム、マグネシウムは塩の成分であるナトリウムと同じ陽イオンです。これらを摂取すると、ナトリウムが尿に排泄されることが分かっています。これらの成分が多く含まれる果物、生野菜、大豆製品、魚、肉類などは血圧を下げる効果があります。

しかし、腎臓が悪い人は、カリウム、カルシウム、マグネシウムなどの排泄がすでに低下しており、食べ過ぎると危険なことになる可能性もあり、注意が必要です。

心臓を守るための狭心症と心筋梗塞の予防・治療法

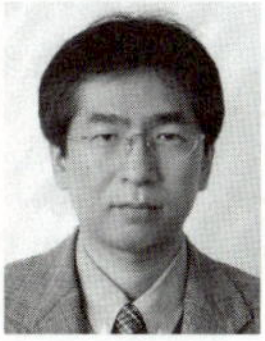

循環器内科部長
上田浩德《うえだひろのり》

狭心症・心筋梗塞はどんな病気？

狭心症と心筋梗塞を合わせて「虚血性心疾患」（心臓に栄養を送る血管が狭窄や閉塞をきたして心臓の筋肉が酸素不足となり、心臓に異常を生ずる病気）と呼びます。心筋（心臓の筋肉）に酸素を供給する冠状動脈が狭くなったり閉塞したりすることで、心筋が虚血（酸素不足）に陥ったり、壊死《えし》（組織が死滅すること、心筋は壊死すると再生できない）したりする病気です。

このような状態になると程度の差はありますが、胸部症状が出て心臓に異変が生じることになります。

冠状動脈は右冠状動脈、左冠状動脈前下行枝、左冠状動脈回旋枝と大きく３本あり、これらが心筋を養うための血液を大動脈から供給しています。狭心症には冠状動脈が動脈硬化（血管の内側にコレステロールの固まりなどでこぶができる状態）によって狭窄する場合と、攣縮《れんしゅく》（けいれん）を起こして血流不足を生じる２つのパターンがあります。攣縮が原因の場合は、「冠攣縮性狭心症」と呼び、冠状動脈を拡張するお薬の内服で治ります。

一方、動脈硬化で冠状動脈が狭くなっているパターンでは、その狭窄が高度である場合や胸部症状がしだいに悪化してくる場合（「不安定狭心症」と呼ばれ、冠状動脈の動脈硬化が腫れ上がって破裂しかかった状態）は、カテーテル治療やバイパス治療が必要になります。不安定狭心症のなかには、冠状動脈硬化の破裂部位にできた血栓（血の固まり）で冠状動脈が完全に閉塞し、急性心筋梗塞へと移行することがありますので特に注意が必要です（図１）。

どんな症状？

狭心症の典型的な症状は、前胸部が締め付けられるような圧迫感（指でさすことのできる局所の痛みとは異なります）で表現されています。症状や発現部位は、①肩が凝った感じ ②肩に重しを置いたような感じ ③首を絞められるような感じ ④左腕のだるさ ⑤背中の痛み ⑥胃の痛みに似た症状など、患者によってさまざまです（図2）。

これらの症状が突然生じた場合や急に頻回となり、病状が悪化した場合は「不安定狭心症」の疑いがあります。特に15分以上症状が続き、冷や汗を伴い、命の危険を感じるほどの痛みの場合は、「急性心筋梗塞」の可能性がありますので救急車の要請をしてください。

どんな人が虚血性心疾患になりやすい？

狭心症や心筋梗塞は冠状動脈硬化が引き起こす病気です。多くの研究から冠状動脈硬化を招く危険因子が分かっています（表1）。特に日本人の第一位の冠危険因子は高血圧だと報告されています。そのほか糖尿病、喫煙（喫煙者は非喫煙者に比べて心筋梗塞の発症リスクが男性3・64倍、女性2・9倍）、脂質異常症（ＬＤＬ１４０ｍｇ／ｄｌ以上、中性脂肪１５０ｍｇ／ｄｌ以上、ＨＤＬ40ｍｇ／ｄｌ未満）、肥満（ＢＭＩ25以上）（注1）、家族歴、高尿酸血症、男性45歳以上、タイプＡ型行動（積極的で時間切迫感、競争心を持つ性格）などが考えられます。

[表1]五大冠危険因子

①高血圧
②糖尿病
③脂質異常症
④喫煙
⑤肥満

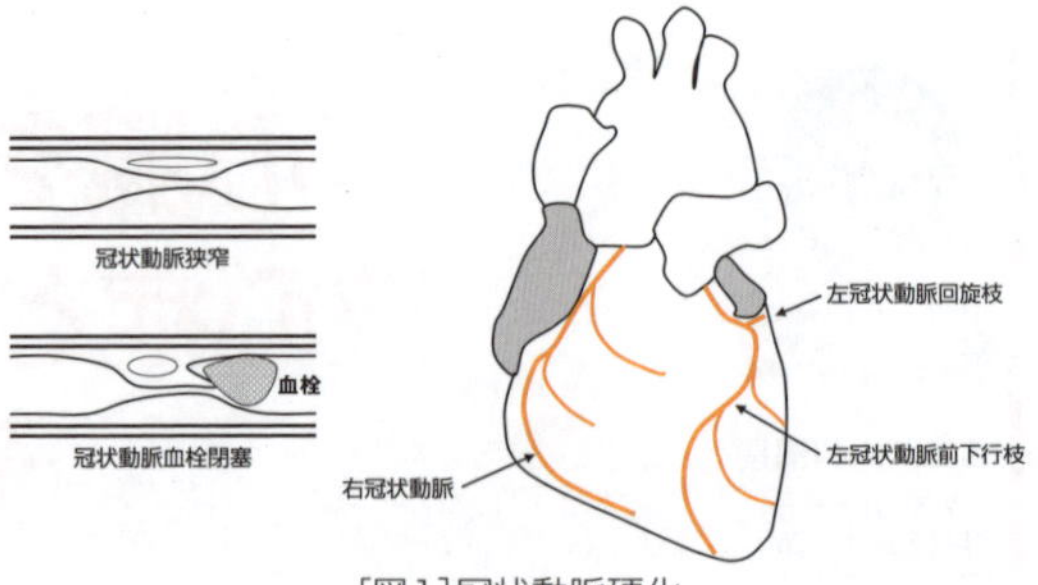

[図1]冠状動脈硬化

(注1) LDL low density lipoprotein 悪玉コレステロール
HDL high density lipoprotein 善玉コレステロール
BMI body mass index = 体重 kg/(身長m)^2

［図2］胸痛の発現部位

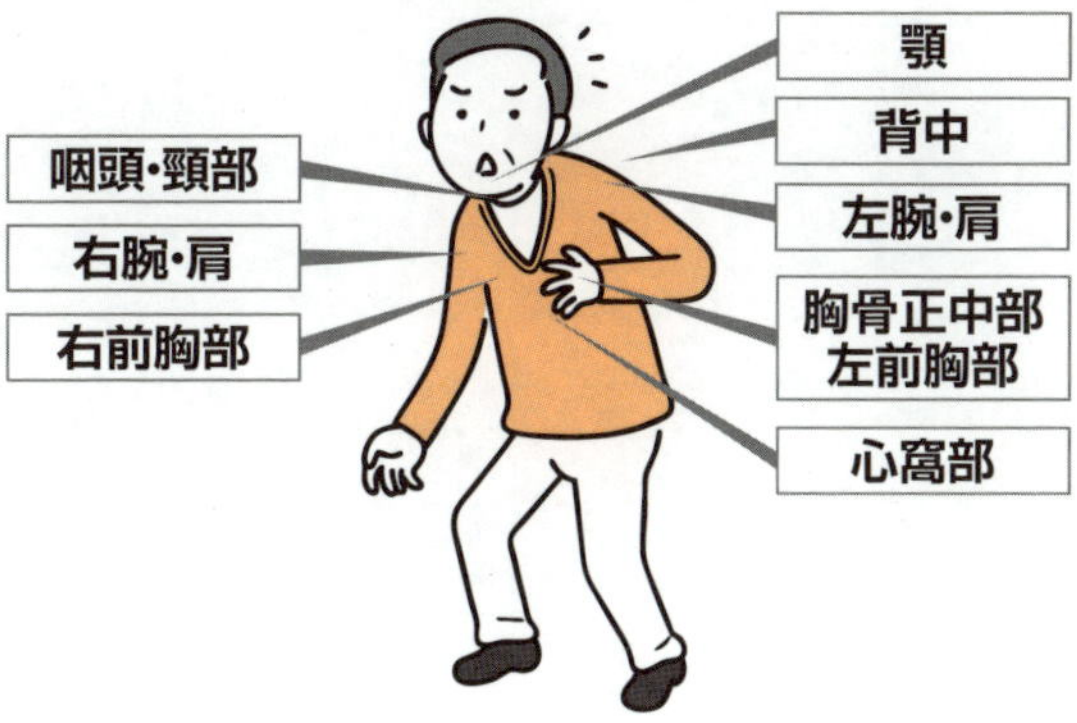

女性は、女性ホルモンであるエストロゲンの抗動脈硬化作用のため、虚血性心疾患の発症は低いのですが、更年期以降は男性と同じ条件になるといえます。

どんなときに心筋梗塞は発症しやすい？

心筋梗塞は起こりやすい時期、時間帯があり、週では月曜、季節では寒い冬（12月〜3月）、1日の時間帯では明け方から午前中に多く発症します。リラックスした状態から交感神経が刺激された状態（心拍数や血圧の上昇と血管の収縮）になったときに発症すると考えられます。

狭心症を治療中の場合は、このような時期や時間帯は急激な動作や運動は控えて、急に寒いところに出たりせずに（気温の急激な変動は心臓に負担をかけます）リラックスして過ごすことが重要です。

冬場の脱衣場や風呂場は、特に注意が必要で常に暖かく保っておきましょう。

どんな検査？

救急車で搬送される急性心筋梗塞の診断は、安静時心電図、心臓超音波検査、血液検査などで可能ですが、狭心症の診断には、安静時の心電図では異常が出ないため、さらに詳しい検査が必要です。

特に重要なのは問診です。どのような状況で胸部症状が出現したか（安静時か労作時か）、症状の強さや頻度、随伴症状（嘔吐《おうと》、冷や汗、息切れ）、冠危険因子などを詳しく主治医に伝えてください。

診察、一般検査（血圧測定、胸部写真、心電図、血液検査）をした後、可能であれば「運動負荷心電図検査」を行います。冠状動脈に狭窄があれば、運動負荷によってさらに血流が悪くなり、心筋の酸素不足が増大して心電図に変化が生じます。

最終的には血管内にカテーテルを挿入し、造影剤を使用して冠状動脈を撮影する「冠状動脈造影検査」が行われますが、最近ではＣＴスキャンの進歩によりスクリーニングの検査とし、「冠状動脈ＣＴ検査」が行われるようになりました。

そのほか心筋のダメージを調べる「心筋シンチグラフィー」などがあります。

どんな治療？

狭心症には以下の３種類の薬物療法を行います。①発作の予防（冠状動脈を広げる薬）②血栓予防（血液をサラサラにする薬）③冠危険因子に対する治療です。急性心筋梗塞の場合は、血栓で詰まっている冠状動脈の血流を一刻も早く良くする必要があります。

緊急で冠状動脈造影検査を行い、治療用の細いカテーテルを用いて、閉塞血管にワイヤーを通し、バルーンで閉塞部位を拡張します。その後、ステントと呼ばれる金属の網の筒を血管の内側に留置すると、冠状動脈の血流は劇

[図3]冠状動脈カテーテル治療とバイパス術

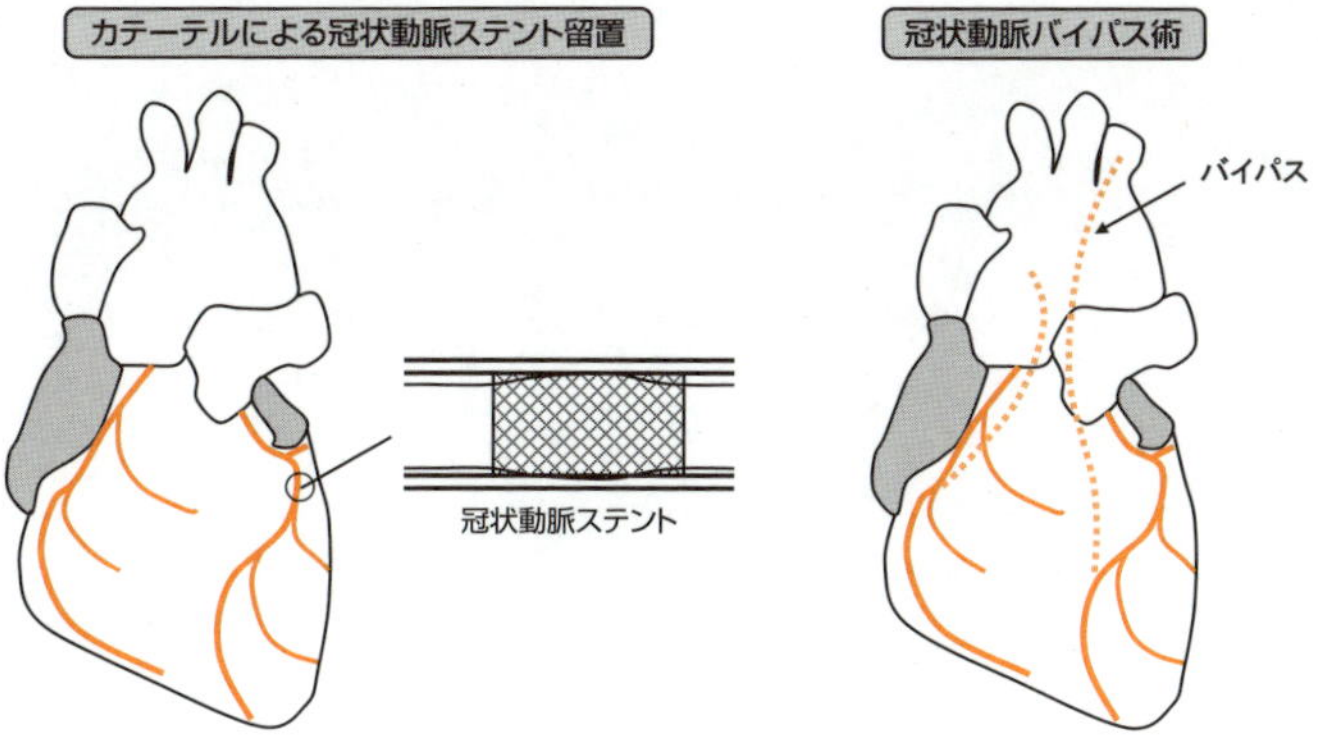

的に改善します（図3）。

このような治療は、薬物ではコントロール困難な重症な狭心症でも行われます。カテーテル治療は1977年に世界で初めてバルーンによる拡張術が行われた後、治療器具および技術とともに飛躍的に進歩しています。

しかし、狭心症・心筋梗塞ともにカテーテルでは治療困難な場合があり、外科的に開胸して行う「冠状動脈バイパス術」（冠状動脈の狭窄や詰まった箇所の先に血液を送り込む迂回路をつなぐ手術）が必要な症例もあります（図3）。

集中治療室での医師と患者の会話

次に、集中治療室での医師と患者の会話を紹介します。

「胸の調子はどうですか?」「もう痛みはありません。ずいぶん楽になりました」「今までに胸が痛くなったことはありましたか?」「昨日まで元気で特に自覚症状はなかったのですが。そう言えば、最近時々みぞおちが痛むことがあり、胃痙攣《けいれん》かと思っていました」

「検診では何か言われたことがありましたか?」「肥満で血圧が少し高く、コレステロールの値が基準値以上で血糖も少し高めと言われていましたが、放置していました」「家族に心臓病の人はいますか?」「父が今は元気ですが、心筋梗塞で治療を受けました」「タバコは吸われますか?」「はい、でもこれを機会にやめます」

このような会話を、カテーテル治療後の集中治療室のベッドサイドでします。心筋梗塞の発症は狭心症状の悪化から発症することもありますが、本人に自覚がなく、ある日突然発症するケースもあります。

後から聞いてみると、典型的な胸部症状でないため、この症状が心臓から来ていたとは思わなかったと言われます。

この例のように、多くの冠危険因子を持っている中年男性は症状を自己判断せずに「何かおかしいな」と感じたら一度、循環器の専門医の診察を受けることをお勧めします。

具体的な予防法は？

虚血性心疾患を発症しないためには、冠危険因子である生活習慣病の克服が重要です。日本人の心筋梗塞の一番のリスクは高血圧ですので、まず血圧の高い方は減塩を基本とした食生活、適度な運動、規則正しい生活習慣、十分な睡眠などに心がけてください。それでも、血圧が基準値（「高血圧の話」の項を参照）を上回るようでしたら、薬物療法を行ってください。

よく診察室で「先生、高血圧の薬を飲むとやめられなくなるのでしょうか？」と聞かれますが、「高血圧を放置しておくと心筋梗塞の発症はもとより、心臓肥大から心房細動の発症、脳血管障害、腎障害など血圧が高いことによるさまざまな障害が出てきます。元気で長生きするためには、若いうちから血圧は高くない方がいいですよ」とアドバイスすることにしています。

また、食生活の欧米化によって日本人の総コレステロールの平均値は上昇し、心筋梗塞の発症頻度も都市部で上昇しています。肉類および乳製品に多く含まれている「飽和脂肪酸」の摂り過ぎが原因ですので、食生活の改善は急務です。

一方、脂肪酸のなかでも「オメガ3系多価不飽和脂肪酸」（ＥＰＡやＤＨＡ（注2）など。魚類、エゴマ油、シソ油、海藻類などに含まれる）は中性脂肪を減らし、脂質異常症の予防や抗血栓効果があり、これらをバランスよく摂取することは虚血性心疾患の予防につながります。

イワシを食べるアザラシの肉（ＥＰＡやＤＨＡが多く含まれる）を主食にしていたグリーンランドのイヌイット人は、北欧の白人に比べて虚血性心疾患の死亡率が約7分の1だったと報告されています。昔から日本でも「さんまが出るとあんまが引っ込む」といわれますが、青魚を食べることで効率よくオメガ3系多価不飽和脂肪酸を摂取するのも良い方法といえます。

最後に、心筋梗塞はひとたび発症すると致命率が高い病気の一つですが、その救命率は一般市民レベルでの救命処置の普及や救急搬送後の病院内での侵襲的治療法の進歩により、この30年間に飛躍的に伸びています。

外出先で心臓が止まって倒れていると思われる人に遭遇したら、救急車が到着するまで胸骨（胸の真ん中にある平らな骨）の上を1分間に１００回のスピードで圧迫してください。

病院まで搬送されれば助かる命があるかもしれません。皆さんの力と我々の熱意で一人でも多くの人が心筋梗塞から助かることを願います。

（注2）
ＥＰＡ エイコサペンタエン酸
ＤＨＡ ドコサヘキサエン酸

脈が飛ぶ飛ぶ不整脈の治療

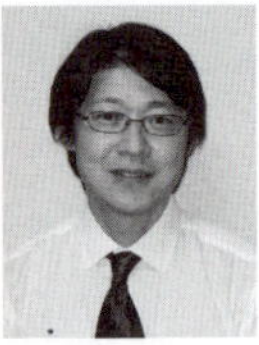

循環器内科部長
平尾秀和《ひらおひでかず》

不整脈とは？

「胸がドキドキする」「急に脈が異常に速くなる」「脈が異常に遅い」「脈が飛んだり、不規則になったりする」など、不整脈にもいろいろなパターンの症状があります。不整脈とは脈が正常でないことの総称で、大きく分けて以下の3つの種類があります（図1）。

①徐脈性不整脈「脈が遅くなる」
②頻脈性不整脈「脈が速くなる」
③期外収縮「脈が飛ぶ」

これらには、さまざまな原因があります。不整脈の原因を知る前に、正常の脈拍のでき方を説明します。心臓は胸の中心にあり、握りこぶし大といわれます。心臓には4つ部屋があり、上を心房、下を心室、それぞれ左右に分かれています。右の心房の上にある洞結節《どうけっせつ》から電気が発生し、心房が興奮・収縮し、心房と心室の間の中継地点である房《ぼう》室結節《しつけっせつ》を通り、心室が興奮・収縮します。

このように電気の流れた部位の心臓の筋肉が順次収縮していきます（図2）。

[図1] 不整脈の種類

【徐脈性不整脈】
洞機能不全症候群
房室ブロック

【頻脈性不整脈】
心房細動
心房粗動
心房頻拍
発作性上室性頻拍
WPW症候群
心室頻拍
心室細動

【期外収縮】
心房性期外収縮
心室性期外収縮

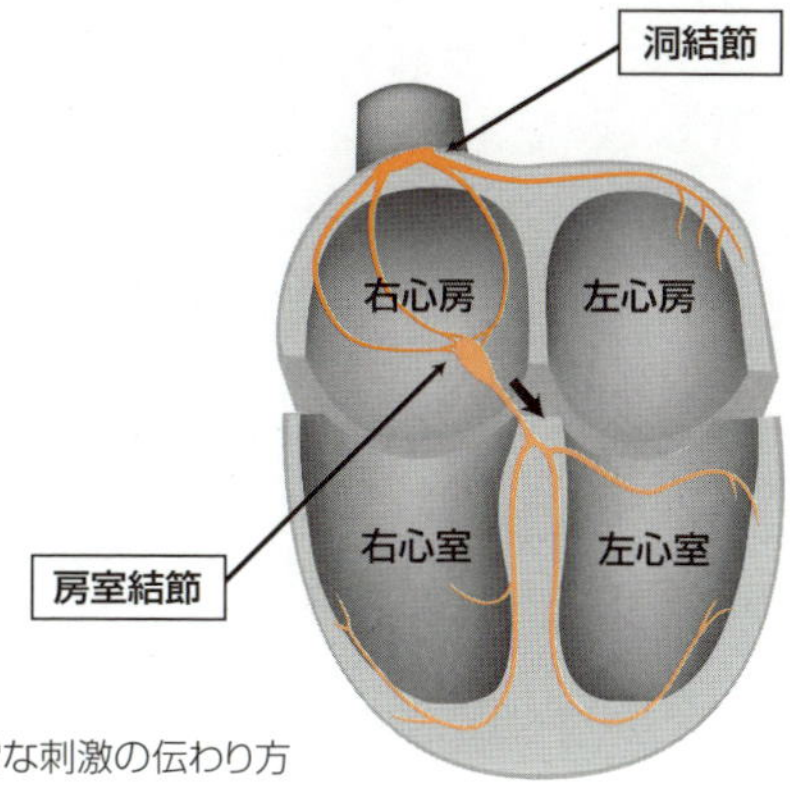

[図2] 正常な刺激の伝わり方

「心臓に電気？」と、びっくりする人が多いようですが、心臓の細胞の膜には、ナトリウム、カリウム、カルシウムなど電気を帯びた物質（イオン）の通り道があり、それらが細胞の内外に移動することで、電気を発生、心臓の筋肉が収縮するのです。

①徐脈性不整脈とは、これらの電気を作るところや刺激を伝える経路に異常があり、脈が遅くなるものです。電気を作る洞結節の機能が悪くなり、脈が遅くなる場合、「洞機能不全症候群」といいます。心房から心室へ伝える経路である房室結節に障害があり、刺激が心房から心室へ伝わりにくくなったものを「房室ブロック」といいます。

②頻脈性不整脈とは、電気が異常に早く作られるか、房室結節の正常な経路以外に異常な電気の通り道があり、そこを電気が短絡し、電気の空回りが起こり、非常に脈が速くなるものです。頻脈を起こす病気には心房細動、心房粗動、心房頻拍、発作性上室性頻拍、ＷＰＷ症候群、心室頻拍、心室細動などがあります。

③期外収縮は、本来の電気が生じる場所以外から、1拍のみ、または1～2拍ごとなど、予定より早く電気の興奮が起こる現象です。心房から出る場合を「心房性期外収縮」、心室から出る場合を「心室性期外収縮」といいます。本稿のタイトル「脈が飛ぶ飛ぶ不整脈」のような症状の場合は、期外収縮が疑われます。期外収縮も単発で少なければ、症状も軽いですが、頻発する場合や、連続で出る場合は、症状が強く現れます。

不整脈の原因は？

不整脈は、心筋梗塞、心筋症、弁膜症など心臓機能が悪いため起こる場合と、ほとんど異常のない心臓に生じる場合があります。多くの場合は、年齢に伴うもの、体質的なもの、先天的な要因によるものが多いようです。

ストレス、睡眠不足、疲労など自律神経の影響も受けます。アルコール、カフェインなど嗜好品の取り過ぎも不整脈を生じやすくなります。

肥満、高血圧や肺疾患、睡眠時無呼吸症候群、甲状腺異常のある場合にも不整脈を合併しやすいのです。心臓疾患に伴う場合は、心臓の筋肉自体の障害により異常な不整脈回路が形成され、不整脈が生じやすくなります。

治療が必要な不整脈は？

たまに脈が飛ぶ程度の軽い症状のものは、あまり心配ありません。心房性・心室性期外収縮は基本的には、良性の不整脈であり、生命にかかわることが少ない不整脈です。

ただし、期外収縮の数が非常に多いため、心機能低下の原因となっていると思われる場合、自覚症状が非常に強く、日常生活に支障をきたす場合は治療が必要となります。脈がバラバラで、脈拍も速くなる場合、心房細動の可能性もあります。

心房細動の場合には、動悸症状だけでなく、心不全や脳梗塞の原因としても重要ですので、正しい診断と治療が必要です。

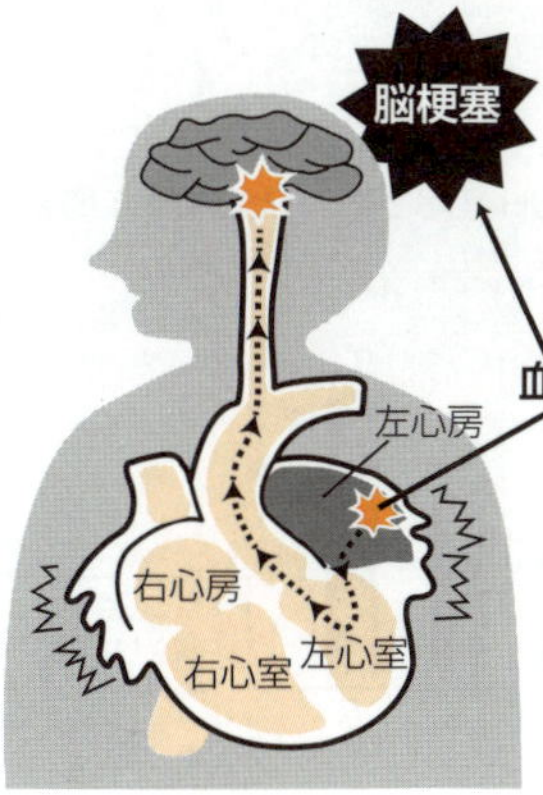

［図3］心房細動が続くと…
日本心臓病財団HPより

緊急性の高い症状は、「急に意識がなくなる」「目の前が暗くなり、ふぅーとする」といったものです。極端に脈が遅いか、逆に極端に脈が速くなって、血圧が低下し、脳に血液が行っていない可能性がありますので、急いで病院で診てもらう必要があります。

意識消失までには至らなくとも、気分が悪い、体を動かすと息切れがあり、脈が1分間で40以下の場合も治療が必要です。

逆に、突然始まる激しい動悸で、1分間の脈が１５０～２００程度になり、症状が強い場合も治療が必要です。

いずれも、症状だけでは正確な診断ができません。発作時の心電図が、診断、治療方針の決定に重要な役割を果たしますので、速やかに医療機関を受診してください。特に心室頻拍の場合は、血圧が低下しやすく、失神や心不全を生じたり、心機能が悪い人では、突然死をもたらす心室細動へ移行したりする可能性もあります。

稀ではありますが、一見、心臓の形態は正常でも、遺伝子の異常が示唆され、心室細動などの突然死を生じる病気として、「ブルガダ症候群」「ＱＴ延長症候群」などが知られています。

心房細動とは？

心房細動とは、心房の中で非常に速い（1分間に心房が３５０～５００回興奮）電気興奮が生じ、何回かに1回心室へ伝わるため、脈がばらばらで速

[図4]CHADS2スコアと脳梗塞年間発症率

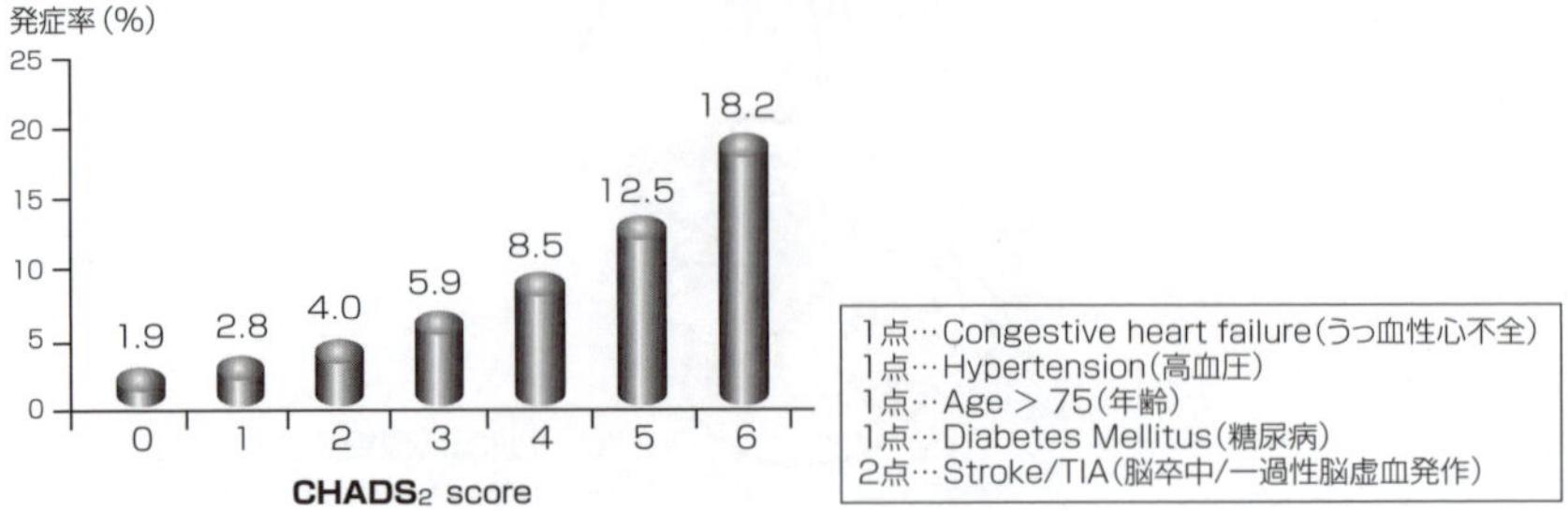

くなります。不整脈そのものですぐに命にかかわるものではありませんが、心房細動の状態が長く続くと、心臓の中に血の塊《かたまり》（血栓）ができて、脳梗塞の原因になるともいわれます（図３）。

心房細動には「５」にまつわる数字が多く、65歳以上の５％に心房細動が生じ、脳卒中の危険率が５倍に上昇し、年間の脳卒中発症頻度は５％程度といわれます。脳卒中全体からみると、５分の１程度が心房細動によるものです。

塞栓症のリスク評価には「ＣＨＡＤＳ２スコア」（図４）が知られており、心機能の悪い人、高血圧、糖尿病、75歳以上の人、脳梗塞の既往のある人に脳梗塞が起こりやすくなります。

治療としては、心房細動を予防する薬のほかに、血液を固まりにくくする薬を飲む必要があります。一部の人は、心房細動が慢性的に固定してしまう人もいます。「アブレーション」といったカテーテル治療もあります。

不整脈の治療とは？

徐脈性不整脈で症状がある人は、「ペースメーカー」という器械を植え込みます。遅くなった自分の脈の代わりに、植え込んだペースメーカーから心臓を刺激して脈を作ります。リードという電線を肩の血管から心臓の中に１～２本挿入し、電池を皮膚の下に植え込みます。

頻脈性不整脈には、薬物療法、カテーテルアブレーション、植え込み型除細動器（ＩＣＤ）などの治療があります。薬物療法とは、不整脈を生じにく

［図5］カテーテルアブレーションの原理

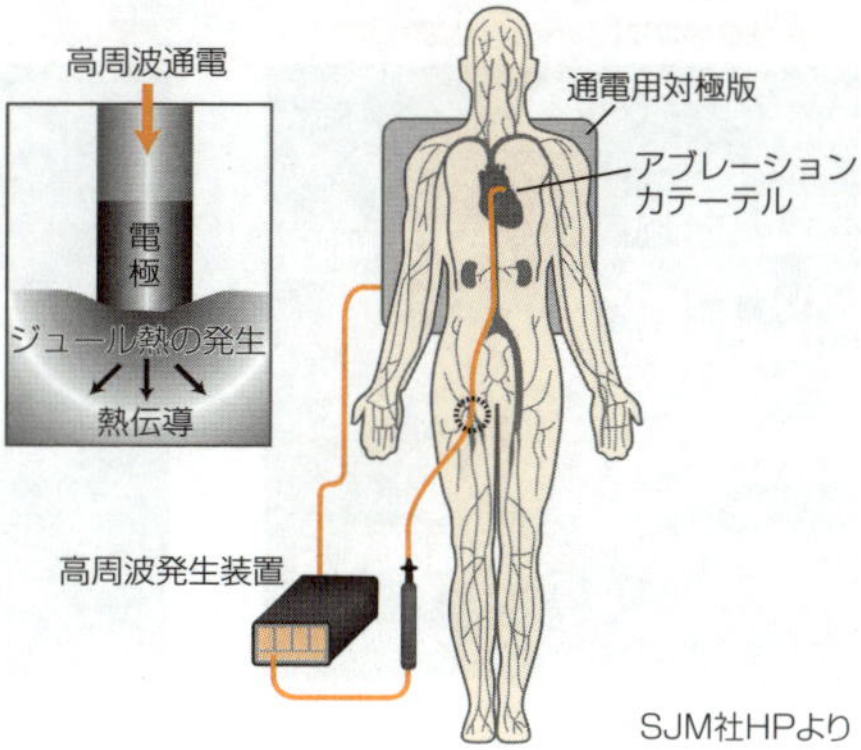

SJM社HPより

くする作用のある薬を内服します。簡便ですが、根治的なものではなく、治療を継続することが必要です。

根治性が期待できる治療として、カテーテルアブレーション（図5）があります。足の付け根、首の血管などからカテーテルを複数本挿入し、カテーテルの先端から高周波を流し、頻脈の原因となっている心臓の筋肉の一部を焼くことで不整脈を治療する方法です。

不整脈の種類にもよりますが、発作性上室性頻拍やＷＰＷ症候群、通常型心房粗動などは90％台後半の高い成功率で、合併症や再発も少なく根治的治療となり得ます。

最近では心房細動にもアブレーションが多く行われています。心房細動の多くは左心房の裏側にある肺静脈という血管が原因と考えられ、肺静脈隔離の方法で治療されます。やや再発が多く、再手術が必要なこともありますが、発作性心房細動の場合は、最終的には90％近くの患者が治癒します。

２０１１年の日本循環器学会の心房細動アブレーションのガイドラインでも、薬剤抵抗性の発作性心房細動に対するアブレーションは「クラスⅠ」（良い適応）とされ、いまや標準的な治療となっています。心房細動が長期に持続したものには、発作性心房細動と異なり、根治率は低くなりますが、心房内の付加的な治療、複数回の手術によって、治療成績が向上しています。

心房細動や、従来は解析が困難だった複雑な不整脈回路がある不整脈には、心臓の詳細な電気情報と解剖学的情報を取得できる「３次元マッピングシス

[図6]CARTOシステムによる三次元マッピングシステム

心房細動のアブレーション（肺静脈隔離）　　左心房の僧房弁の周りを回旋する頻拍

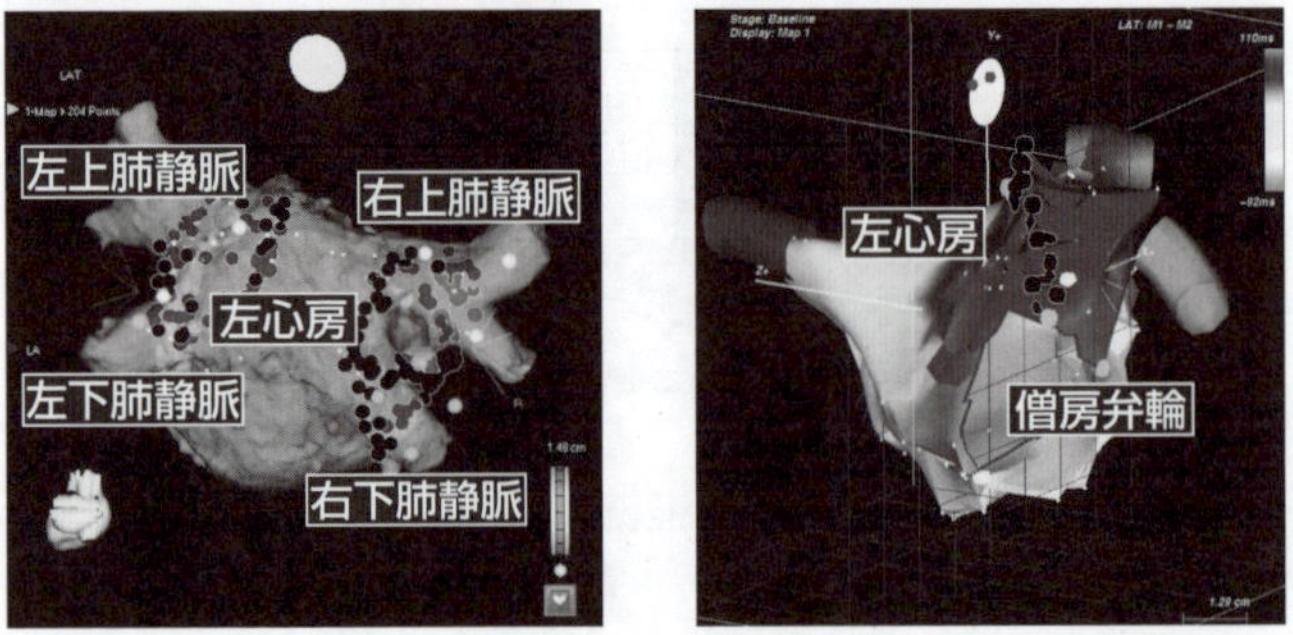

● アブレーション通電部位

テム」（CARTO、NAVX）が使用できるようになり、不整脈の診断・治療に威力を発揮しています（図6）。

心筋梗塞や心筋症に伴う心室頻拍や心室細動には、植え込み型除細動器（ICD）（図7）が必要となります。ICDもペースメーカーと同程度の侵襲で植え込むことができます。ただし、ICDは不整脈を停止させるもので、再発予防にはなりませんので、抗不整脈薬やアブレーションを併用することがあります。

[図7]植え込み型除細動器

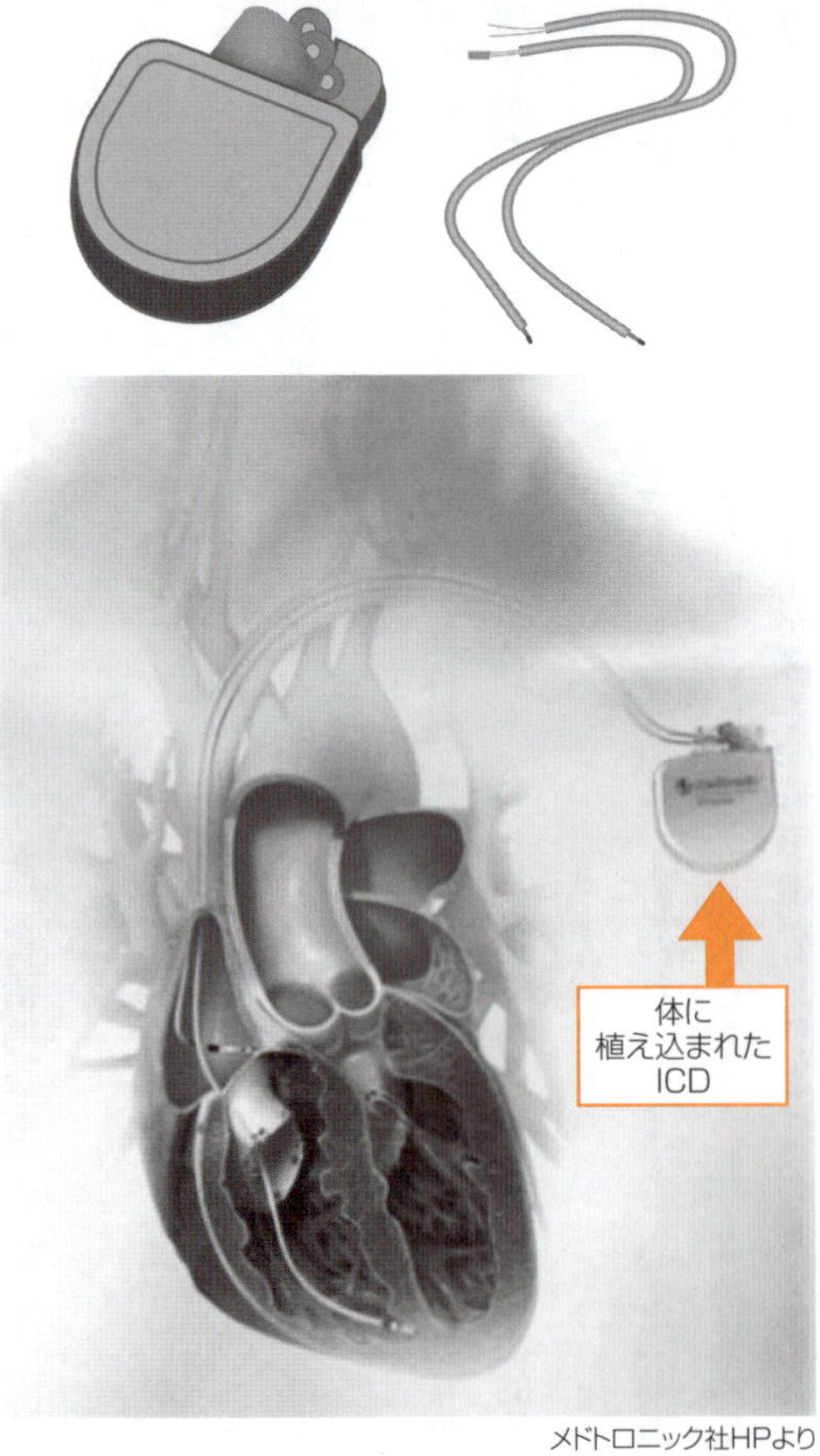

メドトロニック社HPより

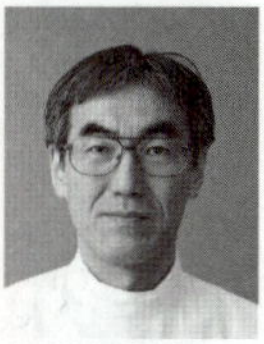

心臓血管外科
主任部長
三《みつ》井《い》法真《のりまさ》

心臓の分かりやすい手術の話

大変な手術のイメージがありませんか？

心臓手術は、確かに心臓を止めた上で行うことも多く、胃や腸の手術に比べると手術によって命を落とす確率が高いことは否めません。しかし、この20年間の医学の進歩により、心臓の手術も以前と比べるとずいぶん安全になりました。

また80歳を超えておられる天皇陛下が手術を受けられたように、高齢者が手術を受けることも以前より多くなり、80歳以上で手術を受けるケースも稀《まれ》ではありません。

心臓の手術は大きく分けて、狭心症など心臓壁を養う血管に対しての冠状動脈バイパス術、心臓弁膜症に対しての弁形成術や弁置換術、生まれつきの心臓の病気に対しての手術などがあります。ここでは、大人の手術で多い冠状動脈バイパス術と弁膜症の手術について説明します。

冠状動脈バイパス術とは？

冠状動脈バイパス術は、心臓の壁を養う冠状動脈（図１）と呼ばれる血管が詰まったり、狭くなったりした場合に行う手術で、２０１２年2月に天皇陛下が受けられた手術です。

心臓の血管は、心臓の出口のすぐから左右1本ずつ出ています。左は出てすぐに前側の枝と後ろを回り込む枝に分かれるため、心臓を養う主な血管は、3本あると表現します。

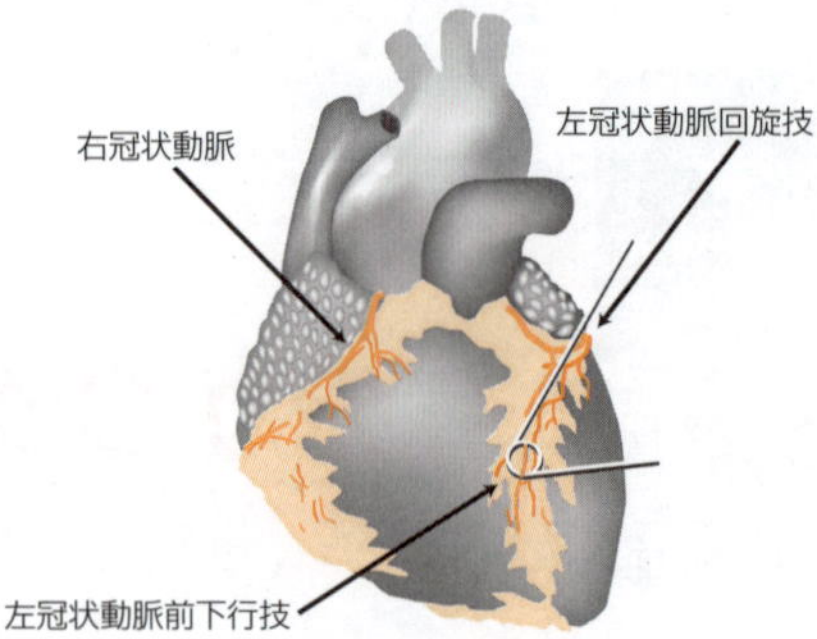

[図1]冠状動脈の模式図

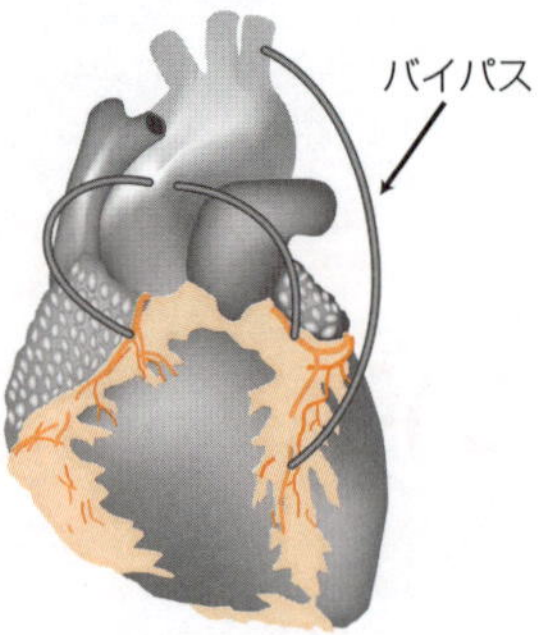

[図2]冠状動脈バイパス術の模式図

この3本からさらに枝が出ており、これらの血管は心臓の表面を通っています。血管が詰まってしまうと心筋梗塞を起こし、狭くなると狭心症になります。

血管が詰まったり、狭くなったりしている部分よりも先の方へ新たに血管をつないで橋渡しをし、血液の流れをよくする手術が冠状動脈バイパス術（図2）です。

橋渡しをするために用いる新たな血管には、胸の真ん中からやや外側であばら骨の裏側を縦に走る血管（内胸《ないきょう》動脈）、足の皮膚の血管（大伏在《だいふくざい》静脈）、肘から手首にかけての血管（橈骨《とうこつ》動脈）などを用います。

どの血管を用いるかは、患者さんの年齢や体の状態、心臓のどの血管につなぐのかなどから、総合的に決めます。

手術は全身麻酔で行います。胸の真ん中、首のすぐ下からみぞおちにかけて縦に25～30㎝くらい切って行います。以前は人工心肺装置という、心臓と肺の代わりをする器械を用いて全身の血の流れは保ちながら、心臓を止めて行うことがほとんどでした。

最近は器械を用いず、心臓を動かしたままで行う方法もあります。この数年間の日本全国の統計では、約6割の手術が心臓を動かしたまま行われています。

心臓の血管の太さには個人差があり、場所によって太さは異なりますが、血管をつなぐあたりの太さは1㎜から2㎜程度のことが多いです。

［図3］心臓の四腔断面

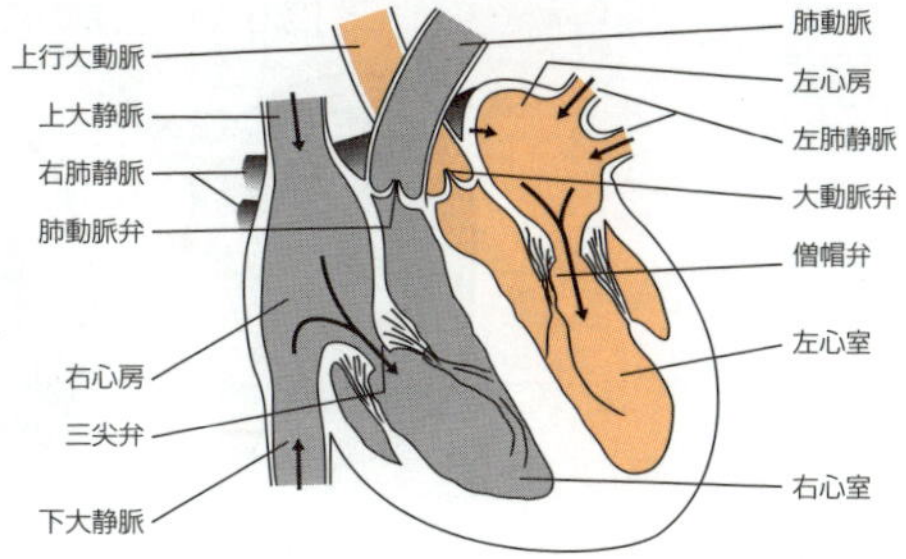

出典:からだの地図帳 講談社編より

［図4］心臓を取り除いて上から見た模式図

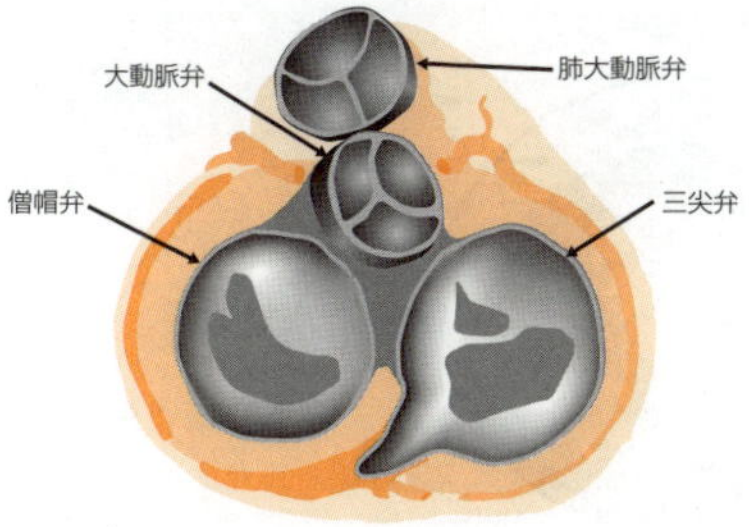

出典:インフォームドコンセントのための心臓・血管病アトラス　トーアエイヨーより

心臓を動かしたままの手術は、血管の周囲を器具を用いて固定し、動きを最小限にします。血管の前面に縦に3～4㎜ほどの切れ目を入れ、ここに橋渡しをする新たな血管を髪の毛よりも細い糸を用いて縫い付けます。

3か所前後の心臓の血管に、新たな血管を縫い付けることが多いのですが、1か所だけの場合もあります。足や手から血管を取る場合には、反対側の端を心臓から出てすぐの大動脈（上行《じょうこう》大動脈）に穴を開けたうえで縫い付けます。

すべて縫い終わったら縫い目から血が出ていないことを確認し、胸の傷を閉じて手術を終えます。

心臓弁膜症手術の実際

心臓には左右、上下の4つの部屋があり、右上の部屋を右心房、右下の部屋を右心室と呼び、また左上の部屋を左心房、左下の部屋を左心室と呼びます。それぞれの心房と心室の間と、心室の出口に、計4つの弁膜があります（図3、4）。

弁膜症には、弁膜が狭くなる「狭窄症」と呼ばれる病気と、弁膜に漏れが生じる「閉鎖不全症」と呼ばれる病気があります。4つの弁膜のうち、手術の対象となることが多いのは、左心室の出口にある「大動脈弁」と呼ばれる弁膜、左心房と左心室の間にある「僧帽弁」と呼ばれる弁膜、そして右心房と右心室の間にある「三尖弁《さんせんべん》」と呼ばれる弁膜です。

手術には弁膜を修繕する弁形成術と、弁膜を切り取ったうえで人工の弁膜

[図5-1]人工弁の模式図(生体弁)

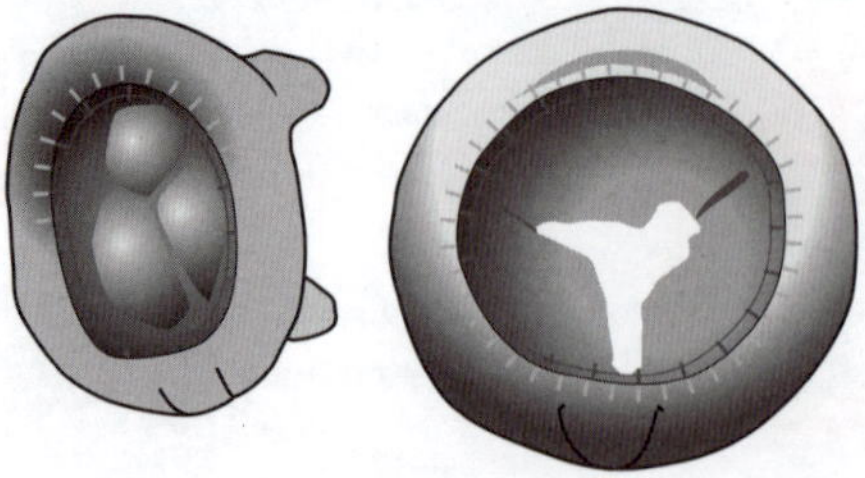

出典:インフォームドコンセントのための心臓・血管病アトラス　トーアエイヨーより

を縫い付ける人工弁置換術があります。

人工弁は大きく分けて2種類です。ブタの心臓の弁膜やウシの心のう膜などの生体材料を用いて作られた弁（生体弁）と（図5‐1）、パイルライトカーボンと呼ばれる炭素系の素材で作られる人工材料の弁（機械弁）です（図5‐2）。

それぞれ短所、長所があり、患者さんの年齢、心臓の状態などをみてどちらを用いるかを決めます。

手術は弁膜症の場合も全身麻酔で、胸の真ん中、首のすぐ下からみぞおちにかけて縦に25～30㎝切って行うことが多いです。人工心肺装置という器械を取り付けて全身に血を巡らしながら、心臓は止めて行います。

大動脈弁では、狭くなっている場合や漏れのある場合とも、悪くなった弁膜を切り取って、新しい人工弁を植え込む手術（人工弁置換術）がほとんどの患者さんに行われます。

僧帽弁は、狭くなっている場合、悪くなった弁膜を切り取った上で人工弁を植え込むことが多いのですが、漏れのある場合には、弁膜の修繕を試みることがほとんどです（弁形成術）。

修繕で漏れが止まった場合、「人工弁輪」と呼ばれる輪を弁膜の付け根の全周に縫い付けます。修繕しても漏れが止まらない場合には、弁膜を切り取って人工弁を植え込みます。僧帽弁を修繕する手術は、２０１２年７月に昭和天皇の弟の三笠宮殿下が受けられました。

[図5-2]人工弁の模式図（機械弁）

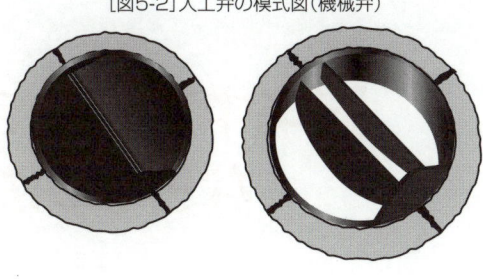

出典:インフォームドコンセントのための心臓・血管病アトラス　トーアエイヨーより

三尖弁は、漏れを生じる閉鎖不全症がほとんどです。多くの場合、ほかの弁膜症によって、2次的に弁の付け根全周が広がりますので、人工弁輪と呼ばれる輪を弁膜の付け根に縫い付ける手術をします。

弁膜の処置が終わった後、止めていた心臓を動かしはじめ、人工心肺装置を取り外します。そして冠動脈バイパス術と同様の手順で、傷を閉じて手術を終えます。

手術の後はいずれの手術の場合も、集中治療室で引き続き治療をします。状態をみながらリハビリを始め、安定後に一般の病室に戻ります。個人差はありますが、順調に経過した場合には、手術から2～3週後に退院となります。手術の最中や手術後に、合併症が起こり、命にかかわる状態になることもあります。医学的に手術した方が良いと判断し、手術を勧める場合には、手術によって合併症などが起こる可能性があっても、その不利益よりも手術で得られる利益の方が大きいと考えるケースです。

もし内科での検査の後、手術を受けた方が良いと言われた場合には、怖がらずに心臓血管外科を受診して、手術の説明を聞き、そのうえで手術を受けるかどうか決めるようにしてください。

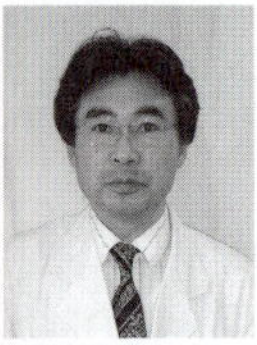

副院長
脳神経外科主任部長
木矢克造《きやかつぞう》

脳卒中で寝たきりにならないために

脳卒中って、どんな病気？（図1）

脳卒中になると手足が動かない、話せないなど生活に不自由を感じるものです。高齢化が進む日本の社会では、脳卒中は寝たきりなどで介護が必要になる病気の第1位を占めています。

そもそも脳卒中という病気は多彩で、脳の血管が切れたり、詰まったりして脳に障害をもたらし、突然に症状が出るものです。脳の細い血管が切れた場合は「脳出血」となり、脳動脈瘤からの出血は「くも膜下出血」と呼びます。脳の血管が詰まった場合を「脳梗塞《のうこうそく》」といい、特に心臓の病気（心房細動《しんぼうさいどう》といって脈が不規則）で、血液の塊が脳の血管に飛んで詰まったときは「脳《のう》塞栓《そくせん》」といいます。

治療法は異なりますが、同じ種類の病気でも脳の障害を起こした場所や程度により症状もさまざまです。だから同じ脳卒中になった人同士が話していても「自分とは違うところもある」と感じたりします。

どんな症状が危ない？（図2）

どんな症状なら脳卒中と考え、危ないと感じなければいけないかが、最大の関心事です。まず突然、症状が現れるのが特徴です。出てくる症状はさまざま。分りやすいのは、右側または左側の手足が思うように動かなくなることです。

また、言葉がもつれたり、話せなくなることもあります。あるいは歩こう

[図1]脳卒中って、どんな病気?

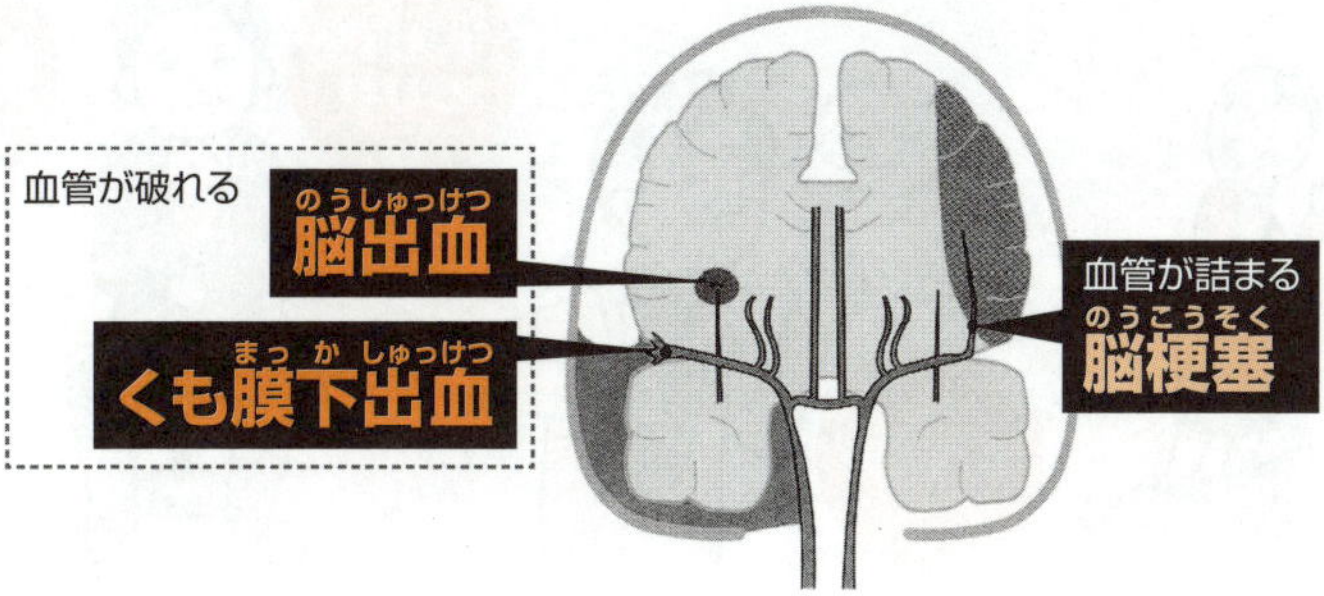

にも、左右に体がふらふらして、とても歩くことはできない状態となります（単に、ふらっとするめまいは年を重ねるとよくみられ、重大な病気の可能性は低いことが多い）。

時に両目で見て、物が二重になることもあります。片方の手足がしびれることもあります。字が読めなくなったり、計算ができない、うまく服が着られない、書けないなど、どうも頭がおかしくなったと思ったりすることもあります。

右または左半分の目の前の物が見えにくくなったり、見えない方の物にぶつかったりすることもあります。交互に片目をつむって確かめると、両方の目とも同じ側が見えにくいことが分かります。

これまでに経験したことのないような頭痛と吐き気が急に生じると、くも膜下出血の可能性があります。意識がもうろうとし、さらに低下してくるとかなり危険な状態を意味します。「一過性脳虚血発作《いっかせいのうきょけつほっさ》」といって、これらの症状が数十分でも続くようなら、脳梗塞の前ぶれ状態です。早めの精密検査が推奨されます。

寒いと脳卒中になりやすい？

冬は風呂場を暖かくして、急に冷えないように体に気を使うべきです。高齢者の体は気温の変化に敏感なため、このような配慮が必要です。血圧は季節

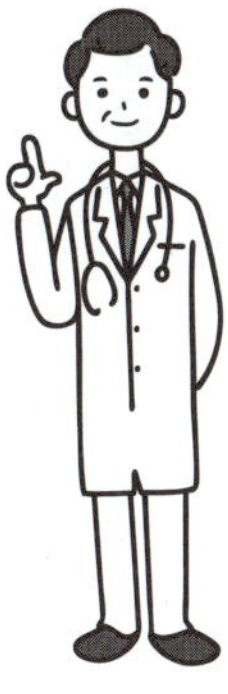

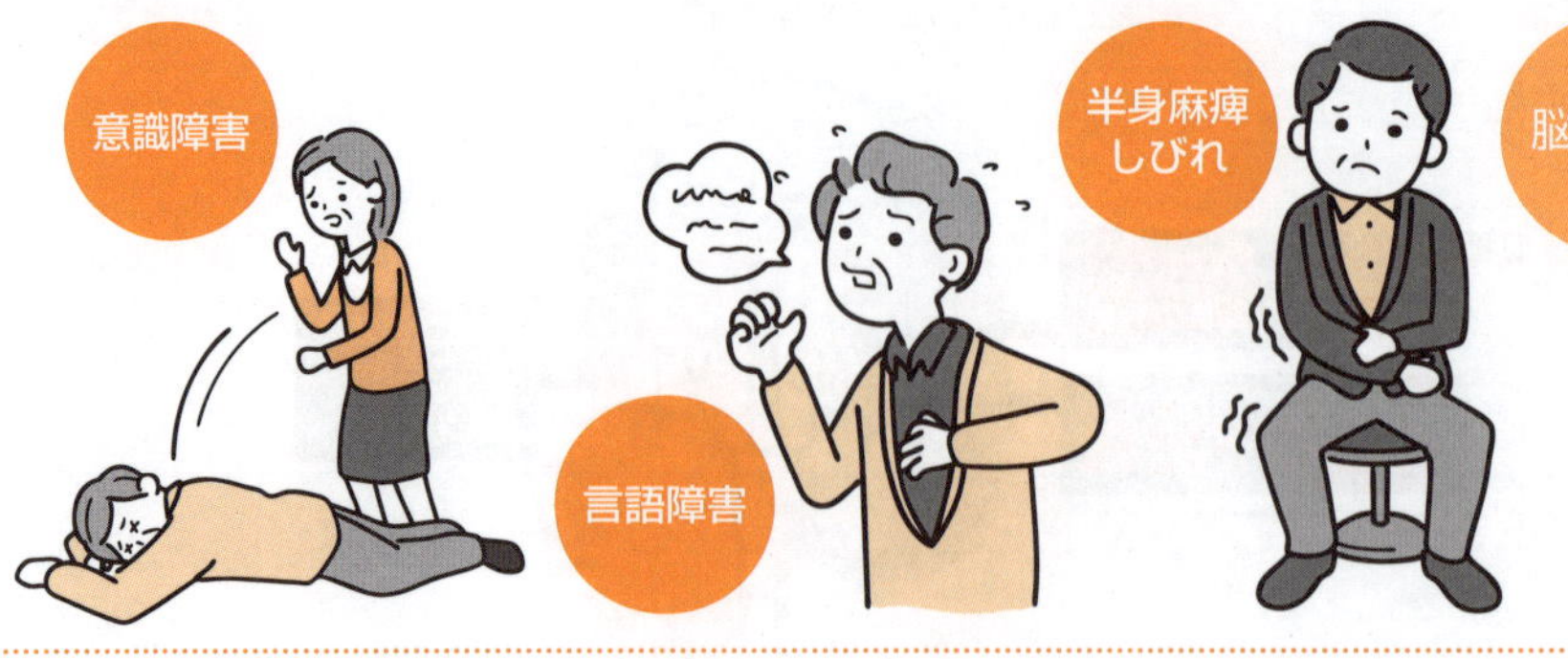

［図2］脳卒中の症状

の影響を受けやすく、夏低く冬高くなる傾向にあります。同じ血圧降下剤を飲んでいても、季節により薬の調整をすることもしばしばです。

脳卒中の場合、特に脳出血は高血圧と強い関係があるので、寒くなると多くなります。昭和40年代は脳出血が死亡原因の第1位でした。塩分を控えたり、血圧管理の努力で、現在は死亡率が低くなりました。

また、一日の中では朝方の午前中に脳卒中が起こりやすいのです。これは朝起きると血圧が高くなることに関係しているからです。やはり血圧は日頃から十分注意しましょう。

「脳卒中になれば一刻も早く病院へ」と言われますが？

昔は脳卒中になると、危ないから静かにしておくように、とされていました。今はまったく逆で、早いほどよいのです。

激烈な頭痛や意識低下は、すぐに病院へ直行となりますが、症状が比較的軽い場合はもう少し様子をみよう、そのうち治るのではと思いがちです。

梗塞は「ｔＰＡ」という薬が開発されて以来、「一刻も早く病院へ」となりました。ｔＰＡの薬により症状改善の期待が持てるようになったのです。現在は発病後4時間半以内なら投与が可能です。

なぜ急ぐ必要があるのかといえば、血管が詰まってから再び開通するまでの時間が短いほど、血液が流れなくなった部位の周りの脳で、死なずに甦ってくる細胞が多くなるからです。

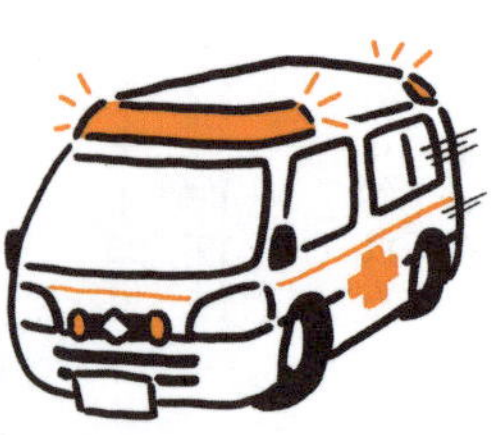

はっきりした脳障害を示す症状から判別が困難な症状まである。

▼

より早い受診が必要

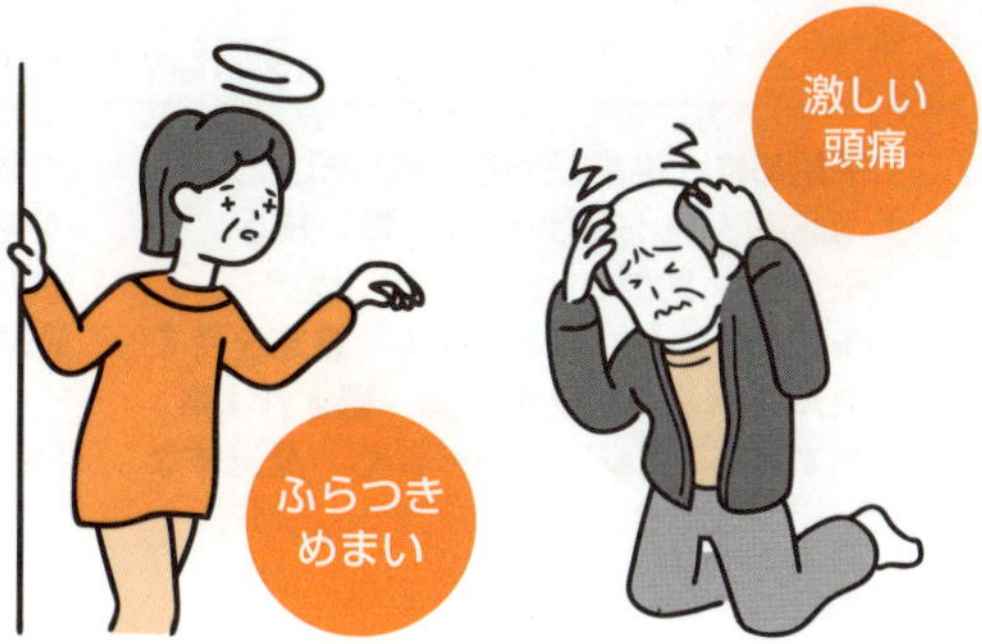

また、詰まった血管の場所にカテーテルを到達させ、血管を開通させる「脳血管内治療」も開発されました。8時間以内なら治療が可能とされています。

この分野は非常に進歩しつつあります。急《せ》かすようですが、「早く119番へ」という時代になったのです。症状が改善してリハビリテーションが不要になれば、すごいことですね。

再発はしないのですか？

脳卒中になると、今までと違った世界になり、不自由な身にとても戸惑いを感じるものです。将来に対する不安と同時に、また起こったら……とさらなる不安が押し寄せてきます。再発すると、さらに不自由な生活となるため、その予防の治療は大切なものとなります。

まずは高血圧、糖尿病、高脂血症などがあれば、薬を止めないで、今まで以上に気をつけること。また脳梗塞の場合は予防の薬が出ます。これも止めると、再発につながるため自己判断は危険です。

そのほか、首の血管が細い場合は、ステント留置という血管内治療や手術で細い部分を広げ、脳梗塞が起こらないようにすることも可能です。血管が詰まっているときも、バイパス術という血管をつなぐ手術で予防効果がみられることもあります。

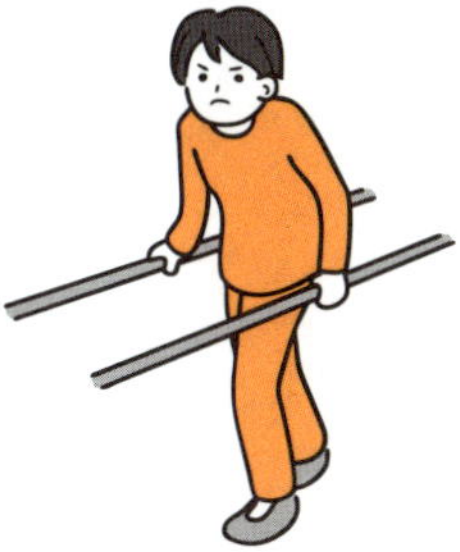

くも膜下出血では、破れた箇所の治療後、ほかの箇所に動脈瘤《どうみゃくりゅう》が見つかる

［図3］脳卒中予防10か条

①手始めに　**高血圧**から　治しましょう
②**糖尿病**　放っておいたら　悔い残る
③**不整脈**　見つかり次第　すぐ受診
④予防には　**タバコ**を止める　意志を持て
⑤**アルコール**　控えめは薬　過ぎれば毒
⑥高すぎる　**コレステロール**も　見逃すな
⑦お食事の　**塩分・脂肪**　控えめに
⑧体力に　合った**運動**　続けよう
⑨万病の　引き金になる　**太りすぎ**
⑩**脳卒中**　起きたらすぐに　病院へ
【番外編】**お薬**は　勝手にやめずに　相談を

（注1）ぴあチアーズの入会金や会費は不要です。
問い合わせは事務局（県立広島病院看護部、電話／082-254-1818〈内線4266〉FAX／082-253-8274）まで。

こともあります。これも血管内治療か開頭手術による破裂予防が可能となります。脳神経外科医に相談してください。

脳卒中にならないためには？（図3）

よく指摘されるのが、腹八分の食事と運動を生活に取り入れることです。肥満にならないよう適宜体重をチェックしてください。喫煙は「百害あって一利なし」で、動脈硬化を進めます。飲酒は適量にしてください。歯磨きも大切で、口の中を清潔に保ちましょう。

脳卒中は高血圧が最も悪い影響を及ぼします。少なくとも「収縮期血圧140mmHg、拡張期血圧90mmHg」以下にしましょう。

健診で血圧が高いと指摘された人は、家での血圧測定をお勧めします。さらに塩辛い食品を避け、薄味に心掛けましょう。そのほか、脂肪の少ない肉類、魚介類（サバ、イワシ、サンマなど）、大豆製品、野菜・果物（ネギ、トマト、柑橘など）をバランスよく摂りましょう。

高齢になると足腰が弱りますので、太極拳のような体操も適しています。そして何よりも、くよくよせず元気なことが大切です。脳卒中広島友の会（ぴあチアーズ〈注1〉）や失語症友の会で仲間を見つけることもできます。

県立広島病院ホームページ（ぴあチアーズ）から、「脳卒中の道しるべ」を検索すると詳細が分かります。当院の相談窓口に行くと、「脳卒中の道しるべ」の本を無料で手に入れることもできます。

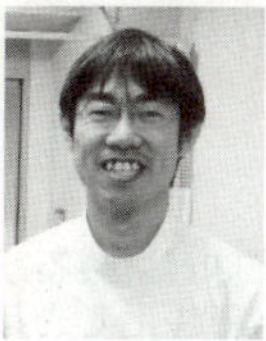

リハビリテーション科
主任
河本《こうもと》敦史《あつし》

日常生活で脳卒中を防ぐ方法

脳卒中とは？

脳卒中は、脳梗塞、脳出血、くも膜下出血など脳内で急激に発症する病気の総称です。

脳梗塞とは脳の血管が詰まるため起こる病気で、脳出血とくも膜下出血は、脳の血管が破れるために起こる病気。

厚生労働省の調査では、脳卒中は、がん、心疾患に次いで死亡原因の第３位ですが、１９５１年から80年の間は死因のトップでした。全国に脳卒中の患者が約１３７万人いるとされます（図１）。

診断技術や治療法が発達して死亡率は減少しましたが、65歳以上の要介護原因の第１位です。約１万６９００人の患者の退院時の状態を調べた結果、８割の人は後遺症が残ったという研究もあります（図２）。

脳卒中になると、後遺症の残る確率が高く、生活状況が変わる可能性も高いといえます。

こんなにある脳卒中の危険因子

「脳卒中治療ガイドライン２００９」によると、

[図1]脳卒中の死亡率と受療率の推移

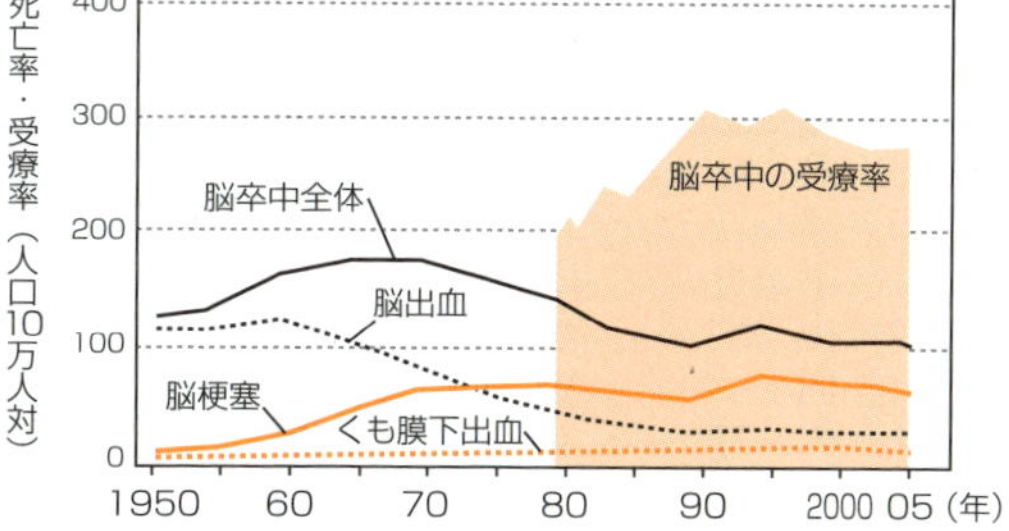

高木誠監修「脳梗塞はこうして防ぐ、治す」講談社2005、厚生労働省「人口動態調査」「患者調査」より

[図2]脳梗塞の後遺症

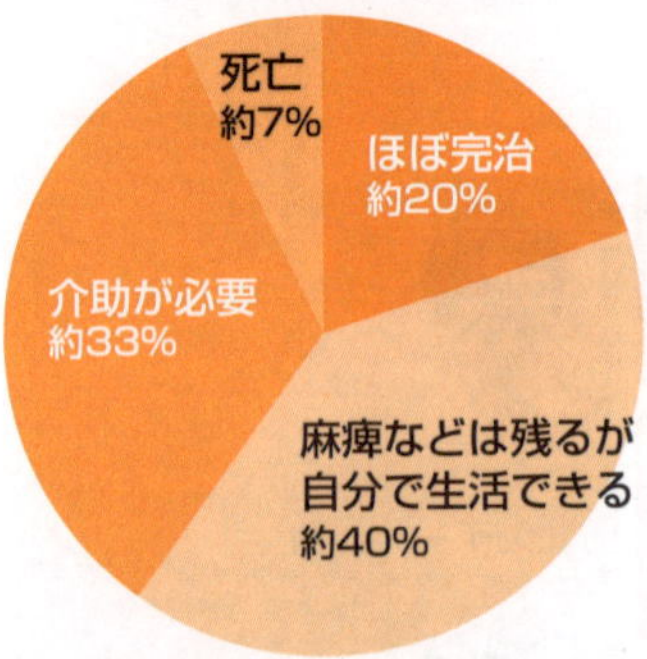

山口武典 急性期脳梗塞の実態調査 1999-2000より作図

[表1]1日の飲酒量の目安

- ●ビール／大瓶1本（633ml）
- ●日本酒／1合（180ml）
- ●ウイスキー・ブランデー／ダブル（約60ml）
- ●焼酎（25度）／½合（約90ml）
- ●ワイン／2杯（約240ml）

危険因子として「高血圧」「糖尿病」「脂質異常症（高脂血症）」「心房細動」「喫煙」「飲酒」が挙げられています。また「動脈硬化」「運動不足」「肥満」「ストレス」も危険因子として考えられます。

その中でも特に、高血圧が危険とされています。高血圧とは、上（収縮期血圧）が１４０ｍｍＨｇ以上、下（拡張期血圧）が90ｍｍＨｇ以上を指します。高血圧の状態では、動脈に大きな圧力がかかり続けることになり、傷ついた血管壁にコレステロールなどがたまり、血管の壁が厚くなって血管内が狭くなります。

これが動脈硬化です。脳の血管内がふさがれると脳梗塞になります。動脈硬化が進行すると、血管が破れやすくなるため、脳出血やくも膜下出血の危険性も高くなります。

糖尿病とは、血液中のブドウ糖（血糖）が過剰に増える病気。血糖が高い状態を放置しておくと、血管が障害され、脂質の代謝にも悪影響が及び、動脈硬化が進行します。血管内での血小板が集まる作用が高まり、血栓（血の塊《かたまり》）ができやすくなります。

脂質異常症とは、血液中のコレステロールや中性脂肪などの「脂質」の値が高い状態を指し、進行すると血管が詰まりやすくなります。

心房細動とは、不整脈の一つで、心臓内の心房の動きが不規則になっている状態。心房細動になると、心房内に血栓が出来やすくなります。その血栓がはがれて、脳の血管をふさぐと脳梗塞になります。

喫煙は脳梗塞、くも膜下出血の危険因子で、喫煙者には禁煙が推奨されています。脳卒中予防のためには大量の飲酒は避けるべきとされています（表1）。

ストレスは心房細動の原因になり、運動不足は、肥満、高血圧、糖尿病、脂質異常症、ストレスの蓄積につながります。

[表2]ウオーキングによる検査値の変化

(単位:mmHg)

	ウオーキングをしない場合	ウオーキングをした場合
外来血圧	約152	約149
家庭血圧	約137	約135
24時間血圧	約138	約136

「別冊NHKきょうの健康」脳梗塞2004（日本放送出版協会）より

[図3]脳卒中発症の危険性

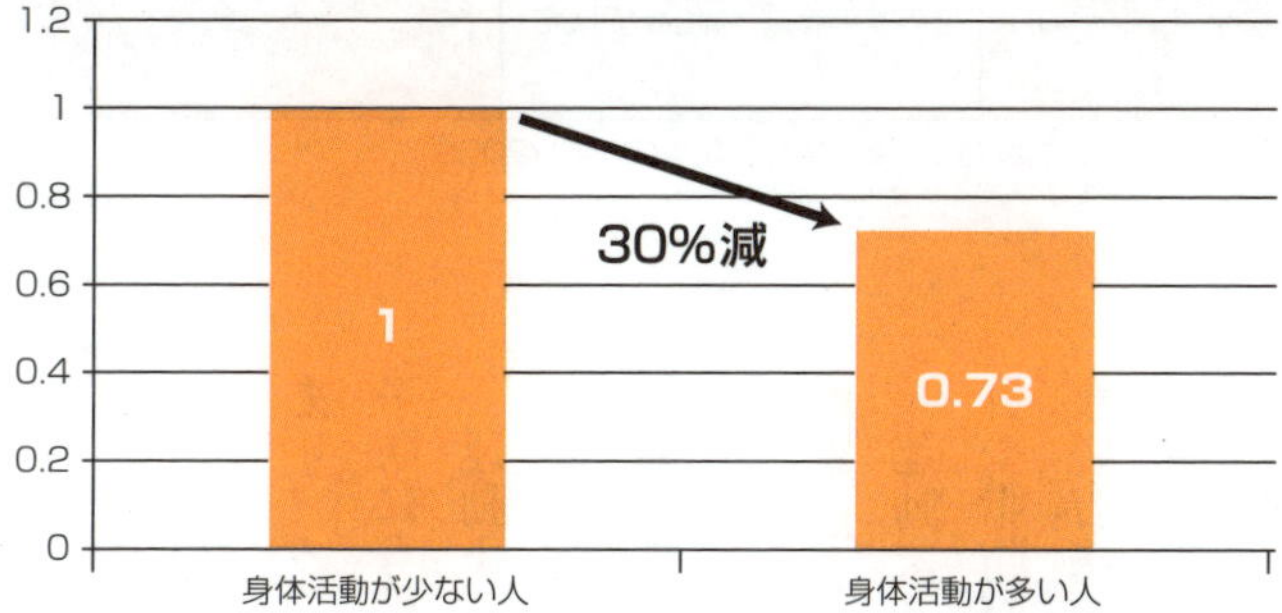

Leeら　stroke2003より作図

運動の幅広い効果

高齢者の高血圧治療によって脳卒中の発症率が30％減少した研究や、5～6mmHg拡張期血圧が下がることで、脳卒中の発症率が42％下がった研究があります。

これまでの生活に1日30～60分程度のウオーキングを加えたところ、4週間後、血圧が2～3mmHg下がることが報告されています（表2）。

高血圧治療ガイドラインでは、血圧を下げるために、心臓血管に病気のない人は、中等度の強度（ややきついと感じられる程度）の有酸素運動を中心に定期的に（毎日30分以上を目標に）行うことを推奨しています。

身体活動が少ない人に比べて、身体活動が多い人は30％近く脳卒中が少ないことを示した研究もあります（図3）。

運動には血液中の中性脂肪を減らし、HDLコレステロール

［表3］有酸素運動の時間・頻度・強度

	高血圧	脂質異常症	糖尿病
種目	有酸素運動		
時間と頻度	1週間にほぼ毎日、30分以上の運動を目標とする。また、10分以上の運動であれば合計して1日30分以上としてもよい	できれば毎日、1日30-60分間、あるいは、1週間で合計180分以上の運動。	できれば毎日、少なくとも1週間のうち3日以上。1回の運動継続時間は20分以上が必要。
強度	中等度「ややきつい」と感じる程度の運動強度（心拍数が100-120拍/分）。	中等度「ややきつい」と感じる程度の運動強度（心拍数が100-120拍/分）。	中等度「ややきつい」と感じる程度の運動強度（心拍数が100-120拍/分）。あるいはそれ以下の強度。

〈参考文献〉日本高血圧学会治療ガイドライン作成委員会、高血圧学会治療ガイドライン2009
日本動脈硬化学会、動脈硬化性疾患予防ガイドライン 2007年版
日本糖尿病学会、科学的根拠に基づく糖尿病診療ガイドライン、2007

（善玉コレステロール）を増やす効果もあります。運動時のエネルギー源として、血中のブドウ糖も消費するため、血糖値が下がります。

運動を定期的に続けると、ブドウ糖や脂肪をエネルギーに変える能力が高まり、インスリンの働きが多少悪くても血糖値が下がるようになり、肥満の予防にも役立ちます。

運動することでストレスを軽減する効果も期待できます。運動は、高血圧、脂質異常症、糖尿病、肥満、ストレスなど脳卒中の危険因子に対して幅広く対応します。

わずかな有酸素運動でも降圧効果が

運動には有酸素運動と無酸素運動があります。有酸素運動とは、体内の糖質や脂肪が酸素とともに消費される運動です。これに対して、酸素を消費しない方法で筋収縮のエネルギーを発生させる運動を無酸素運動といいます。

無酸素運動には、バーベル上げやマラソンなどがありますが、脳卒中を予防する運動としては強度が高すぎ適切ではありません。

有酸素運動の代表的なものには、ウオーキング、サイクリング、社交ダンス、エアロビクスや水中で行うアクアビクスがあります。無理なく行える運動といえます。

どの程度行えば良いかは「表3」に示します。最近の研究報告では、「1回30分でわずか週2回程度の有酸素運動の実施でも降圧効果がある」という結

果があります。運動療法は、1週間あたりの総運動時間あるいは総消費カロリーで設定することが適切といわれています。

例えば、1回の運動時間を長く設定し、1週間の運動回数を減らすか、運動強度を低く設定し、1週間の運動回数を増やすなどの設定を、個人に合わせて考えることができます。

無理のない生活行為で健康に

ここまで運動について話をしましたが、この本をお読みになっている方の中には運動が嫌いな方、運動の継続が難しい人もいると思います。脳卒中広島友の会（ぴあチアーズ〈注1〉、会長／木矢克造 県立広島病院副院長）で、脳卒中になり長年経過した方から、「運動のリハビリが長続きしないがどうしたらいい？」とよく質問を受けます。

[表4]ウオーキング30分（50kcal）に相当する生活行為の時間

- 自転車→19分
- 階段昇り→9分
- 電車（立ったまま）→30分
- 入浴→25分
- 洗濯→30分
- 買い物→30分
- 掃除→25分
- 料理→50分
- 立ち仕事→50分
- ドライブ→45分
- 庭いじり→30分
- 裁縫→59分
- ゴルフ→11分
- テニス→10分
- ラジオ体操→15分
- ボウリング→23分

60～64歳の平均体重53kgを基に計算

興味深いのは、1日8千歩程度の生活行為（日常生活の中にあるさまざまな活動）を3か月実施した場合でも、軽症高血圧患者に対して降圧効果が得られた報告があることです。作業療法では生活行為（作業）を手段として、障害の軽減を図り、特定の生活行為が可能になるよう働きかけ、より良い体験ができるよう支援します。

生活行為（作業）とは、人が行う目的活動のうち、

（注1）ぴあチアーズの入会金や会費は不要です。問い合わせは事務局（県立広島病院看護部、電話／082-254-1818〈内線4266〉FAX／082-253-8274）まで。

「人がしたい」「する必要のある」「することを期待される」活動を指します。具体的には、食事や入浴などの日常生活活動、仕事や家事などの生産活動、趣味などの余暇活動に分けられます。生活行為はさまざまな病気を予防する特性があります。

運動療法は、総消費カロリーの設定が適切なため、運動を生活行為に置きかえることも可能です（表4）。インターネットでも生活行為別にカロリー消費量を計算できます（http://diet.beauty.yahoo.co.jp/calorie/use/index.html）。

脳卒中の予防を目的とする生活行為は、身体活動を伴わなければなりません。今の生活に30分以上の生活行為を増やすことで達成できます。生活行為だけ増やすことが難しければ、通勤を自転車に、エレベーターを階段に変え、少し遠回りして買い物に行くことなどを加えてみましょう。

心が動けば体も動く。自分にとって無理なくできることなら、長続きします。病院で作業療法を行っていると、「本人だけでなく家族も幸せになっている」と私は感じます。

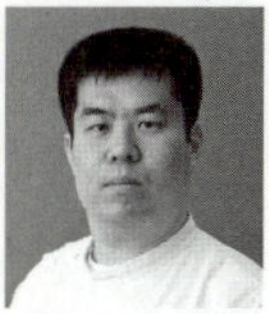

（財）広島県地域保健医療推進機構
（元 県立広島病院総合診療科）
古川正愛《ふるかわまさちか》

「まあ、いいか」で始まるメタボリック症候群《シンドローム》

まずは定義から

「あーあ、また今年も検診で引っかかっちゃった。それにしても、『メタボリック症候群』なんて言葉、俺が就職したころにはなかったはずなんだけど、いつからできたんだろう？　しかもこれ、後から保健師だかなんだかいろいろ言ってくるんだよなあ……。大体、病院に行っても、医者は薬も出さずに『運動と食事、頑張ってくださいね』しか言わないし。だったら保健師の話聞いても同じじゃないか……」

何て、ぶつくさ言いながら自分の検診結果を見ていませんか？　特定健診の登場とともに出現した「メタボリック症候群」ですが、きちんとした意味や成り立ち、対策などについては、あまり触れられていないと感じています。

ここでは、メタボリック症候群の定義と意味、「診断されたときにどう考え、行動するか」について話したいと思います。

メタボリック症候群の定義は、厚生労働省のホームページによる診断基準(http://www.mhlw.go.jp/bunya/kenkou/metabo02/kiso/check/index.html)が、一番分かりやすくまとめられています（表1）。ここに出てくる腹囲は内臓脂肪１００㎠に相当するといわれています。本来、内臓脂肪の確認には腹部ＣＴが必要なのですが、検診では腹囲の測定で代用しているというわけです。

動脈硬化との関連

このことは、１９９０年前後から医学の世界で指摘されてきました。内臓

[表1]メタボリック症候群の診断基準

●必須項目	
腹　囲	男性85cm／女性90cm
●以下のうち、2項目以上該当でメタボリック症候群と診断	
血　圧	収縮期130mmHg以上 かつ／または 拡張期85mmHg以上
血糖値	空腹時血糖値110mg/dl以上
脂　質	中性脂肪150mg/dl以上 かつ／または HDLコレステロール40mg/dl未満

脂肪型肥満、血圧高値、血糖高値、脂質高値が重なった場合、最終的な死亡の確率は数倍、またはそれ以上にも膨らむといわれています。

これらはすべて動脈硬化につながります。動脈は全身に血液を送る際の「管」で、もともとはかなり柔らかくできています。しかし、年を重ねることで少しずつ固くなっていきます。動脈硬化は加齢による部分もありますが、血圧高値、血糖高値などで年齢以上に動脈硬化が進行します。

動脈硬化が進むと、まずは細い血管が障害を受けます。手足の神経を栄養する血管が障害されることで、しびれを感じたり、腎臓の血管が障害を受けることで、腎臓の機能が悪くなったりします。それらが進行すると、今度は脳や心臓を栄養するような、比較的太い血管が影響を受けるようになります。

その結果として、脳卒中や心筋梗塞などの重い病気になるころには、動脈硬化はかなり進行しており、また、一度発症してしまうと、リハビリやその後の治療に多大な労力と費用が必要になってきます。

しかし、動脈硬化の進行に気付くのは、症状がかなり進行してからです。それでは遅いので、そうなる前に対策が必要です。そのための基準が前述の「診断基準」なのです。

経済的な負担

日本は国民皆保険制度で、病気になっても1～3割の負担で治療を受けることができます。しかし、残りの7～9割の部分は税金をはじめとする公費

[表2]メタボリック症候群の基準と、一般的な内服開始の基準

	メタボリック症候群の診断基準	内服開始の目安
血圧	収縮期 130mmHg以上 かつ または 拡張期 85mmHg以上	生活習慣の是正を行っても 140/90mmHg以上
血糖値	空腹時血糖値110mg/dl以上	生活習慣の是正を行っても130mg/dl以上
脂質	中性脂肪 150mg/dl以上 かつ または HDLコレステロール 40mg/dl未満	生活習慣の是正を行っても中性脂肪 150mg/dl以上 (コレステロールについては、LDLコレステロールが治療対象になることが多いため、割愛)

で賄われています。つまり、1割負担の人が1000円払っているとき、9000円は公費で賄っています。

メタボリック症候群が進行し、脳梗塞などの治療者が増加すると、当然、必要な公費も増加してきます。公費は有限ですから、その抑制が必要となってきます。

そこで、薬などのお金がかかることが不要な時点から「介入」し、できるだけ医療費を使わないようにすることが大切になってきます。これも、メタボリック症候群対策の大きな目的の一つです。

なぜ内科に行っても、薬が出ないのか

「表2」を見ていただきたいのですが、実はメタボリック症候群の基準と、一般的に内科医が処方を検討する基準というのは少し異なります。

メタボリック症候群の基準だけに当てはまる方については、医師は「治療の対象外」と認識することがよくありますので、次回の外来予約も取らないし、説明もぞんざいになりがちです。

そのため「結果表には『要医療』と書いてあるから病院に行ったけど、軽くあしらわれた」という印象を持つことが多くなっていると思います。

しかし、本当は、この「薬が出ないくらい」のうちに手を打つことが、とても大切なのです。それでは次に、具体的に何をしたらよいのかについて触れていきたいと思います。

継続的な運動から始める

外来に来られた方に「なぜ運動が必要なのでしょう」と聞くと、「痩せるため」と答える人が多いのですが、実はちょっと違います。本当は「血糖の下がりやすい体にするため」です。

細かい説明は省略しますが、運動することで筋肉が効率的にインスリン（体内で血糖を下げるホルモンです）を使えるようになり、結果として血糖値の改善につながります。また、体内で使用するエネルギーが増える（基礎代謝が上がる）ため、高脂血症の改善にも役立ちます。

運動は、まずは継続することが大切ですので、空いた時間や、ちょっとした日常動作に付け加えるかたちで行うと良いでしょう。「表3」には日常生活にちょっと付け加えることでできる運動を例示していますので、参考にしてください。

また、ウオーキングをする際には、ぜひ良い姿勢で行いましょう。体のさまざまな部位の筋肉を動かすことができ、結果的に効率のよい運動ができます。

1日30分程度が良いといわれていますが、まずは継続することが大切です。また、運動の効果は2日間程度持続するといわれています。毎日が難しければ、まずは1日置きにやってみましょう。

[表3] ちょっとした運動の例

- 通勤や買い物で、駐車場をちょっと遠くにしてみる
- 買い物に行くのに、少しだけ歩いてみる
- 上下2階程度であれば、エレベーターではなく階段へ
- 家の中の掃除は、手間をかけてぞうきんで磨いてみる
- テレビを見ながら自転車こぎ
- 膝の悪い方は、プールで歩く

食事

食事の詳細については、他稿で栄養士が書かれていますので省略させてもらい、外来で説明することだけを述べます。

では突然ですが、質問です。１００円で買い物をするとき、むすびと菓子パン、カロリーが低いのはどっち？

これ、いきなり聞かれると面食らうと思いますが、カロリーはむすびの方が低く（約２００ｋｃａｌ）、実は菓子パン（約４００ｋｃａｌ）の半分程度です。同じ金額でも、何を食べるかで摂取するカロリーがずいぶん違ってきます。

最近はコンビニのお弁当や、ファミリーレストランのメニューにもカロリー表示がありますので、外食される際には確認されるとよいと思います。

たばこと動脈硬化の密接な関係

たばこも、動脈硬化を進行させる大きな要因です。肺がんのリスクにもなるのですが、がんになる・ならないは人によって異なるといわれています。一方、動脈硬化の進行は、「たばこを吸っていれば必ず起きること」なので、禁煙することは、動脈硬化の改善に役立つことになります。

50歳でも、80歳でも、やめたらやめた分だけよいことがあるのが、たばこです。昨今は禁煙の治療薬に保険が適用されるようになりましたから、愛煙家のあなたも、ぜひ一度禁煙してみてください。

「薬が必要でしょう」と言われたら

外来で、「頑張っていますが、この数値だと、薬を飲まれた方が良いでしょう」という説明をすると、必ずと言ってよいほど「薬は一生飲み続けることになるんでしょう？　それは嫌です」と言われます。

しかし、本当に薬を飲み続けることになるかどうか、それはあなたが決めることでもあるのです。例えば、糖尿病の人が薬を飲み始めても、そのあと運動・食事を頑張れば、薬をやめることができます。

また、薬が始まったからといって、努力をやめてもいい、という話ではありません。努力を続けることは非常に大切です。

ただ、薬が必要と言われるときは「薬を飲んだ方が長生きできる」と医師が判断しているということでもあります。ですので「薬が必要」と言われたときは、まずは飲んでほしいと思っています。

どのくらい効くのか、副作用はないか、医師はいろいろ気にかけながら内服を開始しますので、その次の外来では、ぜひとも「薬を飲んだ感想」を医師に伝えてください。

ところで、最近では薬の種類も増え、飲み方もずいぶん多様化しています。「えっ？　糖尿病の薬じゃけぇ、食前じゃろ？」と思っていると、実は食後だったりします。正しい飲み方をすることは、薬の効果を最大限に引き出すことにつながります。

ぜひ薬剤師の先生に「正しい飲み方」について聞いておきましょう。

フォローアップの検査を受けましょう

外来をしていると「○○病院で薬をもらっていますが、どんな効果があるのか、よく分かっていません」という患者さんに出会うことがあります。薬を飲むことで、どんな効果があるのか、また、実際にどんな効果が出ているのかなどを確認することは、内服を継続するモチベーションにつながります。

また、薬を飲んだ効果は、採血をしないと分からないこともよくあります。採血の結果「これだけ良くなっている」とはっきりと分かれば、内服を継続するモチベーションにつながりますので、時々は採血をして、内服の効果を確認しておきましょう。

これは、効かない薬を漫然と飲むことの防止にもつながります。

生活の見直しを

さて、メタボリック症候群のことについていろいろと書いてきましたが、いかがでしたか。自分の体のことに目を向けるのは大切なことですが、いつもそればかり考えていても、くさってしまいます。時々は気晴らしをして、ストレスをためないように心掛けてください。

「あまり頑張らないで、安く済むような、ちょっとしたアイデアで、元気に長生きできることを目指して」生活を見直してください。これが、メタボリック症候群を知ることの、本当の意味です。

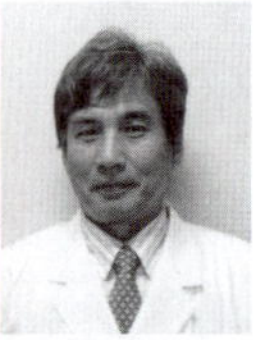

消化器内科
主任部長
山《やま》田《だ》博康《ひろやす》

飲酒（アルコール）で悪化する病気 効果のある病気

アルコールが体に及ぼす影響

アルコールが原因の疾患として、アルコール性肝炎、アルコール性膵炎はよく知られていますが、最近ではアルコールが原因のがんとして、口腔、咽頭、喉頭、食道、肝臓、大腸、女性の乳房のがんが挙げられています。

またアルコールの代謝産物である、アセトアルデヒドが原因のがんとして、食道と頭頸部のがんがＷＨＯにより示されました。

日本人にはこのアセトアルデヒドを代謝する酵素であるアセトアルデヒド脱水素酵素（ＡＬＤＨ）の能力が低下した人が約30％にみられ、その人たちは食道がんのリスクが高くなります。

一方で、適量のアルコールは、動脈硬化を予防し、心血管系疾患の予防に役立つという報告があります。アルコール摂取量と死亡率の関係からは飲酒する人は、死亡率が低く抑えられています。脳梗塞も少量の飲酒（日本酒ならば０・５合以下）ならば死亡率が抑えられています。

そこで厚生労働省は「節度ある適量の飲酒」としては、１日平均エタノールで約20ｇ程度を推奨しています。この量はビールでは中瓶１本（５００ml）となります。

アルコールと酔いの関係

アルコールは嗜好品として世界中で飲まれていますが、アルコールは人にとって良いものでしょうか？　飲酒運転は絶対に悪いことは誰もが認めるところです。またお酒に酔って周囲の人々に迷惑をかけるのも悪いことです。

しかし、適量を嗜《たしな》むことで、気持ちが良くなることも事実で、ストレスが軽減すること、緊張感がとれること、リラックスできることなどもよく経験します。舌が滑らかになり、会話がはずみ、それによりさらにコミュニケーションが良好となることもあるでしょう。

このように飲酒により人間関係も円滑になることもあります（逆に悪くなることもあるので要注意）。また食事の際の飲酒は、胃酸の分泌や胃の運動も良くします。食事のおいしさや食事の楽しさを増す作用もあります。

飲酒した際のアルコール血中濃度と酔いの状態の関係について「表1」（次ページ）に示します。

アルコールの代謝・吸収のしくみ

飲酒したアルコールは胃から約20％、残りの80％が小腸で吸収されます。吸収されたアルコールは肝臓でアルコール脱水素酵素（ＡＤＨ）により、毒性のあるアセトアルデヒドに分解され、ついでアルデヒド脱水素酵素（ＡＬＤＨ）により酢酸に分解されます。

酢酸は筋肉や脂肪組織へ運ばれ、水と二酸化炭素になり、最終的に体外へ排泄されます。なお一部（2～10％）はアルコールのまま呼気、尿、汗で体外に直接排泄。

しかし飲酒した後、たくさん汗をかいたからといって10％以上のアルコー

[表1]アルコール血中濃度と酔いの状態(アルコール健康医学協会「飲酒の基礎知識」より)

	血中濃度(%)	酒量	酔いの状態		脳への影響
爽快期	0.02〜0.04	●ビール中びん(〜1本) ●日本酒(〜1合) ●ウイスキーシングル(〜2杯)	■さわやかな気分になる ■皮膚が赤くなる ■陽気になる ■判断力が少しにぶる	軽い酩酊	網様体が麻痺すると、理性をつかさどる大脳皮質の活動が低下し、抑えられていた大脳辺縁系(本能や感情をつかさどる)の活動が活発になる。 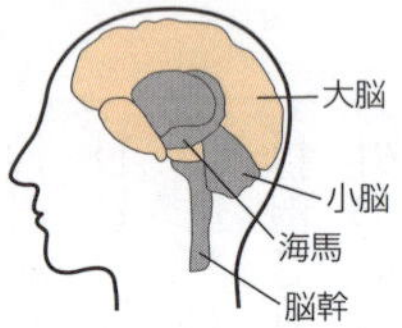 ■働いているところ ■少しマヒしたところ ■完全にマヒしたところ
ほろ酔い期	0.05〜0.10	●ビール中びん(1〜2本) ●日本酒(1〜2合) ●ウイスキーシングル(3杯)	■ほろ酔い気分になる ■手の動きが活発になる ■抑制がとれる(理性が失われる) ■体温が上がる ■脈が速くなる		
酩酊初期	0.11〜0.15	●ビール中びん(3本) ●日本酒(3合) ●ウイスキーダブル(3杯)	■気が大きくなる ■大声でがなりたてる ■怒りっぽくなる ■立てばふらつく		
酩酊期	0.16〜0.30	●ビール中びん(4〜6本) ●日本酒(4〜6合) ●ウイスキーダブル(5杯)	■千鳥足になる ■何度も同じことをしゃべる ■呼吸が速くなる ■吐き気・おう吐がおこる	強い酩酊	小脳まで麻痺が広がると、運動失調(千鳥足)状態になる。 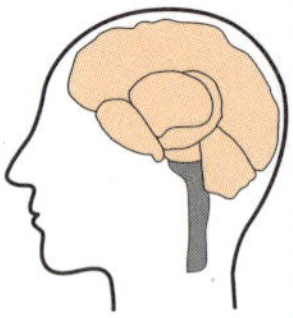
泥酔期	0.31〜0.40	●ビール中びん(7〜10本) ●日本酒(7合〜1升) ●ウイスキーボトル(1本)	■まともに立てない ■意識がはっきりしない ■言語がめちゃめちゃになる	麻痺	海馬(記憶の中枢)が麻痺すると、今やっていること、起きていることを記憶できない(ブラックアウト)状態になる。 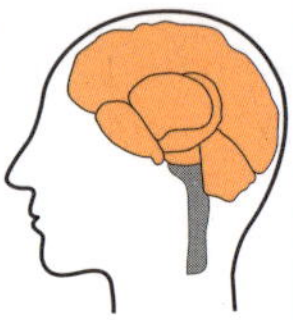
昏睡期	0.41〜0.50	●ビール中びん(10本超) ●日本酒(1升超) ●ウイスキーボトル(1本超)	■ゆり動かしても起きない ■大小便はたれ流しになる ■呼吸はゆっくりと深い ■死亡	死	麻痺が脳全体に広がると、呼吸中枢(延髄)も危ない状態となり、死にいたる。 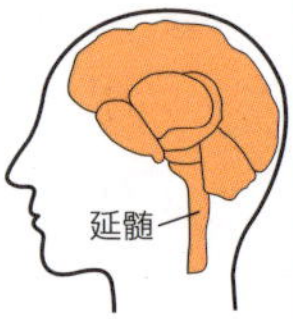

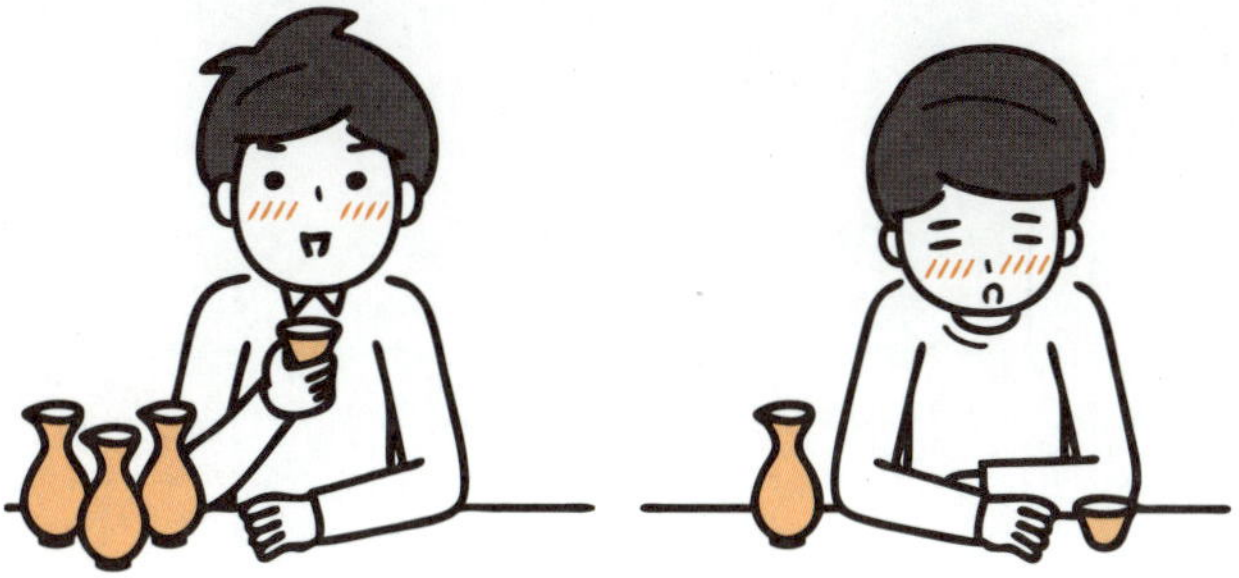

ルが抜けることはありません。

顔が赤くなるのは、アセトアルデヒドにより、末梢血管を拡げる物質（ヒスタミン、ブラジキニンなど）が血液中に増えるために起こります。動悸（心悸亢進）は、アセトアルデヒドが、交感神経末端や副腎からカテコールアミンという心臓を刺激するホルモンを遊離させるために起こります。

飲酒をしても、顔が赤くなる人もいれば、赤くならない人もいますし、お酒に強い人も、弱い人もいます。これはアセトアルデヒドを分解する酵素であるＡＬＤＨの能力に差（体質）があるからです。

酒に強い人、弱い人がいるワケ

ＡＬＤＨには、ＡＬＤＨ1とＡＬＤＨ2の2つの種類がありますが、そのうちのＡＬＤＨ2がアセトアルデヒドの代謝（処理）には重要です。

ＡＬＤＨ2はタンパク質ですが、これを作るための設計図（遺伝子）にはちょっとした違いで3つのタイプ（遺伝子多型）があり、アセトアルデヒドの処理能力に差が出てきます。

「お酒に強い人（上戸《じょうご》）」、「お酒をほどほどに飲める（弱い）人」、「お酒を全く飲めない人（下戸《げこ》）」に分けられ、両親から受け継ぎます。

白人や黒人ではほぼ１００％が「お酒に強い」タイプですが、日本人を含むモンゴル系民族では、56％が「お酒に強い」タイプ、約40％が「ほどほど飲める」タイプで、残りの4％がいわゆる「下戸」です。

「ほどほど飲める」タイプの人は、そのアセトアルデヒド処理能力は「お酒が強い」タイプの約16分の1なので、アセトアルデヒドを肝臓内で十分に処理できません。したがって飲酒すると、血中にアセトアルデヒドが増加してしまい、顔面紅潮や動悸などが起こるため「お酒に弱い」タイプともいえます。「お酒を飲めない」タイプの人は、アセトアルデヒドを肝臓内でまったく処理できないので、少量の飲酒だけでも血中にアセトアルデヒドが増加してしまい、顔面紅潮などの症状が現れるので、まったく飲酒できません。

このため、両親ともお酒に弱い人は、強くなろうと無理な努力をするよりも、自分の体質を認識し（周りの人にも知ってもらい）、体質に応じた飲み方を守っていくことが大切です。逆に、「お酒に強い」タイプの人は、アルコール依存症にならないように気を付けましょう。

飲酒が悪化させる病気

アルコールは肝臓、膵臓に悪いということをご存じの方は多いと思います。アルコール医学生物学研究会（ＪＡＳＢＲＡ）では、アルコール性肝障害の診断基準を長期にわたる過剰の飲酒が原因となる肝障害と定義しています。

この過剰の飲酒とは、１日平均純エタノール60ｇ以上の飲酒（常習飲酒家）を言います。

ただし女性や前述の「ほどほどに飲める（弱い）」タイプの人では、１日40ｇ程度でも起こります。また肥満者では60ｇの飲酒に満たなくても起こりますので肥満の人の飲酒も特に注意が必要ですし、当然減量も必要です。

酒に含まれるアルコールとは、エタノール（エチルアルコール）のことで、市販の酒類に含まれるエタノールの濃度はおおよそビール５％、日本酒16％、焼酎25％、ワイン12％、ウイスキー40％です。

エタノールの比重が０・８なので、酒類に含まれるエタノールの量を計算すると、例えばビール中瓶（５００ml）ならば、「量×アルコール度÷１００×０・８」で計算して、エタノールは20ｇとなります。

急性膵炎発症のリスクと発症１か月前の飲酒との関係では、１日あたりのエタノール換算50ｇ未満、50～99ｇ、１００ｇ以上で、非飲酒者と比較して２・２倍、３・５倍、５・４倍と上昇します。

慢性膵炎のリスクも、同１・８倍、５・７倍、11・２倍という報告があり、急性アルコール性膵炎も慢性アルコール性膵炎も飲酒量に比例して発症リスクが高くなります。

最近ではがんの原因にアルコールが挙げられています。

２０１０年ＷＨＯでは、アルコール飲料が口腔、咽頭、喉頭、食道、肝臓、大腸、乳がんの原因であり、発がん物質としてアルコール飲料中のエタノール、飲酒と関連したアセトアルデヒドを認定し、アセトアルデヒドによるがんは食道と頭頸部のがんと結論付けています。

「お酒の弱い」タイプの人は、おのずと飲酒量が少なく、肝障害の発生率は低いのですが、強くないのに無理して多量の飲酒を続けると、肝細胞障害が発生しやすくなり、肝臓がんの発症リスクも上がります。また、食道がんの発症リスクも「お酒に強い」タイプの人に比べて、10倍以上高くなります。

飲酒が効果のある病気

アルコールが原因の疾病について話しましたが、飲酒が良いという疾患もあります。適量のアルコールは、動脈硬化を予防し、心血管系疾患の予防に役立つという報告があるのです。

[図1]アルコール摂取量と死亡率の関係

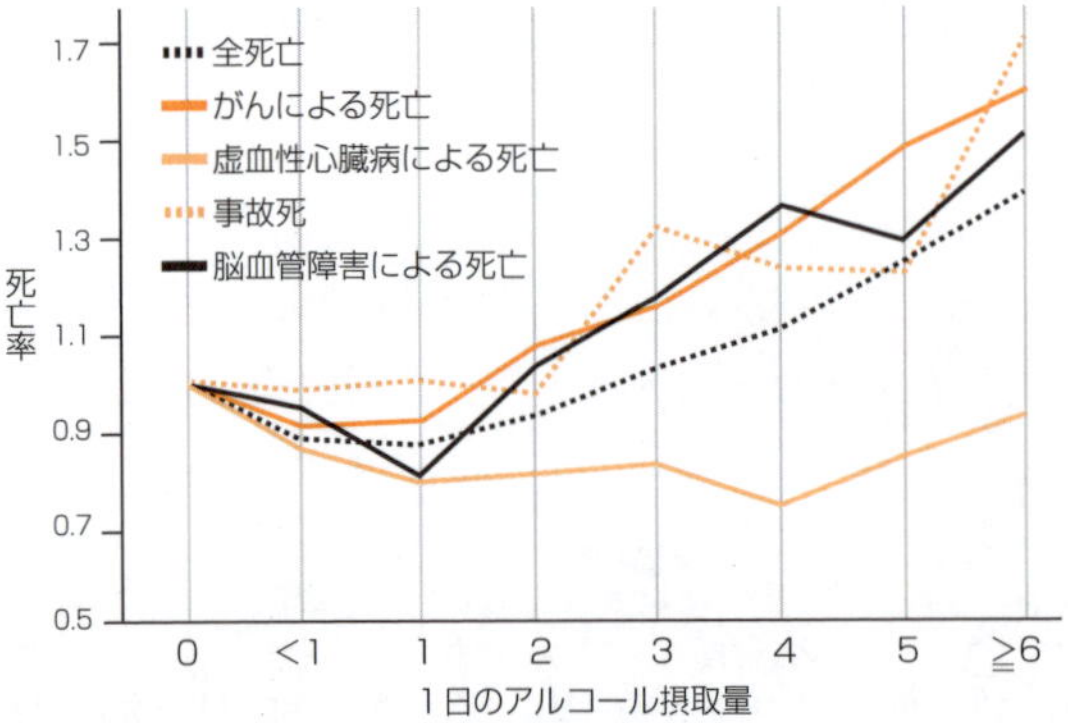

■アルコール摂取量の1は、アルコール15ミリ・リットル
（日本酒0.5合、ビール小瓶1本、ウイスキーシングル1杯に相当）
■アルコール摂取量の2は、アルコール30ミリ・リットル
（日本酒1合、ビール大瓶1本、ウイスキーダブル1杯に相当）

Boffetta et al. Epidemiology 1990 より

これは適量の飲酒が血液中のＨＤＬコレステロール（善玉コレステロール）を上昇させることで、坑動脈硬化作用になっていると考えられます。

飲酒によりＬＤＬコレステロール（悪玉コレステロール）を低下させる作用や、血小板の凝集抑制作用、血栓形成の抑制作用もアルコールによる心血管疾患の予防効果の理由とされています。

そのためアルコール摂取量と死亡率の関係からも飲酒する人の心疾患死亡率は、アルコールが少量でも多くても低く抑えられています。脳梗塞も少量の飲酒（日本酒ならば０・５合以下ならば）では死亡率が抑えられています（図1）。

また赤ワインは細胞の老化を防ぐ（酸化を防ぐ）ポリフェノールを含んでおり、アンチエイジングで注目されています。

[表2] 節度ある適量の飲酒量(エタノール20g)

ビール(アルコール度数5度)	→中びん1本(500ml)
日本酒(アルコール度数15度)	→1合(180ml)
焼酎(アルコール度数25度)	→0.6合(約110ml)
ウイスキー(アルコール度数43度)	→ダブル1杯(60ml)
ワイン(アルコール度数14度)	→¼本(約180ml)
缶チューハイ(アルコール度数5度)	→1.5缶(約520ml)

アルコール健康医学協会「飲酒の基礎知識」より

ポリフェノールは血管内膜の障害を改善し、酸化ストレスを防いで動脈硬化を抑制すると考えられています。

赤ワインの消費が多いフランスの虚血性心疾患の死亡率は、アメリカの3分の1、イギリスの4分の1のため、赤ワインが良いとの意見になるようです。

節度ある適量の飲酒を

厚生労働省は「節度ある適量の飲酒」として、1日平均エタノールで約20g程度の飲酒の嗜みを推奨しています。この適量の飲酒量はビールでは中瓶1本となり、そのほか日本酒などのエタノール量と節度ある適量の飲酒の量を「表2」に示します。

自分はどのタイプになるかを知ることで、前述のがんのリスク、特に食道がんのリスクを理解し、飲酒してください。「お酒に弱い」タイプの人や「お酒をまったく飲めない」タイプの人は決して無理して飲まないようにしましょう。

逆に「お酒に強い」タイプの人は飲酒量が増えがちになり、当然がん、アルコール依存症を含めたいろいろな病気のリスクも高くなるので注意が必要です。適度な飲酒を心がけ、アルコールの恩恵を受けながら、飲酒を楽しんでほしいものです。

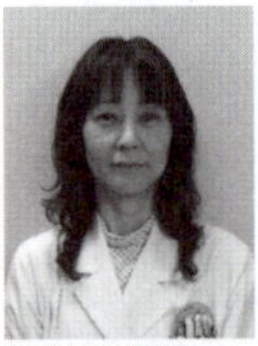

栄養管理科
主任医療技術専門員
伊《い》藤《とう》圭《けい》子《こ》

食事で脱メタボ!
減らそう内臓脂肪

「かくれ肥満」に注意!

肥満は、体のどの部位に脂肪が付いているかによって2つのタイプに分かれます。下腹部やおしりの周りの皮下に脂肪が蓄積するタイプを皮下脂肪型肥満「洋なし型肥満」、内臓の周りに脂肪が蓄積するタイプを内臓脂肪型肥満「りんご型肥満」といいます。

メタボリックシンドロームは、「内臓脂肪症候群」といわれ、内臓脂肪が過剰に蓄積されると、糖尿病・高血圧・脂質異常症などの生活習慣病を引き起こしやすくなってしまい、さらに内臓脂肪型肥満をベースに生活習慣病を合併すると、動脈硬化が急速に進行することが分かってきました。

「かくれ肥満」という言葉がありますが、外見は太っていなくても体脂肪量が多い人やおなかがぽっこり出ている人は、内臓脂肪が蓄積されている可能性があります。内臓脂肪は外見では分かりにくいこともあり、内臓脂肪型肥満を調べる方法として、日本では腹囲計測（へその周り）が用いられています。

メタボリックシンドロームの予防・改善は、内臓脂肪を減らすことであり、厚生労働省から「1に運動、2に食事、しっかり禁煙、最後にクスリ」と指針が出ています。内臓脂肪を減らすには、運動習慣を持ち、食生活を改め、禁煙するなどの生活習慣を改善することが重要です。

また、内臓脂肪は、皮下脂肪に比べて増えやすく、減りやすい脂肪である

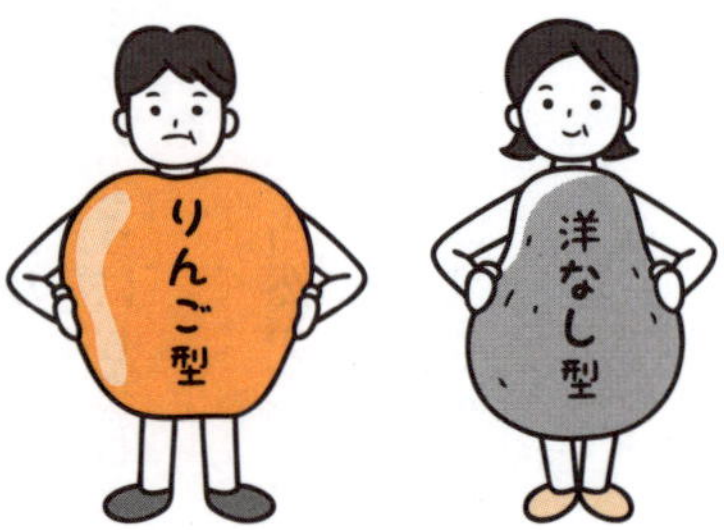

といわれ、少しの減量でも内臓脂肪を減らすことができます。それでは、なぜ40歳を過ぎると内臓脂肪が蓄積するのか、内臓脂肪を減少させる食生活の改善のポイントについてお話しします。

肥満の原因とは？

肥満の患者さんに栄養指導で話をすると、「そんなに食べてないですけど」とか「私って水を飲んでも太るんです」と言われます。水を飲んでも太ることは本当にあると思われますか？

確かに、水を飲めば飲んだ分だけ一時的に体重が増えますが、数時間もすれば尿に出て体重は戻るので、水を飲んで太ることはありません。太るのは、消費されるエネルギー（使う量）よりも摂取するエネルギー（食べる量）が多いことが原因です。

運動不足や食べ過ぎなどで、摂取エネルギーと消費エネルギーのバランスが崩れると、摂り過ぎたエネルギーは内臓脂肪となって蓄積されます。つい一口の繰り返しで、自分でも気づかないうちにエネルギー過剰になっていませんか？

基礎代謝を高め、内臓脂肪の付きにくい体づくりを

「基礎代謝量」とは、呼吸・血液循環・臓器の活動など生きていくために必要な最低限のエネルギー量のことで、消費されるエネルギーの7割程度を占

[表1] 適正エネルギー量の求め方

【適正エネルギー量の算出】
標準体重(kg) × 25〜30(kcal)

【標準体重の算出】
身長(m) × 身長(m) × 22[BMI]

【例】身長160cmの人の場合
●標準体重（kg）＝
1.6（m）×1.6（m）×22≒56.3（kg）
●適正エネルギー量（kcal）＝
56.3（kg）×30（kcal）≒1689（kcal）

[表2] 食生活改善のポイント

- ●栄養バランスのとれた食事
- ●1日3食、規則正しく食べる
- ●ゆっくり、よく噛んで食べる
- ●一度にたくさん食べず、腹八分目
- ●夕食を軽めに
- ●甘いもの・脂肪・塩分を摂りすぎない
- ●休肝日を週に最低1回は取る

めています。

日本人の食事摂取基準での一般成人（20代）の基礎代謝量は、女性で約１２００ｋｃａｌ、男性で約１５００ｋｃａｌとされ、個人差はありますが、40歳を過ぎると急激な下降線をたどり、70代では、女性は約１０３０ｋｃａｌ、男性は約１３００ｋｃａｌと低下。これは、歳を取ることで、運動不足も重なり筋肉量が減っていくためとされています。

つまり、私たちの体は、歳を取るとともに基礎代謝量が減少して、エネルギーを消費しにくくなるのです。「中年太り」という言葉がありますが、中年になると太り始める人が増えるのは、基礎代謝量の低下が原因です。

しかし、歳だからと諦めることはありません。基礎代謝量は適度な運動によって高めることができるのです。基礎代謝があがると消費エネルギーが増えるので太りにくくなります。運動によって筋肉を鍛えることで筋肉量が増加すれば、脂肪も燃焼しやすくなります。自分で実施可能な運動を見つけ、毎日続けることが重要です。基礎代謝を高めて内臓脂肪の付きにくい体をつくりましょう。

早食いはやめる——メタボになる食習慣とは？

メタボリックシンドロームになる食習慣には、食事の時間や回数が不規則などが挙げられます。夜遅く食事を摂るため、朝食は欲しくない経験はありませんか？　規則正しく食事を摂らないと空腹感が強くなって、１回の食事

［表3］栄養バランスのとれた食事

主食1品（ごはん）＋主菜1品（おかず）＋副菜1〜2品（野菜） ※1食は3点セットで

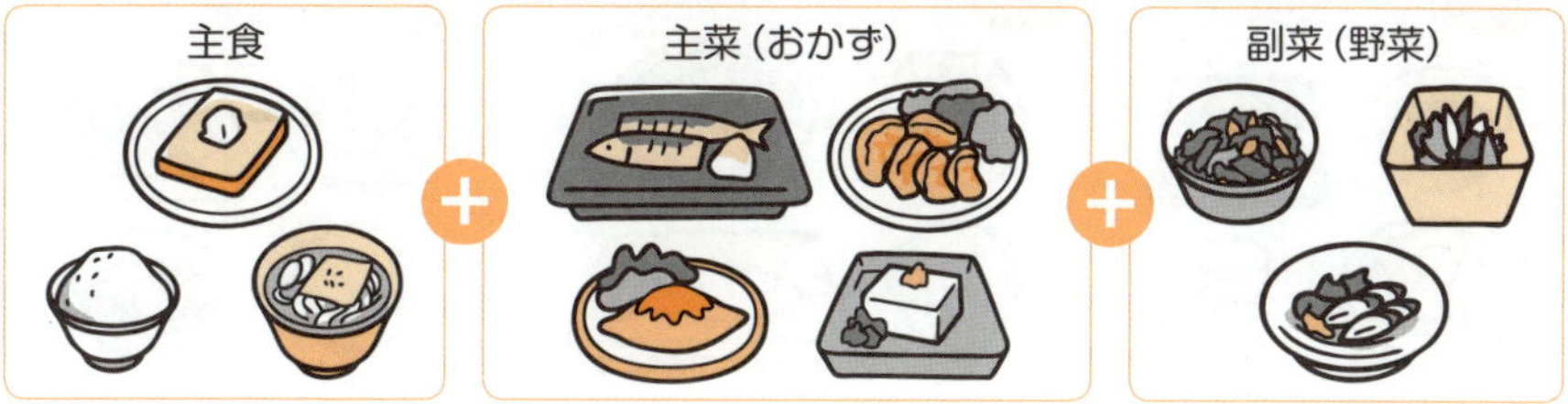

量が多くなります。1日の摂取量が適正でも、エネルギー消費量の少ない夜間の摂取量が増えると、内臓脂肪として蓄積されてしまいます。

肥満の人は食べるのが早く、満腹になるまで食べる傾向があります。早食いは、脳の満腹中枢が食べることを中止させる刺激を出す前に、食べ過ぎになってしまいます。

肥満には脂肪細胞の数が増える場合と、一つずつの細胞のサイズが大きくなる場合があります。思春期の過食は脂肪細胞の数が増えやすく、成人後の過食は細胞のサイズが大きくなりやすいとされます。

脂肪のサイズは減量で容易に小さくなる半面、少しの過食でもサイズが大きくなる性質があり、成人後にせっかく減量しても、気を許すとリバウンドしやすくなってしまうのは脂肪のサイズが原因ともいえるでしょう。

ご飯や麺類などの炭水化物や脂っこい料理を好む、反対に野菜は苦手、間食に菓子類を食べる、毎日飲酒しているのも、メタボリックシンドロームになる食習慣として挙げられます。

肥満の人の食生活を観察すると、必ず太る要因が見つかるはず。まずは、自分自身で食習慣を振り返り、問題点を見つけることから始めましょう。

内臓脂肪を減らす食生活改善のポイント

摂取エネルギーを控えるだけでなく、いろいろな栄養素を過不足なくバランスよく、1日3食規則正しく摂取することが大切です。毎食「主食（ご飯）

＋主菜（おかず）＋副菜（野菜）」をそろえましょう。

食べ過ぎでエネルギー過剰にならないよう、自分の適正エネルギー量を知る必要もあります。摂取エネルギー量を減らさず運動量を増やしても、内臓脂肪は簡単には減らせません。やはり、消費されるエネルギー（使う量）と摂取するエネルギー（食べる量）のバランスを保つことが大切です。

適正エネルギーの算出方法および食生活改善のポイントを表にまとめましたので、参考にしてください（表1〜4）。

実行できることから

食生活を改善することで「内臓脂肪」を減らすことができます。ただし、食事量を抑えるだけの減量では、内臓脂肪と同時に体に必要な筋肉も減少させてしまいます。筋肉量減少を防ぐための適度な運動と併せてエネルギーコントロールを行いましょう。

しかし、長年続けている食生活を変えるのは簡単ではありません。短期間の減量はストレスが溜《た》まり、リバウンドが起こりやすくなります。まずは、無理をせず、実行できることから始めましょう。炭酸飲料をお茶に変えるのもいいでしょう。これを機会に、適切な食習慣を身につけ内臓脂肪を減らしましょう。

当院では、主治医からの指示で、管理栄養士による栄養食事指導をしていますので、お気軽にご相談ください。

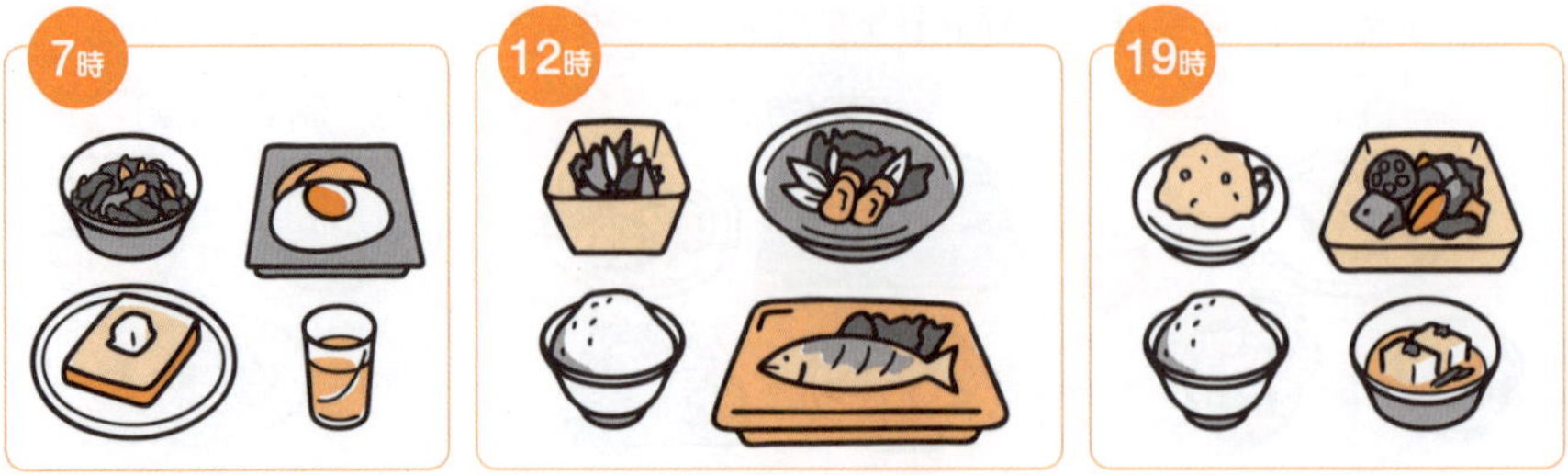

[表4] 1日3食、規則正しい食事

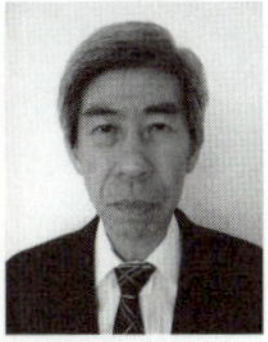

糖尿病・内分泌内科
主任部長
久《く》保《ぼ》敬《けい》二《じ》

糖尿病の分かりやすい話

糖尿病とは？

私たちは食物から栄養を摂り、生命を維持しています。食物の中で、ごはんやパンなどの炭水化物は、体を動かすエネルギー源となります。炭水化物は消化によってブドウ糖となり、小腸から吸収されて血液の中に入るため、食後は血液中のブドウ糖の量（血糖値）は高くなります（図1）。

食事をして血糖値が上昇すると、膵臓《すいぞう》からインスリンというホルモンが分泌されます。インスリンは血中のブドウ糖を細胞に送り込む働きをしています。インスリンという鍵がないとブドウ糖が細胞の中に入っていけないのです（図2）。

糖尿病はインスリンの作用が不足して起こる病気。インスリンの作用が不足するとブドウ糖が細胞に送り込まれないで、血液中に溜《た》まってしまいます。このため血糖値が慢性的に高い状態になります。糖尿病はこのような高血糖状態が続く病気です（図3）。

[図1]栄養素の消化と吸収

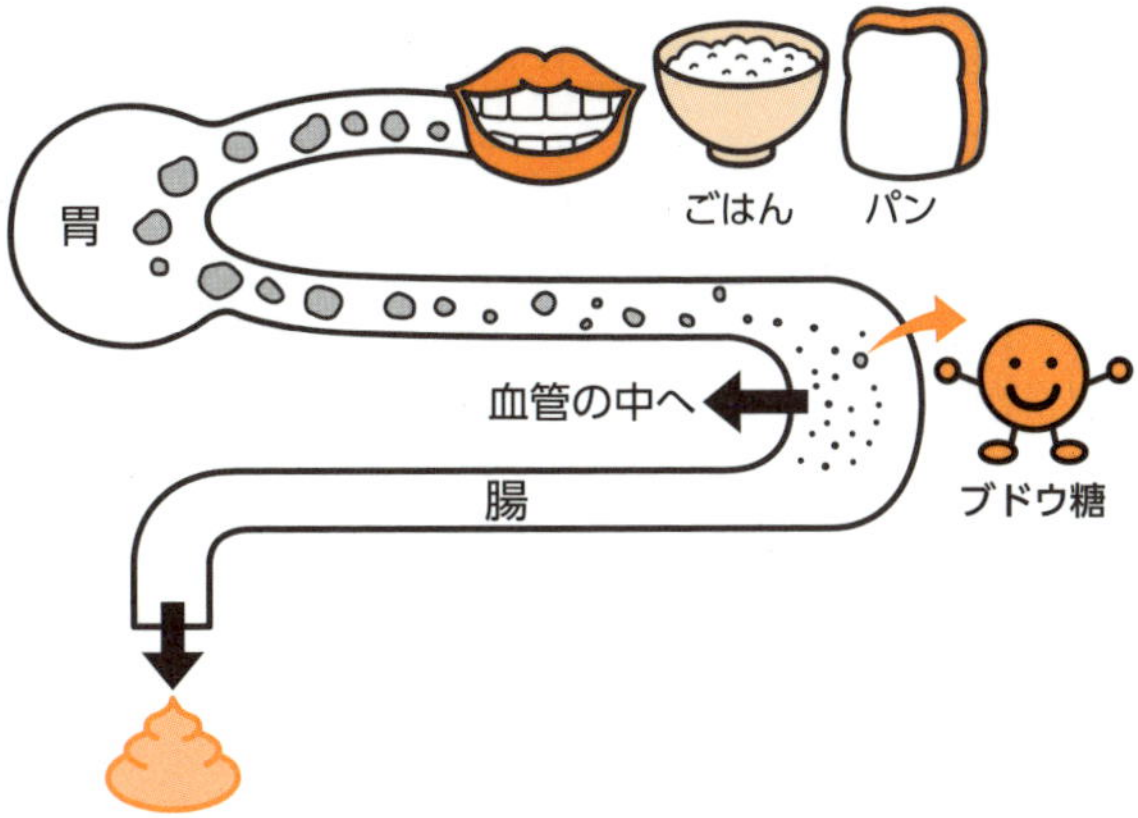

［図2］インスリンの働き

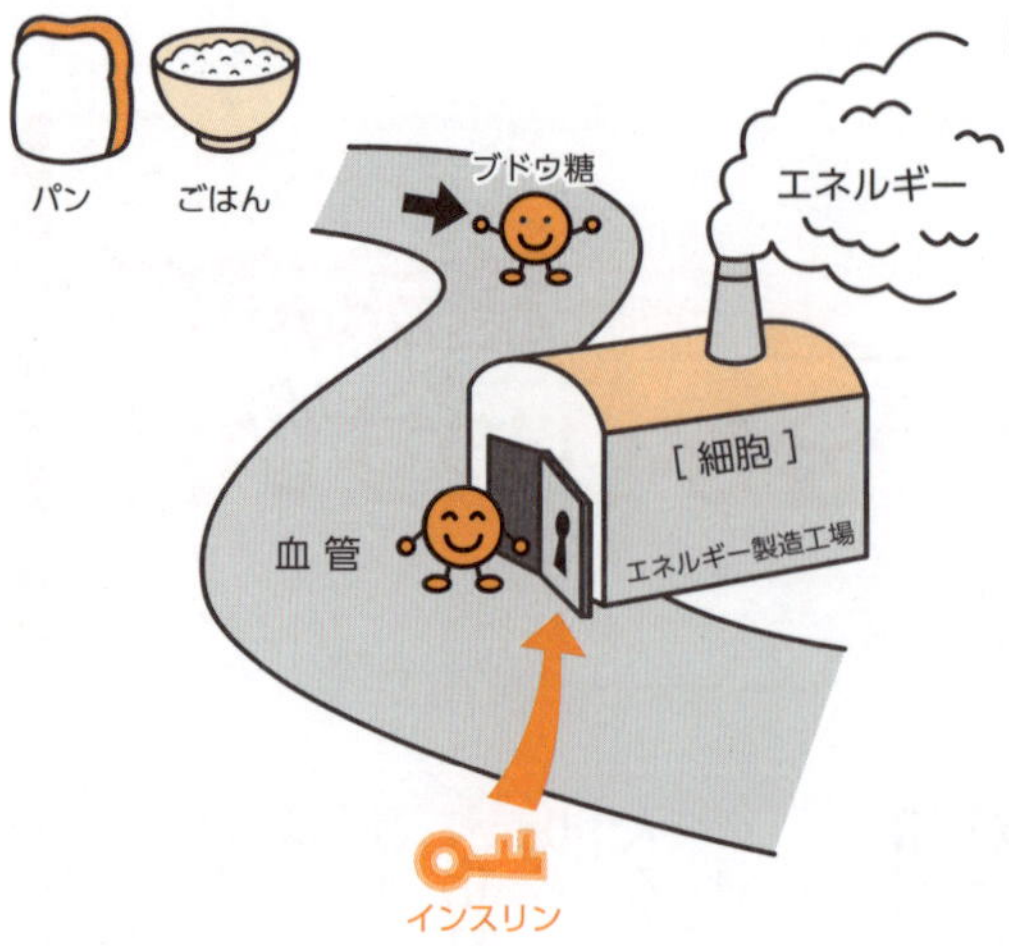

糖尿病の種類

糖尿病には大きく分けて2つの種類があります。主に若い人に発症する1型糖尿病と、中高年に発症することの多い2型糖尿病。2型糖尿病は生まれつきの体質と、過食、運動不足、肥満、ストレスなどの要因が重なって発症したと考えられます。糖尿病の人によくみられる症状としては口渇（喉が渇く）、多飲（水をよく飲む）、多尿（尿の回数が多い）、いくら食べても満足できない、疲れやすい、急にやせる、などがあります。さらにひどい場合には高血糖昏睡《こんすい》となり、意識がなくなる場合もあります（図4）。

糖尿病は治る？

糖尿病には一生付き合う必要があります。糖尿病は治る、治らないということではなく、しっかりコントロールすれば一生治ったと同じ状態を保つことができる病気なのです。

糖尿病治療の基本

治療の基本は血糖をコントロールすることです。そのための治療として食事療法、運動療法、そして薬物療法の3つの柱があります。病院などで糖尿病に対する正しい知識と治療法をしっかり学んでください。

治療は日常生活に大きくかかわり、家族の協力も必要ですから、家族の方にも一緒に勉強していただきます。

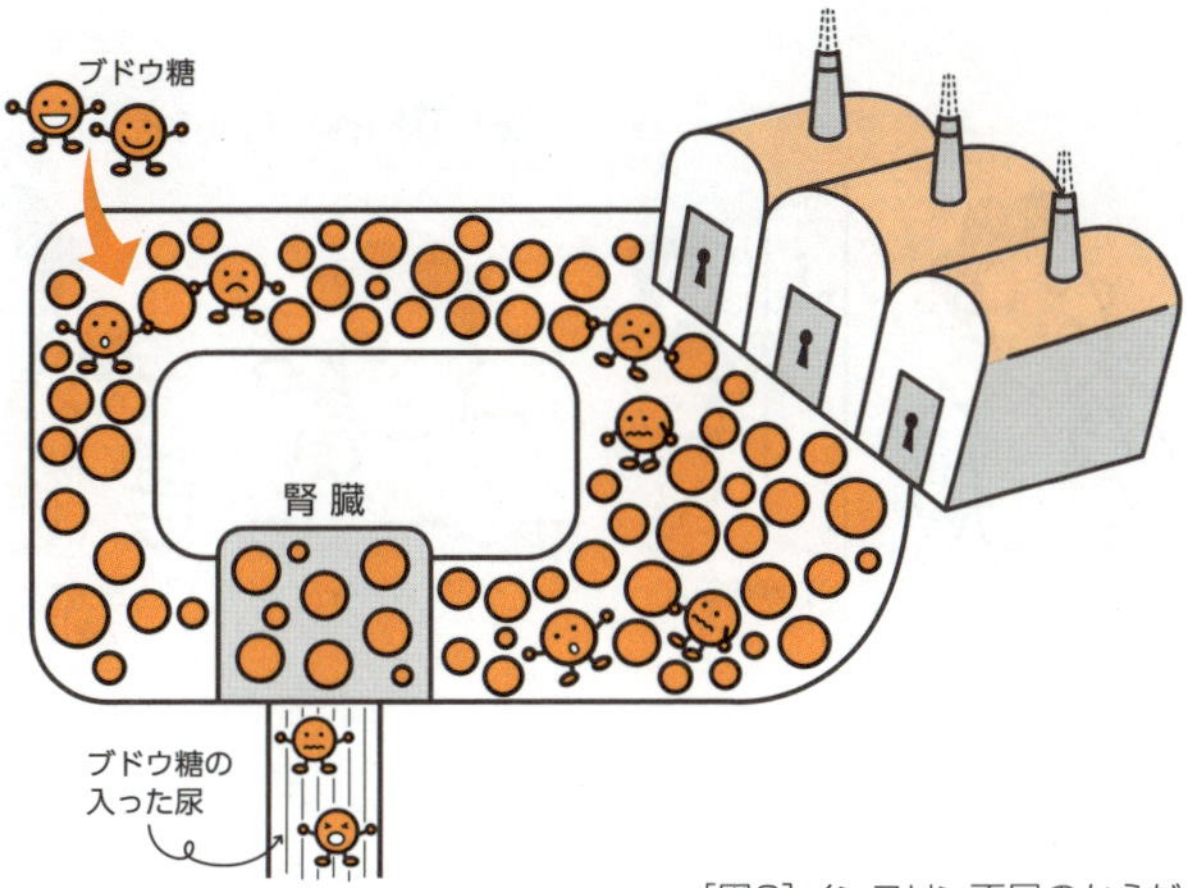

[図3]インスリン不足のからだ

放置が招く怖い合併症

糖尿病で怖いのはこの合併症なのです。特に神経障害、網膜症、腎症の三大合併症がよく知られています（図5）。

糖尿病神経障害の中で最も起こりやすく、患者さんを悩ますのが、足のしびれや痛みです。足先にじんじんした感じ、あるいはピリピリ、ビリビリと電気が走るような感じが生じます。

また、神経がやられると痛みなどに対する感覚が鈍くなり、なくなってしまう場合もあります。このため、けがをしても分からずに放っておき、傷口からばい菌が入って治りにくい潰瘍をつくったり、壊疽《えそ》になったりする危険もあるのです。

糖尿病になって10年以上経《た》つと半数以上の人に糖尿病網膜症が起こってくるといわれています。この病気で失明する人は毎年3千人以上にのぼり、糖尿病網膜症が成人の失明の大きな原因となっています。

糖尿病の人の死亡原因の10％は糖尿病腎症によるものです。腎症が悪化し慢性腎不全になると、血液透析を一生続けなければなりません。透析を続けながら普通に仕事をこなし、日常生活を送るにはさまざまな制約を伴います。食事療法も一般の糖尿病に比べて格段に厳しくなります。このような血液透析を毎年1万5千人以上の糖尿病患者が新たに始めています。

三大合併症以外にも糖尿病の患者さんは脳梗塞、心筋梗塞、閉塞性動脈硬化症などの病気に罹《かか》りやすいことが分かっています。

[図4]糖尿病の自覚症状

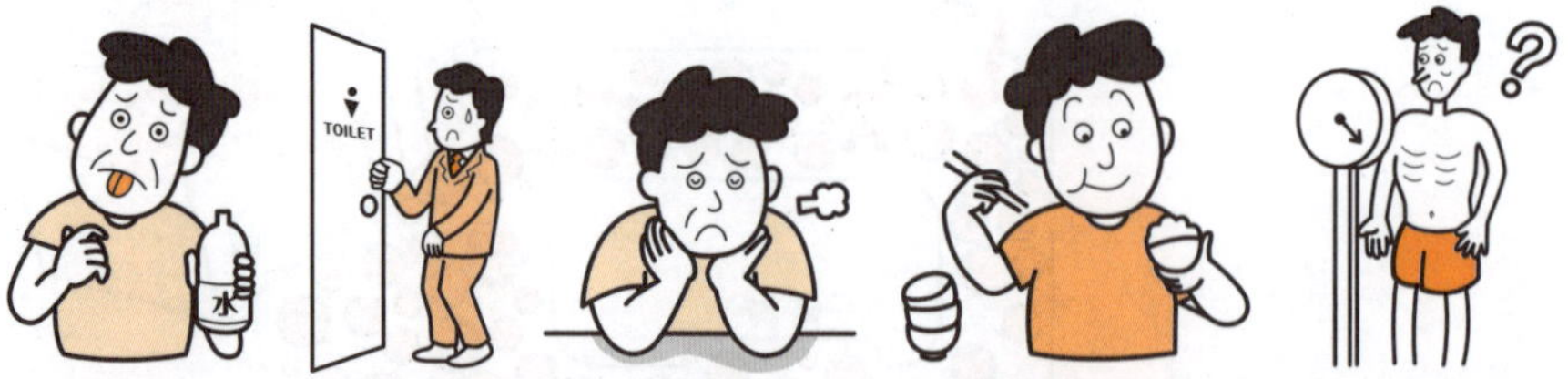

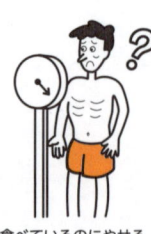

TOILET
水
喉が渇いて
水をたくさん飲む
尿量が多い
ひどく疲れる
食べても、食べても、
空腹になる
食べているのにやせる

糖尿病の治療

繰り返しますが、治療の基本は血糖をコントロールし、合併症を防ぐことです。糖尿病の方の血糖値は健康な人に比べて高くなっています。これを健康な人と同じような値に近づけるのが治療の目的。その方法の第1に食事療法があります。

食事は規則正しく摂るようにしましょう。食事の量は標準体重を基準とします。それに患者さんの年齢、性別、運動量などを考慮して1日のカロリーを決めます。食品交換表（注1）を利用してカロリー計算を行い、いろいろな食品をバランスよく食べるようにしてください。

余分なカロリーを摂ってしまうと血糖のコントロールが乱れます。食事療法が乱れると、ほかの治療の効果が薄まります。その意味でも食事療法は糖尿病治療の基本です。

適度な運動は体内に溜まったエネルギーを消費し、血糖コントロールに役立ちます。激しい運動や急激な運動は避け、毎日少しずつ行うことが大切です。そのためいつでも、どこでも、一人でも行える運動を選びましょう。

運動療法による効果は、インスリンの働きを高める、骨格筋を増やす、肥りにくい体質に変える、ストレスの解消になる、生活の活動度を高めるなどが挙げられ、その結果血糖をコントロールすることができます。

運動は毎日少しずつ行うことが大切です。しかし、合併症のある患者さんは運動を制限される場合があります。運動療法については必ず主治医の先生

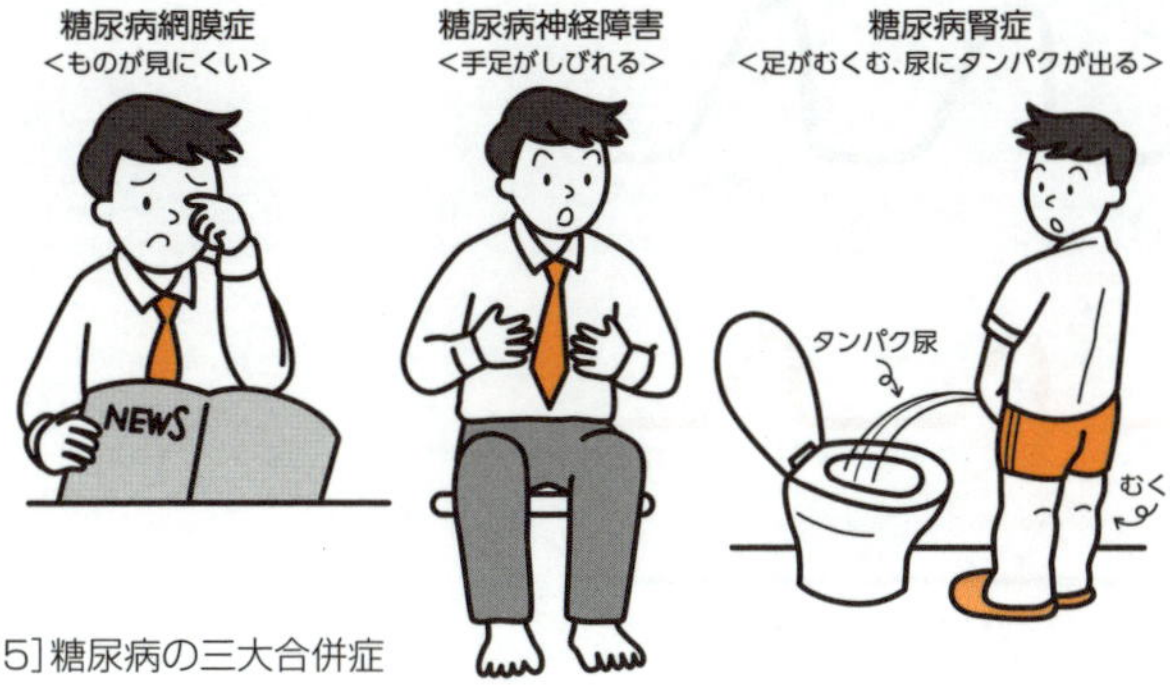

［図5］糖尿病の三大合併症

（注１）日本糖尿病学会編『糖尿病食事療法のための食品交換表・第６版』（日本糖尿病協会・文光堂、２００２）

に相談してから始めてください。

食事療法や運動療法だけで血糖コントロールがうまくできない場合、薬物療法を追加します。薬物療法には薬を飲む場合と、人によってはインスリンを注射する場合があります。いずれの場合も患者さんの状態によって医師が決定します。薬を飲んだり、インスリン注射をしたりしても、食事療法や運動療法は続けなければなりません。

糖尿病の検査

糖尿病のコントロールの良し悪しを判断するものとして、血糖値やグリコヘモグロビン（ヘモグロビンＡ１ｃ）などがあります。

血糖値は健康な人で朝食前には70～１１０ｍｇ／ｄＬです。食後でも１４０ｍｇ／ｄＬを超えることはあまりありません。糖尿病の場合、できるだけこのような血糖値に近づけることが目標となります（図６）。グリコヘモグロビン（ヘモグロビンＡ１ｃ）は過去1～2か月間の血糖コントロールの状態を示す指標です（図７）。きちんとコントロールができているかどうかはこの指標で分かります。健康な人の値は４・６～６・２％（ＮＧＳＰ値）です。

検査の意味を理解し、治療を続けていくうえでの励みとしてください。

[図6]血糖値の変動

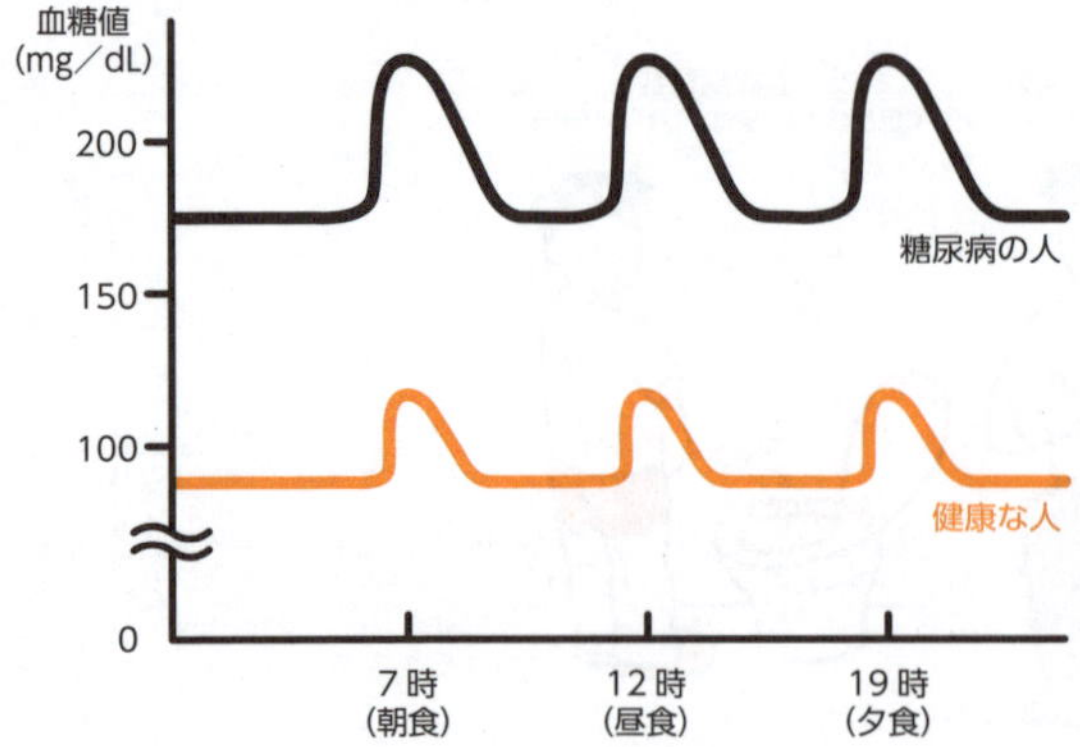

主治医はあなた自身

糖尿病は完全に治すことはできません。しかし、しっかりコントロールすれば、健康な人と同じように豊かな生活ができます。要は、あなた自身のやる気次第です。

話題の炭水化物制限食

糖尿病食では1日の総エネルギー量を決めます。栄養素の配分は炭水化物が55％、タンパク質が20％、脂肪が25％となります。

マスメディアで話題になっている炭水化物制限食は炭水化物の摂取割合を26％程度に制限する治療法です。しかし、炭水化物制限食については日本人を対象とした有効性と安全性に関するデータが存在しません。現時点では炭水化物制限食より、従来の糖尿病食が優先されるべきと考えられます。

インスリン注射は中止できるか？

インスリン注射を中止できる人もいれば、一生継続しないといけない人もいます。膵臓からインスリンを分泌する能力がどの程度残存しているかで、インスリン注射の中止が可能か否か決まります。

[図7]グリコヘモグロビン

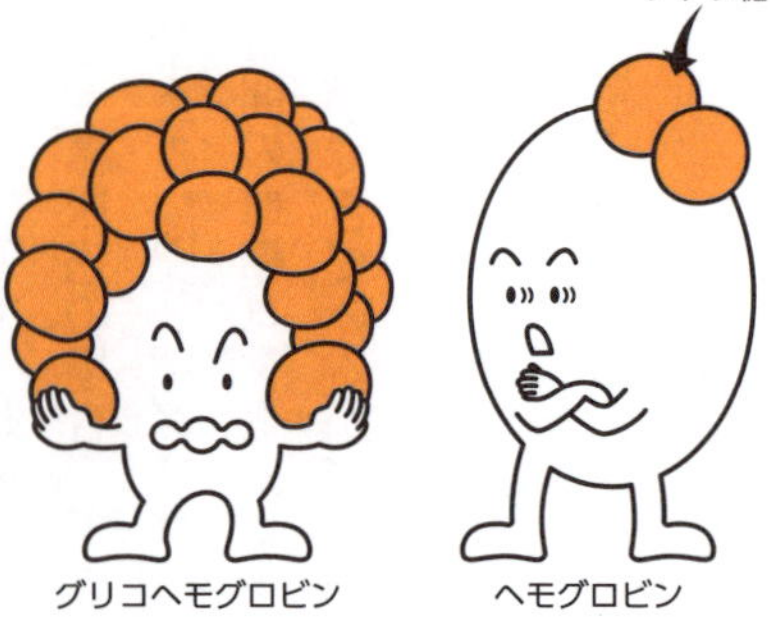

第3章

健康的な不老長寿を目指して

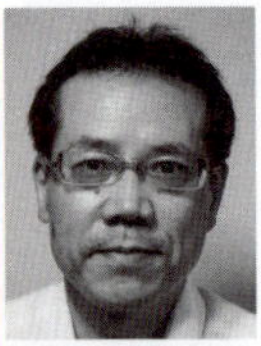

栄養管理科主任部長
消化器・乳腺・移植外科部長
眞《ま》次《つぐ》康弘《やすひろ》

老化って、何？

不老不死の願い

老化とは、加齢に伴って身体機能が減退し、さまざまな疾病を患いやすくなり、最終的には死に至る過程と定義されています。古来、ヒトは死を恐れ、いつの時代も王様は不老不死を探し求めました。

秦の始皇帝は家臣の徐福に蓬莱国（日本と伝えられています）に行き、不老不死の仙薬を持ち帰るように命じたことが『史記』に記録されています。

現代に至るまで不老不死の妙薬は見つかっていませんが、老化の仕組みについては、さまざまな事象や仮説が発表されています。どうも老化の仮説は『わたしが正しい』ではなく、『みんなそれなりに正しい』ようです。

それではいくつかの有力な老化仮説を紹介し、老化を遅らせるヒントがあるのか考えてみましょう。

老化時計

私たちの体は、一個の受精卵から出発して分裂・増殖しながら、役割ごとに分化して組織や臓器となり、集合して一つの個体として成り立っています。これを老化に当てはめると、細胞が老化すれば組織、臓器も老化し、最終的に個体の老化につながる、と考えることができます。

老化の仕組みについて、仮説の一つは「プログラム説」です。生物は誕生から死に至るまでのプロセスが、あらかじめ決められたプログラムとして体内に備わっている、というものです。寿命を刻む老化時計があるようなもの

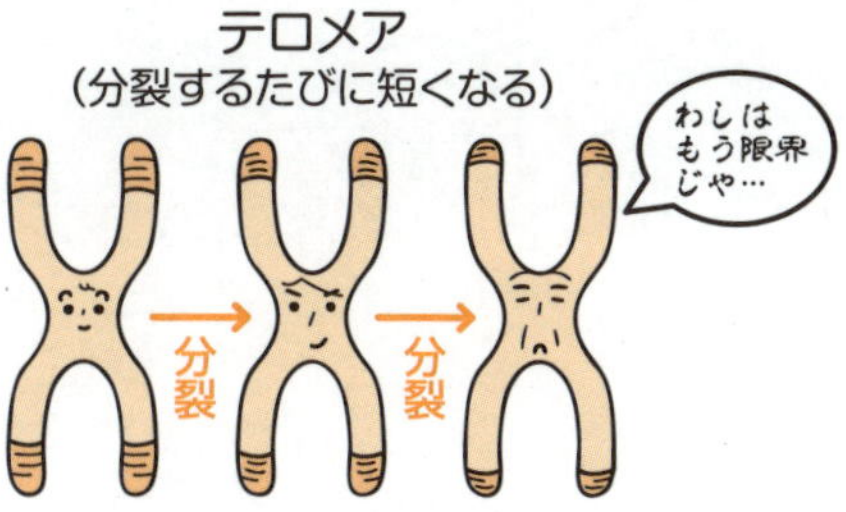

染色体の複製

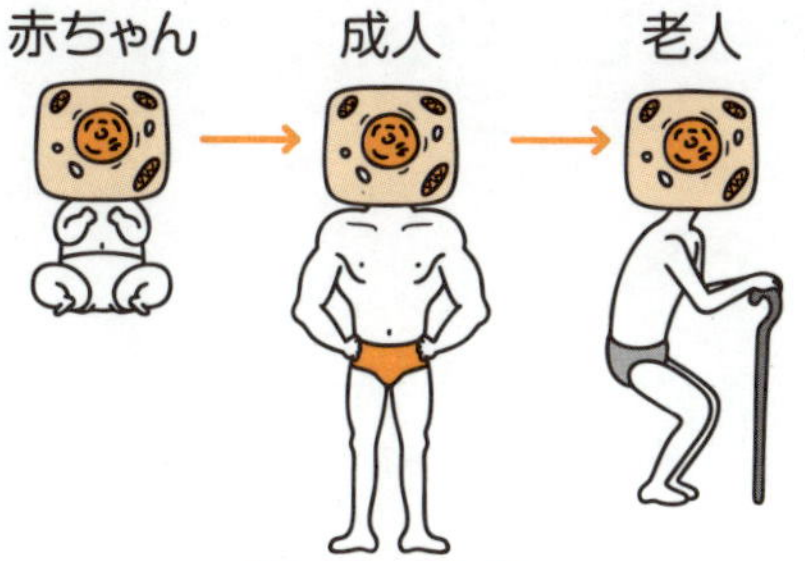

細胞老化

です。

個体に老化のプロセスがプログラムされているのであれば、個体を構成する細胞にも同様のプログラムが存在するに違いありません。

１９６１年にアメリカのヘイフリック博士は、ヒトの体細胞は約50回分裂を繰り返すと増殖を停止することを発見しました。この現象は「ヘイフリック限界」と呼ばれ、現在に至るまで細胞老化現象として広く認知されています。

「ヘイフリック限界」の仕組みは解明されています。細胞分裂は自己の複製とも言い換えられます。分裂に際して細胞核内の染色体を構成するひも状のＤＮＡも複製されますが、ＤＮＡひもの末端は複製することができません。

そのためＤＮＡから構成される染色体は、分裂のたびに末端からだんだん短くなります。この染色体の末端構造を「テロメア」と言います。

ＤＮＡには子孫に受け継がれる遺伝情報が載っていますが、末端のテロメアには遺伝情報はありません。複製のたびにＤＮＡひもの末端が少々短くなっても問題はありませんが、短くなりすぎて遺伝情報が載っている部位まで切れてしまうと大変です。そのため細胞はテロメアがあるところまで短くなると、細胞分裂を停止させる機構を発動させて増殖を停止します。

生殖細胞やがん細胞には「ヘイフリック限界」は存在しません。細胞分裂によって短くなったテロメアを修復する「テロメラーゼ」という酵素が強く発現し、無限に細胞分裂を繰り返すことができます。

時の権力者が探し求めた不老不死は、わざわざ辺境まで探しに行かなくとも細胞レベルでは身近なところに存在したのです。

細胞の分裂回数はあらかじめテロメアの長さにより決まっているため、細胞レベルでは老化の「プログラム説」を説明できました。同じ理屈が個体レベルでも当てはまれば、テロメアの長さを調べることで、残された寿命を知ることでき、これはまさしく寿命を刻む老化時計といえます。

しかし、その後の研究により、ヒトの寿命はテロメアが十分短くなる前に尽きることが分かりました。また細胞には細胞分裂を繰り返すもののほかに神経、筋肉といった分化終了後は分裂しない細胞もあるのです。

老化の仕組みは「プログラム説」以外にもあるようです。

身から出た錆《さび》とお焦げ

もう一つの有力な老化仮説に「傷害蓄積説」があります。外界から受けるさまざまな有害刺激によって個体、臓器、細胞が傷害を受け、ダメージが蓄積して最終的に死に至るという考えです。

有名な有害刺激の一つにフリーラジカルがあります。１９５６年にアメリカのハーマン博士は放射線を照射したマウスに抗酸化物質を投与すると、約30%寿命が延長することを見いだし、放射線刺激により発生したフリーラジカルが老化を促進するという仮説「フリーラジカル説」を発表しました。

この世に存在するすべての物質は原子や分子から成り立っていますが、原子や分子のまわりには電子が飛び回っており、各々2個一組の対をなして安

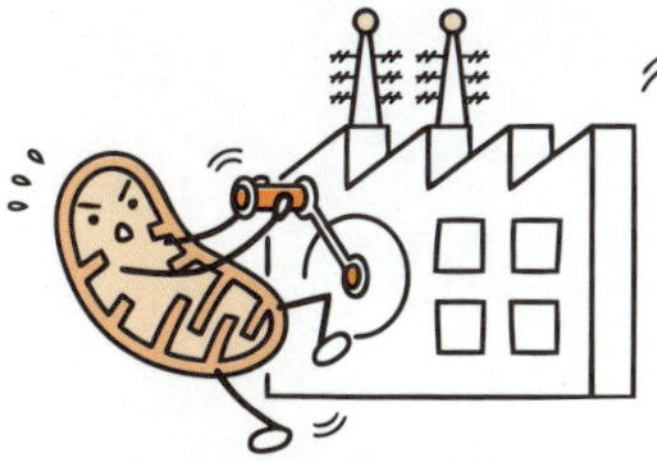

ミトコンドリアは
細胞にとって発電所

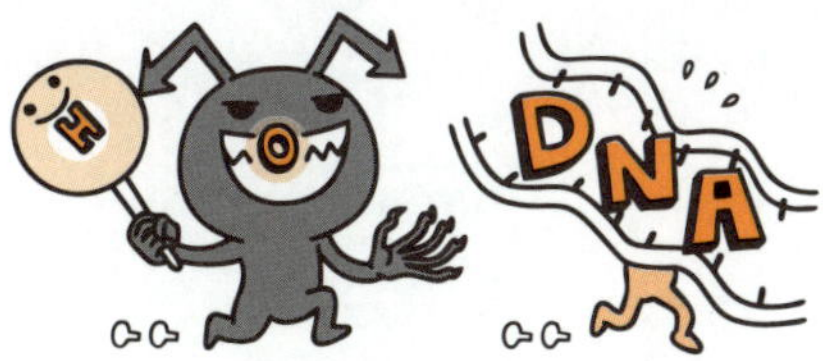

ヒドロキシラジカル（・OH）が
DNAを傷つける

定化します。

しかしながら、いつも対になれるとは限らず、そのような原子や分子をフリーラジカルといいます。不安定なフリーラジカルはほかの原子や分子から電子を奪い取って安定化しようと暴れます。電子を奪い取られることを化学の世界では「酸化」といい、世間では「錆びる」といいます。

フリーラジカルのなかで私たちに深くかかわるのは活性酸素です。活性酸素は放射線のほか、紫外線や化学物質も原因となって発生しますが、実は大部分は細胞小器官であるミトコンドリアから発生しています。

ミトコンドリアは細胞にとって発電所に相当します。細胞内に取り込まれたブドウ糖と酸素はミトコンドリアに運ばれて二酸化炭素と水に代謝されますが、その過程でエネルギーが産生されます。大部分の酸素は活性酸素であるスーパーオキシド、ヒドロキシラジカルを経て水になりますが、０・１％の活性酸素は残ってミトコンドリアや細胞自身を傷つけます。

産生された活性酸素がＤＮＡ、タンパク質、脂肪などを傷害し臓器の機能低下、さらに個体の老化につながるとする考えは「酸化ストレス説」ともいわれています。まさに身から出た錆ですね。

細胞は酸化ストレスに対して独自の抗酸化酵素を作り、活性酸素を害の少ない物質に変える防御機構を持っています。抗酸化酵素をミトコンドリアのみに強制発現させたマウスは、寿命が約20%延長したと報告されています。

また近年、「酸化」とともに「糖化」も注目されています。１９１２年にフランスのメイラード博士はブドウ糖とタンパク質の混合液が、加熱により透明から褐色に変化することを報告しました。

この反応はメイラード反応（糖化反応）といいますが、こんがり焼きあがった焼き菓子や、炊飯器の底に残ったお焦げの方がピンときますね。糖化とは蛋白質に糖が結合して劣化することです。

近年、同じ現象が私たちの体内でも起きていることが分かりました。皮膚、骨格、血管などを構成するコラーゲン線維は、糖化によって徐々に弾力性が低下します。

「老化は足からやってくる」ともいわれますが、「焦げたら転《こ》けた」ではしゃれにもなりません。動脈硬化症や白内障にもかかわっており「酸化」と「糖化」はあいまって老化に重要な役割を果たしているようです。

腹七分に病なし？

１９９０年代後半にアメリカのガレンテ博士は、酵母菌を用いて細胞老化を調節する遺伝子を発見、サーツー遺伝子と命名しました。

これまで老化に関連する遺伝子はいくつも発見されていましたが、多くは遺伝子を不活化することにより得られるものでした。一方、サーツー遺伝子は活性化により細胞老化を遅らせるため、長寿遺伝子ともいわれます。

その後、この遺伝子は哺乳類にもあることが証明され、サーチュイン遺伝子と呼ばれています。老化防止の作用はいくつもあり、さまざまな細胞老化

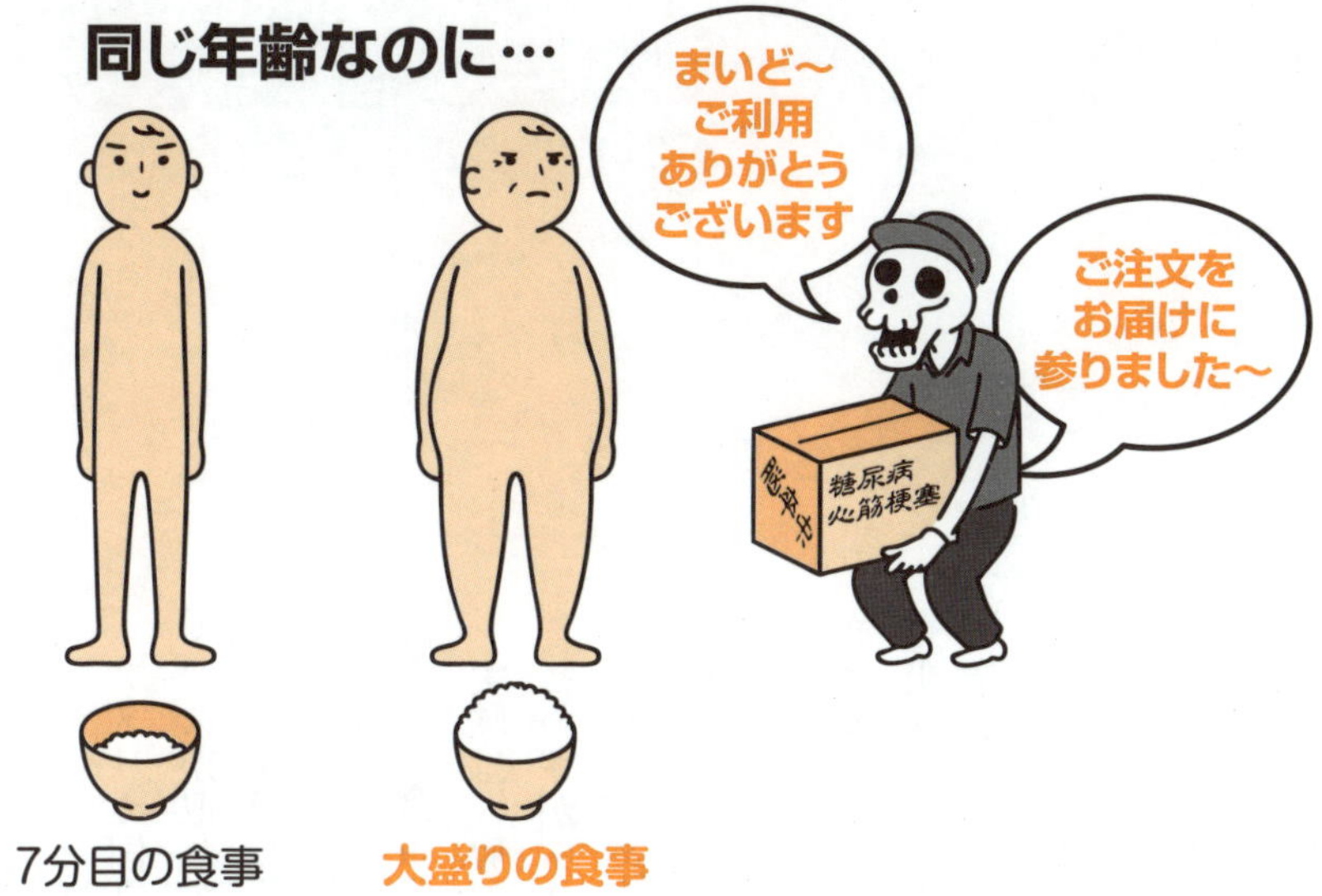
同じ年齢なのに…
まいど～ご利用ありがとうございます
ご注文をお届けに参りました～
脳卒中
糖尿病
心筋梗塞
7分目の食事
大盛りの食事

の仕組みの調節役をしていると考えられています。

普段は眠っているので、活動させるために刺激を与える必要がありますが、ガレンテ博士は食事制限によって遺伝子が活性化することを酵母菌や線虫を用いた実験から突き止めました。

われわれ、霊長類ではどうでしょうか？

２００９年にアカゲザルを用いたカロリー制限実験の結果が発表されました。アメリカのウィスコンシン大学が20年以上かけて実施したものです。それによると、食事カロリーを30％制限したアカゲザルは、好きなだけ食べさせたサルより寿命が延びたそうです。また、カロリー制限サルは生活習慣病や、がんの発生が低かったそうです。

一方、２０１２年夏、アメリカ国立老化研究所から、同じくアカゲザルを使用して実施された同様の実験結果が発表されました。この実験ではカロリー制限群の食事は同じですが、比較対照サル群は食べ放題ではなく適正カロリーを投与されました。ウィスコンシン大の食事より砂糖が少なく、魚油やビタミンも補いました。

こちらの結果は、カロリー制限による寿命の延長効果は認めなかったそうです。霊長類では、カロリー制限による長寿遺伝子活性化イコール寿命の延長とは簡単にいかないようですが、注目すべきところがあります。

アメリカ国立老化研究所の比較対照サル群の食事メニューは、栄養素のバランスが取れていました。一方、ウィスコンシン大の比較対照サル群は栄養素に偏りがあり、しかも過食でした。2つの異なる実験結果の解釈をめぐって、今も議論は白熱していますが、多くの研究者は「単にカロリーだけの問題ではなく、食事の中身が問題である」という点では一致しています。

実験は「腹七分」で行われましたが、日本にも「腹八分に病なし」ということわざがあります。私たちの祖先は、長寿遺伝子が発見されるずっと昔から食事の重要性に気づいていたのです。

私たちの体を構成する細胞は、さまざまな老化の仕組みによって加齢とともに徐々に機能低下あるいは細胞死に至ります。その結果、組織や臓器の機能も低下します。これを「生理的老化」と呼びます。一方、病気によって機能低下が加速し、結果的に短命となることを「病的老化」といいます。

寿命の25%はもって生まれた体質に、残り75%はまわりの環境に規定されるそうですが、生活習慣病やがん、骨粗しょう症など高齢者に多い病気は、発症するまでに無症状の長い期間があります。

百歳以上の長寿を達成された方を百寿者といいます。彼らの生活の共通点は、バランスのとれた食生活、適度な運動、上手なストレス管理です。元気なうちから自らを律し、生活環境を整えることが、老化予防には最も大切です。

たかが食事、されど食事。食事で老化を防ぐポイント

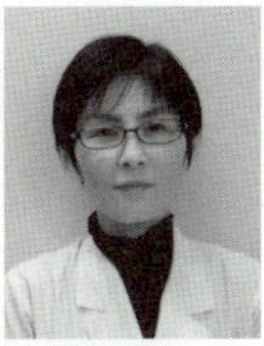

栄養管理科
主任医療技術専門員
天《あま》野《の》純子《じゅんこ》

肌の老化は、血管の老化

「若く見えますね」。こう言われると、多くの人はうれしいのではないでしょうか？

若く見えるということは、肌にシミやしわが少なく、弾力のある状態で、反対に老けて見えるということは、肌にシミやしわが増えて、つや、張りとも少ないということでしょう。

実は皮膚が老化しているのは、体の中の血管や内臓も同じように衰え老化しているのです。老化は血管から始まるといっても過言ではありません。老化とは、活性酸素によって体の約60兆個の細胞を構成する物質が障害されて血管が傷《いた》むことです。

例えれば、活性酸素は体の中にできるサビです（これを「酸化」といいます）。そのサビが血管をサビつかせ、さらには全身の内臓や皮膚をどんどんサビつかせ老化させていくのです。

ということは、血管の老化を防ぐ食事をすれば内臓を含め全身状態も若返り、肌の老化も防ぐことができるのではないでしょうか？

「血管が老化する」とは、どんな状態？

高血糖状態は血液の中に通常以上の糖分があり、細胞が老化した状態です（これを「糖化」といいます）。脂質異常症は通常以上の脂質が血液の中を流れています。また、高血圧症は血管に高い圧力がかかっている状態です。

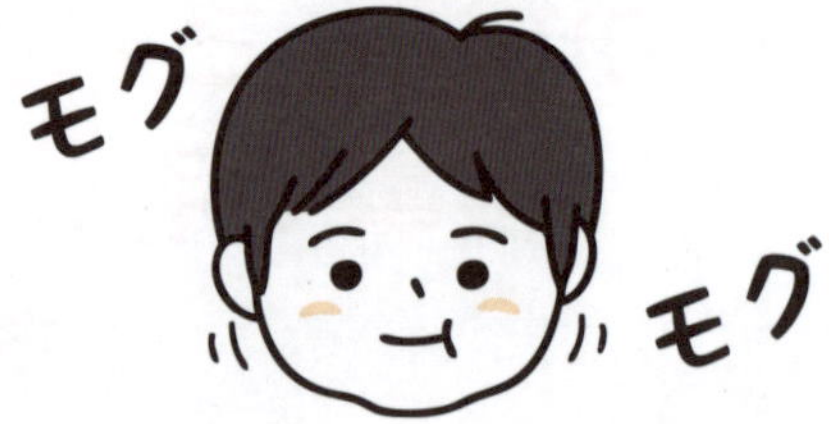

活性酸素によってサビついた「酸化」や、高血糖によって細胞が老化した「糖化」、また高脂肪、高血圧などが長年続けば、血管は徐々に老化してきます。

こうなると、血管はガチガチの古いひび割れたゴムホースのような状態です。若い時の弾力あるゴムホース状態と比べると、もろくなった状態です。血管が弾力性を失ってサビつくこと、イコール「老化」といえます。

コラーゲンを食べれば、ぷりぷりの肌になる?

ところで、最近肌のためにはコラーゲンを食べればいいといわれますが、これって効果があるのでしょうか?

コラーゲンはタンパク質の成分の一種。コラーゲンを食べると胃や腸で消化され、腸で体に取り込みやすいアミノ酸という成分に分解されてから吸収されます。

このアミノ酸は体の中で再びタンパク質を作っていくのですが、コラーゲンになるかどうかはさだかではありません。偏った栄養素ばかり食べても体の老化は防ぐことはできないようです。

老化を防ぐ食べ方のポイント

食事にどのくらい時間をかけていますか?　早い人なら5分、10分、ゆっくり食べて20分程度でしょうか?　食べ始めて20分程度経《た》たないと、人は満腹感を感じないようです。20分経つまでは、いくらでも食べることができます。

[図1]1食分(約120g)の例

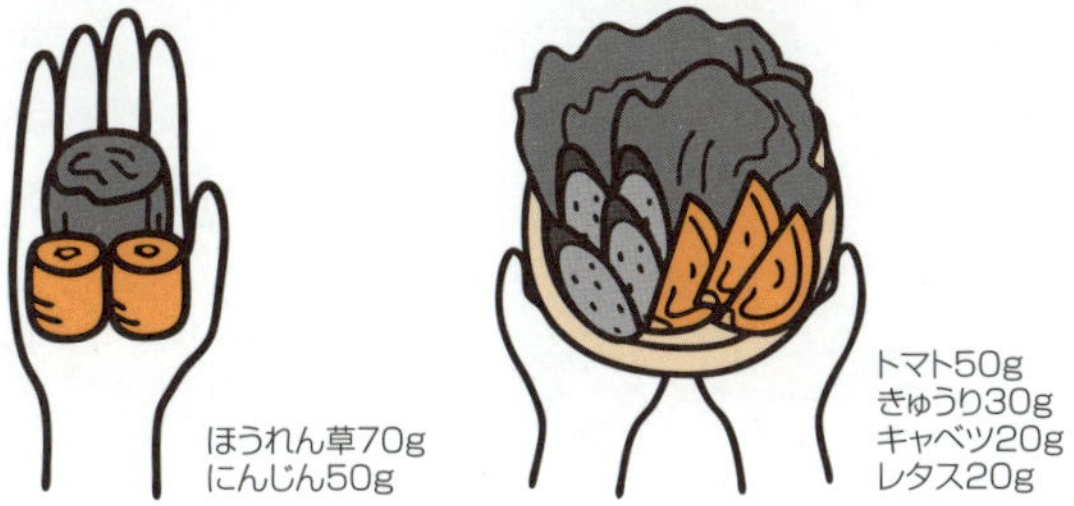
＜茹でた野菜なら片手1杯＞
＜生野菜なら両手1杯＞
ほうれん草70g
にんじん50g
トマト50g
きゅうり30g
キャベツ20g
レタス20g

食べ過ぎると、血液の中は糖分・脂肪分・塩分などであふれ血管がサビつきます。「ゆっくりよく噛んで食べる」ことは、老化防止の一つです。ちなみに卑弥呼の時代は食事に50分くらいかけていたようです。

順番も重要です。1番目に野菜、2番目に肉・魚・卵・豆腐などタンパク質や脂質の多いもの、3番目にご飯やパンなど糖質の多いものを食べます。野菜を先に食べることで食物繊維が体に入り、糖質がゆっくりと吸収されて血糖値が急激に上がること防ぎます（血糖値を上げないということではありません）。カサも増えるので食べ過ぎを防ぎます。

ただし、農薬や食品添加物は有害物質として体の中に蓄積するので、できるだけ減農薬や無農薬の野菜、食品添加物の少ないものの方がよいでしょう。

老化を防ぐ食べ物①——食物繊維

老化を防ぐ食べ物の一つに食物繊維があります。糖質の吸収速度が遅くなり、血糖値の上昇を遅らせます。腸内環境も改善するため肌にも良いのです。食物繊維を多く含む食品は、野菜・海藻・きのこ類・果物・雑穀・いも類・豆類・ナッツ類です。1日の摂取目標は男性19g以上、女性17g以上ですが、日本人の摂取量は年々減少傾向にあり、近年は15g程度しか摂取できていません。

野菜は1日分として350g以上（1食分約120g）が目標ですが、成人の日本人は野菜の1日平均摂取量が277・4gと不足しています。摂取目安として茹でた野菜なら1食片手1杯分、サラダなどの生野菜なら両手1

杯分です（図1）。

朝は食パンとコーヒーだけという人は、ぜひサラダやスープで野菜を摂ってください。

白米では茶碗1杯（160g）の食物繊維量は0・5gですが、白米1合に対して雑穀米20gを混ぜることで、食物繊維は約3倍の1・6gとなります。雑穀米を白米に混ぜて炊く商品もありますので、利用するのも良いでしょう。

また、6枚切りの食パン1枚は1・4gの食物繊維を含みますが、ライ麦パンにすると3・4gになります。きのこ類やひじきの煮物などの海藻類、いも料理や煮豆料理を1品献立に取り入れても、食物繊維を増やすのに効果があります。

ただし、摂取すればするほど良いかというと、摂り過ぎは下痢や体に必要な鉄・カルシウムなどのミネラルの吸収を妨げてしまいますので、ほどほどに。

老化を防ぐ食べ物②——抗酸化物質

老化を防ぐ二つ目は、抗酸化力のある食べ物です。血管をサビつかせる活性酸素を掃除して、血液をサラサラにしてくれます。

抗酸化ビタミンであるビタミンC・E・β-カロテン、抗酸化作用のあるビタミン様物質であるユキビノン（コエンザイムQ）、そのほか抗酸化力のある物質であるカロテノイド・フラボノイドなど、言葉として耳にしたこともあるのではないでしょうか。

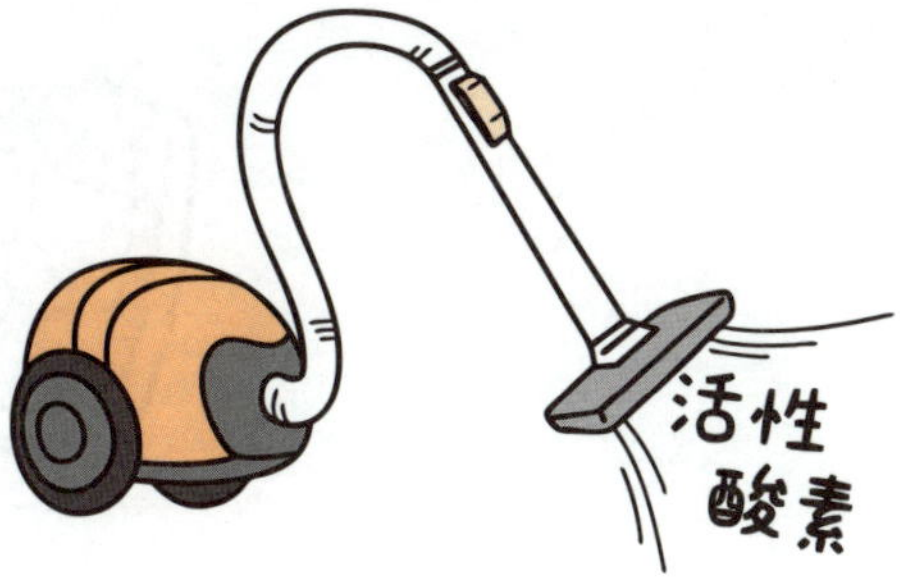

抗酸化力のある食べ物は、野菜・果物・鮭・黒ゴマ・赤ワインなどに多く含まれます。ブロッコリーにはスルフォラファン（イソチオシアネート）が、トマトにはリコピン、にんじんにはβ‐カロテンなど抗酸化力のある栄養素が多く含まれます。

赤ワインのポリフェノールは知っていると思いますが、野菜以外では鶏肉や豚肉にはアリシンやビタミンB_1という老化防止のための栄養素が、鮭にはアスタキサンチン、黒ゴマにはセサミノールに代表されるゴマリグナンという抗酸化物質が多く含まれています。

こう見ると、抗酸化物質を摂るためには食事は偏らず多種多様な食品を摂る方がいいでしょう。

老化を防ぐ食べ物③――ｎ‐３系脂肪酸

ＤＨＡ（ドコサヘキサエン酸）・ＥＰＡ（エイコサペンタエン酸）は不飽和脂肪酸の一種です。ｎ‐３系脂肪酸と呼ばれ、抗酸化作用があり血液をサラサラにします。

不飽和脂肪酸の1日の摂取目標量（２０１０年日本人の摂取基準）は約2ｇで、うち約1ｇはＤＨＡ・ＥＰＡで摂ることが目標とされています。サバ一切れ（約80ｇ）にはＥＰＡは1ｇ含まれますから、青魚を1日1回食べれば目標を達成できます。肉中心の食事ではなく、魚中心の食事がいいようです。

調理法は、刺し身や煮つけ、焼き魚などがお勧めです。フライなどの揚げ

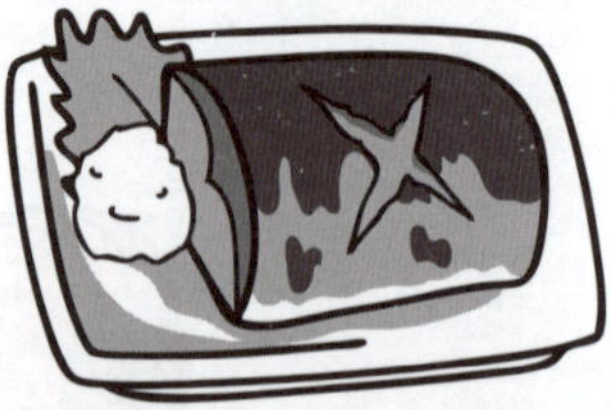
サバ一切れでEPA1g摂取

物はあまりお勧めできません。というのは、青魚のＤＨＡ・ＥＰＡは揚げることで揚げ油に溶け出してしまうからです。

調理が苦手という方は缶詰を利用するのも一つの方法です。かば焼きなど味付けが濃く塩分が多いものもありますので、その点は注意してください。

そのほか、シソ科の植物エゴマから作られたエゴマ油やアマニ油もｎ‐３系脂肪酸を多く含んでいますが、ｎ‐３系脂肪酸は加熱により酸化しやすいので、ドレッシングなど加熱しない料理で摂るのが良いと思われます。

いくら良いといっても油は油です。１ｇ摂取すれば９ｋｃａｌのエネルギー（炭水化物とタンパク質は４ｋｃａｌ）になるので摂りすぎには注意してください。

食事で老化防止を

1日3食３６５日食事をすると1年で１０９５食、10年で1万９５０食。「たかが食事、されど食事」です。食事の内容だけでなく、楽しく美味《おい》しく食事することも、老化防止の手段の一つであることを忘れないでください。

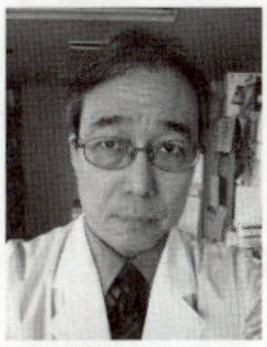

脳神経内科
主任部長
時信《ときのぶ》 弘《ひろし》

認知症を防ぐ心得

認知症とは？

認知症は次のように定義されます。「一度正常に達した認知機能が後天的な脳の障害によって持続的に低下し、日常生活や社会生活に支障をきたすようになった状態を言い、それが意識障害のないときにみられる」

分かりやすく言えば、年をとって記憶力が衰え、この前のことが思い出せなくなる、いろんなことができなくなって生活に困る、という状態です。

昔は、年のせいと考える人がほとんどで、「病気」という認識が乏しかったのですが、２０１１年にアルツハイマー病の治療薬が3剤認可されて合計4剤となり、治療の選択肢が広がってきました。そのためテレビや新聞で広告が出されるようになり、番組でも取り上げられ認知度が高まってきました。

残念ながら現時点では、薬でアルツハイマー病を治すことはできず、症状の悪化を遅らせることが治療の中心です。認知症の予防も研究が進み、認知症の１００％予防はできませんが、リスクを減らすことはできます。

「図1」は、厚生労働省が認知症高齢者数の推定を示したものです。高齢化に伴って徐々に増えています。予防できることには、積極的に取り組むことが大切です。

認知症と間違われやすい状態は？

正常老化による物忘れは認知症ではありません。情報が氾濫するようになったため、年をとって以前に比べて物忘れがひどくなったと心配し、頭の検査

［図1］認知症高齢者数

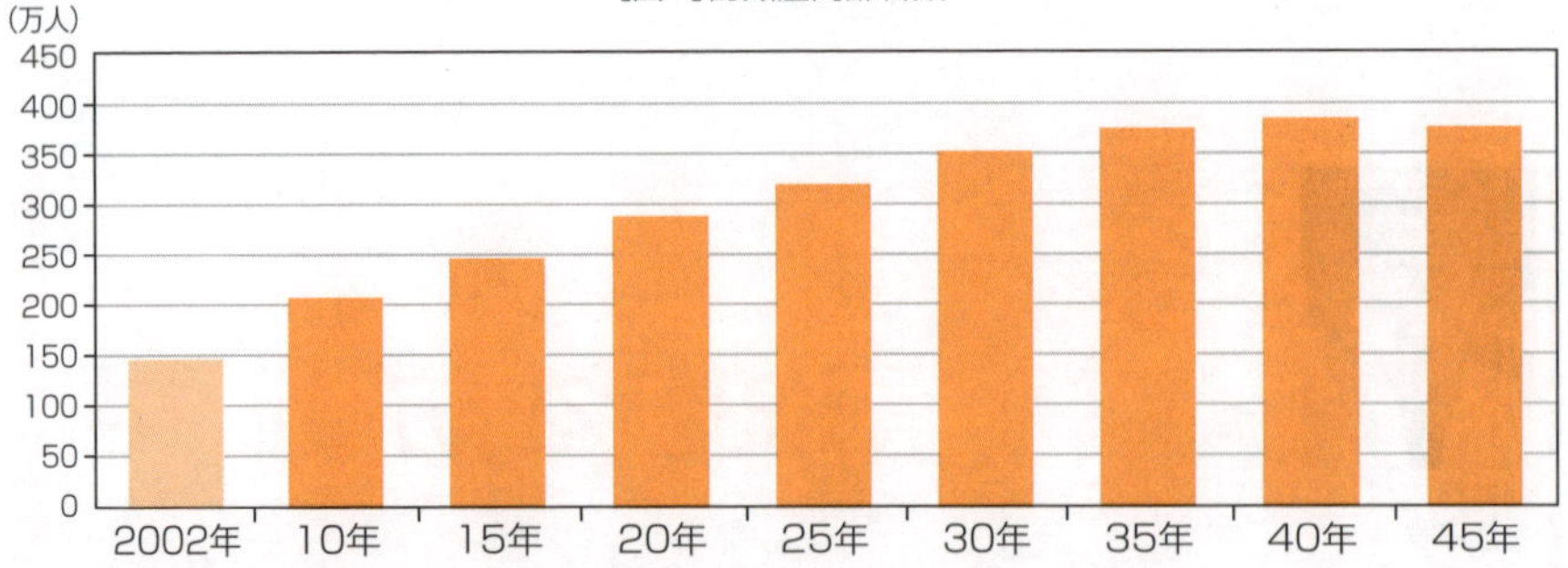

資料:厚生労働省老健局「高齢者介護研究会報告書【2015年の高齢者介護】」(2003年6月)より
(注)ここでいう「認知症高齢者」は、認知症自立度Ⅱ(日常生活に支障を来たすような症状・行動や意思疎通の困難さが多少見られても、誰かが注意していれば自立できる。)以上の者をいう。

を希望して一人で受診する方が増えてきました。

しかし、ほとんどは正常老化の範囲で認知症ではなく、経過観察で十分です。認知症の患者さんは病気という認識がないため、多くは家族が物忘れを心配して受診されます。

初期の認知症はうつ状態を合併することがありますが、うつ病自体でも物忘れや判断力の低下を起こし、精神科の適切な治療で治すことができます。

入院した後に、急におかしなことを言うようになり、次の日は覚えていないことがあります。これはせん妄という症状で、軽い意識レベルの低下によって起こります。

認知症や脳梗塞など脳の病気があると起こりやすくなりますが、そういった異常がなくても高齢者では脳の働きが衰えているため生じることがあり、体の病気の治療が終わって退院すると元に戻ります。これらの状態は認知症ではなく、きちんと区別することが大切です。

認知症の原因は？

認知症の原因はいろいろですが、根本的な治療が可能な認知症と、そうでないものを区別することが必要です。治療可能なものには、慢性硬膜下血腫、脳腫瘍、正常圧水頭症など手術をすることで改善するもの、甲状腺のホルモン不足やビタミンB_1やB_{12}の欠乏による内科的なものが含まれます。

老年期の認知症は原因により、「図2」に示した通り、アルツハイマー病、

［図2］老年期の三大認知症（アルツハイマー病研究会作成）

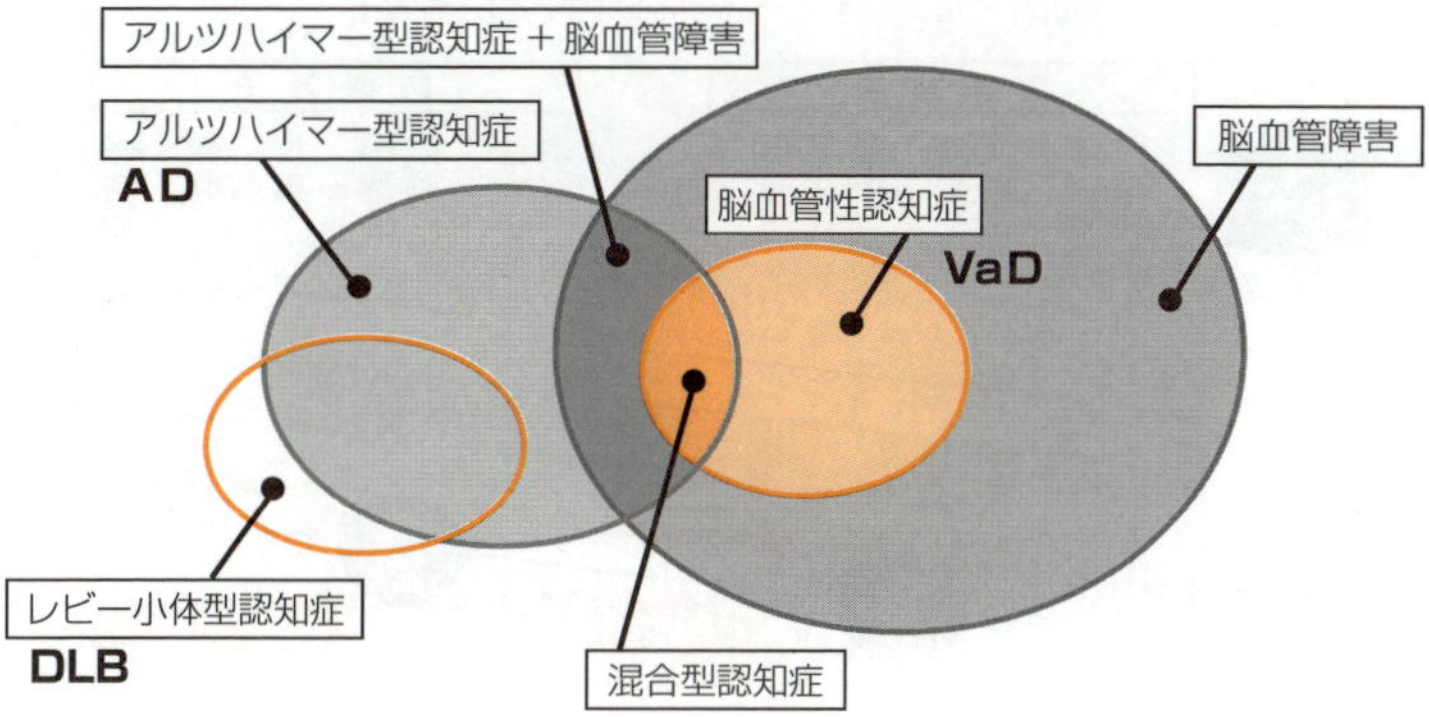

脳血管性認知症、レビー小体型認知症の3つに分かれます。約半分がアルツハイマー型認知症、次いで25％程度が脳血管性認知症、15％程度がレビー小体型認知症と考えられます。

それぞれオーバーラップがありますが、これらは根本的な治療が困難な認知症です。

脳血管性認知症の予防

病気を発症してからでは治療が困難なので、予防が大切です。脳卒中が原因となるので、なんといっても脳梗塞の予防に尽きます。脳梗塞になったことがない人の一次予防、脳梗塞になったことのある人の二次予防（再発予防）が重要です。

高血圧、糖尿病、高脂血症、心房細動、肥満、喫煙、過度の飲酒などが脳梗塞の危険因子です。まず、これらの治療や生活習慣の改善が必要です。日本脳卒中協会が脳卒中予防10か条を作っていますので、参考にしてください。

脳卒中予防10か条（日本脳卒中協会）

①手始めに　高血圧から　治しましょう
②糖尿病　放っておいたら　悔い残る
③不整脈　見つかり次第　すぐ受診
④予防には　タバコを止める　意志を持て

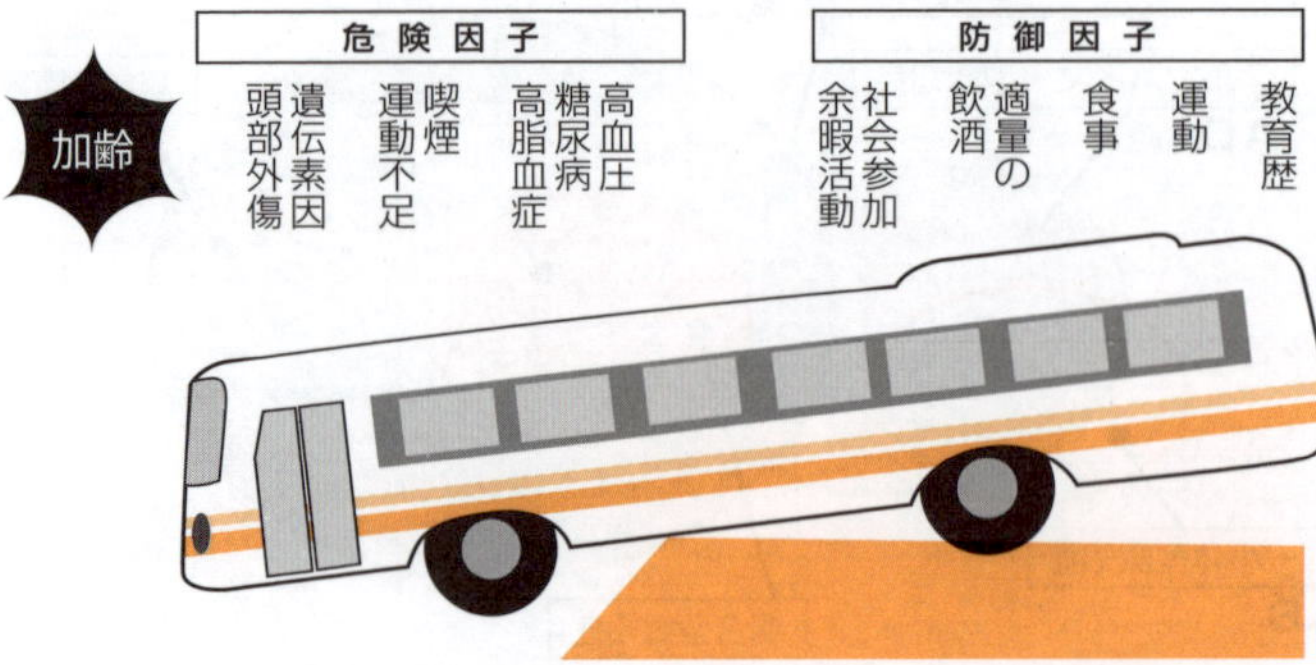

[図3]アルツハイマー病の危険因子と防御因子

⑤アルコール　控えめは薬　過ぎれば毒
⑥高すぎる　コレステロールも　見逃すな
⑦お食事の　塩分・脂肪　控えめに
⑧体力に　合った運動　続けよう
⑨万病の　引き金になる　太りすぎ
⑩脳卒中　起きたらすぐに　病院へ

アルツハイマー病の予防

「図3」はアルツハイマー病の危険因子と防御因子を示したものです。

加齢は克服できない最大の危険因子であり、遺伝的素因（アルツハイマー病になりやすい）も努力で克服できるものではありませんが、一部の遺伝性のアルツハイマー病を除けば、血管性危険因子や生活関連因子が発病に大きくかかわってきます。

したがって、危険因子を減らし、防御因子を増やして、発病を遅らせることで、アルツハイマー病にならずに天寿を全うすることも可能になります。

まず、血管性危険因子です。中年期の高血圧、糖尿病、高コレステロール血症があるとアルツハイマー病になる確率が2倍ぐらい高くなりますので、きちんと治療しておくことが必要です。

生活習慣では、血管性危険因子でもある喫煙で確率が2倍ぐらい高くなるので禁煙が必要です。運動不足も2倍ぐらい確率が高くなるので、ウオーキング、ジョギング、サイクリング、ダンス、水泳などの有酸素運動をするのが良いでしょう。

適量の飲酒は、まったく飲まない人や飲み過ぎの人に比べて危険性が半分ぐらいになります。適量は、日本人では日本酒1合、ビール1本、ワインボトル3分の1程度でしょう。

食事では、野菜や果物がアルツハイマー病を予防することが認められています。ビタミンC、ビタミンEは重要な抗酸化物質で、体内で作られる毒性の高い活性酸素の害を減らします。

しかし、あくまでも食物として摂らないと効果はなく、サプリメントは無効とされています。自分の口でしっかり噛《か》んで食べることが大事です。

また、魚、特に青魚に予防効果が認められており、逆に脂が乗った肉は危険因子になります。スーパーの特売の１００円のサバ缶でもＯＫですから、積極的に魚を食べるようにしましょう。

認知症予防財団が作成した認知症予防の10か条がありますが、脳卒中予防10か条とよく似た内容です。生活習慣病の予防や治療が重要であることがよく分かります。

認知症予防の10か条（認知症予防財団）

①塩分と動物性脂肪を控えたバランスのよい食事を
②適度に運動を行い、足腰を丈夫に

③深酒とタバコはやめて規則正しい生活を
④生活習慣病（高血圧、肥満など）の予防・早期発見・治療を
⑤転倒に気をつけよう　頭の打撲は認知症招く
⑥興味と好奇心をもつように
⑦考えをまとめて表現する習慣を
⑧こまやかな気配りをしたよい付き合いを
⑨いつも若々しくおしゃれ心を忘れずに
⑩くよくよしないで明るい気分で生活を

最後に

アルツハイマー病の症状が出る10年以上前から、脳の中では少しずつアルツハイマー病の変化が起こってきていると考えられます。その変化を少しでも遅らせるために、中年期の高血圧、糖尿病、高コレステロール血症のコントロールと、生活習慣や食生活の改善が重要です。これらは脳卒中の予防、ひいては脳血管性認知症の予防にもつながります。

残念ながら認知症を発症してしまった場合には、早めに医療機関を受診し原因の検査を行い、なるべく認知症が進行しないようにすることが必要です。

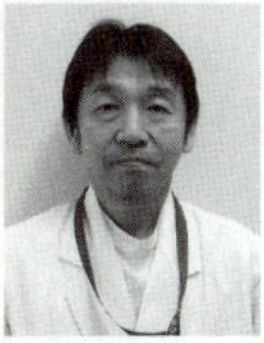

精神神経科
主任部長
高畑紳一《こうはたしんいち》

知っておきたい “不眠とうつ” のお話

不眠と生活習慣

精神科というと、偏見があったり、敷居が高いと感じたりして、あまり近づきたくないところではないでしょうか？　今は、そういう風潮はかなり軽減されてきたと思います。

でも、総合病院の精神科の外来って、たいてい隅の方にあるんですよね。今回は、比較的みなさんになじみのある不眠とうつの話をします。

睡眠の仕組みを考えてみましょう。人が眠くなるのは、起きている間に睡眠物質が脳に蓄積するからだといわれています。睡眠物質が脳にたまると眠気が生じ、脳の活動が低下します。睡眠をとることにより、睡眠物質が解消されます。睡眠不足になると、睡眠物質が残り、眠気が残ってしまうのです。

一日のリズムを作るホルモン、メラトニンも睡眠物質です。このホルモンが頭の中で作用して、昼夜のリズムを作ります。年をとると、このホルモンの働きが弱くなります。

不眠症の人は大変多く、国民の10～20％に及びます。不眠にもいろいろ症状があります。

床について1時間以上経《た》っても寝付けない「入眠障害」、途中で目が覚めて1時間以上寝付けない「中途覚醒」、3時や4時といった明け方前に目が覚めてもう眠れない「早朝覚醒」、そして睡眠はとれているが、熟睡感のない「熟眠障害」。ときにこれらの症状がいくつか組み合わさったりします（図1）。

不眠症になると、睡眠物質が解消しないために日中の活動に支障が出てき

[図1]不眠症の種類

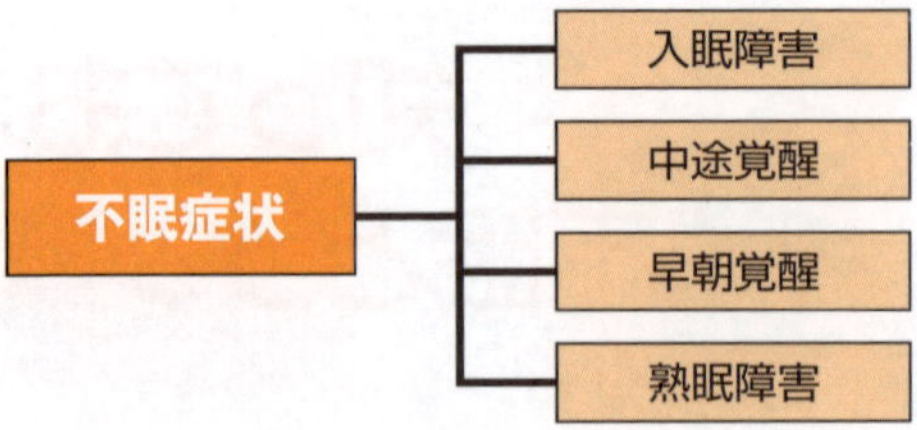

ます。不眠の原因を見つけ、生活習慣を改善する必要があります。

寝る場所の環境（音、光、温度など）を改善する、寝る場所を寝ること以外に使わない、不規則な生活を避け一定の時間に眠る、午前中に太陽の光を浴び夕方に軽い運動をする、アルコール・ニコチン・カフェインを避ける、などです。アルコールは眠りを浅くして、睡眠時間を短くするので睡眠にはよくありません。

夜中に目が覚めて朝まで眠れないと言うお年寄りに話を聞くと、午後6時ぐらいから床に入っています。それでは、朝まで眠れないのは当然です。床に就く時間を遅くしてもらわないといけません。

病気と不眠

不眠に体の病気がかかわることがあります。

まず、睡眠時無呼吸症候群。これは気道（口から肺まで空気が通る道のこと）が肥満などの原因で狭くなって、寝ているときに気道が塞《ふさ》がり、呼吸ができなくなる病気です。呼吸が止まると目が覚めることを何度も繰り返すため、深い眠りができず、日中の眠気につながります。

居眠りによって事故が起こることもあり、日本でも新幹線の居眠り運転で知られるようになった病気です。この病気は本人以外のまわりの家族の気づきが必要です。

睡眠導入剤を飲むと、気道をより閉塞するために悪化してしまいます。この病気の治療は呼吸を改善することで、呼吸器内科や耳鼻咽喉科に相談してください。

もう一つは、レストレスレッグ症候群です。むずむず足症候群ともいいます。寝ようとして、横になっていると足がむずむずして、じっとしていられなくなります。このために寝付かない、あるいは寝てもすぐに目が覚めるようになってしまいます。

頭の中のドーパミンという物質が関与しており、この病気に対する治療薬もあります。また、鉄欠乏性貧血があるとなりやすく、女性は気をつける必要があります。

さまざまな原因を探って、改善しても、不眠がよくならない場合は、睡眠導入剤を使用します。漫然とは使わず、必要時だけ使用するようにしましょう。連続して使用した場合は、急にやめると不眠に戻る可能性があるので、量を減らしたり、薬を飲まない日を作ったりして、少しずつやめていきましょう。

睡眠導入剤が効いている間は記憶の回路が働きにくくなります。そのため、睡眠導入剤を飲んで寝付くまでの間、何をしていたか覚えていないことがあります。睡眠導入剤を飲んだ後は、床に就いて静かにしておきましょう。

最近の睡眠導入剤は副作用が少ないものになっています。メラトニンの働きを助ける作用のものもあります。不眠や薬で困っている方は相談してください。

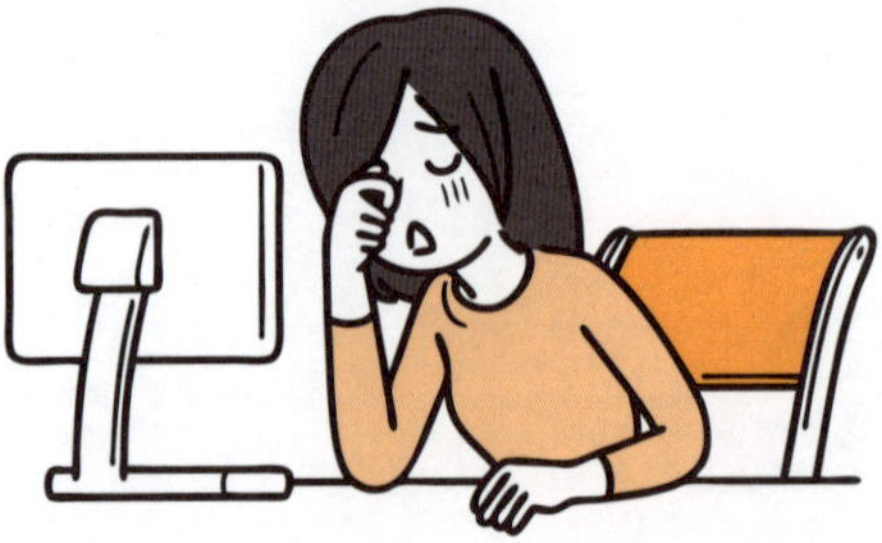

うつとは？

現在、うつ病の人は５００万〜６００万人いるといわれています。また、１９９８年から２０１１年まで、国内の自殺者は3万人を超えました。自殺にはうつの増加も影響がありますが、うつはあまり治療されていません。

現在、抗うつ薬を処方されている人は60万人ぐらいといわれています。うつの人の10分の１しか治療を受けていません。背景には、うつに対する知識不足もあると思います。

自分がうつかどうか分からないのに、受診することはできません。うつの人の半数以上は、症状が出て1年以上経過してから、精神科を受診しています。実はうつ病は、分かりにくい病気です。ここでは、一時的に落ち込んで自然に治るうつではなく、治療が必要なうつを説明します。

うつはどんな症状なのでしょうか？　抑うつ気分というのがピンときませんね。気分が沈む、くよくよする、悲しい気持ちになるという症状ですが、はじめのころは気づいていません。

分かりやすいのは、興味・関心の減退、喪失です。何をしても楽しくない、笑えない、テレビを見たくない、新聞も読まない、遊びに行かない、などです。これは具体的なので、気づきやすいと思います。

必ずみられる体の症状は、不眠と体のだるさです。うつに特徴的なのは、中途覚醒と早朝覚醒です。寝付いても夜中に目が覚める、目が覚めると昼間にあったことなどをくよくよ考えてなかなか寝付けない、明け方前に目が覚めてから眠れずに布団の中で悩んでいる、などです。

体のだるさも特徴です。背中に石を載せているようだと表現されるような、ひどいだるさです。

このため、どこか体が悪いのではないかと考えて、病院に行きますが、検査を受けても、どこも悪くありません。ほかに原因がなく、不眠と体のだるさが1か月以上続く人はうつを疑ってみてください。そのほかの体の症状に、食欲の減退があります。さほど食べていないのに食べたいものがなくなる、おいしいと思わずに仕方なく食べている、という状態。

このような症状があり、興味・関心の減退の症状があれば、うつの可能性は高くなります。早めに、かかりつけの先生に相談しましょう。

このほか、意欲がなくなり、物事がやりにくくなります。怠け者ではありません。やらないといけないと思うのですが、頭がいうことをきかないのです。気持ちが焦って、イライラします。横になっていても、気持ちは楽にならず、休めません。こんな人に「頑張れよ」とか「気分転換でもしたら」などと言ってはいけません。

思考力、集中力が落ちるので、お年寄りですと、頭がボケたと誤解してしまいます。そして、自分を責める気持ちになります。周囲に迷惑をかけている、こんな自分では役に立たない、などと考えます。会社に迷惑をかけるから辞めてしまおうと考えますが、病気のせいですから、思いとどまってほしいものです。

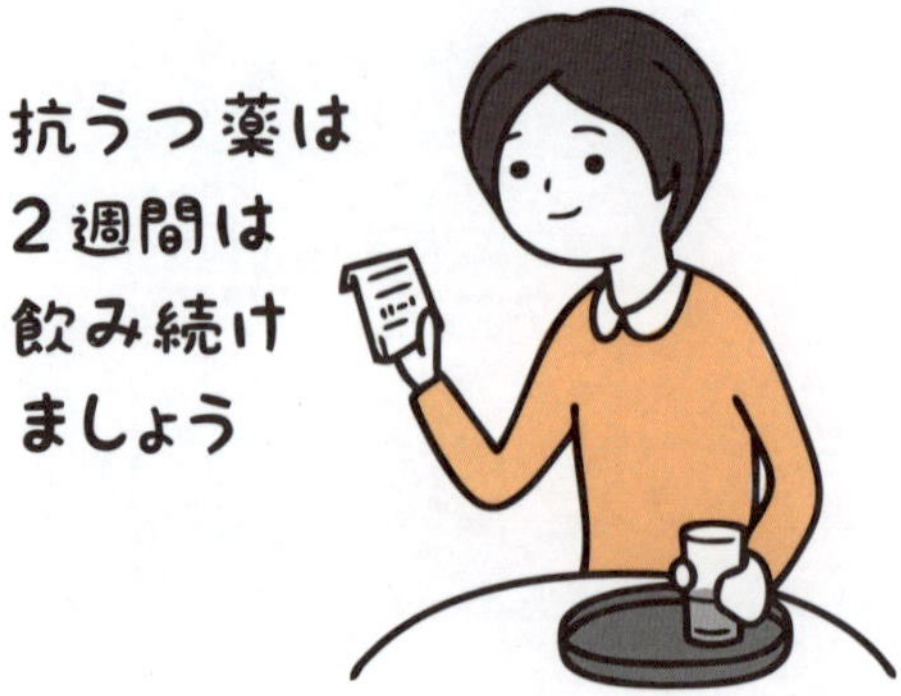

最も困る症状が、希死念慮と自殺企図です。すぐに死にたくなる訳ではありません。しんどいので、消えたら楽になるとか、みんなに迷惑をかけるので、自分がいなくなった方がよいと考え始めます。それが進むと、死んだ方がましだ、死んでしまおうという結論になってしまいます。

そうなる前に、死にたいほどしんどいことを話せる場所＝治療が必要になります。死にたい気持ちになるのは、それほど、しんどいということです。自殺にはエネルギーが必要なので、うつが悪くなる途中や、良くなり始めたときなどの中途半端な時期が危険です。

うつを治すには

うつの治療には、うつが病気であるという、正しい認識を持つことが必要です。気の病、心の風邪ではなく、うつは脳の病気ですから、治療が必要です。本人だけでなく、家族にも理解してもらう必要があります。そうでないと無用な励ましや、無理に気分転換をさせようとします。

うつのためには仕事を軽減する、休む、家事から離れる、実家に帰る、入院する、などが必要になります。

薬物療法も重要です。抗うつ薬、睡眠導入剤、精神安定剤を用います。睡眠導入剤、精神安定剤は即効性がありますが、抗うつ薬は効果が出るまでに時間がかかります。じわじわ効いてくると思ってください。1日、2日飲んだだけでは分かりません。2週間は続けましょう。副作用など心配な点は遠慮せずに、医師や薬剤師に尋ねてください。

そうして治療を続けていくと、少しずつ楽になってきます。不安やイライラがとれてきます。不眠や食欲低下も改善します。急に元気になるわけではありません。階段を上るように、薄皮をはぐように、徐々に良くなります。

気持ちが楽になると、興味・関心が出てきます。テレビが見られる、本が読める、笑うようになる、などです。そして、外に出たりして、少し気分転換ができるようになります。

そうなると、何かやってみようかな、という意欲が出てきます。こういう感じで良くなります。少し良くなったからといっても薬はやめずに、治療を続けましょう。

ちょっと話がそれますが、〝新型うつ病〟という言葉がはやりました。あれはマスメディアが作った言葉で、うつ病ではありません。休みに旅行に行ったり、趣味が楽しめたりするようなうつ病はありません。誤解のないようにお願いします。

うつ病以外でもうつの症状は起こります。そのような場合は治療が異なります。年齢が若い（30代以下）、過去に躁《そう》状態の時期があった、家族に精神疾患がある、幻覚や妄想がある、明らかにうつになる原因がある、という場合には、専門家に相談してください。

ここまで、お付き合いいただき、ありがとうございます。少しでもみなさんの参考になれば幸いです。

第4章

救急・小児疾患のお話

救命救急の最前線

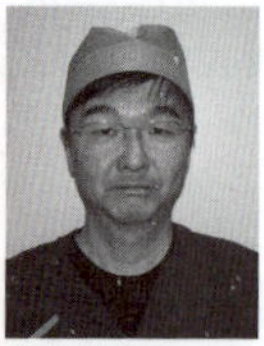

救命救急センター長
救急科主任部長
山《やま》野《の》上《うえ》敬《たか》夫《お》

救急医療とは

読者のみなさんの救急医のイメージは、どんなものでしょうか？ それが現実といかにかけ離れているか……というお話は面白いと思います。でも今回はその話はやめて、救急疾患の始まりの部分を振り返ってみたいと思います。

あなたや家族が急に病気になってしまった場面、けがをしてしまった場面が始まりです。

救急医療と一口に言っても、頭のてっぺんから足の先まで、いろいろな病気やけががあります。臓器ごとに分類すると、この本の章ごとの病気やけがについて、それぞれ救急傷病があるわけです。ですから、救急の病気やけがに対応する救急医療は、病名や臓器で細切れにした専門分野とは異なり、間口の広い医療分野です。

そして、患者さんのけがの重さ（重症度）や、治療を急ぐ度合い（緊急度）を短時間に判断することが大切になります。一分一秒が命を左右する重大な病気やけがから、急ぐ必要のない軽症の病気やけがまでさまざまです。その中から重症で緊急の患者さんを見極め、迅速に治療を開始することはとても重要です。

ただ、ここで勘違いのないよう確認です。それは、命にかかわることだけが重要で、命が助かればほかのことは目をつぶっても良い、というわけではないことです。

目が不自由になったり、指が使えなくなったりしたときに、その患者さん

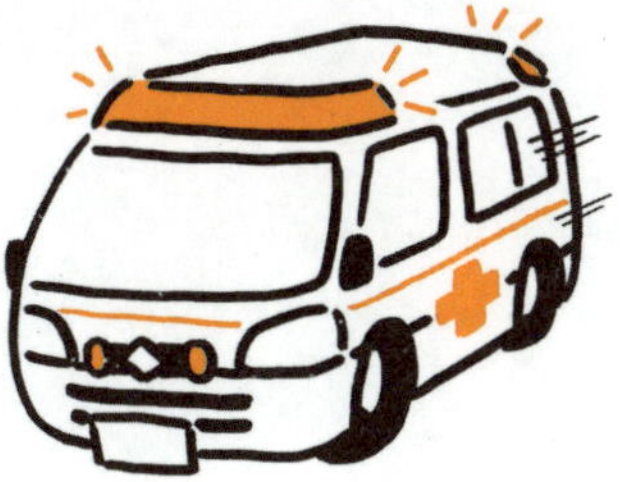

のその後の人生がいかなる状況になってしまうのかを想像するのは難しくありません。

「医療の分野の中で何が一番大切ですか？」という議論の答えは、「すべて大切」です。そのことを十分に確認したうえで、あえて本稿では命に直結する救命救急を取り上げてみます。

救急車を呼ぶこと

救急車を呼んだことがありますか？　経験のある人は、そのときの様子を思い出してみましょう。経験のない人は、どんなときに人は救急車を呼ぶのか、想像してみましょう。「大変だ！」と思うから救急車を呼ぶわけです。みなさんが「救急車を呼ばないと大変だ！」と思うことが、救急車を呼ぶ基準になります。

大騒ぎしたけれど結果的には軽症だったという場合があります。冷汗が笑い話に変わって良かったじゃないですか。逆に、胸がしめつけられて苦しいのに救急車を呼ぶことを遠慮し、タクシーの中で心臓が止まってしまった患者さんもいます。これは避けたい出来事です。

結果は後から分かること。大変な瞬間には、まだ分からないのです。「大変だ！」と思ったら救急車を呼びましょう。広島県内では1年間に約10万件の救急出動があります。１日あたり約３００回の「大変なこと」が起こっている計算になります。

徐々に進行し、医師や病院を選ぶ時間が与えられる病気もあります。貯金を使い果たしても東京の有名病院でがんの手術を受けるとか。家・土地を投げうってでも海外で臓器移植手術を受けるという選択肢もありえます。

一方、一分一秒を争うときは違います。「大変だ！」と思ったときの選択肢はただ一つ、119番に電話することです。

救急車には誰が乗っている？

みなさんがかけた119番の電話は、消防局の通信指令室と呼ばれる部屋にかかり、通報の内容に応じて救急車出動の指示が出ます。さて、救急車には誰が乗っているのでしょうか？　答えは「救急救命士」です。

医師や看護師が国家試験に合格して、医師免許や看護師免許をもらうのと同じように、救急救命士国家試験に合格した人だけが、厚生労働大臣から国家資格としての救急救命士免許をもらい、救急現場のプロフェッショナルとして仕事を始めます。

今では救急救命士が乗っていない救急車は少なくなり、ほとんどの救急車に救急救命士が乗っています。2人乗っている場合も多く、ときには3人全員が救急救命士なんて日もあります。

そうなんです。実は救急車の中には3人の職員が乗っています。たった3人と言ってよいかもしれません。特に走行中は1人が運転しますから、残りは2人だけの活動です。

通報の内容から重篤な状態であることが疑われたときに、消防車を同時に出動させる場合があります。消防隊員の力も借りて現場活動をします。ただ、救急隊員は原則３人であり、特に医学的なトレーニングを受けた救急救命士は、そのうちの１人であることが多いのです。みなさんの命が、この救急救命士の肩にかかっています。

救急救命士制度の歴史

今から22年前の１９９１年、いわゆる救急救命士法と呼ばれる法律が作られ、わが国でも救急現場で医学的な評価と判断をするプロフェッショナルの育成が始まりました。米国のパラメディックと呼ばれる職種をお手本にしました。

救急隊員として一定の経験を積んだ人たちが、医学的知識と技術を主とする約８００時間のトレーニングを受け、さらに国家試験に合格すると救急救命士として国から認定されます。救急現場および病院まで走る救急車内で患者さんを観察し、医学的に評価し、必要な処置を施すのが仕事です。

例えば、呼吸も心臓も止まった心肺停止状態の患者さんに対しては、点滴で強心剤を投与し、気管挿管などにより呼吸するための空気の通り道を確保する処置をします。もちろん胸骨圧迫式心マッサージや、ＡＥＤを用いた電気ショックはお手のものです。

救急救命士の活躍により、病院の外で心肺停止状態に陥ってしまった患者

[写真1]事故現場における消防と医療の連携

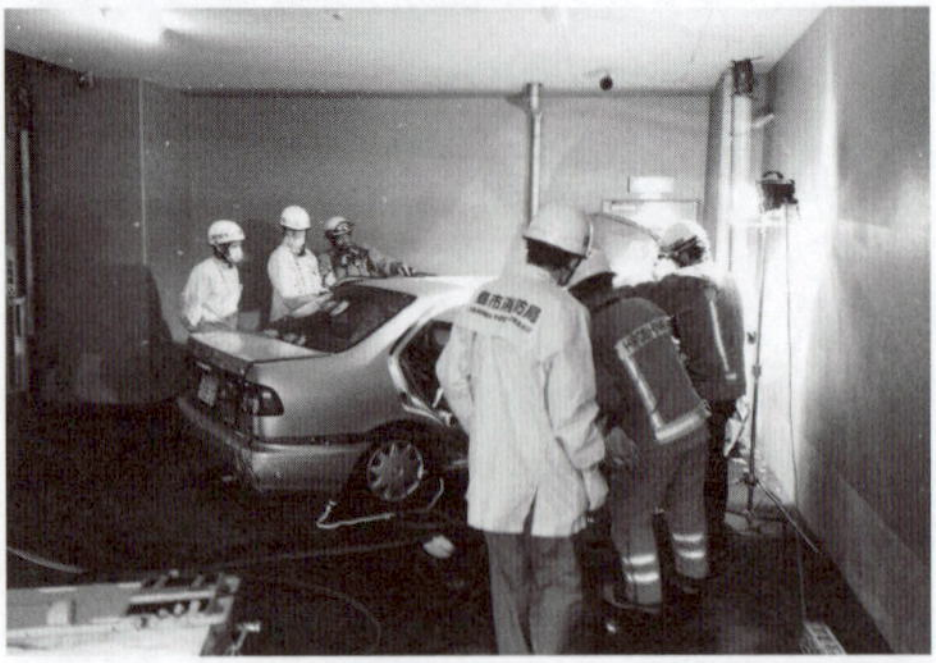

さんの治療成績は、ずいぶん向上してきました。

救急救命士が活躍するのは、心肺停止状態のときだけではありません。交通事故の現場に出動した場合は、患者さんのけがの重さ（重症度）や、治療を急ぐ度合い（緊急度）を判断します。

その判断のために必要な観察すべき項目や聴取すべき情報を把握し、必要な処置を迅速にするために、日常からトレーニングを繰り返しています。

これまで救急救命士が点滴をとるのは心肺停止状態の患者さんに限られていました。近々法律が変えられ、心肺停止状態に陥る前の段階で救急救命士が点滴をとれるようになります。

また血糖値が異常に低くなる低血糖発作と呼ばれる状態が疑われた場合、血糖値を救急救命士が測定し、点滴をとってブドウ糖液の静脈注射を行うようになります。

救急救命士と医師の共同作業

プレホスピタル・ケアという言葉があり、日本語では病院前救護と翻訳されています。病院に着くまでの患者さんの評価や処置のことを言います。

救急隊員が特に何も見ず何もせず、ただ病院まで患者さんを運んでいた23年前まで、わが国にはプレホスピタル・ケアがありませんでした。今は救急救命士が救急現場のプロフェッショナルとして、プレホスピタル・ケアを受け持っています。

[写真2]ドクターヘリ出動先における、消防と医療の連携

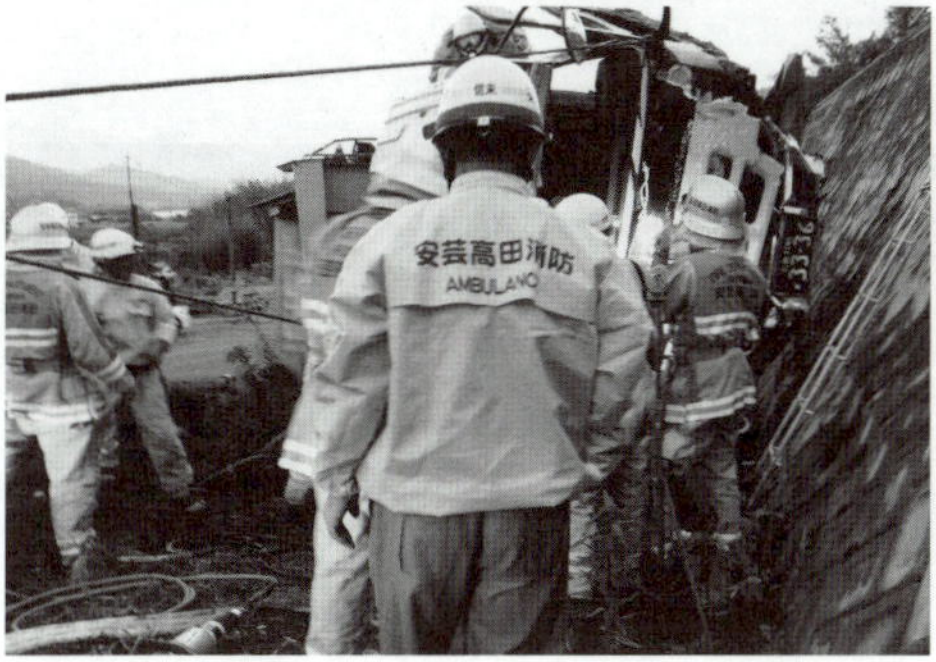

医師と看護師が救急現場に出動し、プレホスピタル・ケアの輪に合流することがあります。「写真1」は駐車場で乗用車が暴走し、壊れた車の中に運転手が挟まれて動けなくなった事故現場です。救助に時間がかかりました。このままでは病院へ運ぶのが遅れ、治療を始めるのが遅くなり、手遅れになってしまうかもしれません。

こんなとき、医師と看護師が救急現場に駆けつけると、医学的な診察、携帯型超音波装置を用いた検査、点滴や気管挿管などの医学的処置をすることができます。医師・看護師のプレホスピタル・ケアへの合流によって、救命できる率が上がります。

救急現場では、消防職員と医師・看護師が力を合わせてチームプレーを行います。

ドクターヘリ

プレホスピタル・ケアに医師・看護師が合流することが、ときとして命を助ける役割を担うことをお話ししました。医師・看護師が現場へ向かうための乗り物はなんでも良く、救急車やドクターカーだけでなく、原付や徒歩の場合もあります。

そんななかでヘリコプターは、より遠くまでより速く到着できる利点があります。ドクターヘリは消防の要請に応じて直ちに医師と看護師を乗せて飛び立って現場へ直行し、医療を開始できるメリットがあります。

［写真3］ある寒い冬の夜の情景

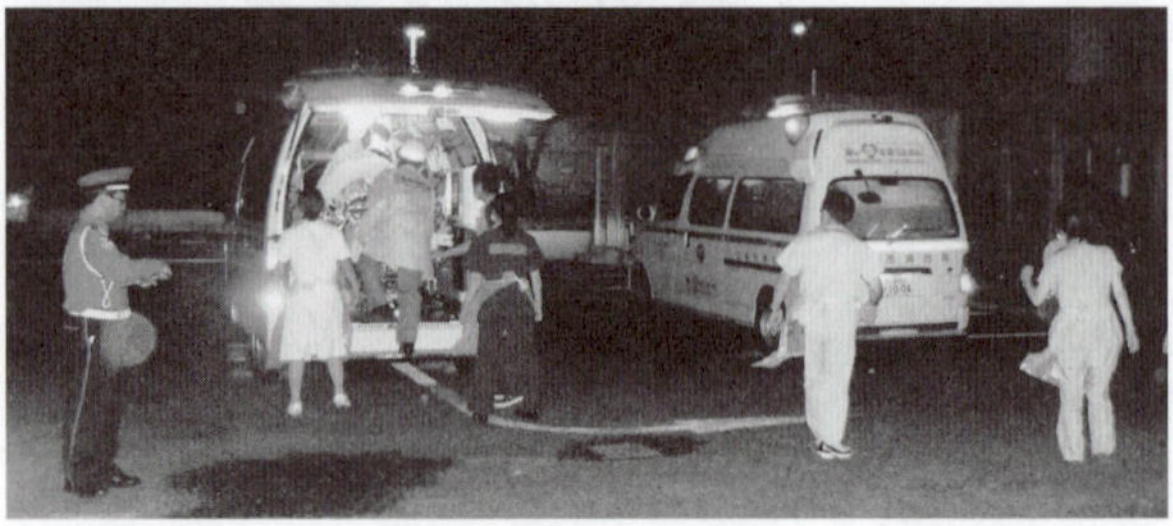

ドクターヘリは患者さんを遠くの病院へ運ぶのが目的ではなく、医師と看護師を現場に派遣し、1分でも早く患者さんのもとに駆けつけて医療を開始することが第一の目的です。

「写真2」は山間部で発生したトラックの事故にヘリコプターで出動し、救助中から医療に携わったときのものです。消防の救急隊や救助隊との共同作業が大切です。

病院に着いてから

文字通り救命救急最前線であるプレホスピタル・ケアを紹介しました。

患者さんが病院に着くと、こんどは病院スタッフによる救急医療が開始されます。医師、看護師はもちろんのこと、放射線技師、検査技師、臨床工学技士、薬剤師などのコメディカルと呼ばれるスタッフを含め、1人の重症患者さんの検査・治療に何十人もの職員が携わります。

病気やけがの種類によって異なりますが、医師だけでも外科、脳神経外科、麻酔科、放射線科、循環器内科など必要な分野の医師が協力して治療にあたります。ここでも救急医療は共同作業です。次に機会があれば、この部分を詳しくお話できればと思います。

「写真3」は、ある寒い冬の夜の県立広島病院救命救急センター前の情景です。心肺停止状態の患者さんと、重症広範囲熱傷の患者さんが同時に病院に着きました。救命救急センターは、今夜も眠りません。

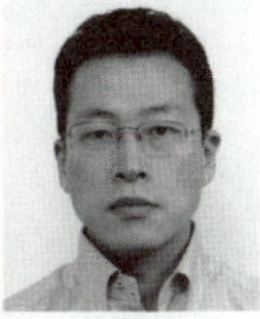

救急科部長
楠《くすのき》　真二《しんじ》

もし、大切な人が突然倒れたら、あなたは救うことができますか？

心肺蘇生とは

突然に心臓や呼吸が止まったり、それに近い状態になったりしたときに、胸骨《きょうこつ》圧迫（心臓マッサージ）や人工呼吸を行うことを「心肺蘇生」といいます。

難しくて覚えられない？

心肺蘇生の手順は、成人も小児も同じです。自分の家庭で誰かが倒れた場合を想定して、普段からイメージを描いておくと覚えやすいでしょう。

思い出せることだけでも

心肺蘇生では、手順や技術の正確さよりも，命を救うために「何か役立つこと」を迅速に始めることが大切です。もし、あなたの目の前で誰かが倒れたら、ためらわずに、覚えていることをわずかでも実施してください。たとえ手順をすべて忘れてしまったとしても、１１９番通報をすると電話を通して指導してくれますので大丈夫です。

倒れた人の反応を確認する

倒れている人を見つけたら、肩を軽くたたきながら大声で呼びかけます。まったく動かなかったり、引きつるような動き（けいれん）など異常な動きをしたりする場合には、呼吸や心臓が止まっている可能性があります。

まずは応援を呼びましょう

呼びかけに反応がない場合には、「誰か来てください！　人が倒れています！」などと大声を出して周囲の人に応援を要請します。

１１９番通報とＡＥＤの準備

そばに誰かいる場合には、その人に１１９番通報を依頼しましょう。また、近くにＡＥＤがあれば持ってきてもらうように頼みましょう。そばに誰もいない場合や、呼んでも誰も来てくれない場合には、あなた自身が１１９番通報をしなければなりません。１１９番通報すると、これから行うべきことを指導してくれますので、落ち着いて指示に従ってください。

呼吸をしているか、確認しましょう

１１９番通報をしたら、その人が呼吸をしているかどうかを確認します。このとき、胸と腹部が動いているかどうかを観察します。規則正しく動いていなければ、呼吸が止まっていると判断して、次のステップの胸骨圧迫（心臓マッサージ）に進みます。

いつもと違う変な呼吸をしていたら？

心臓が止まってしばらくの間は、「見たこともないような，ゆっくりとした，しゃくり上げるような途切れ途切れの呼吸」がみられることがあります。こ

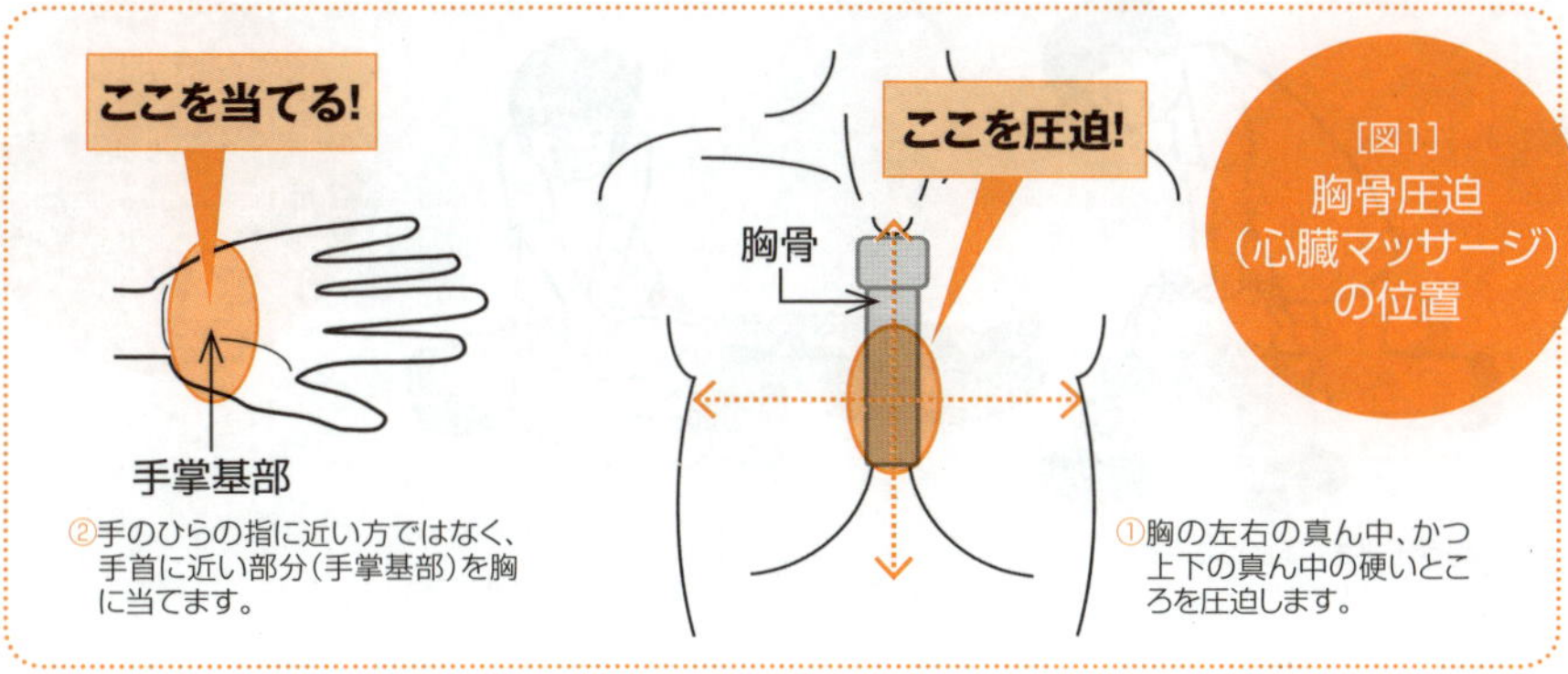

②手のひらの指に近い方ではなく、手首に近い部分（手掌基部）を胸に当てます。

［図1］
胸骨圧迫（心臓マッサージ）の位置

れは「死戦期呼吸」と呼ばれる動きで、正常な呼吸ではありません。このように普段とは違う異常な呼吸の場合にも心臓が止まっていると判断して胸骨圧迫を行います。

胸骨圧迫を始める

胸骨圧迫（心臓マッサージ）は、心肺蘇生の手順の中で最も重要なもののひとつです。呼吸をしていない場合や、ゆっくりとした、しゃくり上げるような途切れ途切れの呼吸（死戦期呼吸）の場合には、ただちに胸骨圧迫を始めます。人工呼吸に自信がない場合でも胸骨圧迫だけは実施してください。

その人を救えるかどうかは、あなたの胸骨圧迫にかかっているといっても過言ではありません。

圧迫する位置を確認します

左右の胸の真ん中で、みぞおちの上のあたりに「胸骨」と呼ばれる縦長の平らな骨があります。胸骨の下半分を圧迫するので「胸骨圧迫」といいます。圧迫する場所を探すには、胸の真ん中（左右の真ん中かつ上下の真ん中）の硬いところを目安にします（図1-①）。

強く！速く！絶え間なく！

胸の真ん中の硬いところに一方の手のひらの手首に近い部分（手掌《しゅしょう》基部）

[図2]
胸骨圧迫
（心臓マッサージ）
の方法

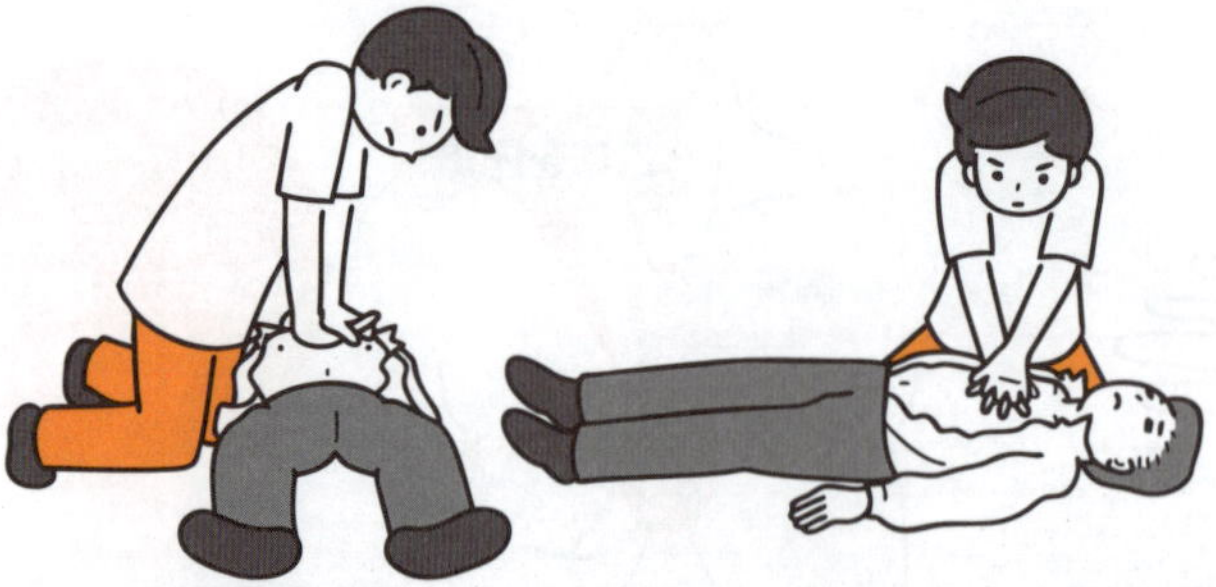

①胸骨圧迫をするときの姿勢
圧迫のテンポは1分間に少なくとも100回です。胸骨圧迫は可能な限り中断せずに、絶え間なく行うことが重要です。

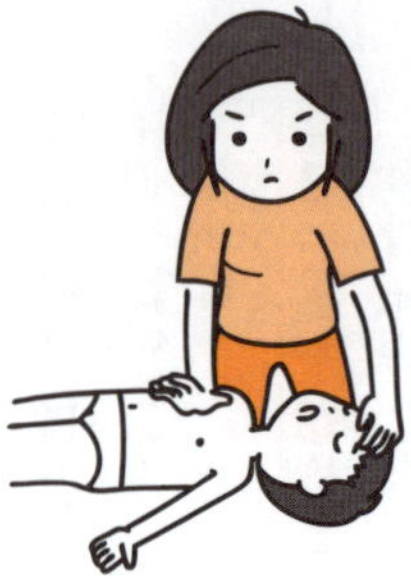

③小さな子どもの胸骨圧迫

②圧迫と解除
圧迫は手のひら全体で行うのではなく、手掌基部だけに力が加わるようにします。圧迫を緩めているときは、胸が元の高さまで戻るように十分に圧迫を解除するようにします。
ただし、圧迫を解除したときも手の位置がずれないように、胸から手が離れないように注意しましょう。

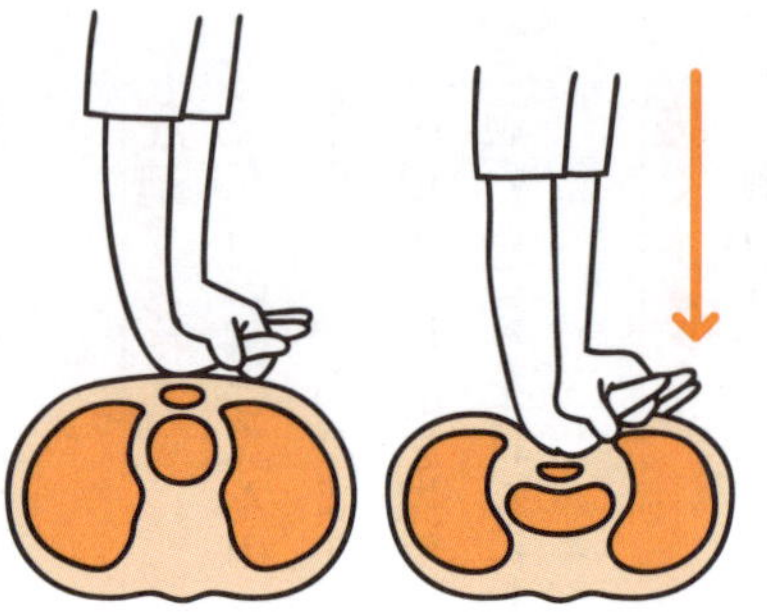

を当てます（図１‐②）。その手の上にもう一方の手を重ねて置き、指を組みます。体重が垂直に加わるように両肘を伸ばし、自分の肩が圧迫する両手の上に来るようにします（図２‐①）。

胸が少なくとも５cmは沈むようにできるだけ強く、速く（少なくとも1分間に１００回のテンポ）、絶え間なく圧迫します。一回一回の圧迫の間は、胸が元の位置に戻るよう力を抜くようにします（図２‐②）。

積極的に交代しましょう

胸骨圧迫は大変な体力を消費しますので、ほかに手伝ってくれる人がいる場合には1～2分ごとに交代するようにしましょう。交代する際、胸骨圧迫の中断ができるだけ短くなるようにすることが大切です。

体に害はないですか？

胸骨圧迫によって、ときに肋骨や胸骨に骨折を起こすことがあります。しかし、心肺蘇生を行わ

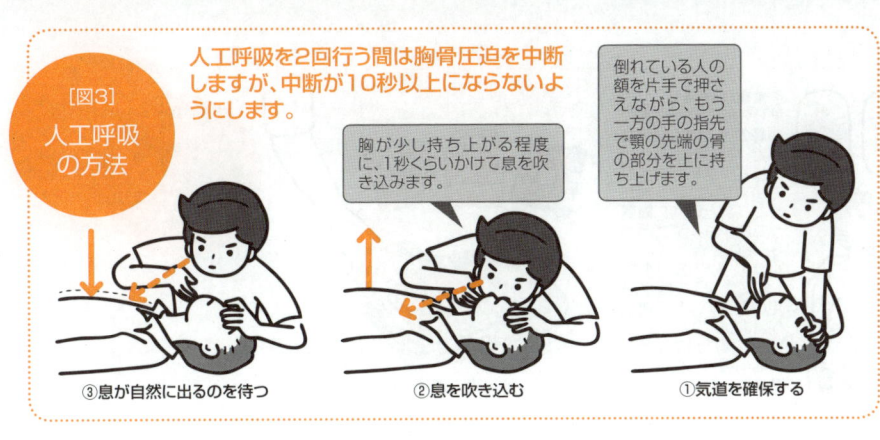

倒れている人の額を片手で押さえながら、もう一方の手の指先で顎の先端の骨の部分を上に持ち上げます。

[図3]
人工呼吸の方法

なければ命を救うことはできません。害を恐れることなく積極的に心肺蘇生を行ってください。

子どもの胸骨圧迫は？

子どもでも胸骨圧迫の方法は同じですが、小学生など体が小さい場合には、片手で胸骨圧迫をします（図2-③）。圧迫の深さは、子どもの胸の厚さの3分の1程度が沈み込むように、しっかりと力を加えます。

人工呼吸ができる人は？

講習などで人工呼吸の訓練を受けたことがある人は、胸骨圧迫を30回行った後に、気道を確保して人工呼吸を2回行います。人工呼吸を2回した後は胸骨圧迫に戻り、以降、胸骨圧迫30回と人工呼吸2回を救急車が到着するまで繰り返します。

気道確保とは？

気道確保とは、意識のない人や呼吸が止まってしまっている人の喉の奥を広げて、空気の通り道を確保する方法のことをいいます（図3-①）。

人工呼吸のやり方は？

気道確保を続けながら、倒れている人の口に自分の口を当て、胸が少し持ち

［図4］
AEDの使用方法

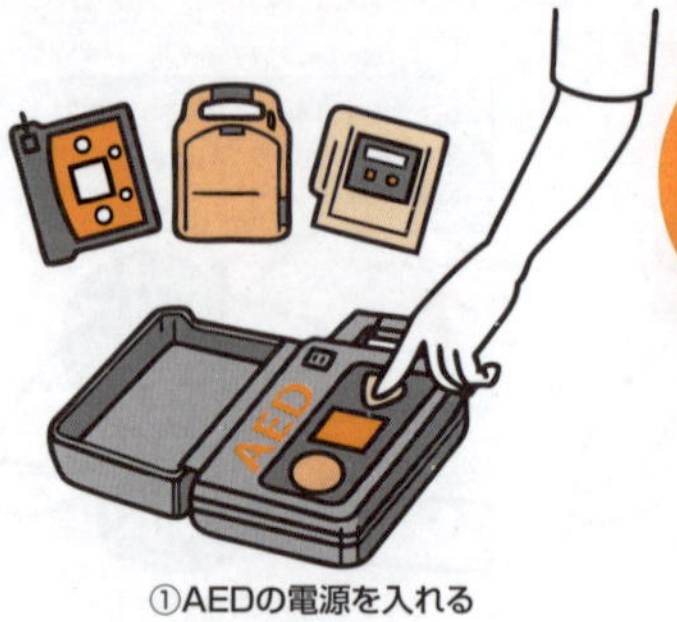

①AEDの電源を入れる

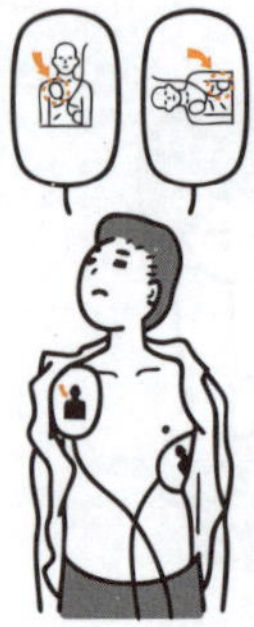

②電極パッドを貼る
貼り付ける場所は右の鎖骨の下と左乳頭の左下で、電極パッド自体や袋にイラストで描かれています。衣服を脱がせて皮膚との間に隙間ができないようにしっかりと貼ります。
小学校入学前の小児（未就学児）では小児用の電極パッドの使用が望ましいのですが、小児用電極パッドが入っていない場合には成人用を使用します。

上がる程度に、1秒くらいかけて息を吹き込みます。この際、吹き込んだ息が鼻から漏れ出さないように、額を押さえている方の手の親指と人差し指で鼻をつまみます。吹き込んだらいったん口をはなし、吹き込んだ息が自然に出るのを待ち、その後にもう一度口を当てて息を吹き込みます（図3-②③）。

人工呼吸をして病気が感染する可能性はないですか？

口対口の人工呼吸による感染の危険性は極めて低いとされています。ただし、手元に感染防護具がある場合には使用しましょう。感染防護具にはシートタイプのものとマスクタイプのものがあります。

人工呼吸をしたくないときは？　やったことがない人は？

見知らぬ人の口に直接口を付けるのは誰でも嫌なものです。また、人工呼吸をしようと思ってもやり方がよく分からない場合には、そこで手が止まってしまうことがあります。そんなときには、人工呼吸は省略して構いませんので、胸骨圧迫だけ続けてください。
ただし、子どもでは人工呼吸をした方が助かる可能性が高くなるので、子どもに接する機会が多い方は人工呼吸の訓練を受けておくことが望まれます。

AEDって何？

突然の心停止は、心臓がけいれんを起こしたように細かく震える「心室細動」

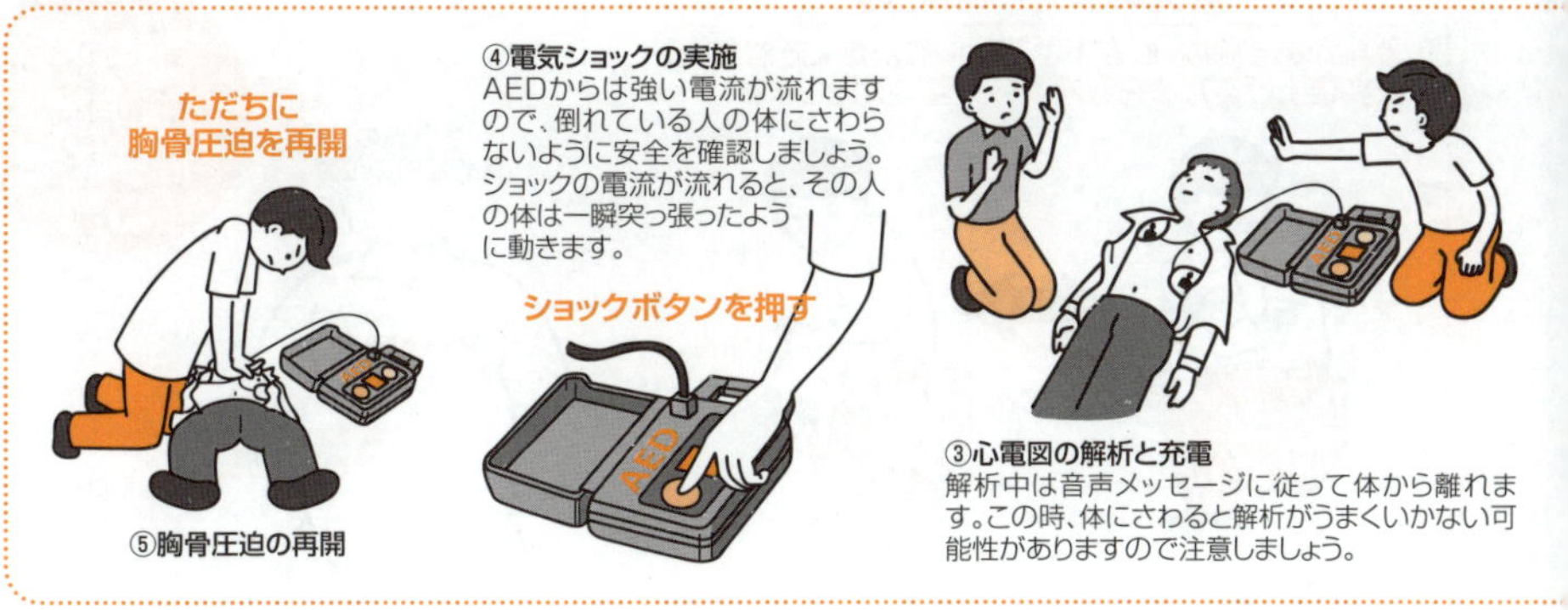
③心電図の解析と充電
解析中は音声メッセージに従って体から離れます。この時、体にさわると解析がうまくいかない可能性がありますので注意しましょう。
④電気ショックの実施
AEDからは強い電流が流れますので、倒れている人の体にさわらないように安全を確認しましょう。ショックの電流が流れると、その人の体は一瞬突っ張ったように動きます。
ショックボタンを押す
AED
ただちに
胸骨圧迫を再開
⑤胸骨圧迫の再開

によって生じることが多く、この場合は心臓のけいれんを止める電気ショックが必要になります。電気ショックが必要かどうかを自動的に解析し、ボタンを押すことで誰でも電気ショックを実施できる器具がＡＥＤです。

トレーニングなしで使えますか？

たとえＡＥＤのトレーニングを受けたことがなくても、ＡＥＤは音声メッセージやランプで指示をしてくれますので、落ち着いてそれに従って使用すれば大丈夫です（図４）。

①ＡＥＤが到着したらまず電源を入れます。最近ではふたを開けると自動的に電源が入る機種が多くなっています。電源が入ると音声メッセージが始まります。

②ケースに入っている２枚の電極パッドを、倒れている人の胸に貼り付けます。

③電極パッドを貼ると、「患者に触れないでください」「体から離れてください」などの音声メッセージとともに心電図の解析が始まります。電気ショックが必要な場合、「ショックが必要です」「充電しています」「患者から離れてください」などの音声メッセージとともにＡＥＤが充電を開始します。

④充電が完了すると、「ショックボタンを押してください」などの音声メッセージが流れますので、点灯しているショックボタンをしっかりと押しましょう。

乳児の窒息への対処

反応がある間は、頭を下げて背中をたたく方法と胸を突き上げる方法を数回ずつ交互に実施します。

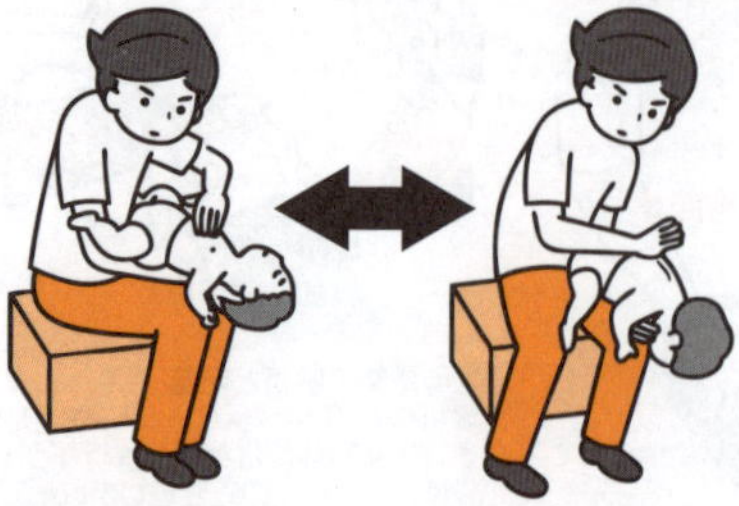

④胸を突き上げる方法
その次に、自分の腕の上で乳児を仰向けに戻し、乳児の後頭部をしっかり持って頭側が下がるようにし、もう一方の手の指2本で胸の真ん中を力強く数回連続圧迫します。自分の腕の上で胸骨圧迫を行う要領です。

③背中をたたく方法
背中をたたく場合は、乳児を自分の腕の上で頭側が下がるようにうつ伏せにして乳児のあごをしっかり持ち、もう一方の手のひらで乳児の背中を力強く連続して数回たたきます。

乳児の反応がなくなったら、床や畳の上などの硬いところに下して心肺蘇生の手順を開始します。

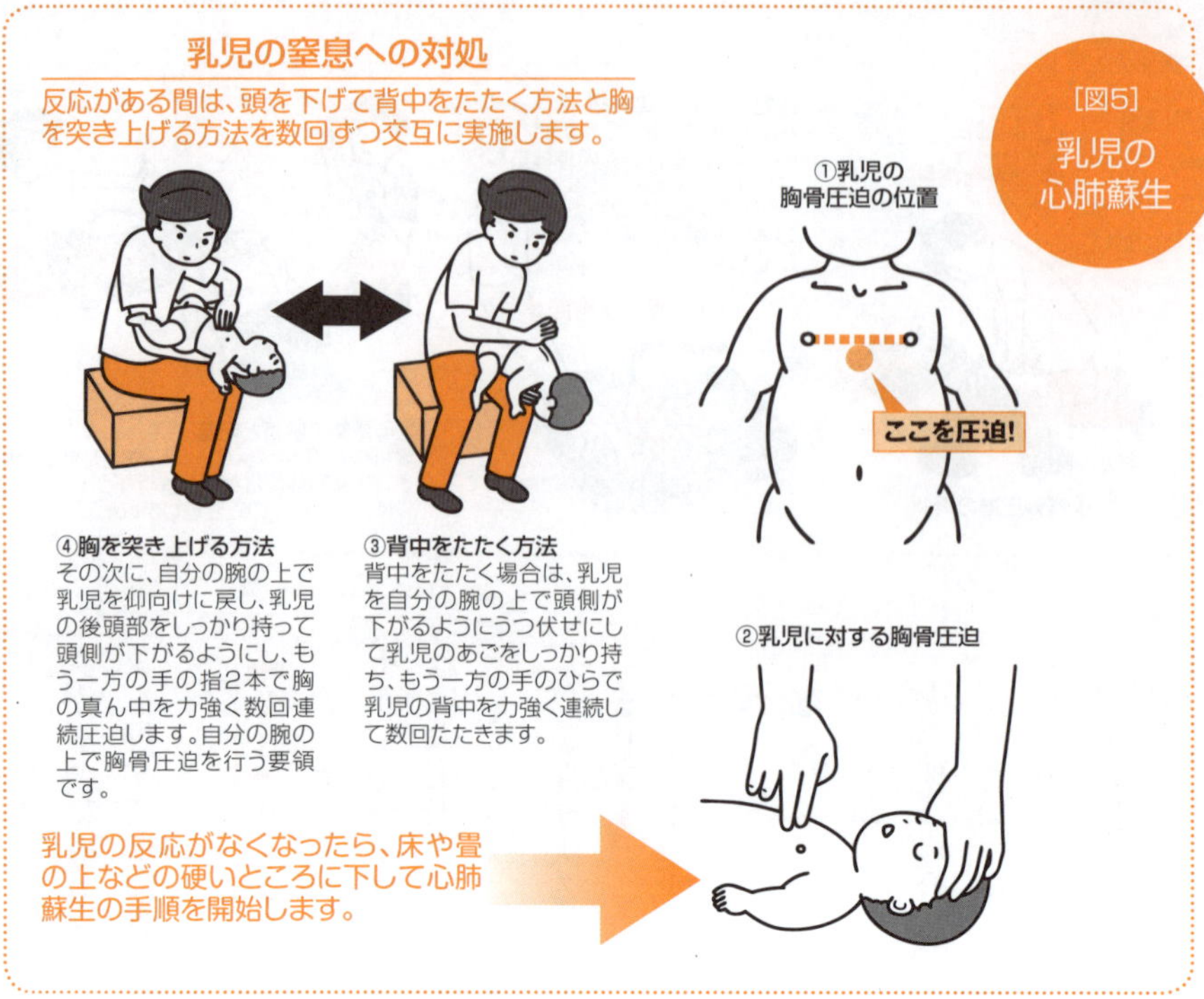

［図5］
乳児の心肺蘇生

①乳児の胸骨圧迫の位置

②乳児に対する胸骨圧迫

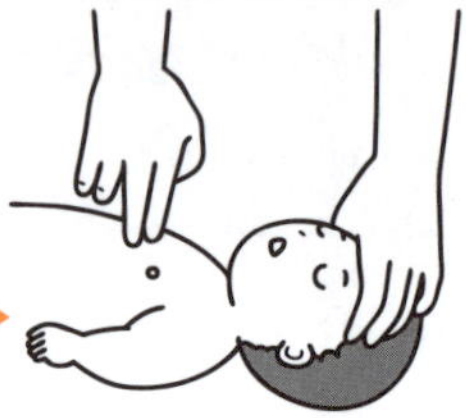

電気ショックの後は？

電気ショックを行うと「胸骨圧迫を開始してください」などの音声メッセージが流れますので、ただちに胸骨圧迫を再開しましょう（図4 - ⑤）。

ＡＥＤは2分おきに自動的に心電図の解析を始めます。そのたびに「患者に触れないでください」などの音声メッセージが流れますので、胸骨圧迫や人工呼吸を中断して体から離れましょう。

「ショックは不要」の音声メッセージが流れたら？

「ショックは不要です」は、心臓が動き始めたことを意味するものではありません。ただちに胸骨圧迫から心肺蘇生を再開しましょう。

いつまで心肺蘇生を続けたらいいの？

救急車が到着するまで、もしくは倒れた人が普段通りの呼吸を取り戻すまで、胸骨圧迫とＡＥＤの操作を繰り返します（できる人は人工呼吸も組み合わせて）。

[図6]
窒息への対応

反応（意識）がある場合には、交互に数回ずつ繰り返す

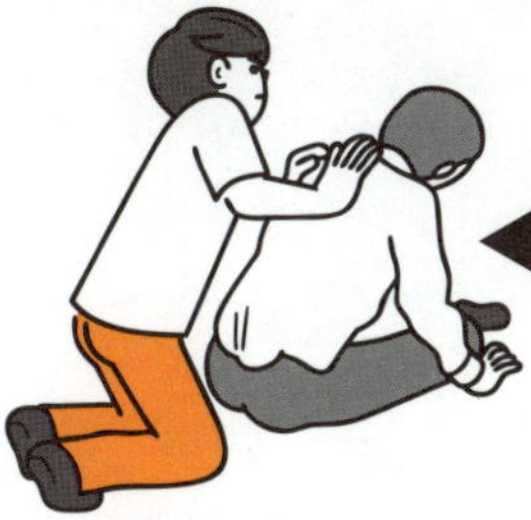

【背中をたたく方法】

左右の肩甲骨の中間あたりを手のひらで力強くたたく。妊婦や高度の肥満者には、腹部の突き上げは行わず、背中をたたく方法のみ行う。

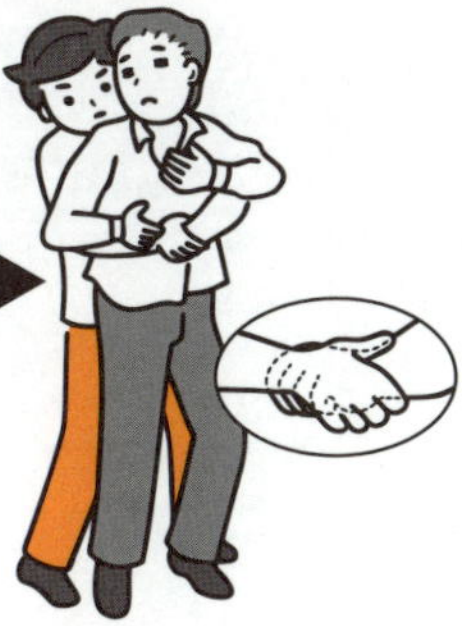

【腹部を突き上げる方法】

窒息している人の後ろにまわりこみ、おへその位置を手で確認。一方の手で握りこぶしを作り、その親指側をおへそとみぞおちの間に当て、その上からもう一方の手を当てがって、すばやく上方に向かって突き上げる。

窒息のサイン

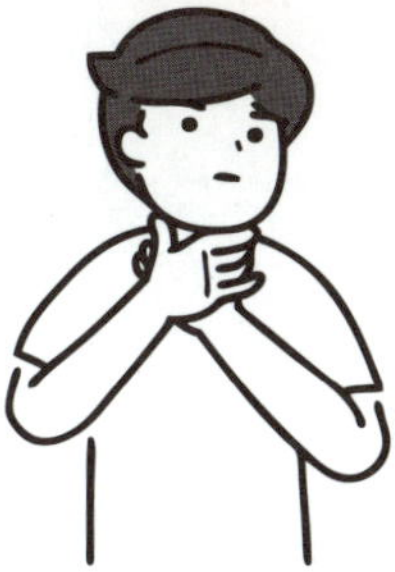

顔色が悪く苦しそうにしている、声を出せない、息ができないなどの症状があれば、異物による窒息を疑う。「喉が詰まったの？」と尋ねて、声を出せずうなずく素振りがあれば、窒息と判断してただちに左図のような処置を行う。

反応（意識）がなくなれば、心肺蘇生（胸骨圧迫）を開始する

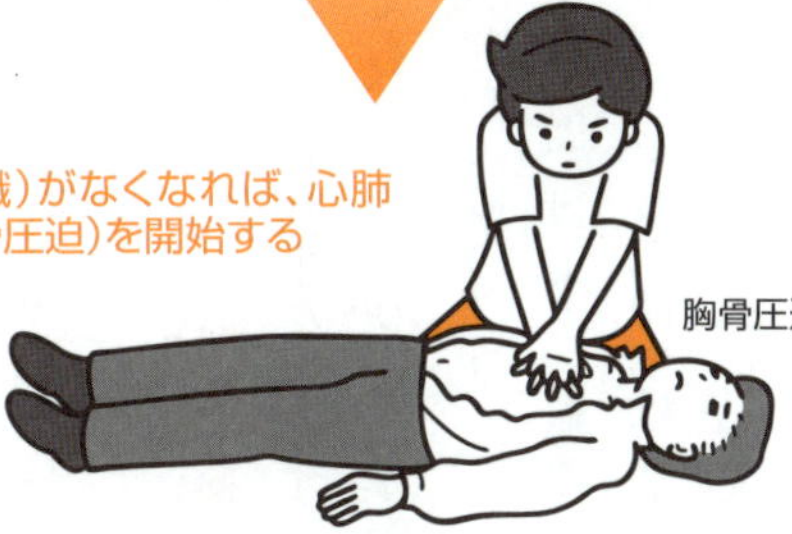

乳児の心肺蘇生は？

乳児（1歳未満の子ども）に対する胸骨圧迫は、両側の乳頭を結ぶ線の少し足側を目安として、2本指で圧迫します（図5-①②）。また、乳児では呼吸が悪くなって心臓が止まることが多いため、人工呼吸を組み合わせた方が助かる可能性が高くなります。喉にものを詰めて窒息状態になることも少なくありません。

乳児に接する機会の多い方は、ぜひ人工呼吸や窒息の対処法の訓練を受けてください（図5-③④）。

喉にものを詰めたら？

食べ物や何らかの異物が喉に詰まると、呼吸ができなくなり窒息してしまうことがあります。万一、窒息を起こしてしまった場合には迅速な対応が必要です（図6）。

心肺蘇生をうまくできずに訴えられることは？

心肺蘇生がうまくいかなかった場合でも、訴えられることはありません。民法上は悪意または重大な過失がない限り損害賠償責任を問われることはありませんし、刑法上も害が生じたとしても免責されます。

「すべて」でなくても、「何か」をするだけで助かる可能性が高くなります

正しい手順で心肺蘇生を実施するのが理想ですが、たとえ正しい手順が思い出せなくても、思い出せるわずかな処置を実施するだけでも、倒れた人が助かる可能性は高くなります。

胸骨圧迫をするだけでも、あるいは大声で助けを呼んだり、１１９番通報をしたりするだけでも救命率は向上します。一番良くないのは、「何もしない」ことです。もし、あなたの目の前で誰かが突然倒れたら、勇気を出して心肺蘇生を行ってください。

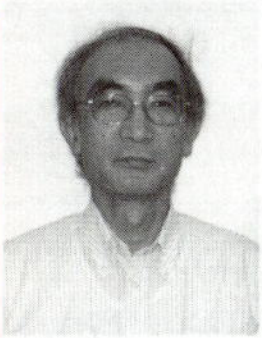
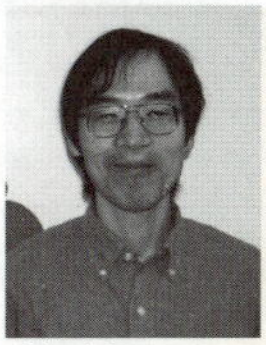
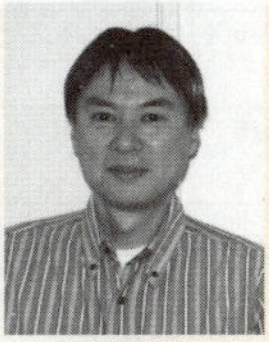

小児科
主任部長
坂野《さかの》 堯《たかし》

小児科
部長
小野《おの》浩明《ひろあき》

もり小児科
副院長
木下義久《きのしたよしひさ》

子どもの救急疾患

対応のコツを知ろう!

子どもの病気を知る

子どもが病気になると不安を感じるのは、家族として当然です。予備知識として、子どもの病気を知ることは、不安が軽くなり、適切な対応もできます。今回は、救急疾患の特徴や対処方法などを述べます。

子どもたちは感染症をはじめ、多くの病気に罹《かか》ります。子どもは絶えず発育と発達を続けており、年齢によって臓器の形や機能、周囲の環境や行動範囲は変化します。このため、病気にはそれぞれ好発時期があります（図1）。

また、同じ病気でも年齢によって症状が異なり、病気の特徴を知ることは、子どもの病状把握に重要です。以下、子どもの病気で、比較的頻度の高い疾患を説明し、その対応について述べます（表1）。

[図1]主な救急疾患の好発時期

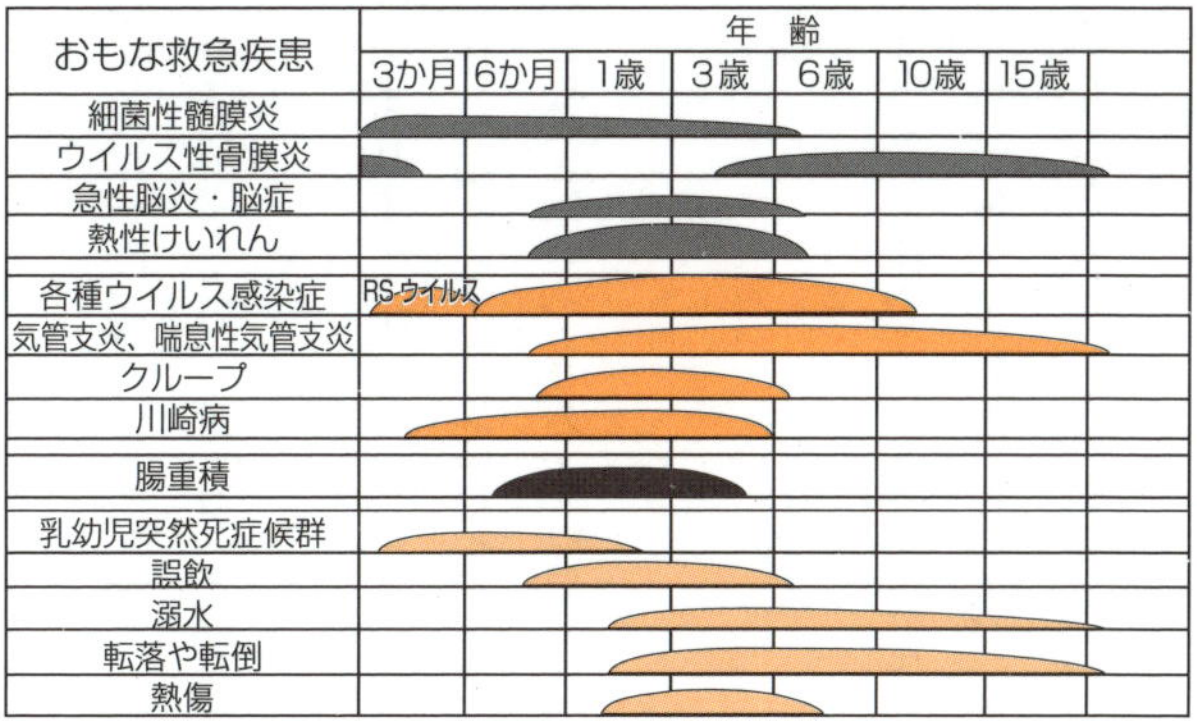

子どものけいれん

けいれんは、子どもではよく見られますが、原因はさまざまで、単純な熱

[表1]症状から考えられる主な小児疾患

症状	主な疾患	救急疾患
発熱	ウイルス感染症（RSウイルス、突発性発疹など）	脳炎・脳症、けいれん
	細菌感染症（溶連菌感染症、気管支炎、中耳炎、尿路感染など）	髄膜炎、敗血症
持続する発熱	ウイルス感染症（インフルエンザ、アデノウイルス、EBウイルスなど）	
	細菌感染症（肺炎、尿路感染、感染症腸炎）	
	膠原病（若年性突発性関節炎、SLE）、川崎病	
	悪性腫瘍（白血病など）	
腹痛・嘔吐・下痢	便秘	
	ウイルス性腸炎（ロタウイルス、ノロウイルスなど）	けいれん
	細菌性腸炎（カンピロバクター、サルモネラ、病原性大腸菌など）	循環血液量減少性ショック
	外科的な疾患	腸重積、虫垂炎
咳	上気道炎、気管支肺炎、気管支炎	
	気管支喘息	喘息発作
	仮性クループ	クループによる呼吸困難
けいれん	ウイルス感染症	脳炎・脳症、熱性けいれん
	細菌感染症	髄膜炎
	てんかん	けいれん重積
誤飲	たばこ、乾燥剤、防虫剤	薬物中毒
	家庭用品	ボタン電池誤飲
	豆類などの食品	気道異物による呼吸困難

性けいれんからてんかん発作、ときには髄膜炎、脳炎・脳症などの重症疾患もあります。

1 熱性けいれん

子どもは発熱に伴い、よくけいれんを起こします。熱性けいれんといわれ、急に意識を失って、目が偏位し、全身が硬くけいれんしガクガクと震えます。

生後6か月〜3歳に多くみられ、約半数は一度限りです。繰り返す場合もありますが、後遺症はなく、6歳以降では、ほとんど発作も起こらなくなります。

熱性けいれんは通常5〜6分以内に治まりますが、けいれんが10分以上続くときや、一度治まったけいれんが再び繰り返したとき、治まっても顔色が悪く意識が戻らないときには、できるだけ早く病院へ受診してください。

2 てんかん

てんかんとは脳の電気的信号が過剰に出て、症状としてけいれん・ひきつけが起きる病気です。種々の発作型があり、上肢・下肢が硬くなる発作のほか、手足の一部・顔などの部分的な震えや、ひきつけ、意識がなくなるだけの発作などがあります。

治療の主体は、抗けいれん剤の内服で、発作のコントロールが良

[図2]けいれん時の対応

家庭での処置

①胸元を緩めて、平らなところに寝かせる。吐いた物が喉に詰まらないように、顔を横向きにする
②ひきつけの時間を計る
③熱を測る
④口に物（割り箸、タオルなど）を入れない

治療

→初めてのときはとりあえず受診
→長く続くようなときには入院が必要
→けいれん止めの坐薬などが処方される

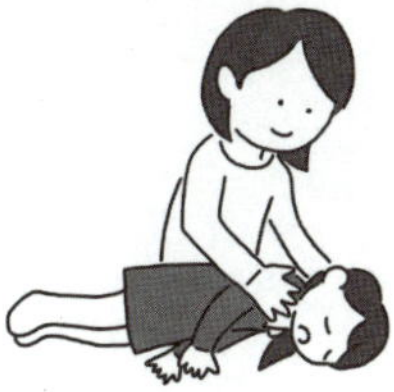

好なら、日常生活の厳しい制限はありませんが、睡眠不足、発熱、食欲低下、疲れ、精神的ストレスなど注意が必要です。入浴、水泳中には、発作のため事故に至る場合もあるので気をつけましょう。観察・監視をする際には本人の気持ちを考慮しましょう。

てんかん発作が家庭で起こった場合は、安全な場所に寝かせて、時間を計ってください。また、発作の状況も観察してください。揺すったり、声をかけたりしないこと。吐物を誤嚥《ごえん》しないように顔を横に向けて、衣服を緩めてください。口には物を入れたりしないでください。

5分以上の発作や、いつもと様子が異なる発作の場合は、救急車を呼んでください。学校にも病気を知らせ、発作の型や対処方法、誘因、前兆、家族や主治医への連絡方法などを伝えるといいでしょう。

よくみられる病気

1　突発性発疹

ヒトヘルペスウイルス6型と7型による感染症で、通常、生後6か月から2歳にかけてみられます。症状は、2〜4日間の発熱が主で、熱が下がるにつれて体に発疹が出ます。下痢や軟便もあります。

生後初めての高熱も多く、熱性けいれんを生じることがあります。

2 手足口病、ヘルパンギーナ

夏に多く、数日間の発熱を伴います。エンテロウイルス属というウイルスによる夏風邪です。

手足口病では口の粘膜、手のひらと足底を主体として小さな水疱のような発疹が出ます。ヘルパンギーナは口内の軟口蓋から口蓋弓にかけて、水疱を生じ潰瘍となることが特徴。ときに口内痛のため食事・水分摂取がしにくいこともあります。

ウイルス性髄膜炎を合併することもあります。急性脳炎・脳症、心筋炎の合併も知られています。

3 ウイルス性胃腸炎

毎年、11～12月はノロウイルス、少し遅れてロタウイルスによる嘔吐下痢症が流行します。嘔吐で発症し発熱、以後、通常は下痢になります。経口補液が主な治療ですが、脱水が強いときには点滴治療が必要。合併症として、けいれんを反復することがあります。

4 RS（Respiratory syncytial）ウイルス感染症

冬に流行する鼻汁、咳が特徴のウイルス感染で発熱します。生後6か月未満の乳児では細気管支炎となり、呼吸状態悪化のため入院する率が高く、ときには重症化し人工呼吸管理が必要なこともあります。

乳児では呼吸状態の観察が重要。一方、3歳以上の児が罹患しても、通常は発熱、咳、鼻汁などの軽い風邪症状で治ります。

5 クループ

ほとんどの場合、ウイルスや細菌の感染が原因です。喉頭の腫れによって気道が狭くなります。特に夜間に症状がひどくなり、吸気性の呼吸困難と犬やオットセイが鳴くような咳を生じます。

息を吸うときにヒーヒーといって苦しい場合、顔色が悪く元気がない場合には、すぐに病院を受診してください。

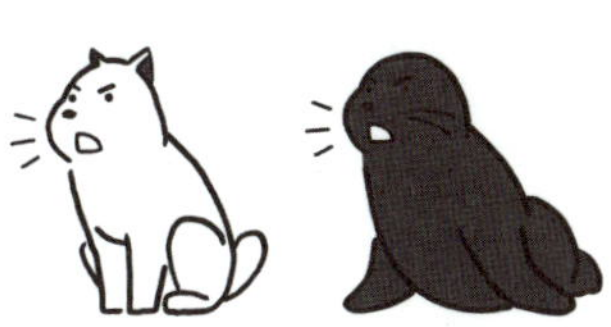

重度の病気

1 細菌性髄膜炎

脳と脊髄を覆う髄膜の炎症で、ウイルスや細菌の感染が多く、症状は高熱、頭痛、嘔吐、進行するとけいれんや意識障害が生じることもあります。細菌性髄膜炎の主な原因菌は、b型インフルエンザ菌と肺炎球菌で、ワクチンで予防します。

2 脳炎と脳症

急性脳炎・脳症は、極めて重い病気で、意識障害を生じます。夏風邪のウイルスや麻疹、風疹、単純ヘルペス、インフルエンザ、ロタウイルスなどのウイルスやマイコプラズマなど、感染症に合併することがあります。

0〜5歳の乳幼児に多く、異常な興奮や不穏、意識障害、けいれんなどがみられ、家庭では症状の早期把握が重要です。重症のため、入院して集中治療が必要です。

3 乳幼児突然死症候群

原因不明の乳幼児の突然死です。覚醒反応の未熟性に伴う睡眠時無呼吸からの回復の遅れが、原因の一つと考えられます。3〜4か月ごろがピークで、80％は生後6か月までに発症します。

予防法は、妊娠中および乳児の近くで喫煙しないこと、うつぶせに寝かせないこと、乳児に過度に服を着せたり、暖めすぎたりしないことが挙げられます。

そのほかの重要な病気および事故

1 腸重積

一部の腸管が、連続する腸管に入り込むことによって腸閉塞が生じる病気で、先行感染を伴うことがあります（図3）。好発年齢は生後6か月から3歳で、ピークは10か月前後。男児に多く発症します。

症状は10〜15分ごとの間欠的啼泣、嘔吐、粘血便、痛みによる顔色不良です。

[図3]腸重積の症状

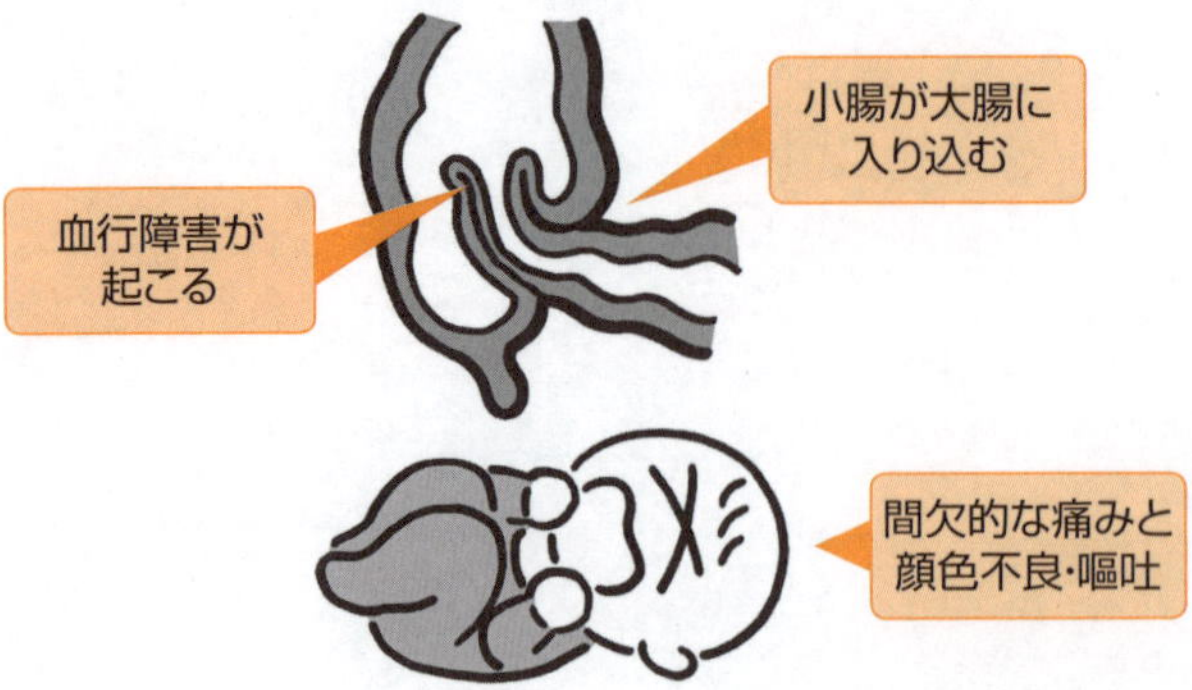
小腸が大腸に
入り込む
血行障害が
起こる
間欠的な痛みと
顔色不良・嘔吐

このような症状があれば、すぐに受診しましょう。

2 小児の誤飲

乳児の事故のうち最も頻度が高く、0～5歳で78・8%を占めます。たばこが最も多く、医薬品、玩具、金属製品の順です。子どもの手の届くところ、目につくところに誤飲の恐れがあるものを置いてはいけません。初期対応と注意事項は左記の通りです（表2、3）。

①薬物・化学物質を飲み込んだとき

家庭で吐かせることは、誤嚥の恐れがあります。

口の中・食道・胃の粘膜に刺激があり、炎症を起こすもの（酸・アルカリ性洗剤、界面活性剤、乾燥剤、除湿剤）の場合は、牛乳または水を飲ませます（効果は牛乳の方が良い）。ただし、飲ませてはいけない場合があるので注意が必要です（表3）。

②たばこの誤飲

摂取後30分から4時間で嘔吐、顔面蒼白、脱力、縮瞳などの症状が出ますが、ニコチンの催吐作用により嘔吐するため、重症になることは少ないといわれています。

フィルター部分を除き長さ2㎝以上摂取した場合、ニコチンが溶出してい

[表2]誤飲時の確認

いつ、どこで、何を

→残り、空の瓶、製品の説明書などを持参
→資料のない製品は、製造した企業に問い合わせる

飲んだ量の判断

→残っている量から判断することも重要
→乳幼児の1回の嚥下量1～3歳:4.5ml（成人:15～20ml）

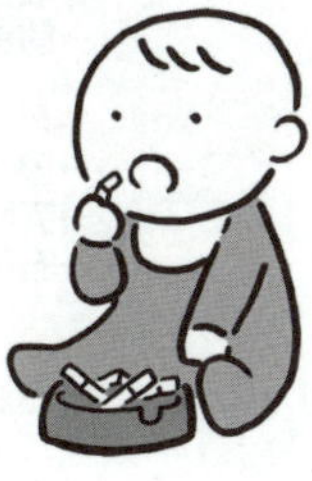

［表3］誤飲時の注意点

吐かせてはいけないもの
→石油製品（灯油、液体の殺虫剤、マニキュア、除光液など）
→酸性またはアルカリ性の製品（漂白剤、トイレ洗浄剤、換気扇用洗浄剤など）
→防虫剤のしょうのう、なめくじ駆除剤など

牛乳、水を飲ませた方が良いもの
→酸性またはアルカリ性の製品（漂白剤、トイレ洗浄剤、換気扇用洗浄剤など）
→界面活性剤（洗濯用洗剤、台所用洗剤、シャンプー、石けんなど）
→石灰乾燥剤、除湿剤など

牛乳、水を飲ませると悪化する恐れがあるもの
→石油製品:灯油、液体の殺虫剤、マニキュア、除光液など（×牛乳、×水）
→たばこ（×牛乳、×水）
→防虫剤のしょうのう、ナフタリン、パラジクルベンゼン（×牛乳）

るたばこ浸出液を飲んだときには必ず受診してください。致死量は成人約2本、乳幼児約1本です。

③ボタン型電池の誤飲

電池は粘膜に接触して電流が流れると体液の電気分解が起こり、生成した水酸化ナトリウムによる化学熱傷が生じます。特にコイン型リチウム電池は直径約2㎝と大きく、食道停滞が多くみられ、電圧が3Vと高いため傷害が早く進行するのですぐに病院へ受診してください。

こんなときは救急受診を

よくみられる小児疾患、救急受診が必要な疾患について、家族が気をつけたいことをまとめました。通常の感染症でも、合併症に注意してください。ワクチンを使った感染予防、生活のなかでの事故の予防対策も大切です。

一般的に救急受診が必要な場合は、①意識状態がおかしい（けいれんを含む）②呼吸困難 ③痛みの持続 ④元気がなく顔色が悪い⑤食事や水分が摂れない、などです。

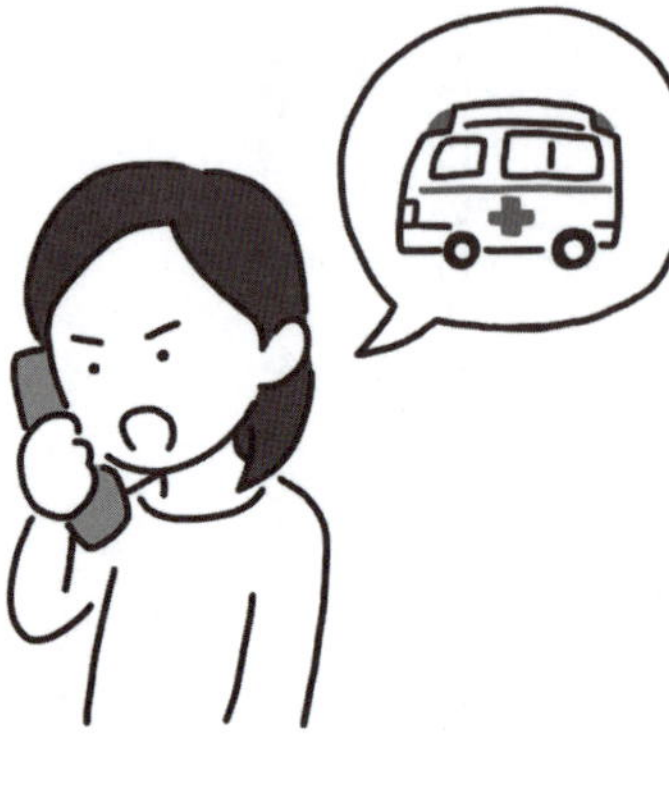

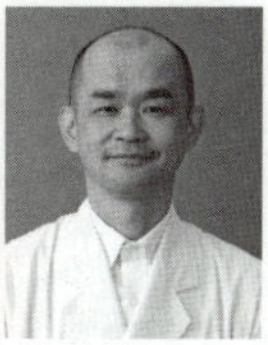

小児外科
主任部長
大《おお》津《つ》一弘《かずひろ》

小児外科って何をしているところ？

小児外科という診療科を知っていますか？

小児外科では新生児から中学生までの子どもに対し、特性に応じた外科治療を行っています。小児外科のある病院は多くはありません。また当科に１人在籍している指導医（注１）と言われるプロフェッショナルは、全国でわずか２５０人足らずで、専門性が高い診療科です。

参考までに全国区の人数の例としては参議院議員数２４２人、衆議院議員数４８０人、プロ野球1軍選手登録３３６人です。

どのような診療が行われていますか？

〝子どもの特性〟とは、どのようなことでしょうか？ 子どもの体は大人のように完成したものではなく、肺・腎臓・肝臓など体のあらゆる臓器が発育の途中で機能が未熟です。身体機能の調節のしかたも不十分で、発育に伴ってどんどん変化します。

このような子どもの特徴を十分に知ったうえで、手術前後の治療をしなければなりません。薬の使い方、点滴のしかたなどあらゆる面で大人の常識は通用しません。これが、小児外科が独立した大きな理由です。

また体の発育だけでなく、子どもは精神的・心理的にも発育の途上で、この点も十分に考慮しなければなりません。子どもについて、専門的な知識を持った外科医が小児外科医であり、将来を担う子どもたちの外科治療を担当しています。

現在、多くの外科領域では臓器別診療の流れがあります。しかし小児外科では、子どもの頸部、心臓を除く胸部、腹部のほぼすべての外科的手術を担当します。千gにも満たない未熟児から思春期の中学生まで、また取り扱う疾患は消化器、呼吸器、泌尿器、生殖器など多岐にわたります。

子どもは大人のミニチュアではありません。同一の疾患でも患児によってその治療法の選択が異なることもしばしばで、子どもの将来を見据えた、特性に応じた手術を選択するように心がけています。

心がけていること

成育医療センターとしては、新生児科と連携した未熟児に対する外科治療や、産科・新生児科と連携した出生前診断例に対する新生児期外科治療、小児科・小児腎臓科と連携した小児泌尿器疾患治療などがあります。手術に必要な麻酔科を含む関係各科と連携を取りながら、治療を心がけています。

病気の中には思春期や成人になってもなお経過観察や治療が必要となり、引き続き当科に通院してもらう場合、成人を診療する各科の外科医と連携を取りながら診療を行っています。

代表的な疾患と診療内容は？

小児外科の代表的な疾患は鼠径《そけい》ヘルニア（脱腸）（注2）です。そのほか陰嚢《いんのう》水腫《すいしゅ》、停留精巣《ていりゅうせいそう》（注3）など、鼠径部の疾患が多くを占めます。また、最近手

（注1）指導医になるには新生児例40例以上、非新生児例（主要な比較的大きな手術）40例以上の執刀経験、外科医として15年以上の経験、小児外科を10年以上専攻など、厳しい審査によります。

（注2）鼠径ヘルニアは小児外科では最も多い病気。男児では陰嚢に向かって消化管が脱出します。当科では陰嚢のしわから行う創痕が残りにくい手術を行っています。

（注3）停留精巣は精巣が陰嚢まで下降していない状態です。機能的予後を改善するために1～2歳の間で手術を行っています。

術は少なくなりましたが、小児では生理的な状態（正常ということです）である包茎《ほうけい》（注4）の相談も外来では多くあります。

医者が診るとまったく心配ないような状態であっても、家族には心配なことが多く、患者家族の心配を取り除くことも仕事の一つです。しかし、外来には母親が来ることが多く、母親に説明する際、おちんちんに対する理解が乏しいという問題もあります。

このような小児泌尿器関連疾患は男児に多く、小児外科医はまじめに患児や病気のことをみんなで話し合っていても結局、〝おちんちんの話を一生懸命している白衣の人たち〟という印象を与えがちです。

一般の人が思い描く小児外科医療とは？

医療関係のドラマはたくさんあります。主人公が外科系であれば、心臓外科医や脳神経外科医、移植外科医などが花形になることが多いと思います。小児外科医が漫画やドラマの主人公になることは少ないようです。

これは希少性が高い診療科であることも大きいと思いますが、そのほかには鼠径部＝股間（注5）の疾患が守備範囲に多いことも関係しているのでは、と邪推しています。

以前、三浦友和が小児外科医に扮するドラマがありました。最近、小児外科医が主人公の漫画もあります。しかし、これら中では、上部消化管疾患、胸部肺疾患、小児心臓外科、肝疾患、悪性腫瘍などは描かれていても、最も

（注4）5歳程度までの小児では包茎の状態は正常です。強い症状があるか、5歳以上になっても包茎の状態で治療希望がある場合、以前は手術を行っていましたが、現在は軟膏塗布+ストレッチ療法で手術の大部分は回避できています。

（注5）鼠径部は正確には左右の大腿部の付け根にある溝の内側にある下腹部の中央にある三角形状の部分です。

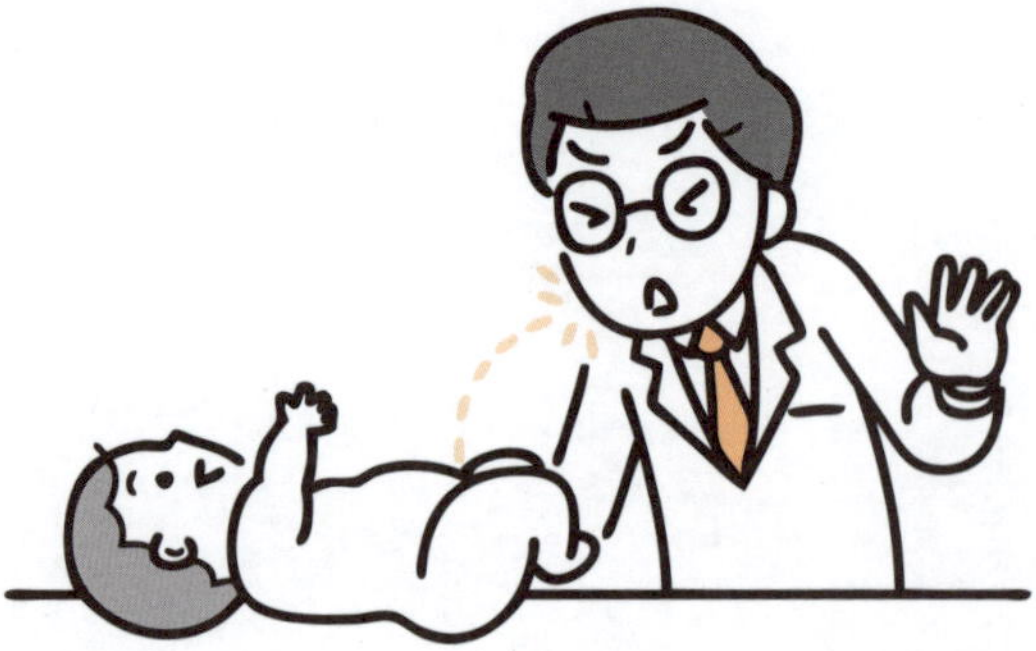

多いはずの鼠径部疾患や小児泌尿器疾患に関しては描かれなかったように思います。

場所が場所だけに絵になりにくいことと、高尚な感じがしないことがあるのかと、これまた邪推しています。どちらかというと医療ドラマはシリアスなイメージですが、本来の小児外科疾患ではコメディーにされてしまうかもしれません。でも、われわれは常にまじめにその鼠径部疾患を含む子どもの外科的疾患に取り組んでいます。

診療中の〝リスク〟は？

子どもは我慢しません。痛みを伴う処置を行うときには全身麻酔を、痛みがなくても動かれると検査ができない場合は眠り薬を使います。麻酔や鎮静処置はリスクを伴います。そこで多少の処置は複数のスタッフで押さえて行うこともあります。

しかし、これには逆に医療スタッフの〝リスク〟を伴うことがあります。例えば下肢を固定して鼠径部の診察をしていて、おしっこを白衣にかけられることもあります。

体幹を固定して直腸鏡で検査をしているとき、患児が泣いて暴れたことがあります。肛門のすぐ近くに顔を近づけている私たちに向けて、直腸鏡の隙間から、うんちを勢いよく飛ばして後で顔を洗う羽目になりました。

診察のとき、泣いている赤ちゃん（特に母乳栄養／便は水様です）の肛門部に顔を不用意に近づけて病変を確認しようとしてやはり、うんち攻撃を受けたこともあります。

しかしそのようなときも顔を洗って白衣を替えて、笑い飛ばして、診察と治療をまじめに行っています。

子どもたちの未来のために

小児外科は子どもの治療を手術などで行う診療科です。手術術式の検討や手術器具の選定、新しい術式の導入やその改善、術前術後の管理は、重要です。短期的な治療の成功を目指すのは当然です。手術の結果により患児だけでなく家族の運命を左右してしまうこともあります。そのため手術手技の研さんと術式の勉強も常に行っています。

しかし、私たちは短期間の手術的成功のみを喜ぶのではありません。手術により、子どもたちが何十年も元気に過ごせることを願い、治療を行っています。

そのため外来でのフォローアップ（定期的な外来受診）も重要です。さまざまな病気に対して、子どもたちのライフサイクル（小学生が中学生、思春期を迎え、大人になる）を考えてフォローアップすることが、手術の真の成否と考えます。

思春期になって初めて術後の悩みが明らかになることもあり、手術を受けた子どもたちの相談相手になれるように外来で話し続けています。

また成人して、妊娠出産の際に相談を受けることもあります。手術を受けたかつての子どもたちにも、小児外科医の判断が求められることも少なくありません。

最後に私たちの担当する主な疾患をいくつか紹介します。

【頸部】 正中頸嚢腫《せいちゅうけいのうしゅ》、嚢胞《のうほう》性リンパ管腫、側頸嚢胞《そくけいのうほう》、耳前瘻孔《じぜんろうこう》、舌小帯《ぜつしょうたい》短縮症《たんしゅくしょう》、血管腫など

【胸部】 感染性肺嚢胞《はいのうほう》や膿胸《のうきょう》、気胸《ききょう》、嚢胞性肺疾患、縦隔《じゅうかく》腫瘍、肺分画《ぶんかく》症、漏《ろう》斗胸《ときょう》（注6）、鳩胸《はとむね》など

【腹部】

肝胆膵／胆道《たんどう》閉鎖症（注7）、胆道拡張症、胆のう結石症など

消化管／先天性食道閉鎖症、食道狭窄《きょうさく》、肥厚性幽門《ゆうもん》狭窄症（注8）、腸回転異常症、先天性腸閉鎖症、胃破裂、壊死《えし》性腸炎、虫垂炎、腸閉塞《へいそく》症、メッケル憩室《けいしつ》、腸重積《じゅうせき》症、ヒルシュスプルング病（注9）、鎖肛《さこう》、便秘など

腹壁／臍帯《さいたい》ヘルニア、臍ヘルニア（注10）、鼠径ヘルニアなど

泌尿器／停留精巣、精巣捻転《ねんてん》、精巣腫瘍、膀胱尿管逆流《ぼうこうにょうかんぎゃくりゅう》、水腎症《すいじんしょう》、尿道《にょうどう》下《か》裂《れつ》など

婦人科／卵巣《らんそう》嚢胞、卵巣腫瘍、膣《ちつ》閉鎖など

外傷／胸腹部外傷、消化管異物など

〈参考〉日本小児外科学会　患者向けHP

（注6）漏斗胸に対しては金属製のバーを留置する低侵襲手術を行っています。

（注7）胆道閉鎖症の減黄率（初回治癒率）は最近15年間で16例中10例と全国平均（57％）よりいい成績をあげています。

（注8）肥厚性幽門狭窄などの疾患では創痕を目立たなくするように臍輪切開（おへそから開腹します）を行っています。術後創痕は臍部に重なり分かりにくくなります。

（注9）ヒルシュスプルング病に対しては適応を選んで、肛門から腸管を引き出して手術する創痕のない術式を行っています。

（注10）臍ヘルニアは〝でべそ〟のことです。適応があれば圧迫療法を行います。体に対する負担が最も低い、手術なき治療を目指しています。

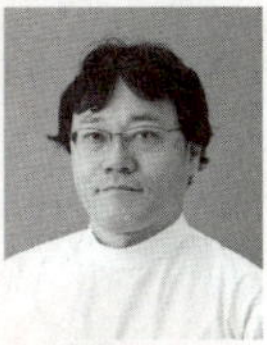

小児腎臓科
主任部長
大《おお》田《た》敏之《としゆき》

小児の腎臓病

小児腎臓科とは

小児腎臓科は小児の腎疾患を中心に診療する科です。国内で小児腎臓科を名乗っているのは、私たちを含めて2病院のみです。診療範囲は広く、生まれる前に発見された腎尿路障害、急性腎炎、慢性腎炎、ネフローゼ症候群、急性腎不全、慢性腎不全、腎移植後などにわたっています。

そのほか、重い感染症や代謝病などで、血液をきれいにすることが必要な子どもの治療にもかかわります。その中でも頻度の高い、ネフローゼ症候群や慢性腎炎、慢性腎不全についてお話をします。

腎臓は何をしているの？

腎臓は左右に1個ずつあるソラマメ型の臓器です。体内でバランスの維持を担っていますが、それを具体的に述べます（図1）。

人間の体は約60兆個もの細胞からできています。それぞれの細胞が生きていくために細胞活動が営まれ、結果として細胞内には古くなった不要なタンパク質が老廃物となり、溜《た》まっていきます。

細胞はその機能を維持するために老廃物を細胞外に捨て、それが血液の中に流れ込みます。最終的に腎臓内に血液が流れるときに老廃物は仕分けされて尿として体外に排泄されます。仕分けと言いましたのは、赤血球・白血球、タンパクなど体に重要なものは尿中に排泄されないようになっているからです。

以上が腎臓の機能の中心ですが、血圧の調節、血液中のイオン成分や酸性

[図1]腎臓の正常時の働き

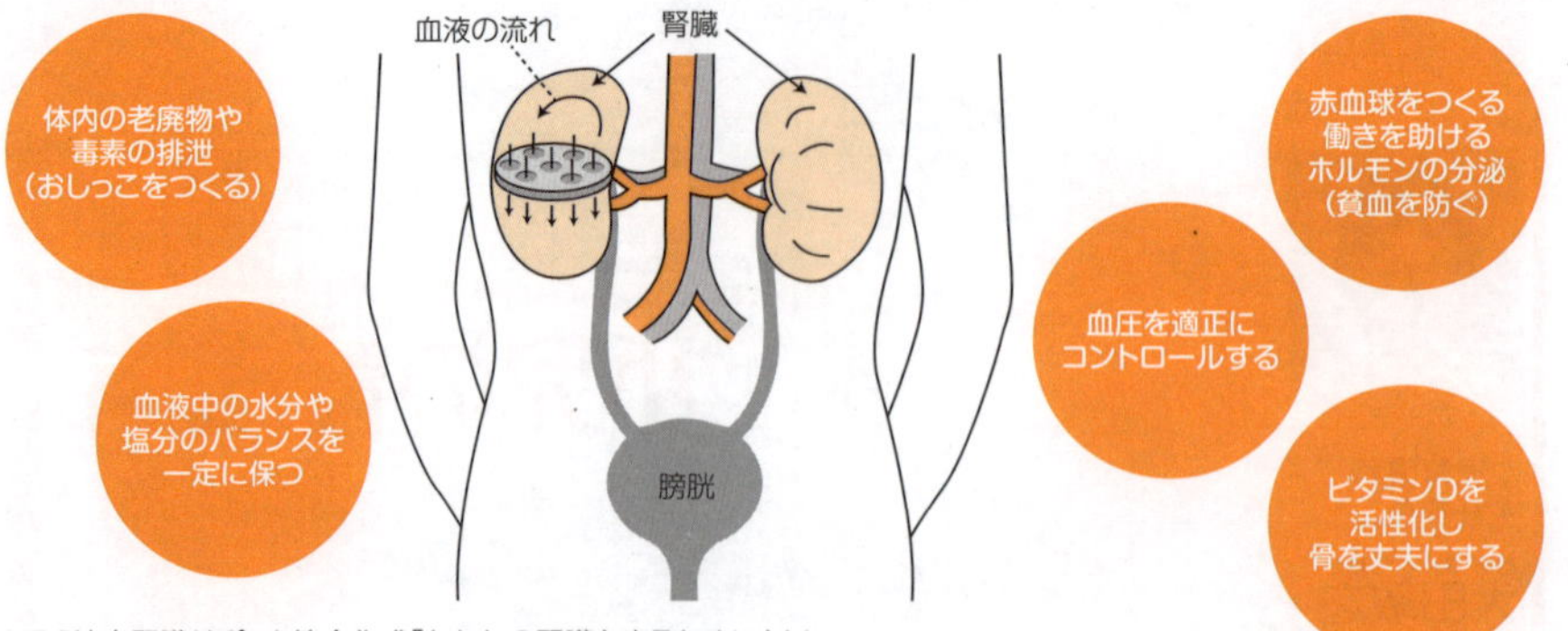
血液の流れ
腎臓
体内の老廃物や毒素の排泄（おしっこをつくる）
血液中の水分や塩分のバランスを一定に保つ
膀胱
赤血球をつくる働きを助けるホルモンの分泌（貧血を防ぐ）
血圧を適正にコントロールする
ビタミンDを活性化し骨を丈夫にする

NPO法人腎臓サポート協会作成「あなたの腎臓を守るために」より

度の調節も行っています。そのほか、貧血にならないようにエリスロポエチンというホルモンを作り、また骨の代謝に深くかかわるビタミンDを体内で働く形にする機能も持っています。

このように多くの機能を持つ腎臓の働きが低下した場合には、次のような症状が出てきます。

①水分が溜まる→むくみ、高血圧、肺水腫《はいすいしゅ》（肺に水が溜まり、息苦しくなります）。

②老廃物が溜まる→尿毒症《にょうどくしょう》（食欲低下、吐き気、嘔吐、症状が進むとボーッとしたり、さらには引きつけを起こしたりすることもあります）。

③イオンが溜まる→高カリウム血症（程度がひどくなれば死に至る不整脈を起こします）、高リン血症（かゆみ、骨がもろくなるなどの症状を起こします）。

④ホルモン異常→貧血、骨がもろくなる、高血圧などの症状。

ネフローゼ症候群とは？　その治療は？

ネフローゼ症候群とは、大量のタンパクが尿中に出ることによって、体内で多くの役割を持つタンパクが失われて特有の症状が出ることです。

むくみを防ぐタンパクであるアルブミンが血液中から失われて、体がむくむのが一番重要な症状です。免疫グロブリン（抵抗力をつかさどるタンパク）が失われると感染症に罹《かか》りやすくなり、血液をさらさらにするタンパクが失われると血管の中で血が固まりやすくなります。

ところで、「症候群」は、原因が同じで共通の症状を起こす病気を呼び、一つの病気を指すものではありません。つまり、大量のタンパク尿、血液中のタンパク質濃度の低下という診断基準に合致すれば、すべてネフローゼ症候群という病名が付くのです。

小児のネフローゼ症候群に罹る頻度は、日本では小児10万人あたり5～6人といわれます。マツダスタジアムに小児を集めて満員としたときに2人程度と言えば分かりやすいでしょうか？

先ほど述べたように「症候群」ですから、多くの病気を含んでいます。その中で9割を占める「微小変化型ネフローゼ症候群」の治療では、ステロイドホルモンが最初に使用されます。

ステロイドホルモンとは本来、私たちの体の中で作られるホルモンの一種です。炎症を抑えたり、血圧を上げたり、血糖を上げたりするなど多くの生命を維持するための機能を有する大切なホルモンです。

この治療によって9割以上の患児のタンパク尿が消え、発症により崩れていたバランスが元に戻ります。ただ問題になるのは、約7割の患児に再発がみられることです。

慢性腎炎とは？　その治療は？

慢性腎炎は、慢性糸球体《しきゅうたい》腎炎ともいわれ、最も多い腎臓病です。小児の慢性腎炎で多いものは、ＩｇＡ腎症、紫斑《しはん》病性腎炎、膜性増殖性糸球体腎炎、膜性腎症、ループス腎炎などがあります。

なぜ、慢性腎炎に多くの病気が含まれるかというと、ネフローゼ症候群と同様に、慢性腎炎も「慢性に経過する血尿・タンパク尿などの尿異常、高血圧、腎機能低下などを含む」症候群だからです。

慢性腎炎症候群が最も多く見つかるのは、学校検尿です。血尿、タンパク尿が発見されて腎生検（腎臓の一部を特殊な針や手術によって体外に取り出して顕微鏡観察をする方法）により確定されます。

多くの病気を含んでおり、同じ病気でもその重症度により治療法、治療期間は異なります。従って、腎生検によって病名が確定したところで、主治医の先生に治療法を聞いた方が良いと思います。

慢性腎炎は、治療に反応せずに次第に腎機能が悪化する、予後の悪い（透析になる）病気と考えられていました。実際、透析を始めなければならない成人の原因の第2位を占めています。

しかし、日本では学校検尿の普及とともに、早期発見・早期治療によって、透析は珍しくなっています。完治とも言える、血尿・タンパク尿の長期間の消失も小児で増えています。

腎不全の治療法は？

腎不全は腎機能が低下して起こる状態です。尿毒症などの症状が、腎機能

［図2］人工透析

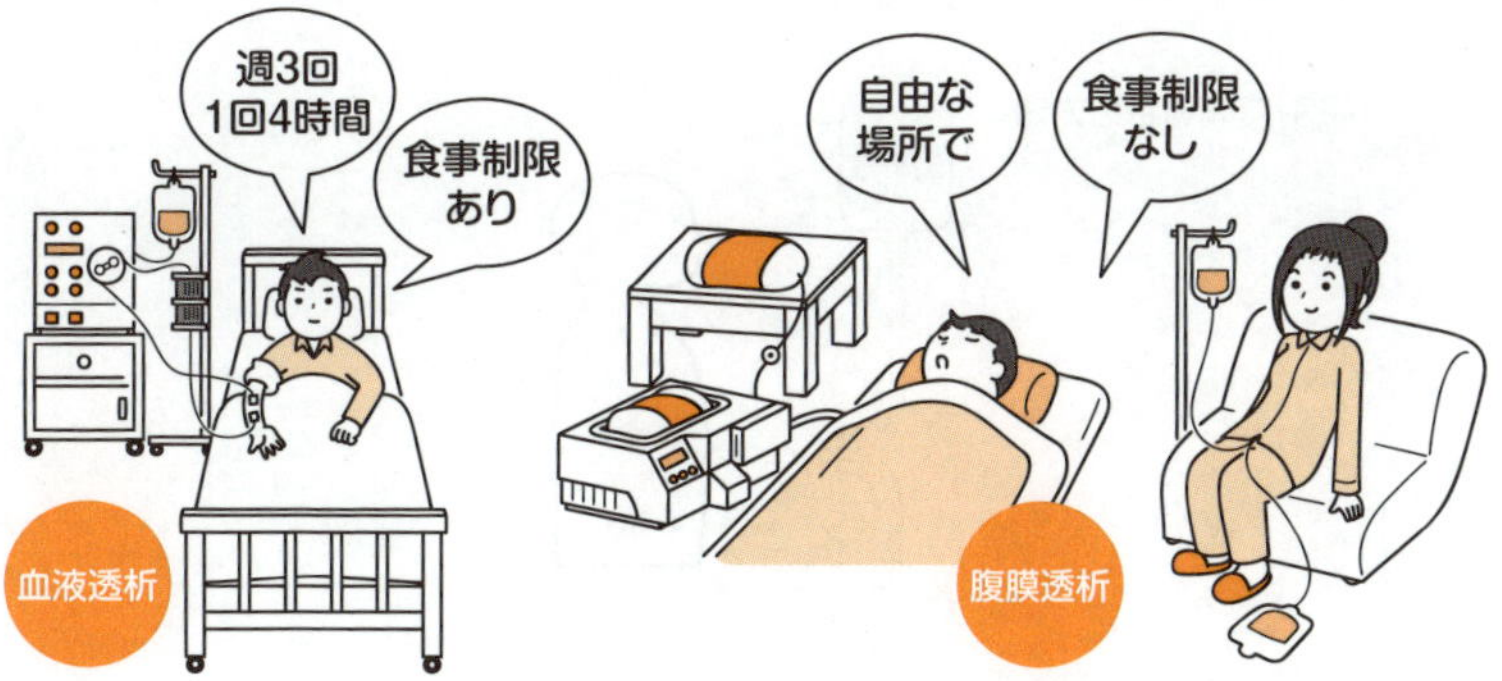

東京医学社「子どもの腎臓病101の質問」を基に作成

低下の程度によって出てきます。

①透析・移植までの治療／腎機能が3割以下になると、食事制限、薬物療法が必要になってきます。ビタミンD、エリスロポエチンを使用したり、病状に応じて塩分、水分、タンパク、リンの制限が必要になります。小児特有の腎不全に伴う低身長には、成長ホルモンで対応します。

②末期腎不全の治療／15歳以下の小児では、毎年50~60人が透析を必要とする末期腎不全になっています。人口規模にもよりますが、各県で毎年1~2人程度といった頻度です。その原因となる腎疾患では、生まれつきの病気である先天性腎低形成、異形成などの腎奇形が半分程度を占めています。2012年のノーベル医学・生理学賞を受賞した山中伸弥先生のiPS細胞を応用した再生医療への期待が大きくなっていますが、腎臓という一つの臓器を作り上げるには時間がかかると思います。そのため、末期腎不全に至った場合には、その治療の選択肢は透析（図2）と腎移植になります。透析には血液透析と腹膜透析がありますが、小児の場合多くは腹膜透析が選択されます。

③腹膜透析（図3）／おなかの中に透析液を一定時間入れておくと、腹膜を隔てて血液中の余分な水分や老廃物が透析液側に移動します。その老廃物を含んだ透析液を体の外に出すことで血液をきれいにします。透析液の出し入れには、簡単な手術で腹部に埋め込んだ細いチューブを使います。この透析液の出し入れは、家族や自分自身でしなければなりませんが、器械

[図3]腹膜透析の方法

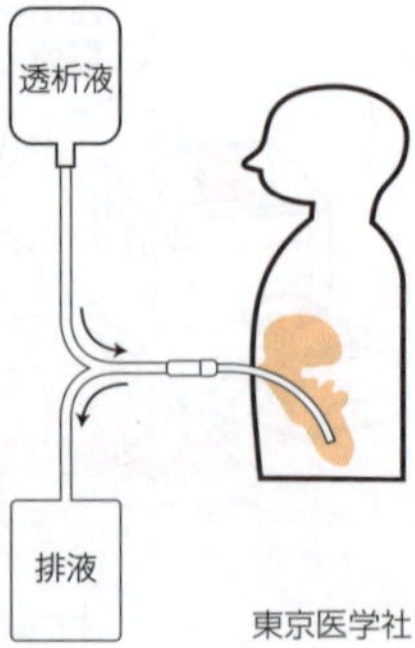

東京医学社「子どもの腎臓病101の質問」を基に作成

により自動的に行う方法があります。これを眠っている間に行えば、時間の節約になり、小児の腹膜透析の多くはこの方法を採ります。

④腎移植／血縁者（小児では父母、祖父母が腎提供者となることが多い）からの「生体腎移植」、または日本臓器移植ネットワークに登録後、腎臓の提供を受ける「献腎移植」があります。移植が成功すれば、免疫抑制剤を飲む以外は、健康児と同様に生活できます。

現在、15歳未満の小児の場合は、献腎を受ける確率が高くなっています。

「安静にすること」と言われていましたが、本当ですか？

腎臓病の有効な治療法がない時代は、治療と称して過度な安静を強いていました。

現在では、慢性腎炎やネフローゼ症候群の治療の進歩により、病状が改善し、完治する人も増えています。ひどい高血圧のある場合や、肺に水が溜まるなど特定の状況以外には、腎臓病専門医は安静を指示しないと思います。

むしろ、長期入院や、過度の安静により一般社会への適応力が落ちたり、ストレスをため込んだり、ネフローゼ症候群では血栓症を起こしやすくなるなど、不利益なことが多いと考えられています。

２０１２年に改訂された「学校検尿のすべて」では、以前の管理指導よりもかなり運動させるように指導されており、今までの「安静神話」からの変化が感じられます。

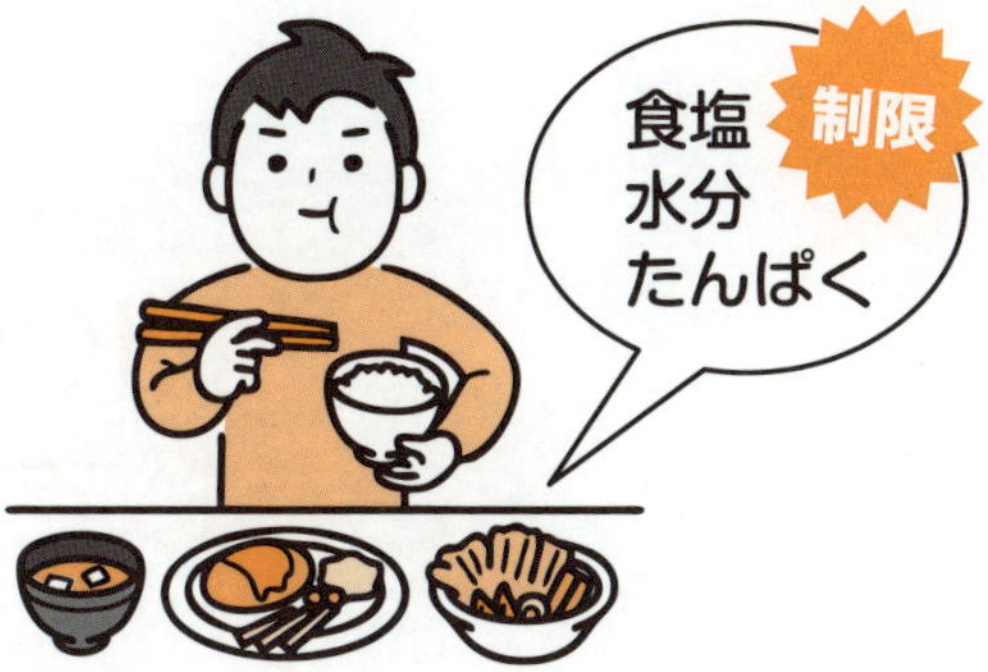

東京医学社「子どもの腎臓病101の質問」を基に作成

腎臓病は厳しい食事制限が必要ですか？

腎臓病イコール食事制限ではありません。大まかな考え方を記します。

●むくみのあるときや血圧の高いときは、塩分制限。

●急性腎炎などで極端に尿量が減っているときは、塩分制限＋水分制限。

●腎機能が悪いときは、タンパク制限。

●カリウムが高いときは、カリウム制限。

●腎不全が進んだときにリンが高くなったら、リン制限＋タンパク制限（タンパク質の中にリンが多く含まれていますので、タンパク質を制限することがリン制限にもつながります）。

●ステロイド使用量の多いときには、高血圧防止のために塩分制限。

●慢性腎炎でワーファリンという薬を飲んでいるときには、納豆やブロッコリーの摂取禁止。

そのほか腎臓病の種類によっては、その病状に応じた制限が必要となります。

最後に

ここでお話ししたことは、あくまでも原則にすぎません。最善の治療法を目指して、もし心配であればセカンドオピニオンも当科は受け付けていますので、主治医の先生に相談して受診されることをお勧めします。

私たちはいつでも歓迎します。

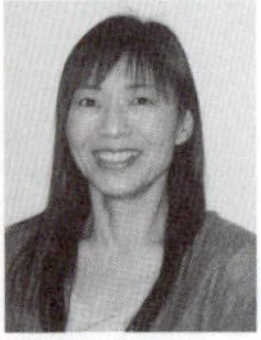

新生児科
主任部長
福《ふく》原《はら》里《り》恵《え》

NICUってご存じですか?

チームを組んで赤ちゃんをサポート

ＮＩＣＵという言葉を耳にしたことがありますか？　テレビ番組で、生まれたばかりの小さな赤ちゃんが入院する風景を盛り込みながら、そこで働く医師や看護師に密着した特集をご覧になったことはありませんか？

ＮＩＣＵ（Neonatal Intensive Care Unit）とは「新生児集中治療室」と訳され、生後早期から何らかの医療的ケアを必要とする赤ちゃんが入院するところです（写真1）。

赤ちゃんは、暗くて静かな子宮の中で、羊水にぷかぷかと浮かんで育っています。妊娠6～8か月で生まれる早産児は、子宮外で生きるための準備ができていないため、あらゆる方面から赤ちゃんの状態が評価されており、呼吸や栄養の補助、子宮の代わりになる環境整備を必要とします。

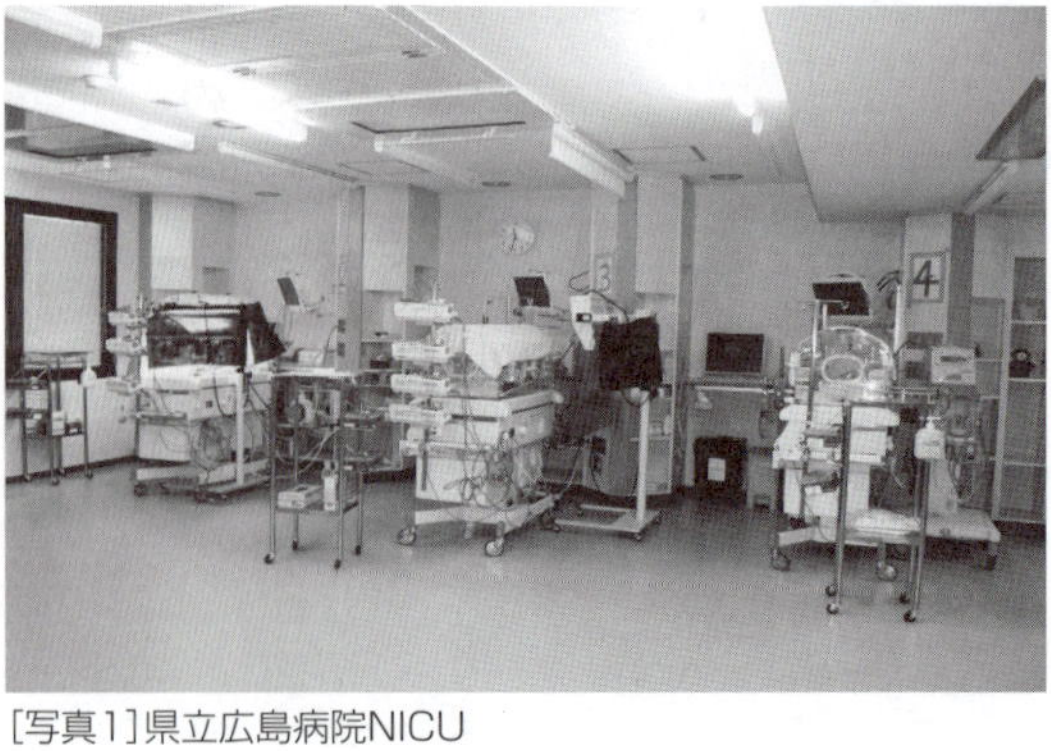

[写真1]県立広島病院NICU

ＮＩＣＵには多くの医療スタッフがかかわります。医師、看護師、薬剤師、臨床工学士（医療機器の整備をする）、臨床心理士（ＮＩＣＵに入院したお子さんを持つお母さんを心理的にサポート）、栄養士、ソーシャルワーカー（医療と地域を結ぶ）などたくさんの職種でチームを組み、入院したお子さんと

［図1］出生数および出生時体重2500g未満の出生割合の推移

この20年で、出生数は横ばい・減少となっているが、低出生体重児の割合が増加している。

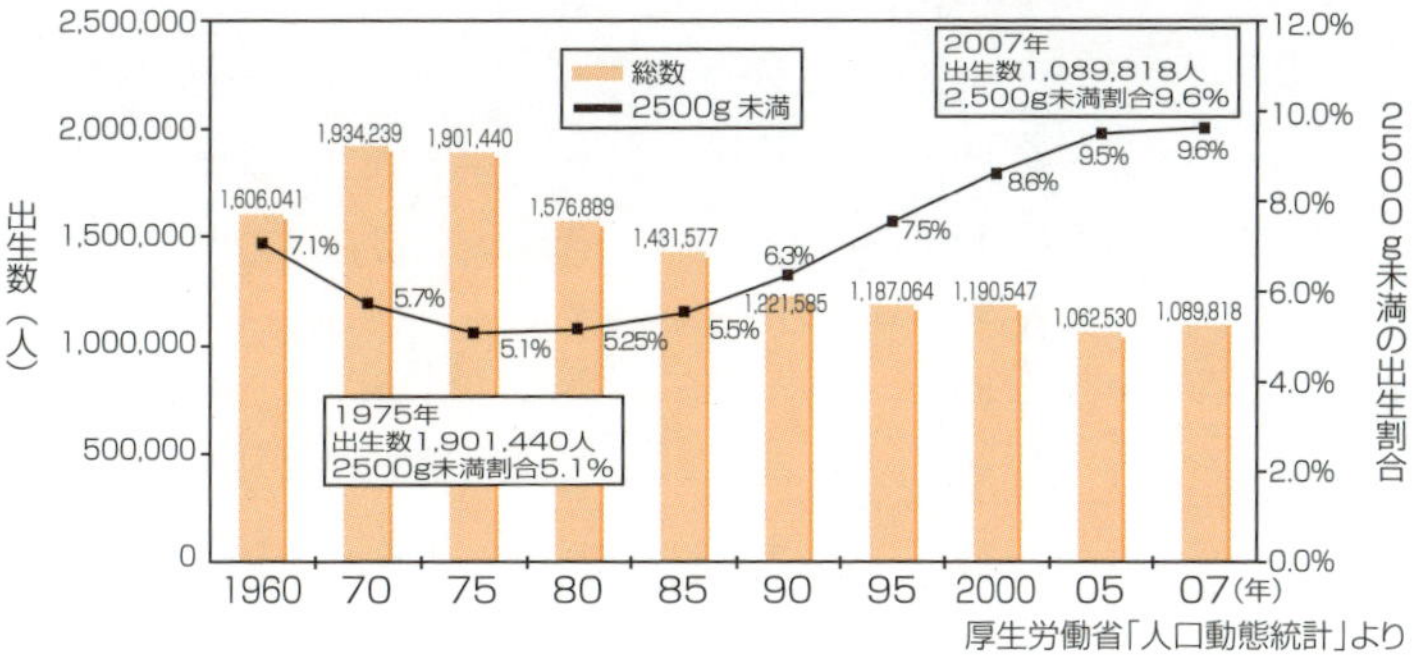

厚生労働省「人口動態統計」より

家族に明るく素敵な未来を運ぶことができるようにサポートしています。

赤ちゃんって、1年間にどのくらい生まれるの？

少子化時代といわれています。２０１１年の日本における出生数は前年より２万４９８人少ない１０５万８０６人で、戦後最少となりました。一方広島県内では、前年より36人増えて２万５５９６人の出生数でしたが、大きな流れでは減少傾向です。

ところが、出生数は減少傾向であるにもかかわらず、出生時体重が２５００ｇ未満の低出生体重児《ていしゅっせいたいじゅうじ》と呼ばれる小さな赤ちゃんの数は増えており（図１）、出生数の約10％を占めています。さらに、もっと未熟性が強い１５００ｇ未満の赤ちゃんが生まれる数も増えているのです（図２）。

小さな赤ちゃんたちは、予定日よりも早く生まれてきます。妊娠期間が22～36週の間に生まれる赤ちゃんを早産児《そうざんじ》といいます。小さな赤ちゃんも含めて日本の赤ちゃんの生存率は世界でもトップクラスです。

お母さんのおなかで、どんなふうに大きくなるの？

赤ちゃんが宿り、日に日に大きくなるおなかを見ると、「楽しみだね」「名前は何にする？」「男の子かな？　女の子かな？」なんて、夫婦や家族で会話をしながら誕生の日を心待ちにするのではないでしょうか。

おなかを蹴ったり、ゴソゴソ動いたり……頼もしいわが子を感じるように

[図2]極低出生体重児(1500g未満の児)の出生率

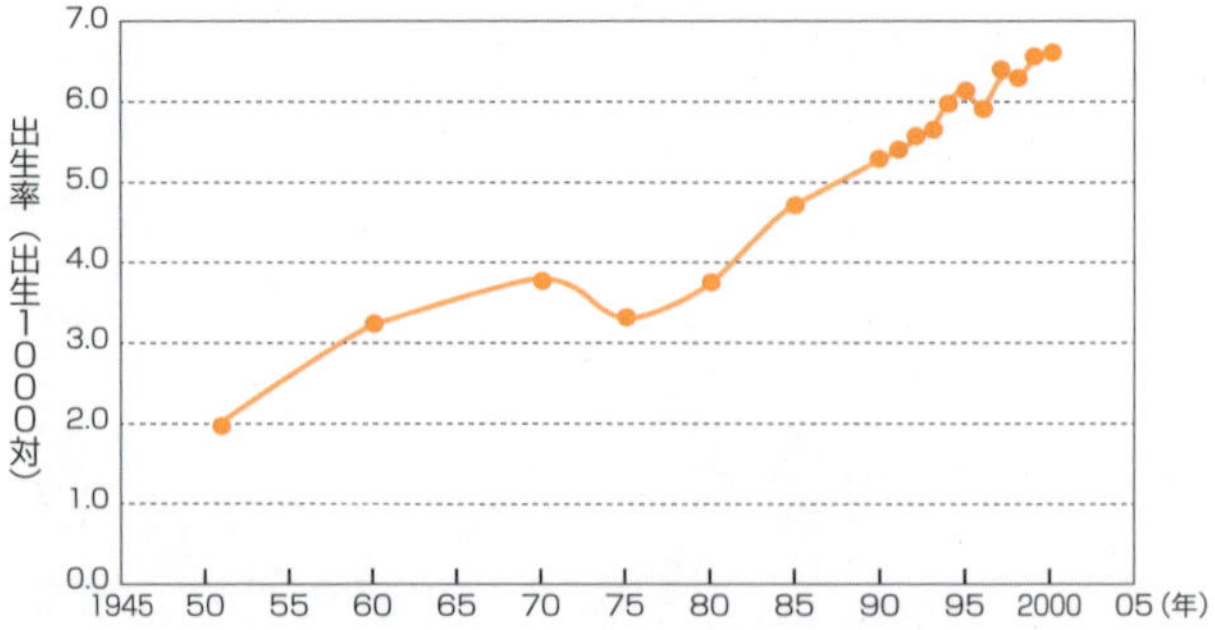

「低出生体重児出生率増加の背景」(大正大学人間学部、子ども家庭総合研究所 中村 敬)より

なると、お母さんはやさしくおなかをなでながら、「元気に生まれてきてね。待っているよ」と声をかけ、「おめでとう」と祝福される日を想像することでしょう。

ほとんどの場合、こうした想像通りに時が過ぎ、赤ちゃんは約280日間(40週間)おなかの中で育ち、予定日ごろ(妊娠37~41週)、体重は3kg前後で、元気な産声をあげて生まれてきます。

おなかの中にいる赤ちゃんは、胎盤《たいばん》と臍帯《さいたい》(いわゆるへその緒)を介してお母さんから酸素や栄養をもらって成長します。予定日ごろまでに、自分で呼吸をし、お乳を飲んで消化することができるように体の機能が育っていきます。しかし、心臓、肺、消化管、腎臓、脳などの臓器の形や機能が整わない時期に生まれると、出生時から治療が必要となります。

NICUって、どんなところ?

早産児や、生まれたときから臓器に問題がある場合、すぐに治療が必要です。元気に生まれても、酸素が必要だったり、嘔吐のためにお乳が飲めなかったりして治療が必要になることもあります。

例えば、自分で呼吸をする準備ができていない早産の赤ちゃんでは、人工呼吸器による手助けが必要になります。手術をしないと、体の機能を保つことができない場合は、生まれて間もない時期に全身麻酔で手術をすることもあります。

［写真2］前室の手洗い場で手を洗ってから、NICUの中に入室します

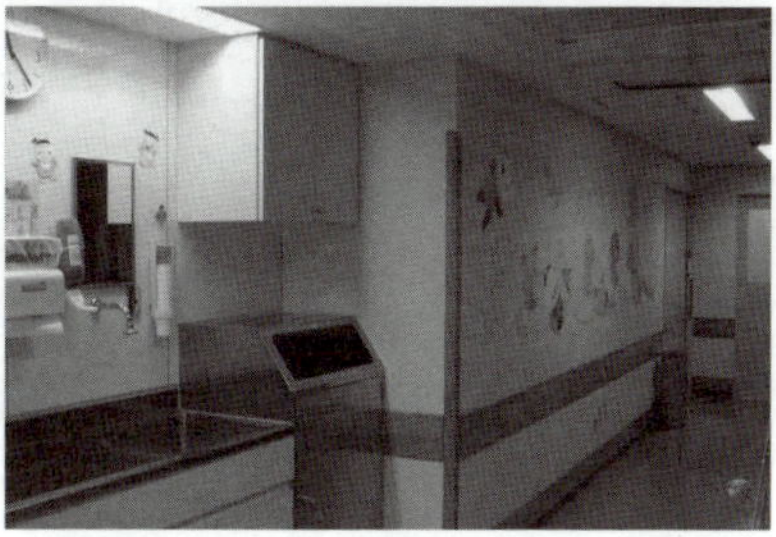

［写真3］保育器にカバーをかけて、子宮の中と同じような暗い環境を作っています

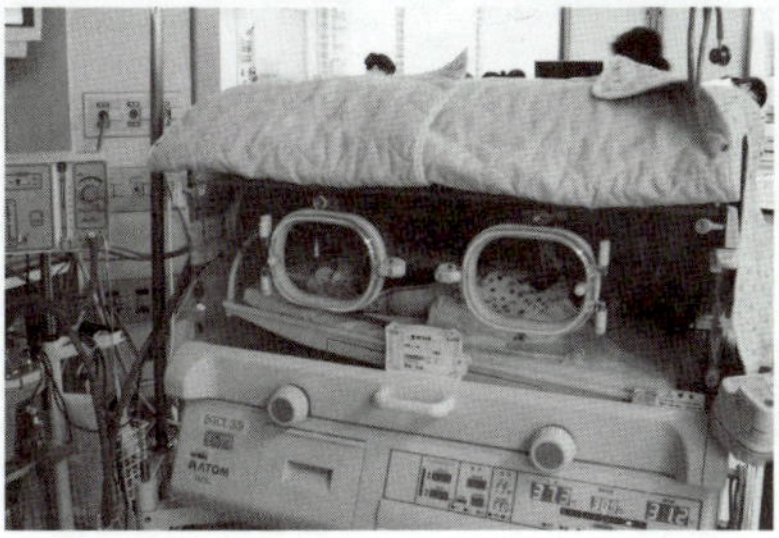

このように生後早期に集中治療が必要になった赤ちゃんが入院する病棟をＮＩＣＵと言います。入り口のドアから入ると、そこは前室と呼ばれる場所です（写真2）。ここには、細菌を持ち込まないように、しっかり手洗いする場所があります。

前室のドアのさらに向こうが集中治療室です。天井には、まだ十分に免疫力が備わっていない赤ちゃんのために、細菌やウイルスなどを除去する空調装置が備え付けられています。

体温管理や呼吸管理、観察が必要な赤ちゃんはおむつ一枚になって、「保育器」の中で過ごします。保育器の温度は、赤ちゃんの体格や状態によって異なりますが、室温より高い29～36度くらいです。小さな赤ちゃんほど、保育器内の温度は高く、体温を保つために器内の湿度を80～95％まで上げることもあります。

妊娠32週くらいまでの赤ちゃんの保育器には、できるだけ子宮の中と同じような暗い環境を作るために上からカバーをかけます（写真3）。さらに、赤ちゃんが落ち着いていられるように子宮内の姿勢と同じような体位をとる、ポジショニングという介入をしています（写真4）。呼吸状態がある程度安定したら、ママの胸の上で直接肌と肌が触れあう「カンガルーケア」も行うことができます（写真5）。もちろん〝パパカンガルー〟もＯＫです。

全身状態が安定し、体温を保つことができるようになったら、〝コット〟という赤ちゃん専用の小さなベッドに移り、肌着を着てお布団の中で過ごします。

[写真4] ポジショニング
赤ちゃんの体はまるで子宮の壁にあたっているかのように盛り上がったクッションにすっぽりと囲まれ、胎内と同じ姿勢で人工呼吸器中

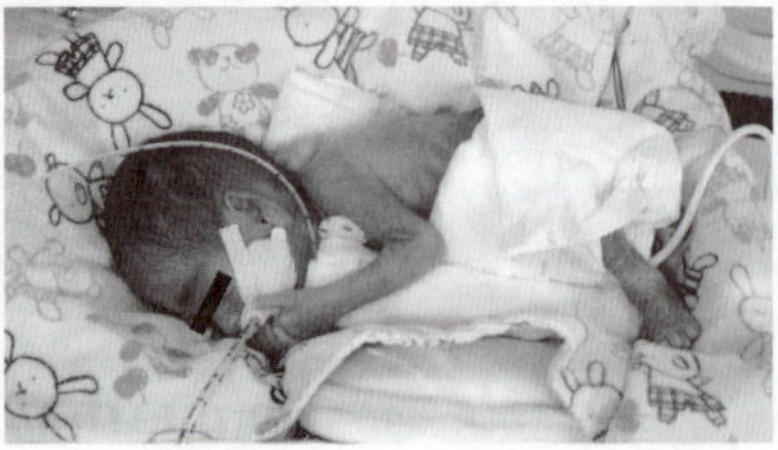

医師はいつでも小さな赤ちゃんの出産に立ち会い、NICUに入院中の赤ちゃんの治療が継続できるように、24時間、365日、常に病棟内に待機しています。集中治療をする赤ちゃんをしっかり看護できるように、看護師の数も一般病棟より多く配置されています。

お母さんたちは、面会に来てわが子に会います。県立広島病院では、朝7時～夜10時までのうち、2時間を除いていつでも面会できるようにしています。外から持ち込む可能性のある感染症を防ぐため、病室に入室できるのは、赤ちゃんのご両親と祖父母に限らせていただいています。

ただし、入院期間が1か月以上になる赤ちゃんについては、お兄ちゃんやお姉ちゃんも赤ちゃんと触れ合い、妹や弟を意識してもらうために、ほかの家族と異なる時間帯に、「同胞面会」も行えるようにしています。

NICUは、どんなことをしているの？

NICUは、真の集中治療室であるNICUと、回復期になり退院に向けて準備をする病室のGCU（Growing Care Unit）に分かれています。

人工呼吸管理や手術前後の管理など集中治療が必要な赤ちゃんは、まずNICUに入室します。赤ちゃんには、外径が0・55㎜の太さの針の内部に0・33㎜のカテーテルを挿入し、そこから治療のためにたくさんの薬が投与されます。

ときには赤ちゃんの容体が急に変化することもありますが、ご両親がそば

［写真5］酸素を吸入しながらのカンガルーケア
（体重は1200g）

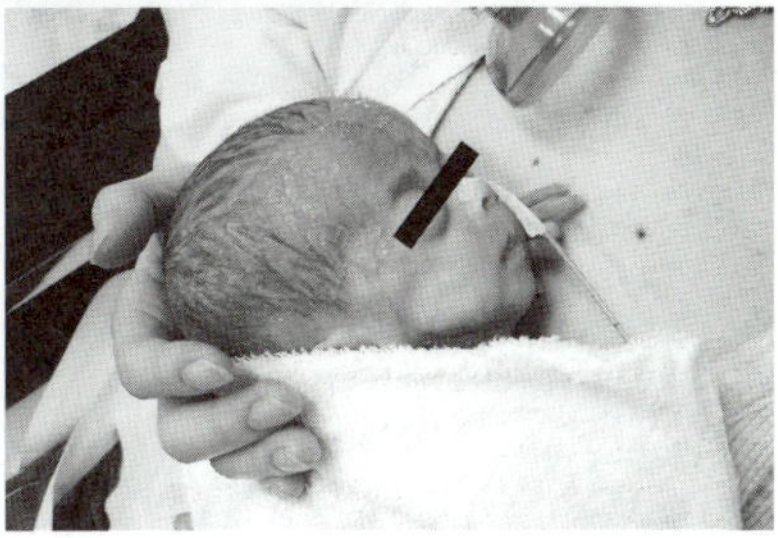

におられないので、電話で連絡をとりながら、迅速な対応をすることもあります。

お母さんは、生まれてすぐに入院したわが子と離れて生活しています。そのようなお母さんたちのお気持ちに配慮しながら心理的サポートも行い、あるべき家族の絆づくりをお手伝いしています。

赤ちゃんの呼吸状態が安定してくると、GCUに移動します。予定日の1か月半くらい前になると、お乳をしっかりと飲み込む機能が備わります。上手に哺乳ができるようになると、授乳や沐浴など育児の練習が始まります。

退院の目安は？

早産の場合、予定日ごろに体重が2kgを超え、全身状態が安定し、お母さんの育児練習ができたら、退院となります。まだ小さいので、家族にとって病院にいる方が安心と思われるご家族もおられますが、日常生活の音や匂いを経験し、聞きなれた家族の声を聞き、愛情をもって育てられることで、赤ちゃんの発達が促されます。

ですから、少しでも安心して退院していただけるように、地域の保健師が自宅を訪問し育児支援ができるように連携したり、自宅近くのかかりつけ医への紹介状を準備したりします。少しだけ医療的ケアが必要でも、病状が安定し、家族で過ごす方が赤ちゃんにとってより良い環境であると思われるようになったら、医療者とご家族で話し合いながら、訪問看護師さんとも連携し、退院に向かって準備していきます。

小さく生まれても元気に育つの？

小さく生まれた赤ちゃんの大部分は、３歳前後になると同じころに生まれた赤ちゃんに体格が追いついていきます。首のすわり、おすわり、ハイハイ、一人歩きなどの運動能力は、赤ちゃんの予定日から数える修正月齢が、満期で生まれた赤ちゃんの月齢と同じころに備わってきます。

修正１歳半～２歳ごろまでに単語も言えるようになり、徐々に２語文へと成長します。暦年齢で３歳の誕生日くらいになると、同じ誕生日ごろの赤ちゃんとあまり差が見られなくなります。

中には、風邪をひくとすぐにゼイゼイいって入院が必要になるお子さんもいますが、ほとんどの方は元気に過ごしていきます。

赤ちゃんの脳は本来、暗くて静かで穏やかな子宮内で成長していくものです。しかし、思いがけなく早く生まれた赤ちゃんは、生命を維持するために必要な医療的ケアを受け、子宮内では味わうことのない環境で育ちます。このため家族にとっては、ちゃんと発達していくのだろうか、という不安が残り続けます。

ＮＩＣＵを卒業した小さな赤ちゃんたちに、もし苦手なことがあれば、どうやってそれを克服したらよいのか、アドバイスを行うことがＮＩＣＵのフォローアップとなります。

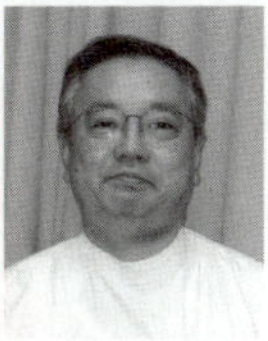

小児感覚器科
主任部長
益田《ますだ》 慎《しん》

「言葉の音痴」とどう付き合うか？

言葉が遅い子、発音が乱れている子

当たり前のことですが、子どもの言葉の発達はみんな一緒ではありません。よくしゃべる子もいれば、しゃべることが苦手な子もいます。問題を複雑にしているのは、いわゆる「言葉が遅い子」や「発音が乱れている子」の中にしゃべること以外の問題、特に「読み書きそろばん（計算）」という学習にかかわる能力が問題になる子どもが、たまにいることです。

文部科学省の推計では、約4・5％の子どもに学習上の困難さがあります。イギリスやアメリカでの統計でも、似たような数字が出ていますので、実は人類全体に共通した問題なのかもしれません。

このような子どもに対して、今私たちが抱えている課題は主に二つです。一つは「言葉が遅い子」「発音が乱れている子」の中から、就学後に学習上の問題が起きそうな子どもをどうやって見つけるかです。もう一つは見つけ出した子どもをどうやってサポートするかです。

言葉の遅れは学習にどんな影響を？

どうして言葉の発達の問題が学習の問題に発展するのでしょうか。平仮名の読みを例にとって考えてみましょう。

「言葉が遅い子」の発達が遅れている理由には、さまざまなものがありますが、言われた言葉の1音1音まで気をつけて聞くことが、苦手な子どももいます。例えば「ゆきだるま」という言葉が、ちゃんと聞こえるときもあるの

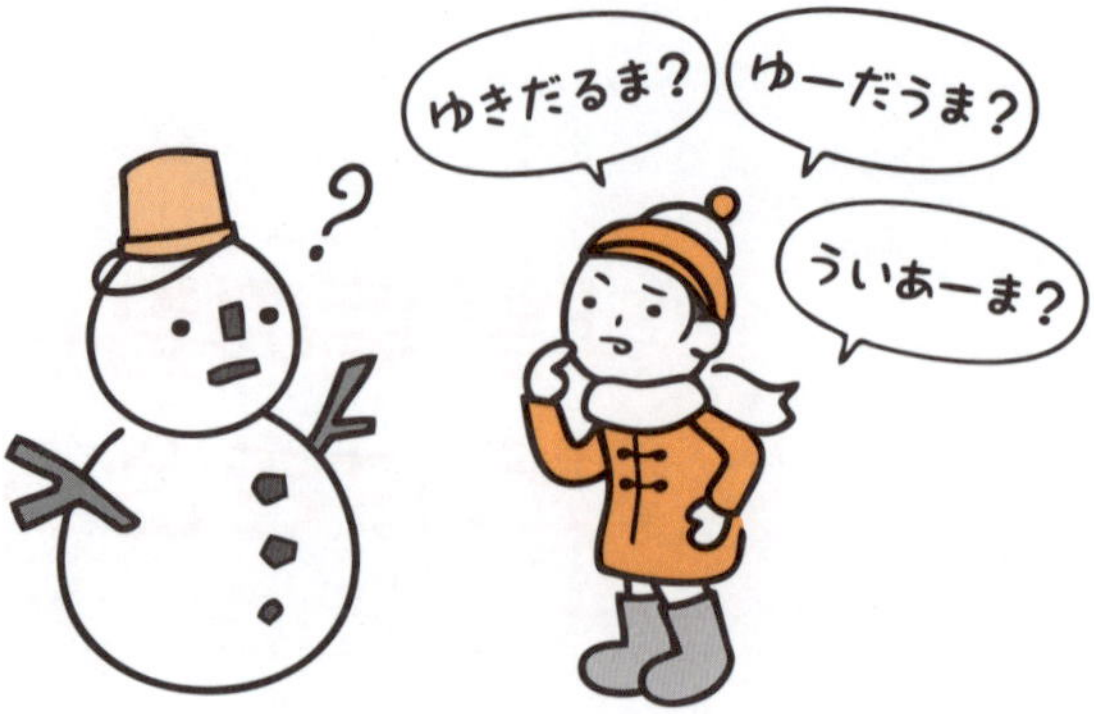

ですが、ときに「ゆーだうま」や「ういあーま」に聞こえたりします。そうすると1つの言葉を覚える（この場合「ゆきだるま」）ために、3つも4つも発音を覚えなければならなくなります。言葉をたくさん増やそうとすると、当然、それだけたくさんの発音を覚えなければいけませんから、なかなか言葉が増えません。

「ゆきだるま」の絵を見て、どう言おうかと考えたときに、頭に浮かんださまざまな発音（ゆきだるま、ゆーだうま、ういあーま）の中からどれを言えば良いのか分からなくて言葉に詰まります。言えたとしても、うまく「ゆきだるま」と言えるとは限りませんので、そんな場面を見られると「発音が乱れている」となってしまいます。

そして、年長になっていざ字を読もうとして「ゆきだるま」という文字を見たとします。「ゆきだるま」以外に「ゆーだうま」「ういあーま」という発音が頭の中に入っていると、「ゆきだるま」の2文字目の「き」という文字を、「き」「だ」「い」のどれで読むのか分からなくなります。このようにして文字の学習に影響が出るようになります。

もともとは「言葉をきちんと聞くことが苦手」だけが問題なのですが、それが語彙《ごい》の数や発音、さらには文字の学習にまで影響してしまうのです。

同じ聞くことでも「音楽をきちんと聴くことが苦手」だったらどうでしょう。これは音痴になります。脳の中で起きていることは「音楽をきちんと聴くことが苦手」も「言葉をきちんと聞くことが苦手」も同じ状態で、脳の部位がちょっと違うだけです。そのわずかな違いによって、多少は困るものの学校生活や社会生活にほとんど影響を与えない問題で済む場合と、学習にまで影響が出る重大な問題に発展する場合に分かれます。

私たちは診療の中で、学習にまで影響が及ぶ「言葉の遅れ」を「言葉の音痴」として捉えています。練習をすれば多少は改善しますが、「音痴」は「音痴」として続きます。完全に克服することより、どのように付き合うかを考えることが重要になります。

言葉が遅い子の中から、学習障碍《しょうがい》児を見つける

「言葉が遅い子」や「発音が乱れている子」のすべてが、学習上の問題を抱えているのではありません。むしろ、問題を抱えている子の方が少数派です。では、どのようにして「言葉の音痴」を見つけ出したら良いのでしょうか。

3歳の子どもで、サ行の発音がタ行にすべて置き換わっていても、これは問題にはなりません。単純に舌先の力が足りていないだけで、成長の一過程に過ぎません。むしろ、このような子どもにサ行を無理に言わせようとして、サ行が英語の〝th〟の発音になってしまって、発音を治すに治せなくなることの方が後々困ります。

私たちが「問題のある発音の乱れ方」と考える状態は、同じ言葉を言っているはずなのに、言うたびに発音が変わってしまう状態です。「ゆきだるま」と言っているはずなのに「ゆーだうま」と言ってみたり、「ういあーま」と言っ

てみたり、「きりん」と言っているはずなのに「ちひん」と言ってみたり、「てぃいん」と言ってみたり、そのような子どもに注目しています。

当科で調べてみると、このような特徴的な発音の乱れがある子どもが平仮名の読みで困る確率はそのような特徴がないときと比べて、29倍になるという結果でした。

言葉の音痴をサポートする

さて、「言葉の音痴」が学習に影響が出ていることが分かった場合にどうするかが、次の問題になります。文字が読めないといってもすべての文字が読めないのではありませんので、自分なりにルールを決めて文字を読む練習をします。

映画俳優のトム・クルーズさんや映画監督のスティーブン・スピルバーグさんも字を読むことができない問題を抱えていることを告白していますが、それぞれ認識しにくい文字を知っていて、半分類推しながら文字を読むそうです。

しかし、そのような文章の読み方は大変ですから、時間がかかってしまい、限られた時間の中で仕事をこなすことができません。そのため、たとえばトム・クルーズさんであれば、脚本をすべて誰かに読んでもらって、それをすべて覚えるのだそうです。

私たちも「言葉の音痴」を見つけたら、なるべく学習障碍として重症度を

郵便はがき

料金受取人払郵便

広島東局
承認

5019

差出有効期間
平成27年3月
25日まで

期間後は切手をお貼り下さい

7328790

012

広島市東区山根町27-2

南々社

「県立広島病院
お医者さんたちのお話」編集部 行

□□□-□□□□	ご住所			
				男　女
ふりがな お名前		Eメール アドレス		
電子メールなどで南々社の新刊情報等を　1. 希望する　2. 希望しない				
お電話 番　号	(　　　)　　―	年齢	歳	
ご職業	1. 会社員　2. 管理職･会社役員　3. 公務員･団体職員　4. 自営業　5. 主婦 6. シルバー世代　7. 自由業　8. 医療従事者　9. 学生　10. その他（　　　）			
今回お買い上げの書店名 市区町村　　書店				

このたびは、南々社の本をお買い上げいただき、誠にありがとうございました。今後の出版企画の参考にいたしますので、下記のアンケートにお答えください。ご協力よろしくお願いします。

書　名	県立広島病院 お医者さんたちのお話

Ⅰ. この本を何でお知りになりましたか。

1．新聞記事（新聞名　　　　　　　　　）　2．新聞広告（新聞名　　　　　　　　　）
3．テレビ・ラジオ（番組名　　　　　　　　）　4．書店の店頭で見つけて
5．県立広島病院内で　6．人から聞いて
7．その他　（　　　　　　　　　　　　　　　　　　　）

Ⅱ. この本を買おうと思ったのはどうしてですか（いくつでも○）。

1．県立広島病院に通院しているから　2．県立広島病院に入院しているから
3．標準的治療法を知りたいから　4．治療項目がたくさん紹介されているから
5．セカンド・オピニオンの参考にしたいから
6．その他　（　　　　　　　　　　　　　　　　　　　）

Ⅲ. この本に対する評価をお聞かせください。

・治療項目	1．多い	2．適当	3．少ない
・記事の読みやすさ	1．読みやすい	2．どちらでもない	3．読みにくい
・表紙デザイン	1．よい	2．ふつう	3．悪い
・タイトル	1．よい	2．ふつう	3．悪い
・価格について	1．安い	2．手ごろ	3．高い

Ⅳ. 参考になった治療法ないしは関心のある治療をお聞かせください。

Ⅴ. 県立広島病院へのご意見、ご要望がありましたらお聞かせください。

Ⅵ. この本に対するご意見・ご感想や、必要としている医療情報などについてお聞かせください。

ご提供いただいた情報は、個人情報を含まない統計的な資料を作成するために利用いたします。

軽減するために、言葉の練習をしてもらいます。しかし、問題を完全に解決することはできませんので、学校の先生をはじめ、周囲の多くの人に手助けをお願いすることになります。

今この文章をすらすらと読んでいる方には少なくとも文字の読み困難はありません。しかし、世の中には字を読みたいのに読めない子どもたちが、字を書きたくても書けない子どもたちが、計算したくてもできない子どもたちがいる、ということを知っていただけると幸いです。

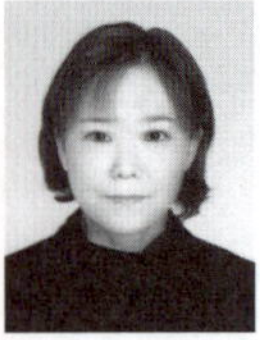

小児看護専門看護師
中村幸子《なかむらゆきこ》

看護師がそっと教える子育ての知恵

母親から受けとる免疫力

子どもは日々、いろいろな経験をしながら成長・発達していきます。そして、子どもの成長・発達の段階によって罹《かか》りやすい病気や起こりやすい事故などがあります。

子どもが病気をすると、家族はとても心配になります。しかし、赤ちゃんや子どもは病気をしながら強くなっていきます。赤ちゃんは、お母さんのおなかの中で、胎盤を通じて、ＩｇＧ（アイジージー）という免疫物質をもらって生まれてきます。ＩｇＧは、体の中に入ってくると悪さをするウイルスなどの病原体が入ってきても悪さをしないよう体を守る働きをしてくれます。また、お母さんの母乳にはＩｇＡ（アイジーエー）という別の免疫物質が含まれ、赤ちゃんは母乳からも免疫物質をもらっています。

赤ちゃんは、ＩｇＧとＩｇＡという免疫物質によって病気から守られているのです。ところが、この免疫物質は生後6か月経《た》つとだんだんと赤ちゃんの体の中から減っていきます。そのため、このころから病気に罹りやすくなってしまいます。

こうお話をすると、不安になるかもしれませんが、いろいろな病気に罹るたびに赤ちゃんは自分の力で自分の体を守るための免疫を獲得します。赤ちゃんや子どもが病気をしたときには、過度に慌てたり心配したりせずに上手に対処していきましょう。

何かいつもと違う……に気づいてあげる

子どもの病気は症状の進行が早いという特徴があります。一般に月齢や年齢が低いほど、脱水などになりやすく、重症化しやすいという特徴もあります。しかし、子どもは、だるい、痛い、熱い、寒い、気持ち悪いなど不快な状態を大人のようにうまく言葉で伝えることができません。

いつも子どもと接している家族の「あらっ、何かいつもと違う気がするけど……」という感覚が、子どもの体の変化に気づいてあげる大切なポイントとなります。そのポイントを挙げてみました。

機嫌はどうですか?

いつもは大好きな遊びなのにグズグズいって興味を示さない。おっぱいやミルクを飲んでもオムツを変えてもグズグズが続く。いつもよりお父さんやお母さんにべったりで離れたがらない。遊ばないでずっとゴロゴロして元気がない。

食欲はどうですか?

いつもに比べて、おっぱいやミルクを飲む量が少ない。いつもはパクパクご飯を食べるのに食べない（食べたがらない）。いつもより異常に飲む（食べる）。

睡眠はどうですか?

いつもよりグズグズいってなかなか眠らない。いつもより眠っている時間が長い。

かかりつけの小児科を持つ

子どもが病気やけがをすると、家族はとても驚きます。そのため、「大きな病院に行った方がいろいろ検査をしてもらえるのでは」「大きい病院の方が何か安心」と思うかもしれません。

こんなとき、いつも診てくれるかかりつけの小児科の先生が頼りになります。これまで罹った病気や使った薬、子どもの体質などを分かったうえで薬を出してくれ、対処法をアドバイスすることができます。

そして、かかりつけの小児科の先生が、診察の結果、より詳しい検査や入院治療が必要と判断すると、対応してくれる病院などに紹介してくれます。

日常のちょっとした子どもの健康や病気、成長・発達、予防接種のことなども気軽に相談できます。信頼できるかかりつけの小児科の先生を持つようにしましょう。

家でできるケア

さっきまで元気に遊んでいた子どもが、突然、熱をだしたり、吐いたり、下痢をしたり……。そんなとき「どうしよう」と不安になったりします。家でできるケアについて紹介します。

❶熱がでたとき

●熱の出始め／寒気を感じ震えることがあります。顔色が悪く、手足が冷たいときは熱の出始めです。→服や掛け物で温めてあげましょう。このとき

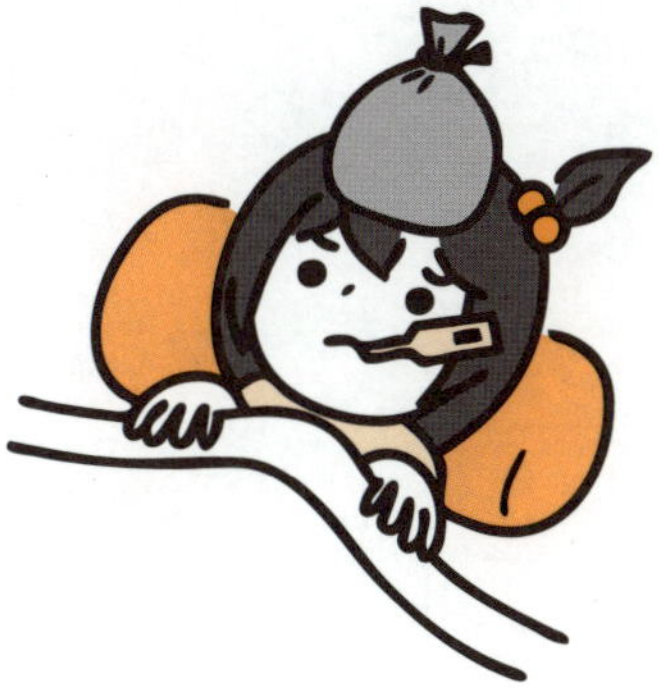

は解熱剤を使用してもあまり効果がみられません。

ただし、けいれんの既往などがある場合などは、解熱剤の使用方法について、かかりつけの小児科医の指示にしたがってください。

●熱が上がったら／暑さを感じるようになります。顔が赤く、手足が温かいときは熱が上がっているときです。↓首のまわり、脇の下（太い血管があるところ）などを冷やしてあげましょう。

〈水分・食事の摂り方〉

↓少しずつこまめに水分（お茶・イオン飲料・果汁など）を飲ませましょう。

↓少し冷たくしたり、氷にしたりすると飲みやすくなることもあります。

↓食欲が落ちているときは、無理に食べさせないようにしましょう。

〈清潔の心がけ〉

↓汗をかいたら身体を拭いて、こまめに着替えをさせましょう。

↓足やお尻だけでも洗ってあげるとすっきりします。

❷嘔吐の場合

〈水分・食事の摂り方〉

●吐き気があるときや吐いているとき

↓飲んだり食べたりは控えて、おなかを休ませてあげましょう。

●吐き気が治まったら

↓水分を１〜２口飲んで休み、さらに１〜２口飲んで休み……を繰り返し、少しずつあげましょう。

→一度にたくさんの量をコップに入れたり、ペットボトルをそのまま渡したりすると、子どもは一気に飲んでしまうことがあります。一気に飲むと、おなかがびっくりしてまた吐いてしまいます。少しずつ渡してゆっくり飲めるようにしましょう。

→かんきつ系のジュース（オレンジジュースなど）、乳製品（牛乳・ヨーグルトなど）は吐き気を誘うことがあるので避けましょう。

→水分を摂っても吐かなくなったら、ゆっくり食事を始めましょう。

〈注意が必要な観察ポイント〉

●おしっこが出ていないとき→脱水が進んでいるサインです。回数や量に注意してあげましょう。

●飲んだり食べたりしなくても吐いてしまうとき。

●水分も食事もまったく受けつけないとき。

●吐いたものの中に血液や緑色のものが混ざっているとき。

●吐き始める前に、頭を打ったとき。

このようなときは早めに医療機関を受診しましょう!!

❸下痢の場合

〈水分の摂り方〉

↓無理に食事を摂らせず、少しずつ水分を摂りましょう。
↓冷たい飲み物もおなかに負担をかけますので、常温か少し温めたものにしましょう。

〈食事の摂り方〉
食べられそうなら、いつもより控えめの量で、消化のよいものを食べましょう。例えば、おかゆ・うどん・おじや・マッシュポテト・にんじんやかぼちゃ・やわらかく煮たもの・豆腐（冷たくないもの）・白身の魚など。

〈控えたい食品〉（おなかを刺激して下痢を悪化させることがあります）
●脂肪の多いもの／揚げ物・バター・ポテトチップなど。
●繊維の多いもの／さつまいも・ごぼう・れんこん・海藻など。
●冷たいもの／ジュース・アイスクリーム・牛乳など。
●甘さの多いもの／ケーキ・カステラ・プリンなど。

事故予防は子ども目線で

子どもは、自分で「危ない」という予測や判断をしたり、その危険を事前に避けたりすることができません。場合によっては子どもの命にかかわる重大な事故となることがあります。実際に、1歳以上の子どもの死亡原因の第1位は「不慮の事故」です。

寝返りやつかまり立ちなどが、できるようになると子どもの動ける範囲や興味も広がっていきます。「大丈夫だろう」「まさか手が届かないだろう」「ロ

［図1］事故を防ぐためのポイント

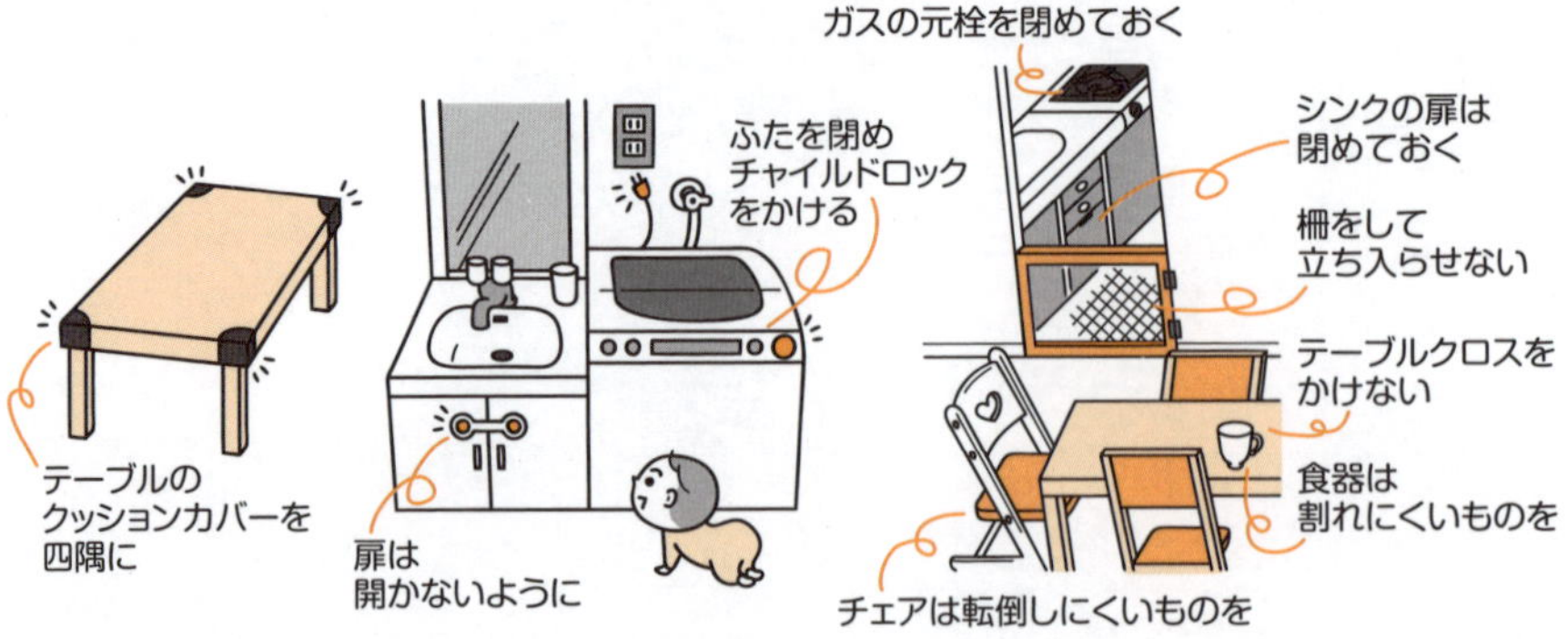
ガスの元栓を閉めておく
ふたを閉め
チャイルドロック
をかける
シンクの扉は
閉めておく
柵をして
立ち入らせない
テーブルクロスを
かけない
食器は
割れにくいものを
テーブルの
クッションカバーを
四隅に
扉は
開かないように
チェアは転倒しにくいものを

に入れることはないだろう」と思っていたことが起こることがあります。

事故が起こってから後悔するのではなく、事故対策をしっかりとっておくことがとても大切です。

事故を防ぐためのポイント

●大人の目線ではなく、子どもの目線で。
●「まさか」ではなく「もしかしたら」という意識を持つ。
●安全なもの、危険なものを区別する。

具体的に記してみます（図1）。

●子どもの手が届く高さに、子どもの口に入る大きさのものや、割れる危険のあるものを置かない。子どもの目に触れないよう片付ける。
●低い位置の扉や引き出し、テーブルの角などぶつかって危ないところは、クッションカバーなどで保護する。
●熱くなるもの（アイロンやポットなど）を子どもの手の届くところに置かない。
●浴槽にお湯を溜《た》めたままにしない。
●洗濯機のふたを閉め、可能であればチャイルドロックをかける。
●危険が多い場所（キッチンや浴室など）には柵をしては入れないようにする。

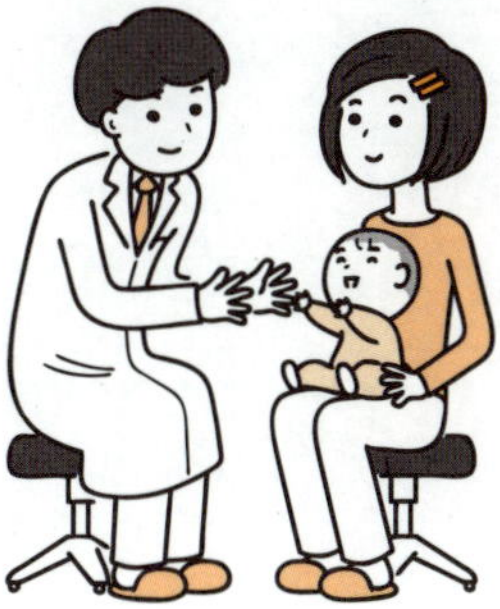

困ったときには1人で悩まない！

子育てをしていくうえで、子どもが成長・発達することは何よりの喜びだと思います。しかし、喜びや楽しいことばかりではありません。悩んだり困ったり、ときにはイライラしたり落ち込んだり……。

これは、たくさんのお父さん、お母さんが体験していることです。

困ったとき、悩んだときは1人で抱え込まないでください。家族やかかりつけの小児科、保健センター、保育園や幼稚園の先生などに相談をしましょう。みなさんのまわりには、一緒に子どもの成長・発達を見守ってくれる人がたくさんいます。

子どもの救急時に役立つ情報

●こどもの救急　http://kodomo-qq.jp/

夜間や休日などの時間外に、病院を受診するかどうかの判断の目安やお宅での対処法についての情報を提供。

対象／生後1か月～6歳までの子ども

●小児救急医療相談電話（こどもの救急電話相談）

電話／局番なしの＃8000　または　082-505-1399

毎日、夜間に小児科医師や看護師がすぐに病院に行くべきかなどをアドバイス。受付時間は午後7時～翌朝8時。

受診できる医療機関を探すときには……

●救急医療Ｎｅｔ Ｈｉｒｏｓｈｉｍａ　http://www.qq.pref.hiroshima.jp

子どもから大人まで、今、受診できる医療機関の検索が可能。

●広島市救急医療機関案内

電話／０８２-２４６-２０００

子どもから大人まで、今、受診できる医療機関を紹介。

●異物を飲んだときには……中毒１１０番

化学物質（タバコ、家庭用品など）、医薬品、動植物の毒などによって起こる急性の中毒についての情報を提供。

↓大阪中毒１１０番（３６５日、24時間対応）

電話／０７２-７２７-２４９９

↓つくば中毒１１０番（３６５日、９時～21時対応）

電話／０２９-８５２-９９９９

↓タバコ専用電話（３６５日、24時間対応、テープによる情報提供）

電話／０７２-７２６-９９２２

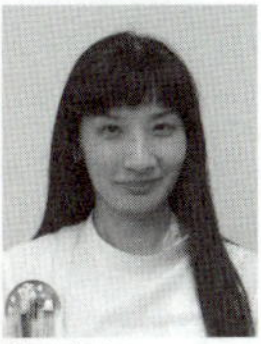

薬剤科
薬剤師
笠原庸子《かさはらようこ》

薬剤師がそっと教える小児に薬を飲ませるコツ

くすりなんて飲みたくない！

薬が苦手な子どもに薬を飲ませるのは大変です。「苦い（または甘い）」「においがある」「舌触りが悪い」「服用量（かさ）が多い」など、子どもが薬を嫌がる理由はさまざまです。

大人でさえ、おいしいと思って薬を飲む人は少ないはずです。子どもは大人のように薬の大切さなどを理解できません。そこが難しいところです。

薬剤師からは「薬は食事の後に飲ませてください」と説明を受けることがあると思います。そう説明されても子どもは、おなかいっぱいだと薬を飲んでくれないことはありませんか？

また、「薬は水か白湯《さゆ》で飲ませてください」と説明も受けると思います。薬は水や白湯で飲むのが一般的ですが、水や白湯で飲むと薬本来の味やにおいは変わらないため、子どもはいったん飲んだ薬を吐き出してしまうかもしれません。

そこで、年齢や好みも踏まえて状況による対応が必要です。「なぜ薬を飲まないといけないの？」という疑問から薬を飲みたがらないこともありますので、言い聞かせて分かる年齢の子どもには薬を飲む理由を説明してあげることも大切です。

知っておきたい、大人との違い

子どもの薬は「粉薬」や「シロップ剤」が多いと思われたことはありませ

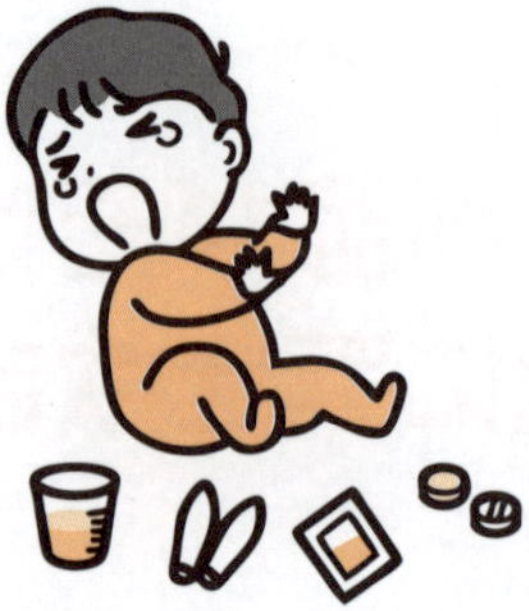

んか？　なぜだか分かりますか？　理由はいくつかあります。

❶子どもと大人の違い

子どもは大人のミニチュアではありません。大人と比べて、薬を吸収（消化管の粘膜を通過してから血液中に入ること）・分布しやすく、代謝・排泄しにくいため、薬が体内にとどまる時間が長いのです。そのため、子どもは大人より少量で薬の影響が現れやすいのです。

❷子どもの薬の量は年齢や体重で決まる

薬の開発が行われる時点で、その安全性とともに適正量も臨床試験によって決められます。しかし、臨床試験は大人を対象として行われるため、子どもに対する安全性や適正量は確認されないままのこともあります。そのため、年齢や体重から適正量を決めています。

❸錠剤は飲み込みにくい

大人が普通に飲み込める大きさの錠剤でも、子どもには飲みにくいことがあるので、飲みやすい剤形が選択されます。

以上の理由から用量を細かく調節しやすく、飲みやすい剤形である「粉薬」や「シロップ剤」がよく処方されます。

子どもが上手に薬を飲むための工夫は？

最も多く処方されるのが飲み薬です。処方された薬は服用方法を守るのが基本ですが、服用時間に寝ていたり、機嫌が悪かったりするときは、ある程

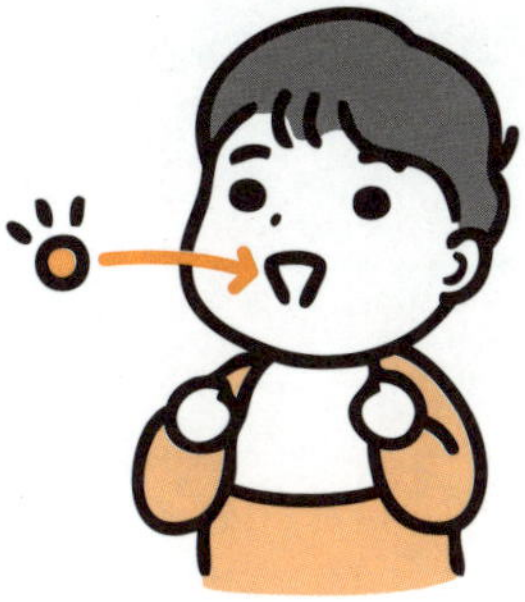

度時間をおいて、飲めそうなときに指示された回数を飲ませてください。

子どもの成長や薬の剤形に応じた飲ませ方について粉薬、水薬、錠剤・カプセル剤の順に紹介します。

粉薬には「○○散」、「○○細粒」、「○○顆粒」、「○○ドライシロップ」などがあります。「○○小児用細粒」、「○○ドライシロップ小児用」など小児用に開発され、味が付いているものもあり、飲ませやすいよう工夫されてきています。

また、見た目もピンクやオレンジなどの色を付けてきれいにするなど工夫もされています。そのままで飲めるのであれば、むせないよう注意してもらえれば構いませんが、そのまま飲めない場合や服用を嫌がるときの対応は、次のようにしてください。

【乳児の場合】

1歳くらいまでの乳児の場合は、①少量の水で練り ②清潔な指につけ ③子どもの上あごや頬の内側に練り付け ④その後、ミルクや湯ざましなどを飲ませてください。

1回分のミルクに混ぜると全部を飲まなかったり、ミルク嫌いになったりすることがあるので避けた方が良いでしょう。また、満腹だと飲まなかったり、嘔吐したりすることもあるので、特に指示がない場合には、ミルクの前に飲ませましょう。

【幼児の場合】

1歳から5歳くらいになると、味覚や好き嫌い、本人の意志が出るため服用が困難になることがあります。そのため、なるべくそのまま飲む習慣をつけましょう。

薬を飲むときは、薬は「病気を治すために大事なもの」として、子どもが「苦手なもの」という印象を持たないような雰囲気を作り、飲ませてみてください。「薬を絶対飲ませよう」と意気込むより、落ち着いた雰囲気で子どもに接する方が、子どもは上手に飲めることもあります。

「早く元気になろうね」などと声をかけ、服用できたら「上手に飲めたね」などと褒めてあげることも効果的です。しかし、苦味がある場合など、どうしても飲むのを嫌がるときは、好きなものに混ぜる方法もあります。

例えば「ジュース類、麦茶などに混ぜて飲む」「アイスクリーム、練乳、チョコレートシロップ、ココアパウダーなどに混ぜる」「単シロップに混ぜる」などです。単シロップは病院で処方できますので、医師に相談してください。

また、薬によってはジュースやスポーツ飲料に混ぜると逆に苦くなるものもありますので、薬を受け取る際に薬剤師にあらかじめ相談してください。

【小児の場合】

6歳以上になると、薬の必要性についてある程度理解し、錠剤やカプセル剤の服用もできます。飲み忘れや用量間違い、ごまかし、誤飲などがないよう、

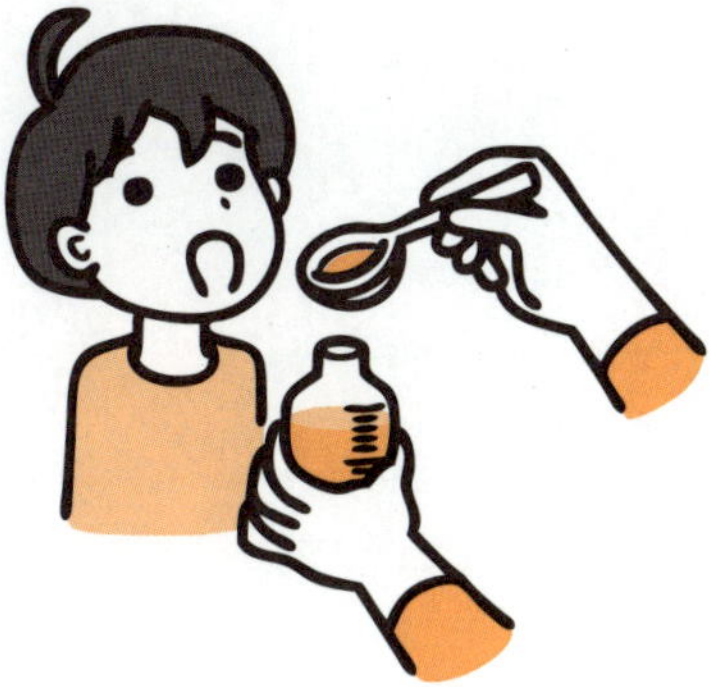

正確に服用できているか確認することが大切になります。

それでも、どうしても飲んでくれないときは、市販の内服用のカプセルやオブラート、服薬補助ゼリーなどを使ってみてください。

粉薬は飲めなくてもカプセルは飲める小児もいます。ゼリーを使用する場合は、ゼリーで薬を包み込んで内服しやすくします。味も数種類ありますので、子どもが好む味を選択してください。

水剤は「○○シロップ」、「○○液」などがあります。水剤もいろいろと味の工夫がされています。

基本的な飲ませ方としては、哺乳瓶を使う赤ちゃんでは、①哺乳瓶の乳首に1回分のシロップを入れて吸わせる ②スプーンで少しずつ、なるべく口の奥の方へ入れて飲ませる ③スプーンを嫌がったりする場合、スポイトで飲ませるのも手 ④薬局でもらう計量カップやちょこなどの小さな容器に入れて飲ませる――などの方法があります。

また、服用後はきちんとふたをして冷蔵庫で保管した方が良いでしょう。

錠剤やカプセル剤は、もともと大人の量を基準としているため、量の細かな調整ができません。しかし、成長とともに体重が増えると、粉薬や水薬の量も増えるため、錠剤やカプセル剤のほうが飲みやすい場合もあります。

剤形の希望については医師や薬剤師に相談してください。小さな子どもでも上手に飲めることもあり、剤形を変えることで服用できることもあります。

困ったときは、薬剤師へ

ある方法で上手に飲めたとしても、次には嫌がることがあったり、逆に嫌がって上手に服用できなかった薬が、次には嫌がらずに飲めたりするものです。いろいろな方法を試しながら、服用の継続につなげてください。

それでもうまく飲んでくれないときは、いつでも薬の専門家である薬剤師に相談してください。薬の飲み方などについても、その子どもにあった方法を一緒に考えてくれるはずです。

第5章

肩、腰の話

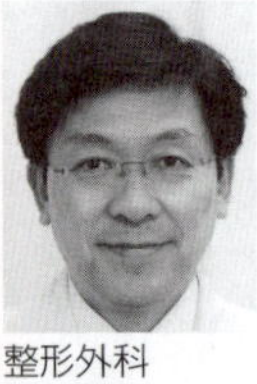

整形外科
主任部長
望月《もちづき》 由《ゆう》

「肩こり」解消の秘訣

「肩」言葉と日本人

みなさんも頸《くび》から肩にかけて痛みを経験したことが一度はあると思います。それでは、その痛みを感じたとき、どのように表現するのでしょうか？「頸が痛い」「肩が痛い」「頸がこる」と言うこともありますが、やはり一般的には「肩がこる」と言うことが多いようです（図1）。

では、なぜ「頸こり」と言わずに「肩こり」と言うのでしょうか？　それは「肩」という言葉に、解剖学的な場所を表す機能だけではなく、抽象的な意味合いが付加されているからです。ちなみに日本語における「肩」の使用頻度は英語のshoulderよりもずっと高いといわれております。

例えば、「肩を張る」「肩をいからす」「肩をそびやかす」「肩をおとす」のように、「肩」にまつわる言葉を普段たくさん使っています。

大切なのは、私たちにとって肩は強力な自己主張の場となっており、対人関係において身体の前面に出る抽象的な場となっているということです。ですから「頸こり」といわずに「肩こり」という言葉を多く使うと考えられます。

肩こりの原因

肩こりは医学的に次のように定義されます。「後頸部《こうけいぶ》から肩および肩甲部《けんこうぶ》にかけての筋肉の緊張感を中心とする不快感や違和感、鈍痛《どんつう》などの症状や愁訴《しゅうそ》」。では、実際に肩こりでお困りの方は本当に多いのでしょうか？

厚生労働省の調査結果では、男性ではあらゆる年代で、腰痛に次いで2番

[図1] なぜ「肩がこる」と言うのでしょう?

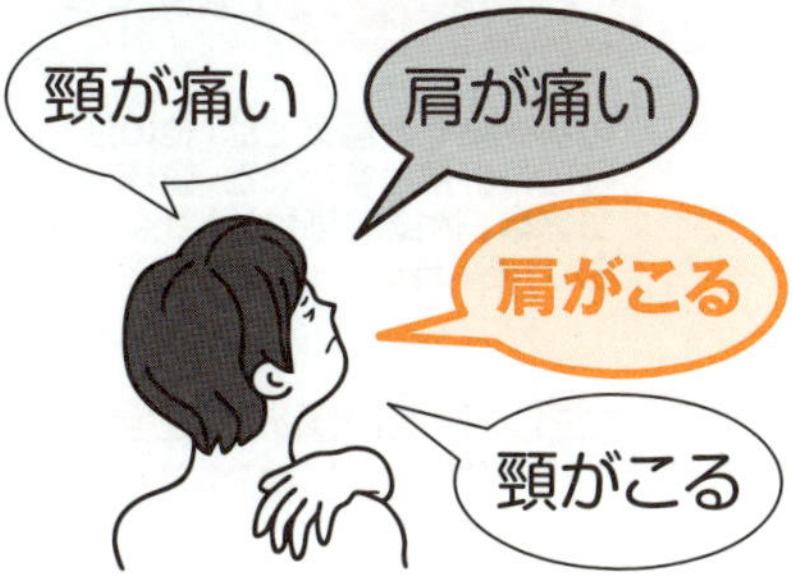
頸が痛い
肩が痛い
肩がこる
頸がこる

[図2] 痛くなったらすぐ整形外科です

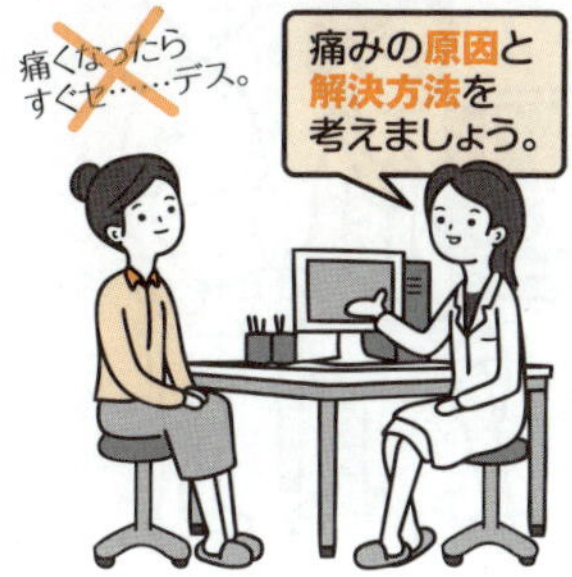
痛くなったら
すぐセ……デス。
痛みの原因と
解決方法を
考えましょう。

目に肩こりが気になります。また、女性ではほとんどの年齢で肩こりが一番気になっています。

年を重ねれば、人間の背骨もそれを支える筋肉も衰え、肩がこりやすくなってしまうのは、当然のことです。だからといって肩こりを「しかたがない」の一言で片付けてしまわないでください。肩の痛みで悩んでいる人や、肩痛だけでなくほかの部位にも痛みを感じている人には、重大な病気が潜んでいることもあるのです。早目に整形外科で診察を受けましょう（図2）。

肩こりの原因について考えてみましょう。スポーツなど誘因が明らかな急性のものと、誘因がはっきりしない慢性のものがあります。

別の視点からみると、器質的な原因疾患のない本態性のものと、器質的な原因疾患のある症候性のものがあります。「本態性肩こり」は、過労や運動不足、寒冷、精神的緊張、睡眠不足、不良姿勢などにより生じることが多いとされています。どうも、多くの人の肩こりは、日常の生活、あるいは仕事の作業環境で私たちがとっている姿勢に原因があることが多いようです。

日常生活や仕事における正しい姿勢を理解することが重要です。

一方、「症候性肩こり」の原因としては、整形外科疾患をはじめとして、内科・眼科・耳鼻科・歯科・精神科の各疾患などがあります。

今回は、整形外科疾患をとりあげます。それは次の3つに分けて考えられます。まず、頸から肩、腕にかけての痛みやこりが生じるもの、外傷やスポーツによって起こる肩の痛みや変形、そして肩を中心に腕にも生じる痛みや重

［図3］肩こり体操！ をしてみましょう

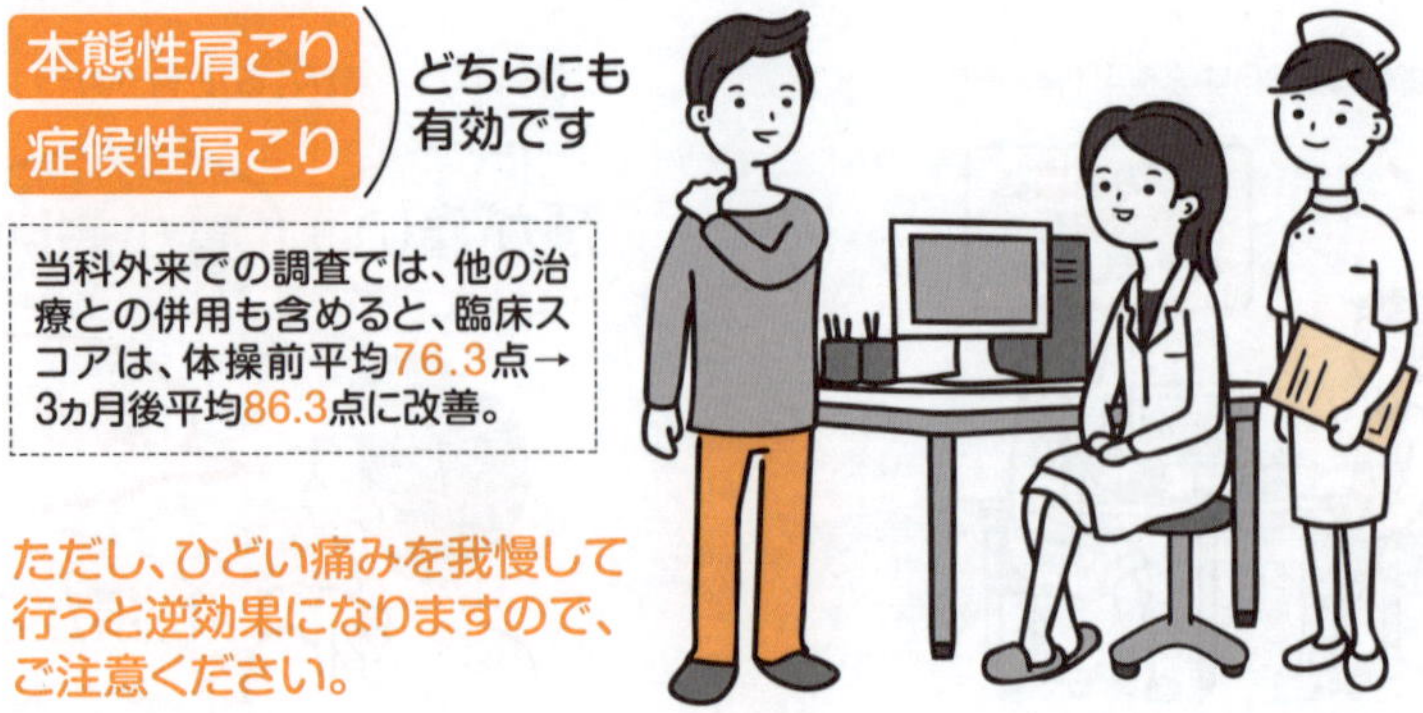
本態性肩こり
症候性肩こり
どちらにも有効です
当科外来での調査では、他の治療との併用も含めると、臨床スコアは、体操前平均76.3点→3ヵ月後平均86.3点に改善。
ただし、ひどい痛みを我慢して行うと逆効果になりますので、ご注意ください。

い感じのものです。

まず、頸から肩、腕にかけての痛みやこりが生じるものは、頸の部分の背骨や、そこから出る神経に異常があって起こります。頸部脊椎症や頸椎椎間板ヘルニア、胸郭《きょうかく》出口症候群、頸肩腕《けいけんわん》症候群などが挙げられます。

頸部脊椎症は、首の骨や関節、椎間板の加齢的変化（変形）が原因です。肩こりや首の痛みを感じ、特に神経が圧迫されると上肢や下肢の麻痺、しびれ、痛みを生じます。

頸椎椎間板ヘルニアは、スポーツや外傷と関係があります。20代～30代に多く、椎間板の核（髄核）が後方に飛び出して神経を刺激して、肩こりや上肢への痛み、歩行障害などが生じます。

次に、外傷やスポーツによって起こる肩の痛みや変形です。転倒、強打などによって起こる肩関節周囲の脱臼《だっきゅう》や骨折、周囲組織の損傷によるものです。肩関節脱臼や肩鎖関節脱臼、肩甲骨骨折、鎖骨骨折などが挙げられます。

肩関節は体中の関節の中で最も脱臼しやすい関節です。肩関節脱臼では、脱臼による痛みのため肩を動かすことができなくなります。肩鎖関節脱臼は、スポーツや交通事故によることが多く、鎖骨の端が浮き上がり、痛みのため肩を動かすことができなくなります。

肩を中心に腕にも生じる痛みや重い感じのものは、外傷やスポーツとは関係なく、生じた肩の関節や周囲組織の異常によって症状が起きます。疾患としては、五十肩や腱板《けんばん》断裂、腱板炎、動揺性肩関節などが挙げられます。

[写真1]肩の運動

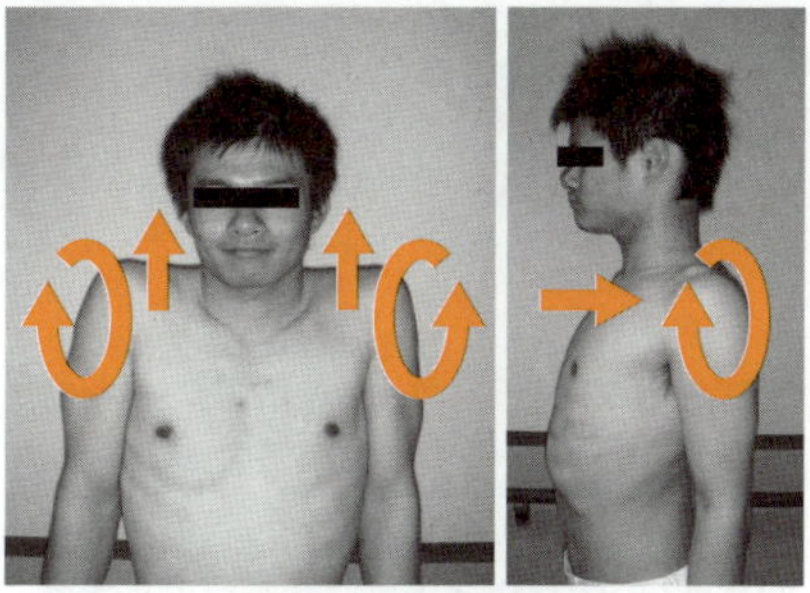

肩をすくめる・回す、
胸を張るように動かします

[写真2]腕をひねる運動 その①

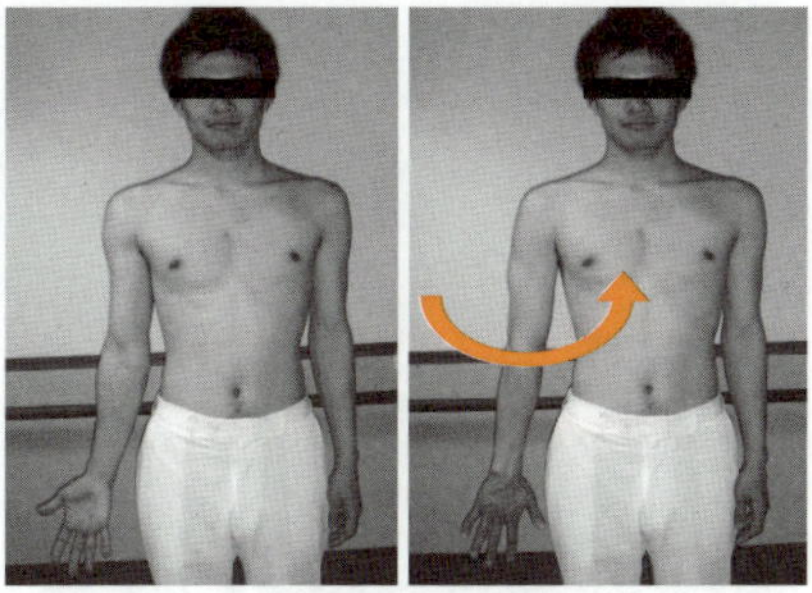

肘を伸ばしたまま
腕全体をひねるように動かします

五十肩には確定診断がなく、腱板断裂や変形性肩関節症、石灰沈着性腱板炎などの原因を除外して残ったものということになり、特に肩の動きが制限されている状態を示します。

石灰沈着性腱板は、腱板の中や周囲に石灰が沈着して、運動痛や夜間痛を引き起こします。40代〜50代の女性に多いのですが、石灰沈着の原因や病態はまだ明らかにはなっていません。

動揺性肩関節は、10代〜20代の若者で、年齢に不釣り合いな肩こりや肩周囲の重苦しさが頑固に続く症状を訴える患者に見られることが多く、いわゆる「loose shoulder」を示します。姿勢矯正《きょうせい》や肩甲骨の安定化を図ることが重要です。

このようなリハビリで効果が得られない場合、私たちが開発したHU braceにより肩甲骨に位置を矯正することが有効な場合もあります。

肩こり解消法

では、肩こりを解消できる方法があるのでしょうか? 私たちは、手軽にできる「肩こり体操」を開発しました(図3、写真1〜4)。

まず、肩甲骨周囲の動きをよくする運動を「写真1」に示します。肩をすくめたり、回したり、胸を張るようにして動かします。このような運動は、肩甲骨の動きを良くし、姿勢も良くなります。

次に、インナーマッスルの運動の一種になりますが、肘を伸ばしたまま腕

［写真3］腕をひねる運動 その②

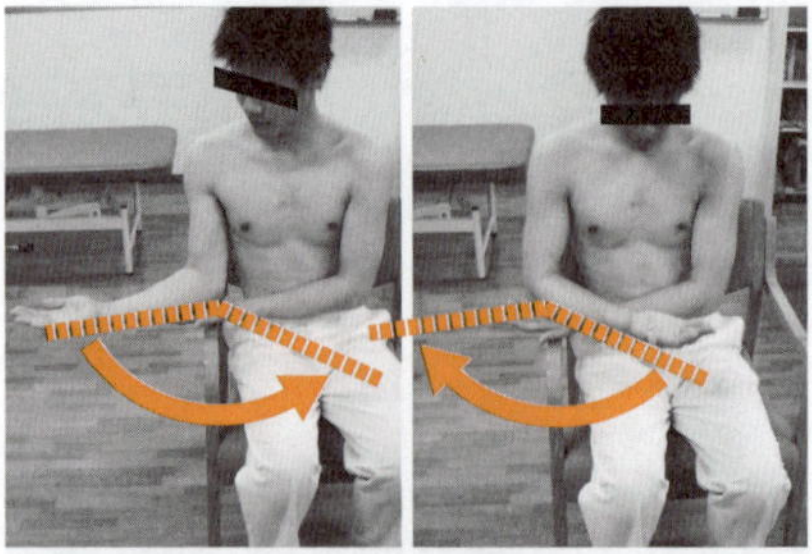

肘を直角に曲げて、手のひらを上にして
右回り・左回りに動かします
（肘が体から離れないように注意）

［写真4］肩甲骨運動

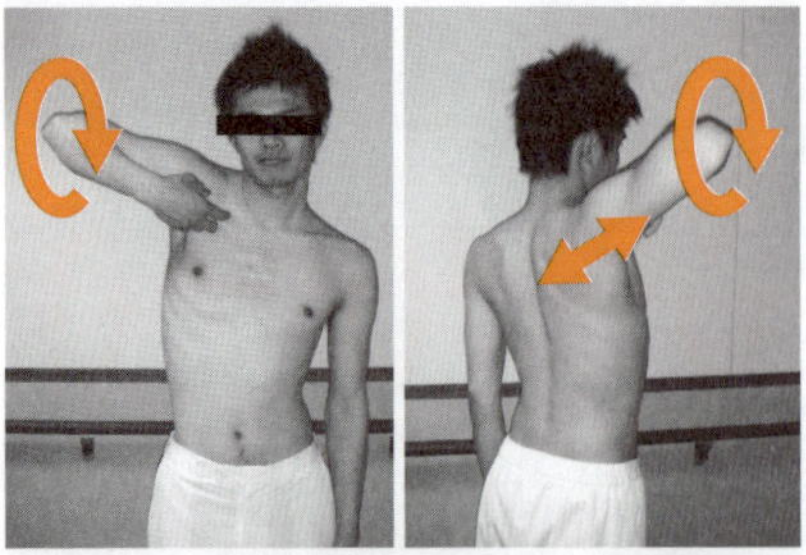

肘を曲げ、円を描くように交互に回します。
肩甲骨を内外に（⇔の動き）しっかり動くように
意識して行ってください

全体をひねるように動かします（写真2）。これは、次にのべる運動と関連しますが、手を下におろしたまま、腕全体を内側から外側、そして、その逆に動かします。

手を下げるだけで痛みが生じる場合は、腕全体の重みが肩に加わり負担になっているので、次の運動のように肘を支えた方がいいでしょう。すなわち、反対側の手で肘を支えて、さらに肘を直角に曲げて、手のひらを上にして右回り・左回りに動かします。この際、肘が体から離れないように注意することが重要です（写真3）。これは一般的に行われているインナーマッスルの運動です。

チューブやダンベルを使って負荷をかけなければいけないと思われている方が多いのですが、必ずしも必要ではありません。テレビを観ながら、あるいは音楽鑑賞しながら手軽にできます。

最後に、「写真4」の方法があります。肘を曲げ、円を描くように交互に回します。肩甲骨を内外にしっかり動くように意識して行ってください。しかし、この方法は時に痛みを伴うことがあります。ひどい痛みを我慢して行うと逆効果になりますので、ご注意ください。

重ねて申し上げますが、肩の痛みで悩んでいる人や、肩痛だけでなくほかの部位にも痛みを感じている人は、重大な病気が潜んでいることもあり、早目に整形外科で診察を受けましょう！

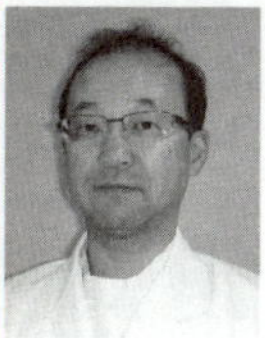

「腰痛」とっておきのお話

整形外科部長
西《にし》田《だ》幸《こう》司《じ》

腰痛とは？

腰痛には多くの人が悩まされています。さまざまな原因で起こりますが、はっきりした原因が分からないものも少なくありません。

一般的な腰痛（いわゆる腰痛症）は動くときに痛むことが多く、安静時に激痛のある腰痛は、腰や内臓の怖い病気が隠れている場合がありますので、速やかな検査が必要です。

レントゲンやＭＲＩの画像検査で年齢的な変化が腰に認められることは多いのですが、必ずしも腰痛の原因となっているわけではありません。症状と画像検査所見が一致したときに初めて原因がはっきりするのです。

検査で明らかな異常が見つからなかった腰痛の場合には、手術が不要のことが多く、症状に応じて薬や湿布などで治療します。

普段から腰に負担のかからないよう、動きに気を付けたり、軽い運動をしたりして腰痛の起こりにくい体にすることが大切です。

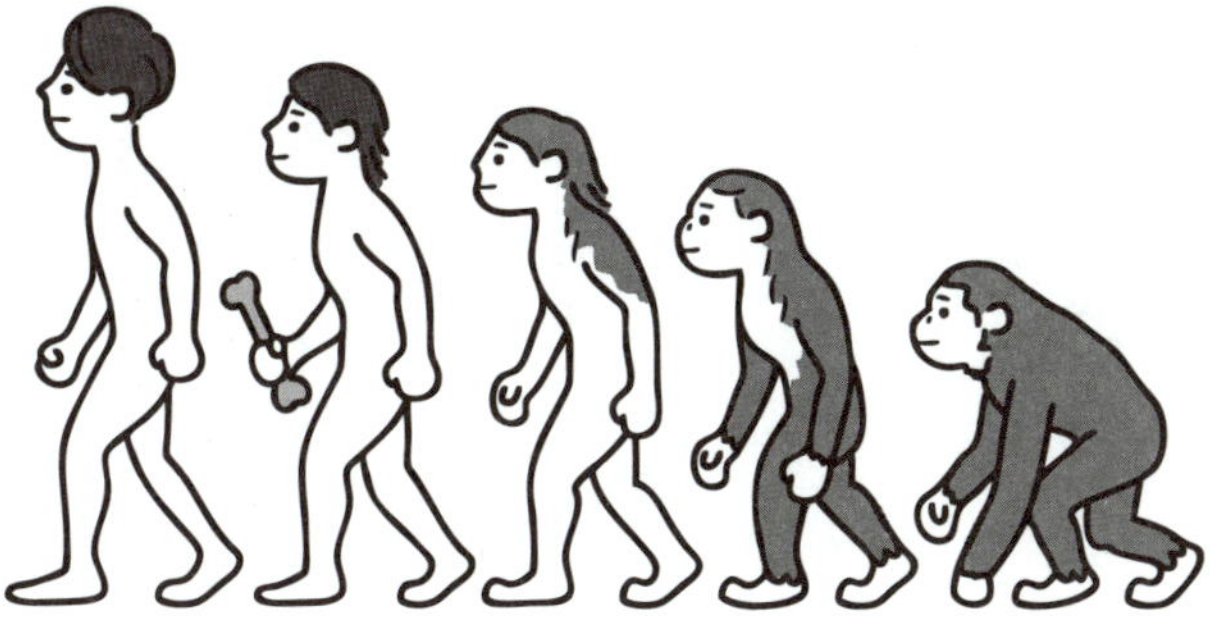

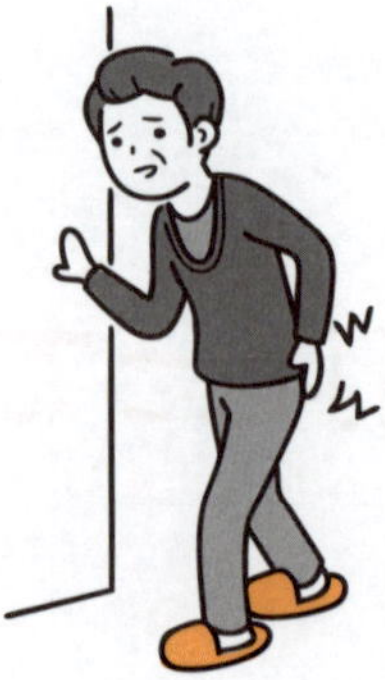

腰痛の訴えは男性1位、女性2位

「腰痛なんて、一度もなったことはない」と言う人は非常に幸せなのかもしれません。厚生労働省の国民生活基礎調査では、病気やけがによる症状の訴えで腰痛は男性1位、女性2位なのです。

ところが、腰痛については知られていないことがたくさんあります。腰痛ってどこの部位までを示すのでしょうか？ 人によってその認識は異なります。上は背中の真ん中から下はお尻、前は側腹部までと言う方もいます。その多くは腰の下部にあるようです。

腰痛には急性と慢性があります。急性腰痛は比較的早期に痛みが消失し、その中にはいわゆる「ぎっくり腰」と呼ばれるものも含まれます。一方、慢性腰痛は一般的には痛みが3か月以上持続するものを指します。痛みを繰り返し、強さに波があることも少なくありません。

腰痛の原因はヘルニア？

「ヘルニア持ちなので腰が痛いです」。本当に原因はヘルニアなのでしょうか？ 椎間板《ついかんばん》ヘルニアで腰痛を伴うことはありますが、椎間板が飛び出ているからといって必ず腰痛が起こるというわけではありません。

また、「レントゲンで骨が変形しているから痛いです」と言われる方もおられます。年齢を重ねると椎間板の高さが低くなったり、骨の棘ができることはよくあります。骨がずれ、曲がっていても痛みがないという人もいます。

つまり、画像検査だけで腰痛は判断できないのです。

人間が四つん這いから二足歩行するようになったため、腰痛を伴うのだという説もあります。立つことで腰は体重を支えなければならず、さらには曲げ伸ばし、ひねりといった複雑な動きが必要となりました。腰は体の中で最も負担のかかる部位の一つです。

痛みは、腰を構成している骨、椎間板、筋肉、神経などから出ますが、80〜90％は原因がはっきりしない非特異的腰痛（いわゆる腰痛症）といわれています。

最近ではストレスが原因であるものも少なくないと、マスメディアでも注目されています。つまり、家庭や仕事のトラブルさえ、慢性腰痛にかかわっている可能性があるのです。

注意すべき腰痛

急性腰痛症で痛みが早期に改善するものは予後が良好です。ただ、足のしびれや痛みを伴う場合には、神経の通り道が狭くなっている腰《よう》部《ぶ》脊柱管狭窄《せきちゅうかんきょうさく》症や腰椎《ようつい》椎間板ヘルニアなどの可能性があります。症状が速やかに改善する場合は問題ありませんが、長い距離を歩くのがつらくなったり、足の動きが悪くなったりする場合には、早めに検査を受けてください。

一般的な腰痛は動作時に痛みが出て、寝ているときにはありません。しかし、安静時に強い痛みがある場合には要注意です。

[図1]問診による腰痛・下肢痛の鑑別診断

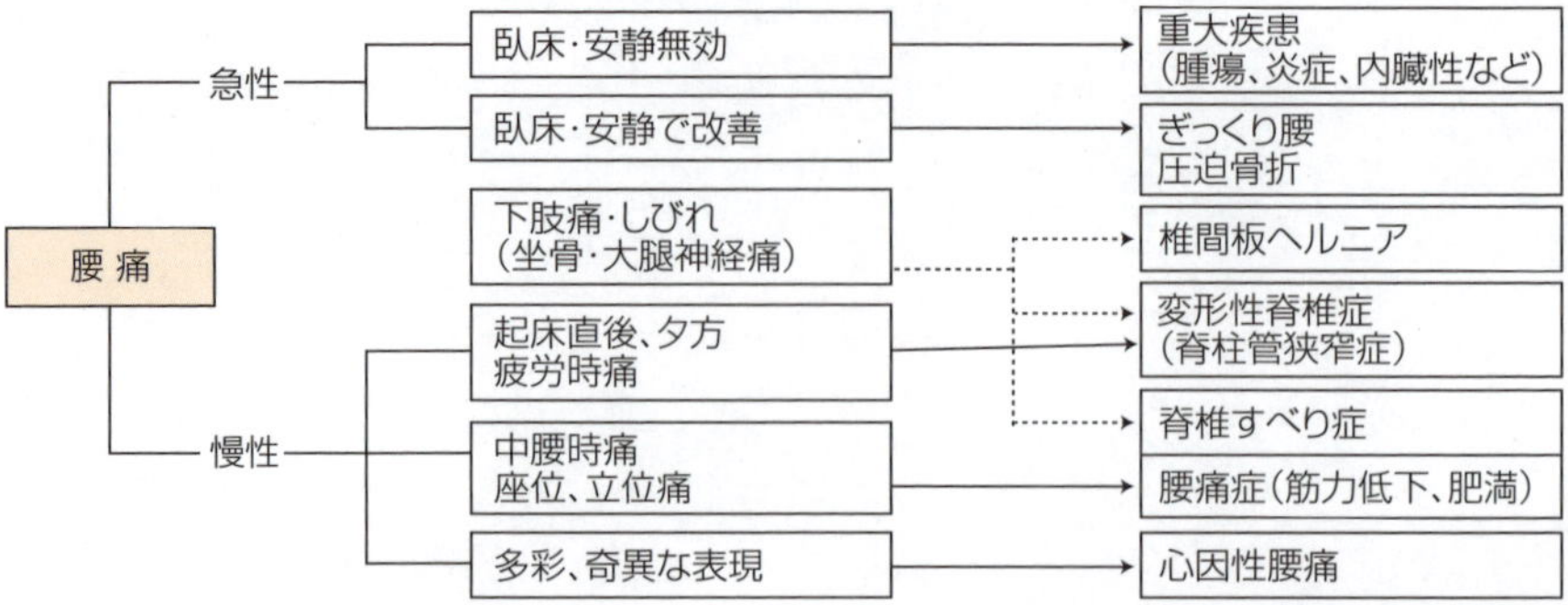

今日の整形外科治療指針 第4版より

脊椎疾患では、ばい菌が感染する化膿性脊椎炎や腫瘍、出血による神経の圧迫などがあります。大動脈瘤などの心臓・血管疾患、子宮内膜症などの婦人科疾患、結石などの泌尿器科疾患、膵炎などの内臓疾患などにより、安静時に腰痛が出ることもあります。

腰の神経が圧迫されて脚の麻痺が出現したり、心臓・血管疾患であれば命にかかわることもありますので、安静時にも冷や汗が出るような激痛があるときは黄信号です。「図1」は腰痛を評価するのに役立ちます。

学童期には腰痛がないか、あるいはあっても一時的で、何週間も持続する腰痛は異常です。スポーツを熱心にしている場合、分離症という疲労骨折が原因である可能性があります。治療のタイミングを逃すと骨折が治らず、将来骨がずれる危険性がありますので、2週間以上改善傾向がなければ検査をした方が良いでしょう。

また、お年寄りが転倒して激しい腰痛が生じた場合、まず脊椎の圧迫骨折を疑わなければなりません。骨粗鬆症《こつそしょうしょう》が強いと、知らないうちに骨折していることがありますので、長く痛みが治らない場合は検査が必要です。

適切に治療すれば疼痛《とうつう》は早期に落ち着きますが、骨がつかないとつぶれた骨片が神経を圧迫して下肢のしびれや麻痺を起こすことがあります。

腰痛は温めた方が良い？

「腰痛には温めるのと冷やすのと、どちらが良いのでしょうか？」

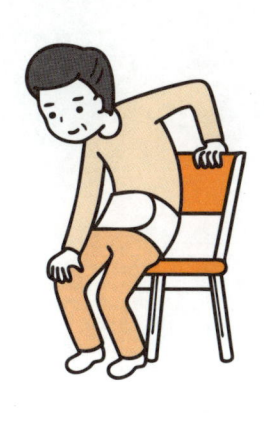

このような質問をよく受けます。打撲や、腰に熱があるときに温めると炎症が増悪しますので、この場合は冷やす方が良いです。慢性腰痛では自身の気持ちの良い方を選択し、痛いのに無理をするのはやめてください。温める方が楽であれば、ゆっくりお風呂に入ったり、運動して腰の筋肉を動かしたりすると良いでしょう。

腰痛にはコルセット？

腰を曲げたり伸ばしたりするとき、つまり動作時に痛みがある場合、コルセットは特に有効です。出来合いのものでも効果があるので自分にあったものを試してみてください。サイズが合わないとか、しっくりこないときには、病院でオーダーメイドのコルセットを作製することができます。

自費で購入すると高価ですが、保険が利用できますので安心してください。

「きついからコルセットは外して、着けていません」。そう言う腰痛患者さんが来られることがあります。いわゆる腰痛症である場合には、外すことは全く問題ありません。ところが、腰に骨折や不安定性があり、硬いコルセットを作っている場合には必ず医師の指示に従ってください。骨が付かないばかりか神経を圧迫し、最悪、麻痺をきたすことがあるのです。

腰痛には手術？

「腰が痛いから手術してください」と言う人がいます。腰痛は手術で治るのでしょうか？　症状が腰痛のみの場合、手術が必要となることは決して多くはありません。

それではどんなときに手術が必要となるのでしょうか？

それは、神経の圧迫により足の麻痺や膀胱直腸障害（おしっこや便が出なくなる）が出る場合です。脊椎の感染、腫瘍、出血、骨折などにより発生する可能性があり、麻痺が残ることがあるため、緊急手術が必要なこともあります。

神経の通り道が狭くなっている腰部脊柱管狭窄症や腰椎椎間板ヘルニアなどでは、お尻まわりや足にしびれ、痛みが出ます。薬や注射で治療しても、歩きづらく、足の動きが悪くなったりすると手術が必要となります。

腰痛にならないために

慢性腰痛の場合には原因がはっきりしないことも多く、治すというより痛みがあまりないような生活にするのが正しいのかもしれません。現代社会はストレスも多く、腰痛になりやすい環境といえます。ストレスを溜《た》め込まないよう、適度なスポーツや趣味により気分転換することも大事です。

日常生活では腰に負担のかからない姿勢を意識し、普段から体操やストレッチを心がけましょう。さまざまな腰痛体操がありますが、ラジオ体操やテレビ体操などから始めるのが良いでしょう。痛みが強いときは腰への負担が少ないプールでの運動が有効ですが、一度に無理をせず継続することが重要です。

第6章

古くて新しい感染症の話

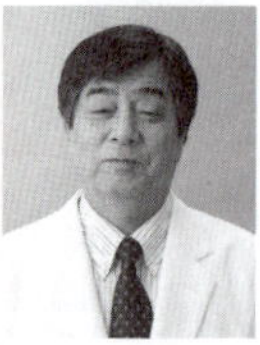

院長
桑原《くわばら》正雄《まさお》

肺炎――高齢者の誤嚥性肺炎に注意を

肺炎は一般によく知られている肺の感染症で、高熱、せき、痰《たん》、息苦しさが主な症状です。小児から高齢者まで、どの年代でも罹《かか》ることがありますが、特に高齢者では罹る人が多く、肺炎が原因で亡くなる人も小児や若者と比べて圧倒的に多くなっています。

カナダの有名な内科医ウイリアム・オスラーは既に100年前、「肺炎は老人の友」と言い、高齢者にとって肺炎は避けられないことを指摘していました。

社会の高齢化に伴って、肺炎の中でも高齢者の誤嚥性《ごえんせい》肺炎が増加しており、その診断、治療や予防が重要となっています。

呼吸器系の仕組みは？

呼吸器系は、人の体の中で大気と直接接している唯一の臓器です（図1）。大気から生命に必要な酸素を鼻や口で吸い込み、気管から肺に入り、気管支を通して肺胞まで送ります。肺胞は小さな袋状で、約3億個が各気管支の先にブドウの房のようにつながっており、全表面積はバレーコート片面くらいあります。

ここに送られた酸素は、接している肺

[図1]呼吸器系の臓器

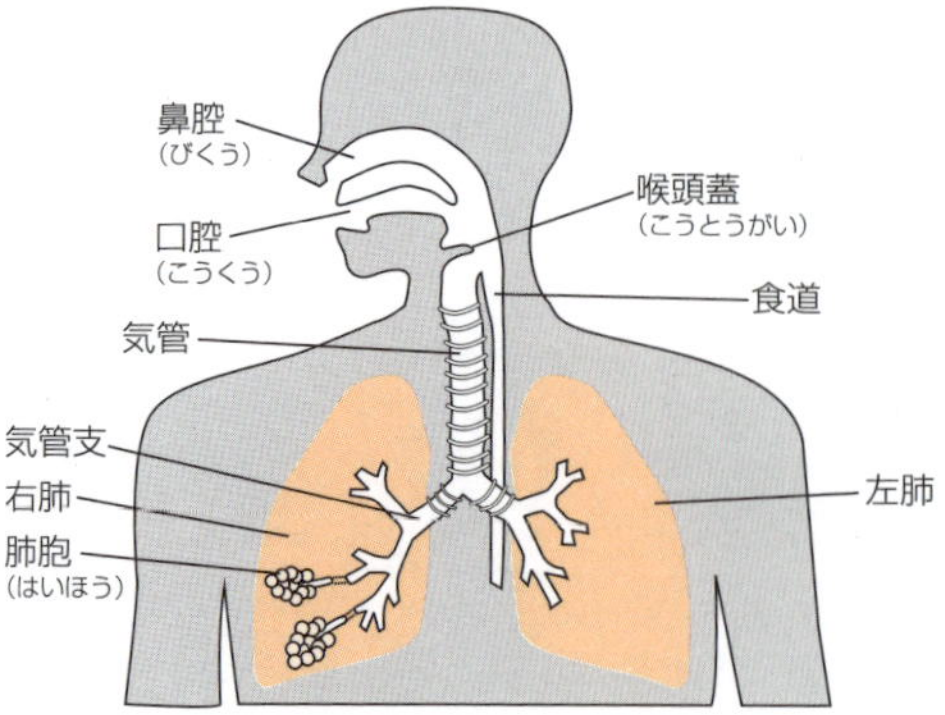

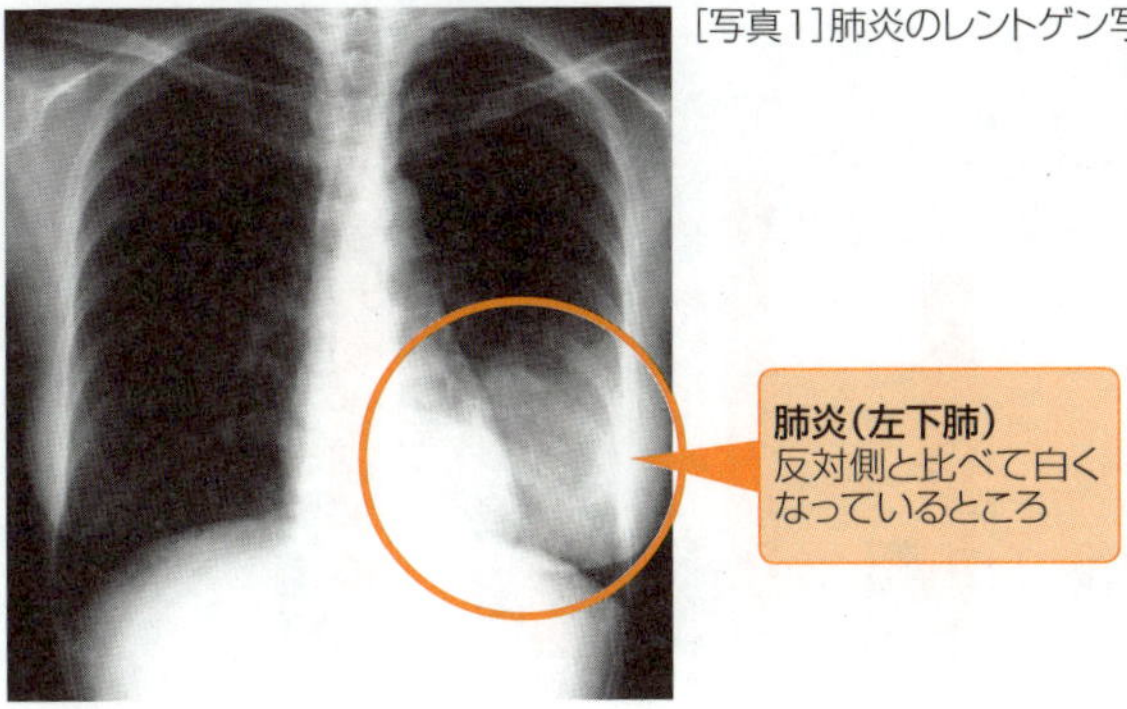

[写真1]肺炎のレントゲン写真

の血管に取り込まれて全身に送られ、全身で不要になった二酸化炭素は同じ経路を逆に通って大気へ吐き出されます。このように肺では肺胞を中心に人の生命に重要な呼吸が行われています。

大気中や鼻、口の中（鼻腔《びくう》、口腔《こうくう》）には多くの微生物がいます。これらは呼吸とともに吸い込まれますが、鼻毛で捕えられたり、唾液や鼻水とともに吐き出されたりします。微生物がさらに気管や気管支に入っても線毛で送り返され、せきや痰と一緒に出されます。

このため普段、肺には微生物はいません。もし微生物が肺に入ったとしても、防御力や免疫力が低下していなければ簡単には肺炎になりません。

飲み物や食べ物も口から入りますが、飲み込むときには、のどの奥にある喉頭蓋《こうとうがい》が弁の働きをして、食道に接している気管には誤って入らないようになっており、もし気管に入ったとしても、せきをして外に出します。

肺炎はどのようにして起きるの？

肺炎とは、細菌やウイルスなどの微生物が主に肺胞に感染して起きる肺の急性炎症です。

感染は、多くは吸入することによって起きます。大気中には肺炎を起こす微生物がいます。これらを吸入する飛沫《ひまつ》感染や空気感染だけでなく、こうした微生物が手を介して鼻や口のまわりに付着して、それを吸いこんで起きる接触感染でも肺炎になります。

［図2］全国の肺炎推定患者数（厚労省／調査日の患者調査）

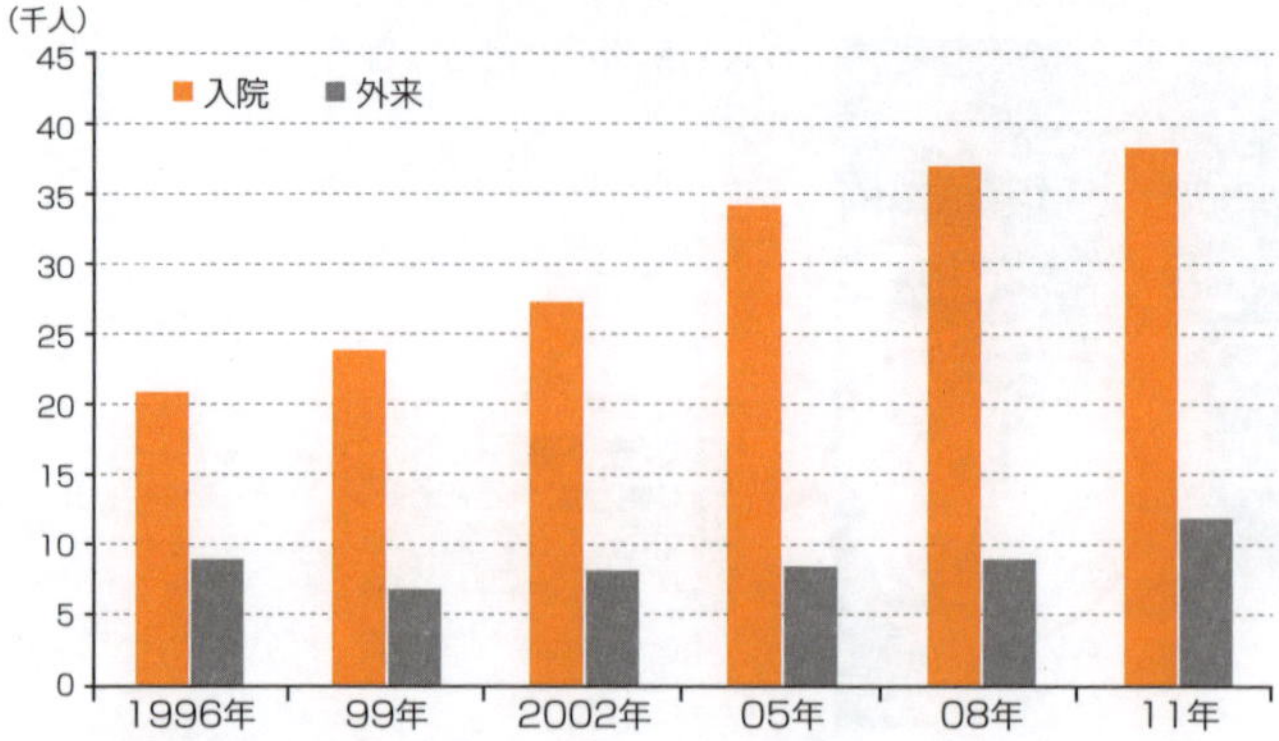

さらに、鼻や口の中にいる微生物やげっぷにより逆流した胃液を吸い込んだり、また、体のほかの部位から血流とともに微生物が肺に運ばれて肺炎を起こすことがあります。

風邪やインフルエンザは肺炎の前段階として重要です。これらのウイルスは鼻や喉に感染しますが、その感染したところには細菌が感染しやすく、気管支炎、さらに肺炎が起こりやすくなります。

肺炎の原因となる微生物には多くの種類が知られています。主なものとして、細菌では肺炎球菌、インフルエンザ菌、黄色ブドウ球菌など、細菌以外（非細菌）では肺炎マイコプラズマ、肺炎クラミドフィラ、インフルエンザウイルスなどが挙げられます。

非細菌による肺炎は、小児や若者に多く、せきが多く痰が少ないという特徴があります。一方、細菌性は高齢者に多く、黄色の痰がみられます。

肺炎の原因となる微生物を知ることは重要で、肺炎が起きているところから出る痰を検査します。微生物によって症状や経過が違い、原因の微生物に最もよく効く抗菌薬を選ぶこともできます。微生物の中では抗菌薬が効きにくくなっている薬剤耐性菌による肺炎も起きることがあり、検査は大切です。

診療では、主に胸部レントゲン検査で肺炎が指摘されます。肺炎になると、肺の炎症が強くなり、浸出物が増加します。これがレントゲン写真では白く写り、正常な肺の空気の黒さと異なるために、肺炎と診断されるわけです（写真1）。この浸出物が発熱、せきや痰を引き起こし、浸出物のために肺胞に空

[図3]肺炎推定患者数（厚労省:2011年10月調査日の患者調査）

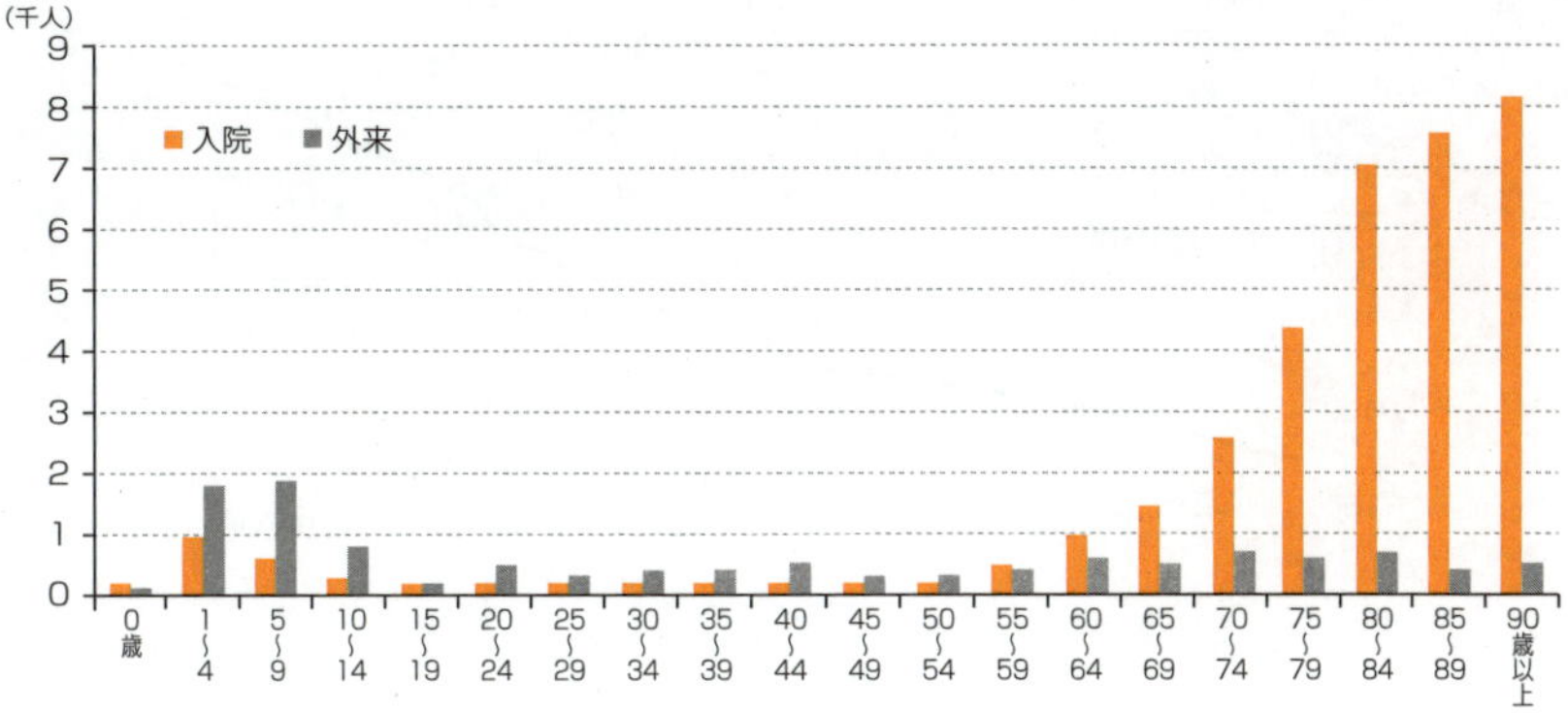

気が入りにくく、呼吸困難となります。

肺炎の頻度は？

肺炎は増加し、２０１１年10月の調査日での患者調査（厚労省）では、全国で外来患者1万2千人、入院患者3万８３００人で、両者を合わせて65歳以上が78％を占めています。

また、肺炎による死亡者数は12万４６５２人（２０１１年人口動態統計）で、死因順位として、脳血管障害を追い越して、がん、心疾患に次いで第３位となりました。30年間で3倍以上に増加しており、その95％は65歳以上です（図2、3、4）。

このように高齢者では肺炎に罹る人も肺炎で亡くなる人も多く、現在でもオスラーの指摘のように、まさに「肺炎は老人の友」ですし、「老人の敵」でもあります。

誤嚥性肺炎とは？

高齢者に多い誤嚥性肺炎は、細菌が唾液、胃液とともに気管から肺まで流れ込んで起きます。

嚥下《えんげ》（飲み込み）反射やせき反射が低下している高齢者では、食事のときに誤嚥することがありますが、もっと恐ろしいのは不顕性《ふけんせい》誤嚥といって、睡眠中などにむせることがなく、無意識のうちに唾液や胃液が少しずつ気管に

[図4]死亡率の年次推移(日本)

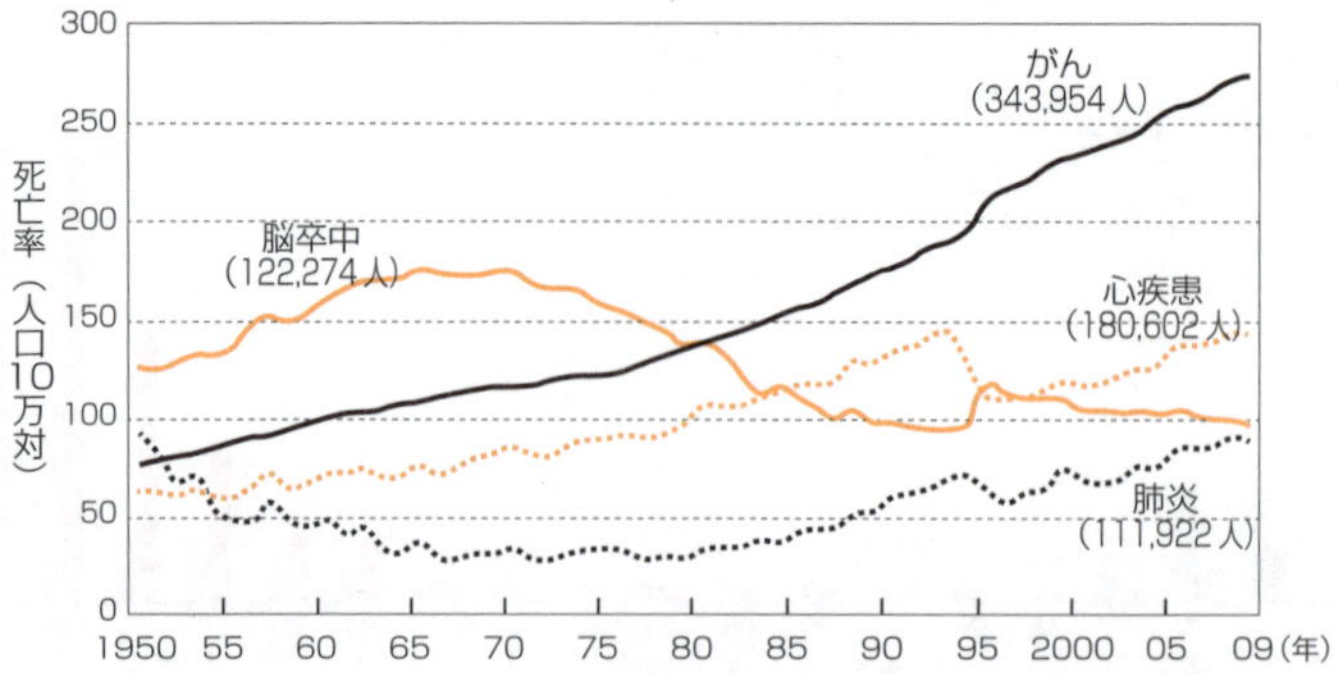

厚生労働省 人口動態統計年報主要統計表(2009年)

流れ込むことです。

特に、脳梗塞などの脳血管障害や体力が衰えた人ではこのような誤嚥が起こりやすいのです。さらに高齢者では糖尿病、慢性呼吸器疾患などの基礎疾患を持つ人が多く、誤嚥性肺炎を繰り返します。肺炎が再発すると、体力や防御力、免疫力が徐々に衰えるばかりか、原因となる口腔内の細菌も抗菌薬が効きにくくなり、誤嚥性肺炎で亡くなることになります。

肺炎、特に誤嚥性肺炎に罹らないためには（表1）

肺炎に罹らないためには、元気であることが一番です。これは、小児や青年でも、高齢者でも同じです。日ごろの健康管理のほか、頭を使う、身体を動かす、十分な睡眠をとるなどメリハリのある生活が高齢者にとっては大切です。

誤嚥性肺炎では誤嚥しても、前述したように、せきやむせが起きない不顕性誤嚥が原因となることが多いため、この予防にはせきや嚥下の機能を低下させないことが重要です。誤嚥と脳血管障害とは深い関係があるので、脳梗塞予防薬や、せきを出しやすくなる唐辛子成分のカプサイシンなどが予防薬となります。

不顕性誤嚥は夜間に多く、抗精神病薬や睡眠薬の使い過ぎも気をつけなければなりません。また、確実に嚥下するには、嚥下や発声の訓練も必要であり、嚥下が容易になるような食事姿勢や食事を工夫します。さらに重要なことは、

[表1]誤嚥性肺炎に罹らないために

- 元気でいる。メリハリのある生活を送る。
- 脳梗塞予防の薬や咳を出しやすいカプサイシンなどを服用。
- 睡眠薬を使いすぎない。
- 肺炎球菌ワクチン、インフルエンザワクチンを接種する。
- 嚥下や発声の訓練をする。
- むせない食事姿勢、胃から逆流しないように食後座っておく。
- 飲み込みやすい食事を工夫する。
- 歯磨き、歯ぐきのマッサージなどの口腔ケアを行う。
- 介護者のマスク着用、手洗い、ワクチン接種などにより、介護者から感染しないように気をつける。
- 予防や診断・治療について、かかりつけの医師や歯科医師などに相談する。

口腔内を清潔にするために歯磨きなどの口腔ケアを行いましょう。

ワクチンによる予防も行われています。肺炎球菌ワクチンは、肺炎の原因微生物で最も多い肺炎球菌に対するワクチンです。接種が推奨されているのは、65歳以上、または65歳以下でも糖尿病、心臓・肺などの慢性疾患や透析をしている人で、県内市町の一部では公費助成をしています。

接種後少なくとも5年間は有効で、5年後に1回だけ再接種が認められています。インフルエンザから引き続いて誤嚥性肺炎になることがあるので、インフルエンザワクチンも毎年接種しましょう。

誤嚥性肺炎は再発を繰り返すことがあり、これらの予防はいずれも重要です。予防には注意事項や、こつもありますので、医師、歯科医師などに相談してください。

高齢者を介護しているみなさんへ

高齢者では肺炎の典型的な症状を見つけにくいことがあります。発熱も微熱であったり、せきや痰が少なく、息苦しさも訴えないかもしれません。動きや食べる量が減ったり、だるそうで反応が鈍かったり、失禁をしたりというように普段とはどこか違う状態は、肺炎を起こしているのかもしれません。そのようなときには、すぐにかかりつけ医に相談してください。また、介護者から風邪やインフルエンザがうつらないように、予防や治療、そして感染時にはマスクや手洗いをしてください。

最近よく聞くインフルエンザとノロウイルスのお話

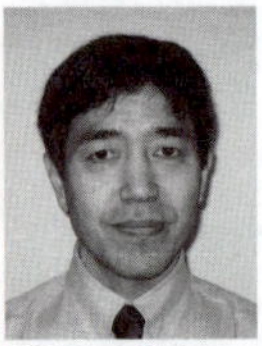

呼吸器内科・リウマチ科
主任部長
土《ど》井《い》正《まさ》男《お》

風邪とインフルエンザの違い

風邪は、いろいろな原因による気道感染症の総称です。インフルエンザは風邪の一つの原因で、のどの痛みや咳《せき》・痰《たん》に加え、発熱や頭痛、全身のだるさ、手足の関節痛や筋肉痛（皮膚のピリピリする感じ）などが急に起こるウイルス性感染症です。

稀《まれ》に重症化して、小児では脳症、成人では肺炎を起こし、命にかかわることがあります。日本では例年12月中旬から3月にかけて流行します。ただし、新型インフルエンザは季節に関係なく世界的に流行します。

感染力は非常に強く、多くは手を介して口からウイルスが入り気道粘膜に付着して感染が成立します。ウイルスが体に入り症状が出るまで（潜伏期）には1～2日かかります。

インフルエンザウイルスとは？

ウイルスは細菌よりさらに小さい微生物で、ヒトや動物の中でしか増えることができません。Ａ型インフルエンザウイルスは、直径が1万分の1㎜の丸いウイルスです。

ヒト以外に鳥や豚の間でも流行しています。特に渡り鳥のカモは、全種類のＡ型インフルエンザを腸の中に持っており、ウイルスの主な供給源として知られています。

ヒトに流行する主なインフルエンザは、Ａ型とＢ型の2種類です。特に

[図1]1918年以降のインフルエンザの移り変わり

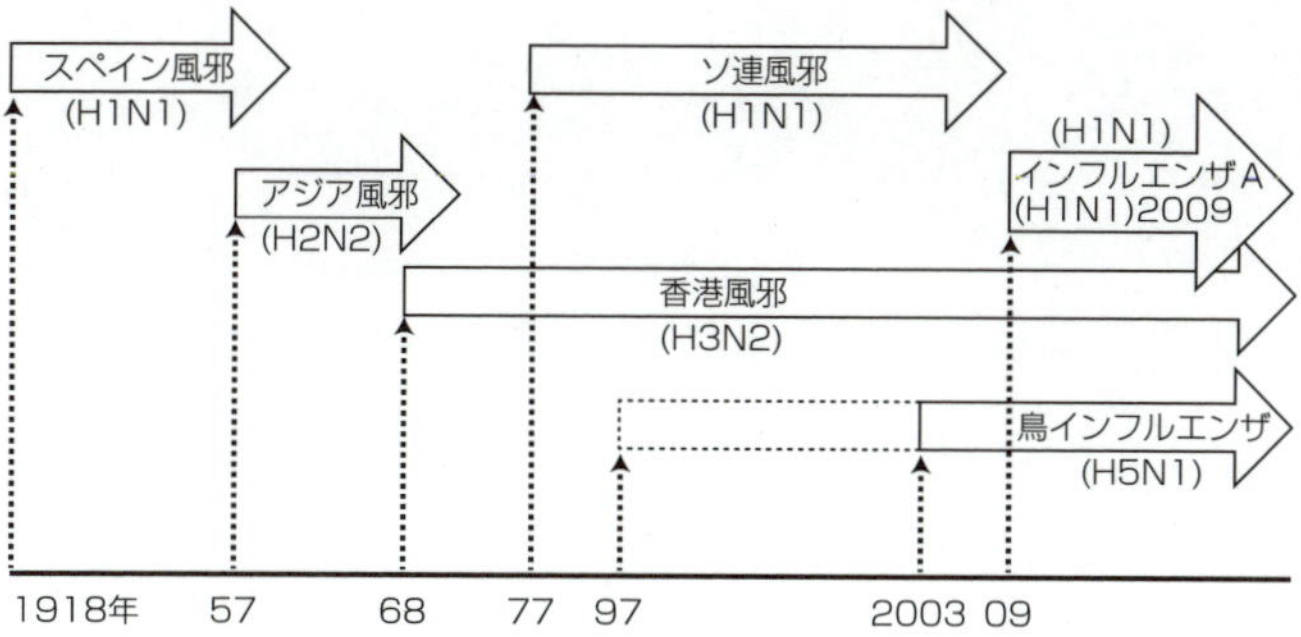

（ ）内のアルファベットはウイルスの亜型を示す

A型インフルエンザは鳥や豚で感染を繰り返すうちに、これまでにない型（ヒトの間で流行したことのない型）に変わり、新型インフルエンザとして猛威を振るうことがあります。

日本でも2009年夏から「インフルエンザA（H1N1）2009」が流行したことは記憶に新しいと思います。ほかに、1918年のスペイン風邪、57年のアジア風邪、68年の香港風邪、77年のソ連風邪などが新型として流行しました。

スペイン風邪は最悪であり、世界中で約4千万人の犠牲者が出たと推測されています。

新型インフルエンザも、毎年同じ時期に流行するようになると季節性インフルエンザと呼ばれます。野球で言えば、新人賞を取ったルーキーが、1軍のスタメンに定着することに似ています。1918年以降のA型インフルエンザの移り変わりを「図1」に示しました。

理由は分かりませんが、新型インフルエンザのすべてが季節性インフルエンザとして残ることはなく、自然に消えていくこともあるようです。2010〜11年シーズンは、インフルエンザA（H1N1）2009を抑え、再びA香港型が優位となりました。

インフルエンザは、どのように感染するの？

ウイルスは直径が1万分の1㎜のため、感染した人が咳やくしゃみをしたしぶきの中にたくさん含まれています。しぶきは周囲約1m以内に飛び散り、一緒にいた人の衣服や机の上などの環境表面にウイルスをまき散らします。感染していない人がそれらの衣服や机の上に触れた手で口や鼻をぬぐうと、ウイルスが気道の粘膜に付着して感染（飛沫《ひまつ》・接触感染）を起こします。小さなしぶきは乾燥した空気中で水分が蒸発しウイルスと塵の小さな塊《かたまり》（飛沫核）となり、空中を一定時間ふわふわと漂います。これを感染していない人が吸い込み感染（飛沫核感染）が起こることもあります。

特に子ども同士が絡み合って遊ぶときやマスクを着用できない食事中に感染することが多くあります。

インフルエンザの診断はできるの？

インフルエンザの流行時期に38度以上の発熱とのどの痛みや咳・痰が急に起こった場合、かかりつけ医を受診してください。鼻水や咽頭拭い液を採取すると30分程度でA型またはB型インフルエンザに感染しているかどうかを診断する検査があります。

発症して間もない時期は診断ができない場合もありますが、周囲の流行状況や症状からほぼ診断が可能です。

国内で医師が処方している抗インフルエンザ薬は4種類あります（薬店では売っていません）。「表1」に4種類の薬剤の名前とそれぞれの特徴を示します。

[表1]日本で処方可能な抗インフルエンザウイルス治療薬

2012年12月現在

商品名	タミフル	リレンザ	イナビル	ラピアクタ
一般名	オセルタミビル	ザナミビル	ラニナミビル	ペラミビル
剤形	経口:カプセル、ドライシロップ	吸入薬	吸入薬	点滴注射
1日服用回数	1日2回	1日2回	1日1回	1日1回（増量可能※）
治療期間	5日間	5日間	1日間	1日間（延長可能※）
予防の保険適用	あり	あり	なし	なし

※重症例には増量と投与期間の延長が認められている。各製品添付文章より作成（2010年8月現在）

発熱などの症状が出てから48時間以内に服用すると最も効果がありますが、少し遅れても重症化を防ぐため積極的に服用することを薦めます。

抗インフルエンザ薬治療により、異常行動が起こるの？

２００７年3月、タミフルを服用した10歳以上の未成年患者の転落・飛び降りなどの異常行動が数件報告され、10歳以上の未成年患者へのタミフル投与が原則として禁止されました。

そのほかの小児・未成年者は、タミフルによる治療が開始された後は、①異常行動の発現のおそれがあること ②自宅で療養をする場合、少なくとも２日間、保護者らは小児・未成年者が一人にならないよう配慮することについて、患者・家族に対し説明することが義務づけられました。

しかし、その後の副作用報告、臨床試験、疫学調査の結果を検討した結果、09年6月、タミフル服用の有無にかかわらず、異常行動が出る場合があることが明確になりました。

体温が正常（一般に37度以下）に戻った後48時間（２日間）を経過して、職場や学校への復帰をしましょう。抗インフルエンザ薬を使用すると発熱期間は短縮されますが、口からのウイルス排出は続きます。

職場や学校へ復帰しても咳や痰が残っているときは、必ず不織布製マスクを着用しましょう。幼稚園児は早く熱が下がっても最低発症後５日間休みを取りましょう。

［表2］ノロウイルス迅速検査の医療保険適用患者

①3歳未満の患者または65歳以上の患者
②悪性腫瘍の診断が確定している患者または臓器移植後の患者
③抗悪性腫瘍剤、免疫抑制剤、または免疫抑制効果のある薬剤を投与中の患者

インフルエンザワクチンの効果は

インフルエンザワクチンは、接種2～4週間後から予防効果が現れ、5か月は持続します。例年の流行時期は12月中旬～3月で、遅くとも12月初旬までには接種する必要があります。

65歳未満の健常人の発症予防効果は70～80％で、65歳以上の健常高齢者の死亡の約80％を防ぐことができます。ウイルスの一部を加工したワクチンですからインフルエンザを発症することはありません。

通常は1回接種で十分ですが、3歳以下の子どもや重篤な基礎疾患をもつ患者は2回接種が必要です。副反応として、接種部位の赤み、腫れ、痛みは10～20％に起こり、全身反応としての発熱、頭痛、寒気、だるさは5～10％起こりますが、数日で自然に治まります。

非常に稀で重篤な副反応としては、ギラン・バレー症候群や急性脳症などの報告があります。

ノロウイルス感染症とは？

ノロウイルスによる感染性胃腸炎や食中毒は、1年中起こりますが、特に11月～2月の冬季に流行します。このため〝おなかにくる風邪〟や〝冬の食中毒〟といわれており、症状としては急に起こるおう吐、下痢、腹痛です。

発熱を伴うこともありますが、健常者では軽症のまま経過し治療を受けなくても自然に治まります。しかし、小さな子どもや高齢者では重症化したり、

[図2]ノロウイルスの感染経路

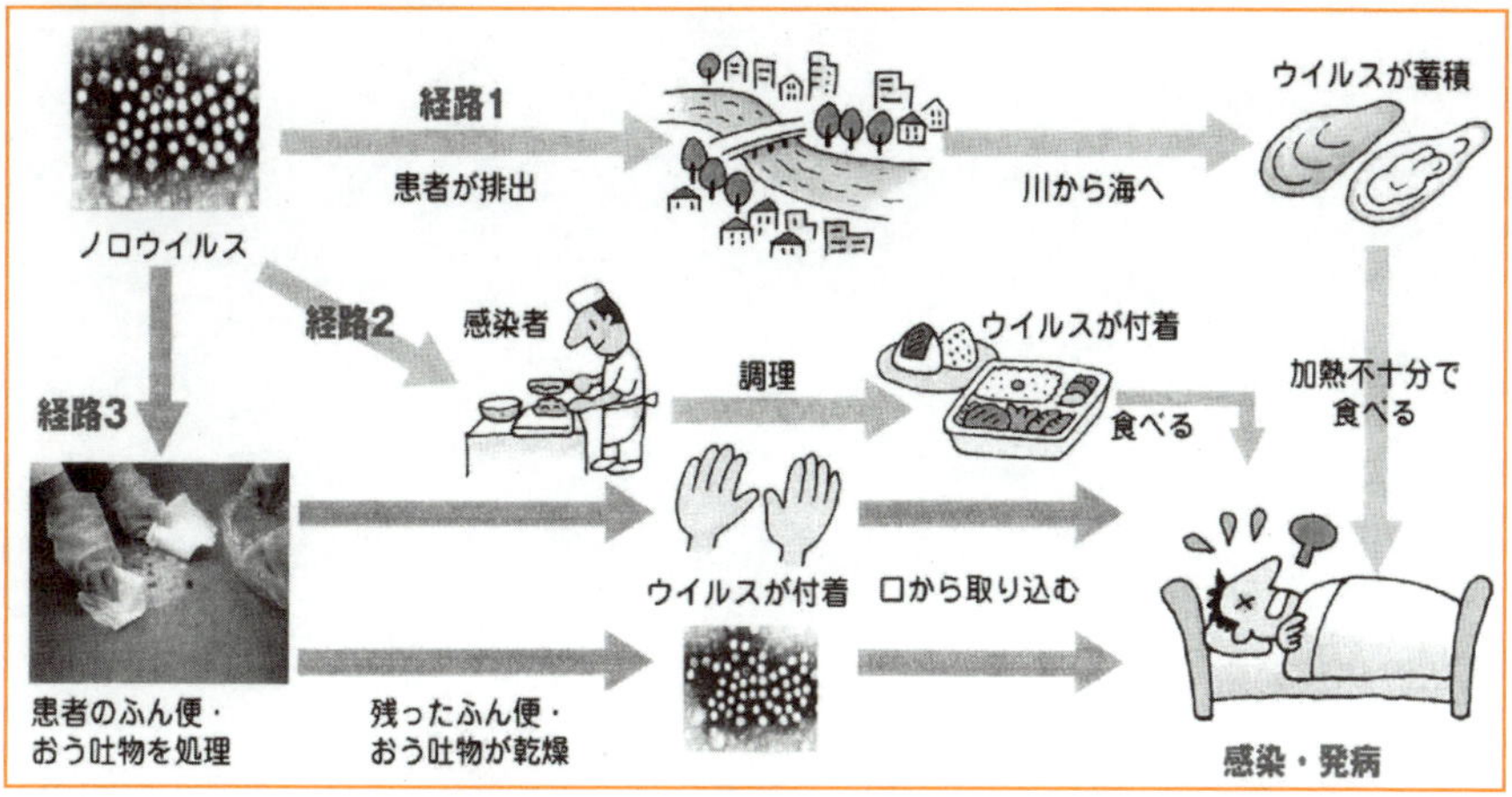

東京都福祉保健局「社会福祉施設等におけるノロウイルス対応標準マニュアル」ダイジェスト版より

吐物を喉《のど》に詰まらせて窒息したりすることもあります。

現時点では有効な治療薬やワクチンはなく、脱水予防の点滴など対症療法に限られます。感染力は非常に強く少量のウイルス（100個程度のウイルス粒子）が口から入っても感染が成立し、発症するまで（潜伏期）には1～2日かかります。

ノロウイルス粒子は、感染した人の吐物や便の中に、非常にたくさん（1g当たり100万～10億個）含まれています。「表2」のような患者では、ノロウイルスの迅速検査が、医療保険適用を受けています。ノロウイルス感染症が疑われる場合は、前もって医療機関にこの迅速検査が可能かどうか問い合わせることをお勧めします。当院でも検査は可能です。

ノロウイルスの感染経路は、どんなものがあるの？

大きく分けると3つの感染経路があります（図2）。一つめは、ノロウイルスに感染した患者から排泄されたウイルスは河川から海に流れ込み、海に生息する二枚貝の腸に蓄積されます。その貝類をヒトが加熱せず食べて感染する図中の経路1です。

二つめは、感染者が調理したときにウイルスが付着・混在した料理をヒトが食べて感染する（食中毒）の経路2です。

三つめは、感染した患者の吐物や下痢便の処理をした介護者の手から口に入る経路や、患者が使用したトイレの便座・ドアノブなどに付着したウイルスが、次にトイレを使用した人の手から口に入る経路3です。

ノロウイルスは乾燥に強いため、便器表面やおう吐した床に残ったウイルスが乾燥して埃と一緒に舞い上がり、口から吸い込まれ感染（空気感染）することもあります。

家族が感染したら、感染予防をどうすればいいの？

感染源であるノロウイルス粒子は、患者の便だけでなく吐物にもたくさん含まれています。目に見えないくらいの便や吐物が付着した衣服や便座から、手や顔などに付着して口に入ると容易に感染します。

インフルエンザウイルスと異なりアルコール消毒に強いため、感染予防には次亜塩素酸による消毒が必要です。2ℓのペットボトルに市販の5〜6％の塩素系漂白剤を10ml入れて約0・02％の次亜塩素酸溶液を作ります。

患者さんが使用して触れた便座やドアノブは、約0・02％の次亜塩素酸溶液に浸した使い捨ての布で拭いた後に、次亜塩素酸を残さないため水拭きをしてください。患者が着ていた衣服や使用した食器は、約0・02％の次亜塩素酸溶液に1時間浸すか、85度の湯に1分以上浸した後に通常の洗濯や洗浄をしてください。

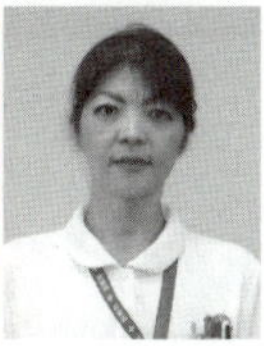

感染管理認定看護師
今﨑《いまさき》美香《みか》

看護師がそっと教える自宅でできる感染対策

バイ菌の性格をまず知りましょう

「感染」と聞くと、とても怖いイメージがあるかもしれません。いつ、どこで、誰が、どのように、どんなバイ菌（細菌やウイルスなど）に感染するか分からないため、特に小さなお子さんやお年寄りがいる家庭では心配です。

バイ菌といってもさまざまな種類があり、感染経路や特徴もそれぞれ違います。では、一体どのように対応したら良いのでしょうか。それは人と人の付き合いと一緒で、バイ菌の性格を知ることで対応方法が分かり、うまく相手をかわす（予防する）ことができるのです。

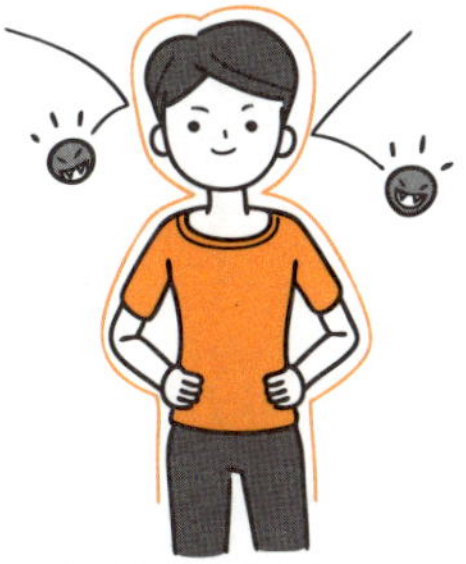

バイ菌の性格を知れば予防できる

感染経路とは？

「感染経路」とは、バイ菌がどのような道筋を通って人に感染するか、ということです。①接触感染 ②飛沫感染 ③空気感染の3通りがあります。バイ菌の感染経路が分かると、その道筋を遮断することで感染を防ぐことができます。

❶接触感染

患者に直接触れて感染する場合と、患者の周りの環境・使用した器具などを通して感染する場合の2通りがあります。

代表的な感染症には、メチシリン耐性黄色ブドウ球菌（ＭＲＳＡ）などの

［図1］手洗いの方法

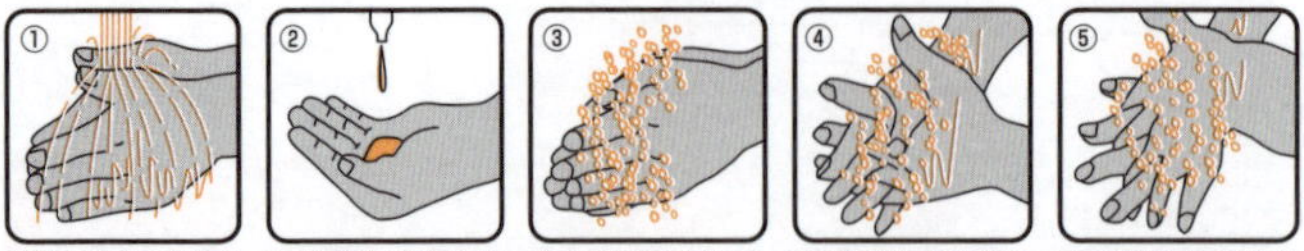

①手指を流水でぬらす
②石鹸液を適量とり出す
③手のひらをこすり合わせよく泡立てる
④両手の指の間をこすり合わせる
⑤手の甲をもう片方の手のひらでこする（両手）

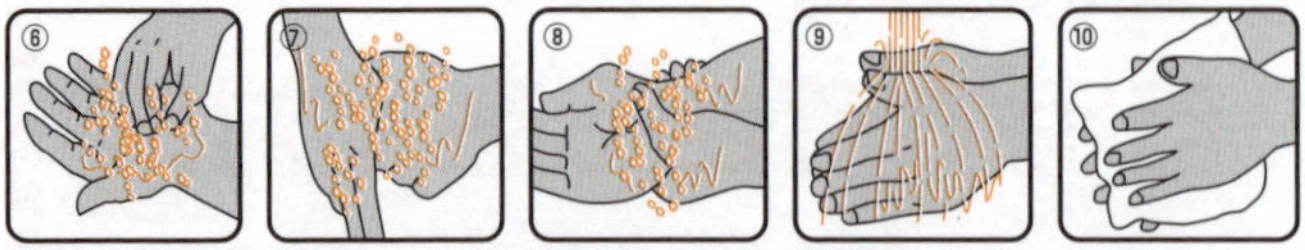

⑥指先でもう片方の手のひらをこする（両手）
⑦親指をもう片方の手で包みこする（両手）
⑧両手首までていねいにこする
⑨流水でよくすすぐ
⑩ペーパータオルでよく水気をとる

多剤耐性菌感染症、帯状疱疹、ノロウイルスやロタウイルス、Ｏ１５７大腸菌などによる感染性腸炎、はやり目（流行性角結膜炎）などがあります。

❷飛沫感染

バイ菌が混ざった唾液（飛沫と言います）が、くしゃみや咳のしぶきを介して、鼻や喉の粘膜に付着することによって感染します。飛沫によって汚染された手や環境からも感染することがあります。代表的な感染症には、インフルエンザ、百日咳、ＲＳウィルス感染症、おたふく風邪（流行性耳下腺炎）、三日はしか（風疹）などがあります。

❸空気感染

小さなバイ菌が空気中を漂うことによって、患者と離れた場所にいる人にも感染します。代表的な感染症には、結核、はしか（麻疹）、水疱瘡（水痘）があります。

感染経路別の具体的な感染対策

1 接触感染対策

接触感染は直接または間接的にバイ菌に触れることによって、手から手へと感染が拡がります。感染の道筋を遮断するには、バイ菌に触れた手をしっかり洗うことが重要です（図１）。

また、手の洗い残しの多い部位は、親指・指先・指間・掌の皺・手首の5か所です（図２）。上手に手を洗うポイントは、30秒以上掛けて、洗い残しの

[図2] 洗い残しの多い箇所

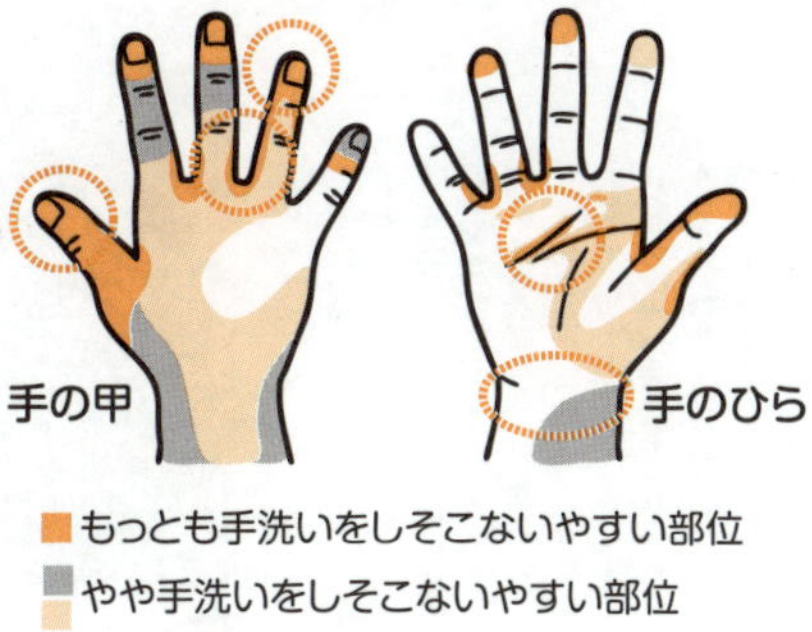

出典／Tayor.LJ:An evaluation of handwashing technique ,1.Nursing Times 12:54-55,1978

[図3] 手洗い方法の選択

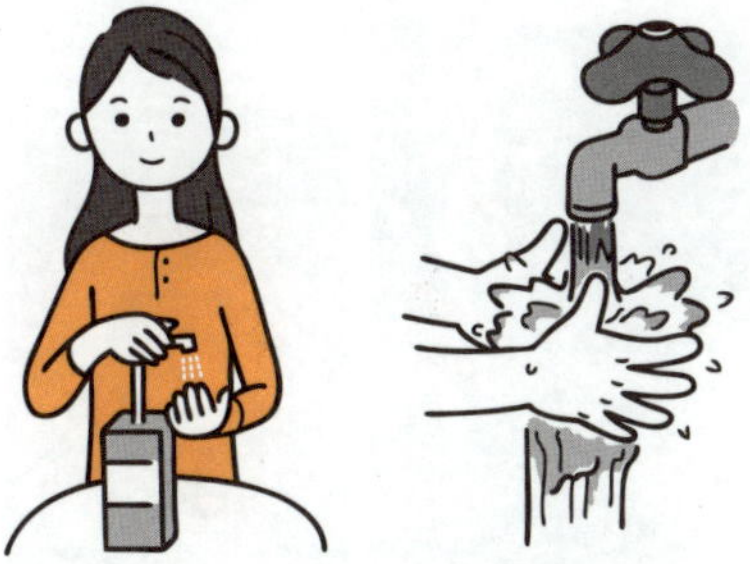

便や吐物を取り扱った後、または目に見えて汚れがあれば石鹸+流水で手を洗う

目に見えて汚れがなければアルコール消毒が効果的

多い部位を意識しながら洗うことです。

目に見えて手に汚れがあった場合は石鹸 + 流水で、目に見えて汚れがない場合はアルコール手指消毒剤が効果的です。ただし、吐物や便の中にはアルコールが効かないバイ菌がいることがあるため、おむつ交換や吐物を処理した後は、必ず石鹸 + 流水で手を洗いましょう（図3）。

接触感染を起こすバイ菌の多くは感染力が弱く、手洗いによって予防できますが、なかには感染力の強いものがあり、注意が必要です。その種類と具体的な方法を見てみましょう。

【ノロウイルス感染性腸炎に罹《かか》ったら】

感染期間は、症状発症～症状改善後1週間以上ですから、少なくとも症状改善後1週間は次の方法で感染対策を行いましょう。

↓手洗い

ノロウイルスは症状がなくなってからも1週間は便からバイ菌が排出されます。また、アルコールが効かないバイ菌ですので、その期間は排便をした後に必ず石鹸 + 流水でしっかり手を洗いましょう。

↓トイレ

家族が共有するトイレは、感染する可能性が非常に高い場所です（写真1）。特に下痢の場合、便座の裏側は便で汚染されやすく、そのまま放置すると乾燥し、空気感染を起こします。

[写真1]バイ菌によって汚染されやすいトイレ箇所

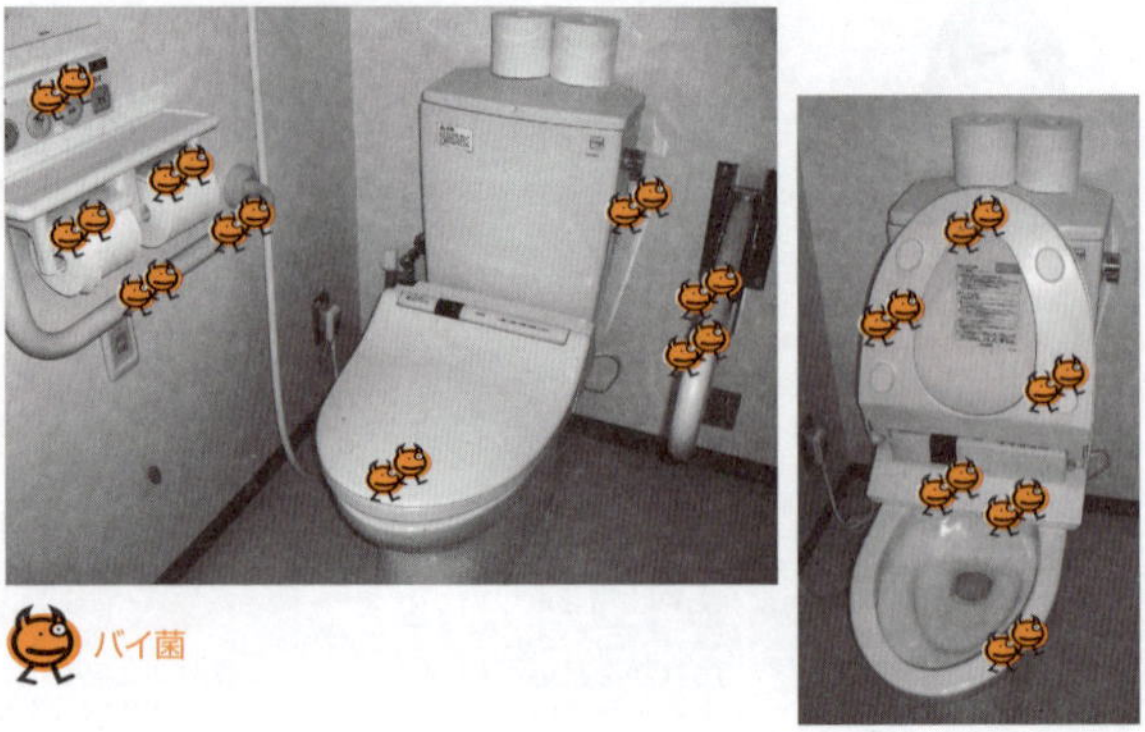

(注1) 商品名／ハイター、ブリーチ、ピューラックス、ミルトンなど
【注意】商品によって原液濃度が違うため、希釈方法を確認しましょう。
(例) 原液濃度が5〜6%の場合
0・1%次亜塩素酸ナトリウム／水1L＋次亜塩素酸ナトリウム20ml
0・02%次亜塩素酸ナトリウム／水1L＋次亜塩素酸ナトリウム4ml
希釈した消毒液は不透明の蓋付容器に保管し、毎日作り直しましょう。

そのため、使用するたびに使い捨て手袋を装着し、トイレットペーパーできれいに拭き取った後、0・02%次亜塩素酸ナトリウム(注1)で消毒し、約2分放置した後、水拭きをしましょう。

また、患者が手洗い前に触れた場所(水洗レバーやタッチパネル，ドアノブなど)にもバイ菌が付着しているため、同様に消毒・水拭きをしてください。

なお、症状改善後1週間は、温水洗浄の使用は避けましょう。

↓入浴

できれば最後に浴室を使用し、使用後はしっかりと水で流し、通常の清掃を行ってください。

便失禁するような場合は使用後、特に洗い残しのないように座椅子や床をしっかり洗い流しましょう。可能であれば0・02%次亜塩素酸ナトリウムで消毒しましょう。

↓洗濯

便汚染のない洗濯物は、通常通りで構いません。便汚染がある場合は消毒が必要です。その際、不織布マスクと使い捨て手袋・使い捨てエプロン(図4)を着用し、汚染部分を洗剤の入った桶の中でもみ洗いします。

その後、85℃以上の湯で1分以上の高温消毒をするか、0・02%次亜塩素酸ナトリウムに1時間浸け込み、その後家族の物とは別に洗濯をします。

使用した桶やもみ洗いした場所は洗い流し、0・02%次亜塩素酸ナトリウ

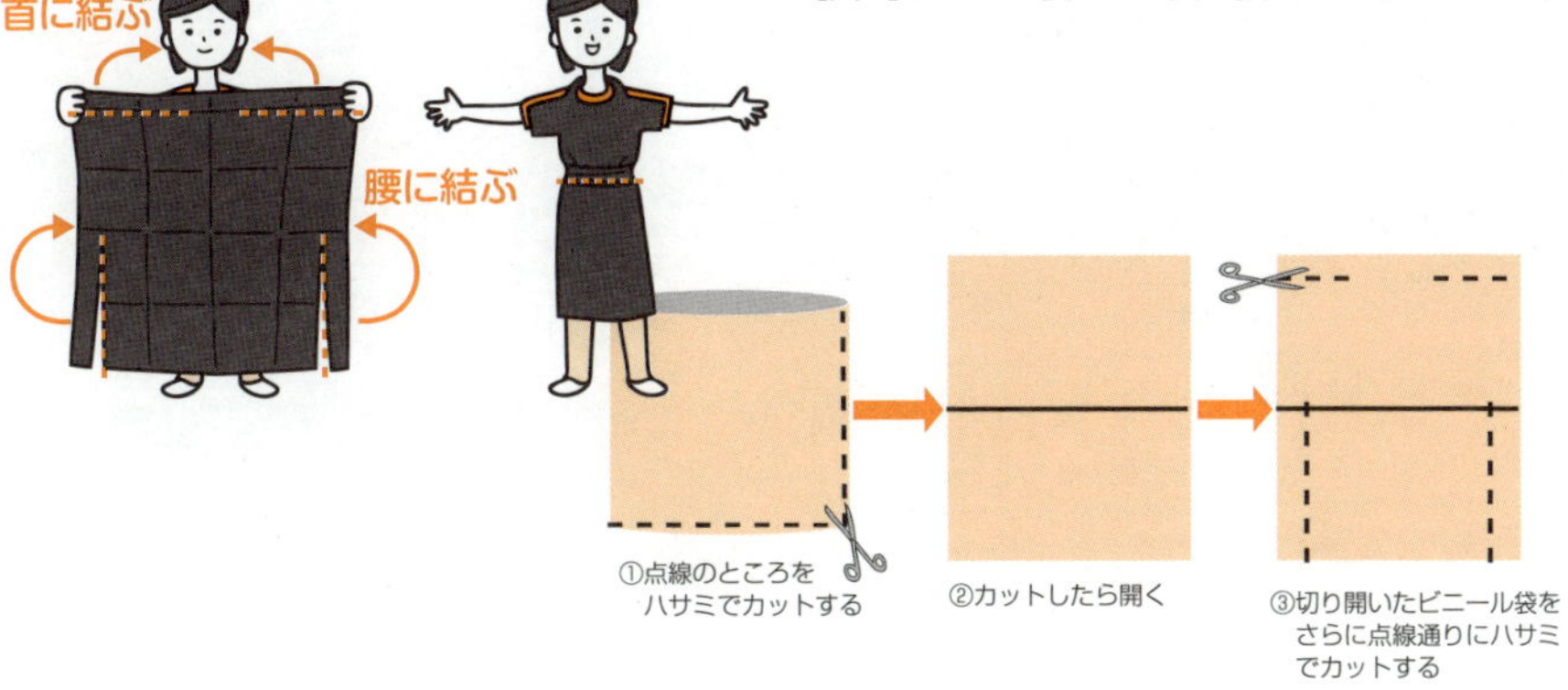
首に結ぶ
腰に結ぶ
①点線のところをハサミでカットする
②カットしたら開く
③切り開いたビニール袋をさらに点線通りにハサミでカットする

[図4]ビニール袋による使い捨てエプロンの作り方

ムで消毒してください。

【注意】酸素系漂白剤はノロウイルスには効果がないため、消毒する際には必ず次亜塩素酸ナトリウムを使用してください。

汚染した環境の消毒

吐物・便によって床などが汚染した場合は、不織布マスクと使い捨て手袋・使い捨てエプロンを着用し、汚物中のバイ菌が飛び散らないように、汚染部位から半径1m外側から内側に向かってペーパータオルなどで静かに拭き取ります。

拭き取った後は、0・02%次亜塩素酸ナトリウムで浸すように床を拭き取り、約2分放置した後、水拭きをします。汚染したペーパータオルや手袋などは速やかにビニール袋に入れ、口を硬く縛って廃棄しましょう。できれば中に0・1%次亜塩素酸ナトリウムを浸る程度に入れることが望ましいです。

おむつの処理

便汚染したおむつはビニール袋に密閉して廃棄します。この際，ビニール袋に0・1%次亜塩素酸ナトリウムを浸る程度に入れることが望ましいです。

食器

食器が吐物によって汚染した場合、下洗いした食器は0・02%次亜塩素酸ナトリウムに1時間程度浸け込み、その後食器洗剤で洗ってください。下洗いした場所も0・02%次亜塩素酸ナトリウムで消毒しましょう。

【はやり目（流行性角膜炎）に罹ったら】

はやり目の感染期間は症状が現れる3日前～発症後14日間ですから、発症後14日間は次の方法で感染対策を行いましょう。

↓手洗い

目にできるだけ触れないことが重要ですが、目に触れた場合、速やかに手を洗う必要があります。アデノウィルスはエタノールに弱いバイ菌ですので、70％以上のアルコール手指消毒剤は効果があります。

↓洗濯

洗濯は家人の物とは別に行いましょう。目やになどが付いている場合は、エタノールや次亜塩素酸ナトリウムで拭き取った後に洗濯しましょう。患者さんが使用したお風呂の残り湯は洗濯に使用しないようにしてください。

↓リネン類（タオルやシーツ）

個人専用とし、他の家族とは共有しないようにしましょう。

↓入浴

家族の中で最後に入るようにしましょう。

↓汚染した環境の消毒

患者さんが汚染した手で触れた場所は、70％以上のエタノール消毒が効果的です。

【注意】アデノウィルスはエタノールには弱いのですが、イソプロパノールには抵抗性があり、効果がありません。消毒する際は必ずエタノールを使

[図5]マスクの正しい着用方法

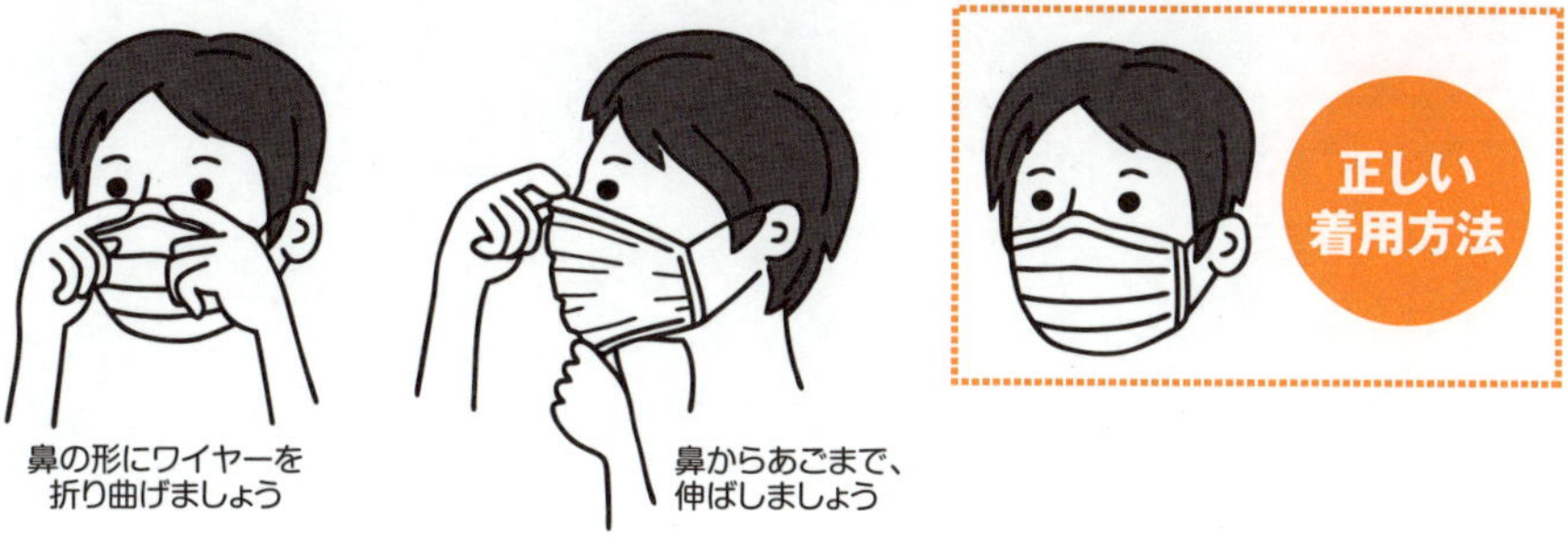
鼻の形にワイヤーを
折り曲げましょう
鼻からあごまで、
伸ばしましょう
正しい
着用方法

用してください。

↓その他

洗面器や点眼薬など目が触れる物は、家族と共有しないようにしましょう。

2 飛沫感染対策

インフルエンザなどは、飛沫が鼻や喉の粘膜に付着して感染するため、感染する道筋を遮断するには咳エチケットが重要です。咳エチケットとは、咳やくしゃみをする場合、必ず口と鼻を覆うことです。

その際にハンカチを使用すると、バイ菌は数時間~数十時間、ハンカチの上で生息するため、直ぐに捨てられるティッシュペーパーを使用しましょう。もし、手に唾液や痰が付いた場合は速やかに手を洗いましょう。

咳をする人には不織布マスクを着用させてください。ただし、マスクは正しく着用しないと効果がないため、「図5」に示した方法で着用しましょう。不織布マスクは湿ってしまうとフィルター機能が低下し、マスクの役割を十分に果たしません。少なくとも1日に1~2回は新しいマスクに交換するようにしましょう。

3 空気感染対策

空気感染を起こすバイ菌はかなり小さく、広範囲に飛んでいきます。感染の道筋を遮断するには、ほかの人とできるだけ接触しないようにすることです。

特に予防接種のない結核は、患者と濃厚に接触することで誰でも感染する可能性があります。はしかや水疱瘡は、以前は一度罹患《りかん》すると二度と罹患しないといわれていましたが、年齢とともに免疫力が低下することが分かりました。

特に、免疫抑制剤や抗がん剤などを使用している場合は再感染する可能性があるため、既往のない人はもちろん、免疫力が低下している人も、できるだけ患者と接触しないようにしましょう。

患者さんのいる部屋の扉は必ず閉め、たびたび窓を開けて、部屋の空気を入れ替えましょう。患者さんが部屋から出る場合は、不織布マスクを着用させ、また家族が部屋に入るときも不織布マスクを着用しましょう。

はしかと水疱瘡は空気感染以外にも、発疹・水疱（みずぶくれ）から出る滲出《しんしゅつ》液によって接触感染を起こします。そのため、滲出液が出る部位はガーゼなどで覆い、もし滲出液に触れた場合は速やかに手を洗いましょう。

はしか・三日はしかの既往がなく、予防接種を受けていない、または1回しか受けていない場合は感染する可能性があります。はしか・三日はしかは感染力が非常に強いため、感染しないためにも2回ワクチン接種を受けておくことが重要です。

第7章

肝腎かなめ

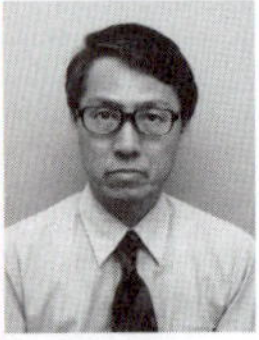

消化器内科部長
北本幹《きたもとみき》也《や》

肝臓は我慢強い

過食しても脂肪肝になるだけ

本来、肝臓は栄養素の貯蔵庫です。肝臓の役割は、血中のブドウ糖量を維持することで、摂取したカロリーのうち余ったカロリーを、グリコーゲンや脂肪滴として肝細胞内に蓄えます。

太古の人間は基本的に日々飢餓との戦いであったと思われ、飢餓に備えてエネルギー源を貯蔵しておくシステムが体中にできたようです。狩猟民族で肉食を主体にしていた欧米人に比較して、アワ・ヒエを食していた日本人はより飢餓対策システムが多く作動する必要がありました。

現代のように十分な栄養が定期的に摂取できる時代になっても、そのシステムは作動するため、体重が増加し糖尿病が問題になります。また過食、あるいは加齢による基礎代謝の低下により体重増加・脂肪肝となり、いわゆる肥満、高血圧、高脂血症、高血糖（糖尿病）などのメタボリック症候群の状態になっていきます。

体内の脂肪には、皮下脂肪と内臓脂肪があり、皮下脂肪の増加だけでは臓器障害は起こりませんが、内臓脂肪が増加すると多臓器の障害を引き起こします。欧米人は元々インスリンの分泌量が多い一方で、日本人はインスリンの分泌量が少ないことも糖尿病になりやすい点と関係しているようです。

従って日本人は欧米人より肥満の程度が軽度でも糖尿病になりやすく、実際、糖尿病患者が増加していきます。過食により全身に脂肪化が起こり、肝臓は脂肪肝となっていきます。

しかし、かなり高度の脂肪肝になっても、一般的には肝の機能自体にはほとんど影響がないことが多いようです。肝臓はかなり我慢強く脂肪を蓄えることができます。

NASH（非アルコール性脂肪性肝炎）にご注意を

脂肪肝の大半は、肝硬変に進むことはありませんが、なかには「NASH」（非アルコール性脂肪性肝炎）といって飲酒しなくても脂肪肝から肝硬変まで進展する病態があることが、日本でも最近知られています。その肝硬変へと進展していく機序（しくみ）、原因はまだ特定されていませんが、メタボリック症候群における肝臓での症状発現が、脂肪肝と考えることができます。

検診などで肝機能異常を指摘され、脂肪肝と判明した場合には、メタボリック症候群を回避するきっかけとしてください。その場合に減量は必須です。摂取カロリーの制限に取り組むしかありません。

食事を抜いたりすることは1回の食事量を増やすことにつながり、結局体重が減ってこないことが多いようです。相撲取りが稽古をして1日2食の生活をしていますが、経験的にその生活習慣が体重を増加させることが分かっていて伝統的に引き継がれています。

1日3食摂る習慣はそのままで、その1回の摂取量を減らすことが必要でしょう。

何より間食制限が最も効果的

そして、何より間食制限が最も効果的だと思います。間食に果物を多く摂取している人がいますが、中年になって体重が増えた人や脂肪肝を指摘されたら、間食禁止、果物禁止、飲料のノンカロリー化（水かお茶）が重要です。そんなことは無理といわれれば、せめて3〜4日に1回だけは間食あるいは果物を摂ってもいいと思いますが、2日に1回では減らしたことにはならないようです。

肝臓への脂肪の蓄積は限界がないといわれていましたが、「ある一定以上は肝臓への脂肪の取り込みが制限され、肝臓から全身へ余った脂肪成分が拡散していくことが、メタボリック症候群患者の病状を進行させている」と考える学者もいます。

しっかり脂肪沈着するまでは肝は我慢強いのですが、限界があるのかもしれません。

アルコール過多にも我慢強い

一般に、ある一定以上のアルコールを継続して飲酒するとアルコール性脂肪肝になりますが、よほど飲まない限り肝硬変には進展していきません。男性では純アルコール量で30ｇを一単位として「3〜5単位以上／日」の飲酒を20〜30年以上継続すると肝硬変になると考えられています。

誰が決めたかビールの大瓶は633㎖で大体アルコール度数5％なので、

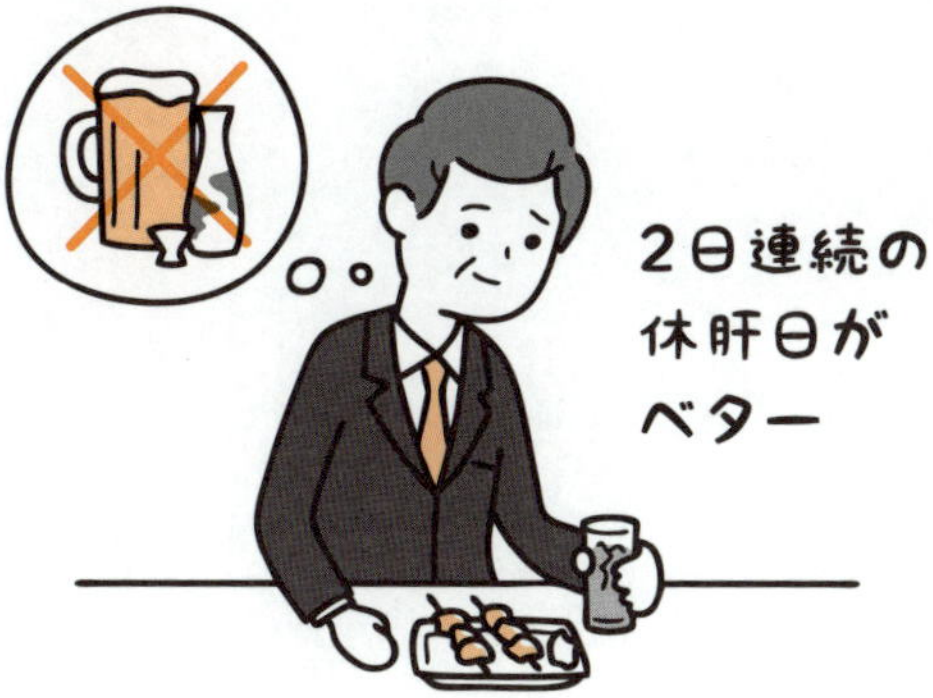

純アルコール量は30ｇ強、日本酒の1合は180mlでアルコール度数15％なので、純アルコール量は30ｇ弱と経験的に同程度になっています。肝硬変にならないようにするためには、アルコール量を「2単位以内／日」にすることが重要。

女性は、男性の3分の2量のアルコール摂取でも肝硬変になることが指摘されているので、男性と一緒に飲んでも控え目が良さそうです。

酔ってくると、量とアルコール度数を換算しながら飲む人はいません。飲酒量の多い日があっても、ほかの日にはアルコール量を「2単位以内／日」にしておけば、アルコール性脂肪肝になっても、肝硬変への進展は回避できるとされます。

もう一つ重要なことは、休肝日をせめて7～10日ごとに設け、できれば2日連続休肝日をとることが望まれます。それはアセトアルデヒドなどのアルコール代謝産物が約40時間程度体の中に残っているため、1日の休肝日では抜け切らないことになり、上昇していたγ‐GTPは低下しません。

以上のような注意をしておけば、少々飲んでも、我慢強い肝臓を維持できるはずです。ただし、ここまでは肝炎ウィルスに感染していない人の話です。

B型・C型肝炎のウイルスマーカー陽性の人は受診を

血液検査でB型肝炎またはC型肝炎のウイルスマーカーが陽性の人は、肝臓専門医を受診し、治療が必要かどうかを確認してください。一般に、B

型あるいはＣ型慢性肝炎では肝炎は軽微なまま持続することがあり、飲酒は肝炎を明らかに悪化させます。

さながら飲酒は「火に油」状態を引き起こし、肝硬変への行程を促進することになります。したがって治療には原則禁酒が必要ですが、どうしても飲まなければいけないのなら、アルコール量を「1単位以内／日」にしなければなりません。ウイルスを排除したら飲酒はＯＫとの考え方になりますが、ウイルスを排除できた後でも、飲酒の肝発がんへの悪影響が指摘されているので、ほどほどにした方がよさそうです。

肝硬変は我慢強くない

アルコールを浴びるように飲み、体重が増え、脂肪肝を放置しておけば肝硬変への道をまっしぐらですが、ちゃんと対処すれば肝硬変になりません。Ｂ型あるいはＣ型慢性肝炎なら、最近の抗ウイルス治療は格段に進歩したので、その治療を受ければ肝硬変への進展を阻止することも可能になっています。

しかし不幸にも肝硬変に進展した場合には、肝臓は我慢強くありません。健常な人でもグリコーゲンの備蓄はせいぜい３００～４００ｇとされ、１日で消費されてしまいます。肝硬変になるとこの備蓄が極端に少なくなり、エネルギー源として脂肪を動員したり、タンパク質を分解して血中のブドウ糖を補ったりするようになっています。

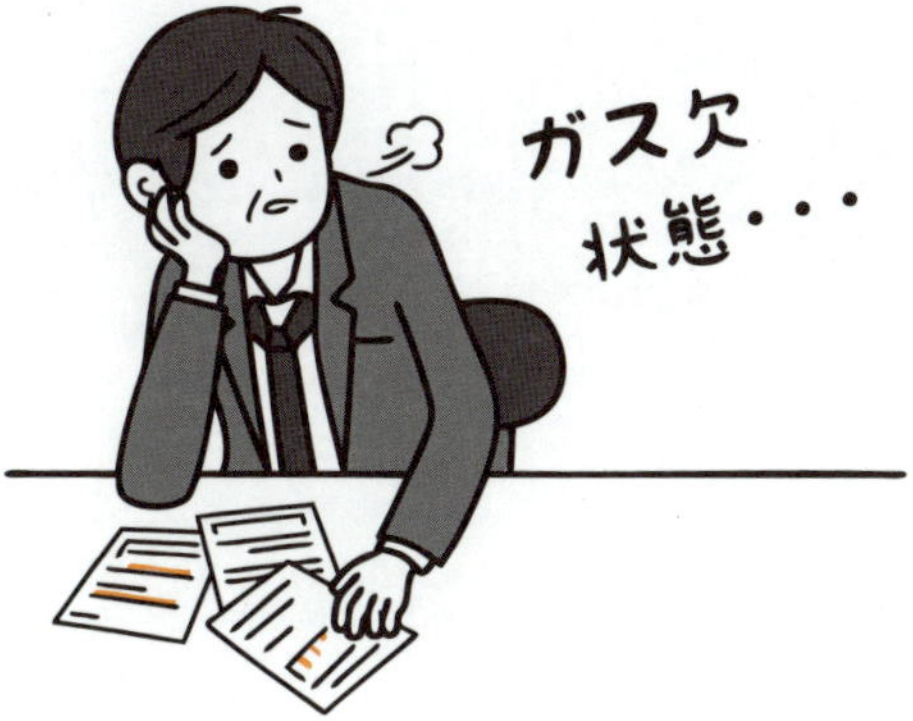

肝硬変では、朝の起床時には健常人が２～３日間絶食したのと同程度の飢餓状態になっているようです。肝硬変の人が疲れやすいのは、飢餓状態、文字通り「ガス欠状態」となっているからです。脂肪を燃やして痩せられると思われるかもしれませんが、同時に大事な筋肉組織をも溶かすことになるのです。

肝硬変の進行した患者でむくみや腹水がたまったうえ、手足が細くなるのはそのためです。脂肪を動員し、蛋白を分解するとケトン体やアンモニアが増加するので、生命維持には不利な環境となってしまいます。

肝硬変の患者さんは、エネルギー備蓄が少ないので、何度も食事摂取を

そのアンモニアを処理するのは骨格筋の役割で、すでにその筋肉量が減少していたら、高アンモニア血症・肝性脳症《かんせいのうしょう》となりやすいのです。その処理過程に「分岐鎖アミノ酸」（ＢＣＡＡ〈branched chain amino acid〉含有スポーツ飲料などと時々宣伝しています）が必要なので、その製剤を服用してもらうこともあります。

肝硬変では、エネルギー備蓄が少ないので、何度も分割して食事摂取する必要があり、そのときに糖質もある程度摂取することが重要です。昼食と夕食の間は長いので間食が必要で、最近の栄養学では、就寝前に少量摂取することまで推奨されています。後者は「ＬＥＳ」（late evening snack）と称し、１日のうちで最大の飢餓状態にある朝起床時の栄養状態を改善する意義があ

ります。

アンモニアを処理する骨格筋量を維持するために、肝硬変の患者さんに運動療法を推奨する肝臓専門医もいます。ただし空腹時に運動することは、ここまで読み進んだ方には分かると思いますが、お勧めできません。

むしろ肝硬変の患者さんには空腹時の運動は「体に毒」となります。肝硬変の肝臓は我慢強くないので、適度に栄養を補充しながら、肝臓に負担をかけないように日常生活を送ることが重要です。

意外と知らない腎臓病のお話

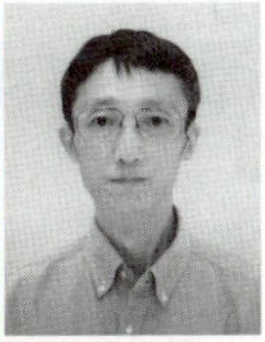

腎臓内科主任部長
小川貴彦《おがわたかひこ》

腎臓病は、世界中で年々増加

世界では１４０万人以上（２００８）が人工透析や腎臓移植を受けており、その数は年に８％増えていると推定されています。また２０１１年末には日本の透析患者は30万人を超え、前年から6千人以上増えました。原因としては糖尿病が一番を占めています。腎臓病を減らすことは日本にとっても重要な課題となっています。

腎臓とは？

そら豆のような形で、大きさはにぎりこぶしくらいです。体の左右に一つずつあります。

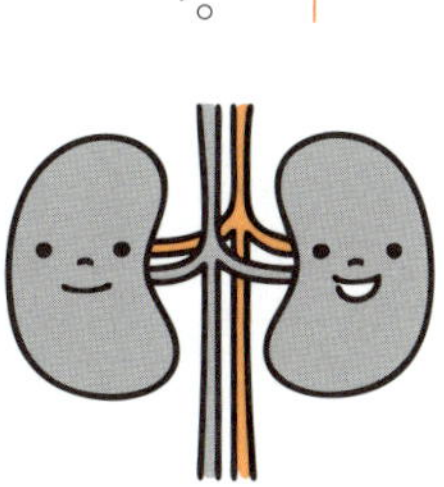

腎臓の働きを例えると

私はよく腎臓の働きを街のごみ処理工場に例えて説明します。生きて行くうえで体の中にたまった老廃物を「おしっこ」（尿）に溶かして捨てます。そして、体の中の環境を整えてくれます（表1）。

慢性腎臓病（CKD）とは？

腎臓病患者の診断や治療を標準化するため、10年前から慢性腎臓病（ＣＫＤ）と呼ぶようになりました。どんなときにＣＫＤとみなすのかは、はっきりと決められています。基準となるのは次の３つです。

[表1]腎臓の働き

腎臓の働き	機能低下時の症状
老廃物や余分な水分の除去	食欲低下・むくみ・息苦しさ
血圧の調節	高血圧
酸とアルカリの調節	血液の酸性化
血液の量の調節	貧血（立ちくらみ）
骨とカルシウム、リンの調節	骨が薄くなる、石灰沈着

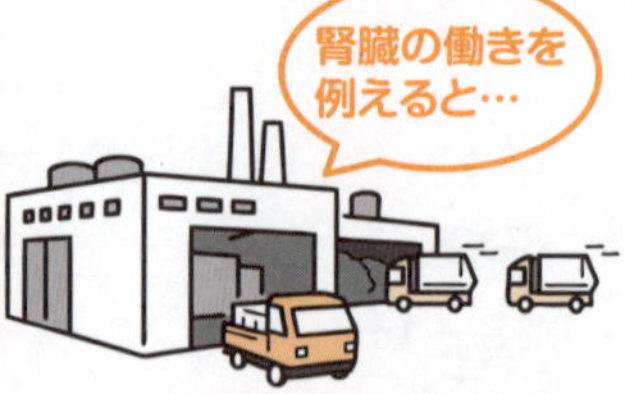

[図1]病気の進行イメージ

1月　2月　3月　4月　5月　6月　7月　8月　9月　10月　11月　12月

ほとんど自覚症状なし　少しずつ症状が

タンパク尿　腎不全　尿毒症　人工透析

①タンパク尿・血尿がある（尿検査から）
②腎臓の形に異常がある（超音波検査やエックス線検査から）
③腎臓の機能低下がある（血液検査などから）

①〜③のいずれか一つが3か月以上持続した状態を、その原因にかかわらず、慢性腎臓病（Chronic Kidney Disease ＣＫＤ／シーケーディー）と呼びます。みなさんも、どこかで聞いたことがあるかもしれません。

腎臓の病気に注目するわけ

腎臓病は、腎臓だけの問題にとどまりません。糖尿病や高血圧、メタボリック症候群（注1）とも関係します。さらに、心腎連関《しんじんれんかん》と言って腎臓病を放っておくと、心臓など命にかかわる病気を起こしやすいために注意が必要なのです。

病気の進行をイメージすると

暦《こよみ》に例えると、上のような感じです（図1）。

腎臓病と言われても初めのうちは、ほとんど自覚症状がありません。タンパク尿や血尿は早い時期に見つかることもあります。ふつうは長い時間（5〜10年以上）をかけて病気が進みます。

腎臓の働きが低下した状態を「腎不全」といいます。いよいよ腎臓が働かなくなると、「おしっこ」の量が減って体がむくんだり、食欲がない、息苦しい、頭痛や不眠、しびれというような症状も出てきたりします。

これを「尿毒症《にょうどくしょう》」といいます。体の中にごみがたまってしまった状態です。ここまでくると、人工透析や腎臓移植などの腎代替《だいたい》療法が必要になります。

症状がないうちから、腎臓病を治療する理由

早く発見して治療することで、腎臓の病気そのものの進行を遅らせるためです。それから心臓や血管の病気を防ぐためです。

どうやって病気を見つけるの？（検査）

●尿検査（学校や職場の定期健診・特定健診）

↓尿試験紙（試薬を染み込ませた紙）を使います。異常があると色が変わります。

〈分かること〉タンパク（アルブミン）、血尿を調べます。

●血液検査（病院、クリニック）

↓血液中のクレアチニン（Cr）という物質の濃度を調べます。

〈分かること〉値が正常よりも高ければ腎臓の働きが低下していると分かります。

異常が見つかったら、どうすればいいの？

まずは保健師や産業医、かかりつけの医師に相談しましょう。さらに専門的な治療が必要なときには、腎臓専門医を紹介してもらいましょう。

（注1）塩の取り過ぎ、運動不足、喫煙、ストレスなど生活習慣の乱れによる

（注2）腎生検／針をさして腎臓の組織を採る検査で、診断のために行います

（注3）腹膜／腸を包む膜

（注4）拒絶反応／他人の臓器に対して自分の体が起こす反応

[表2] 腎代替療法の種類

方　法	原　理	実施場所	通　院	社会復帰率
血液透析	フィルターに血液を通して老廃物を除く	クリニック	1回4～5時間×週3回	移植の方が良い
腹膜《ふくまく》透析	腹膜（注3）を使って血液から老廃物を除く	職場・家庭	家庭や職場で透析通院は月1～2回	移植の方が良い
腎臓移植	他者から腎臓の提供を受けます	手術のため入院が必要	透析は必要ない 月1回の外来通院、拒絶反応（注4）を抑える薬をのむ	優

腎臓内科では何をするの？

次のように、順を追って検査と治療を進めて行きます。

①診断（原因を突き止めます）→尿・血液検査、画像診断（エコー・X線）、腎生検（注2）

②治療（教育入院を含む）→内服、注射、栄養指導、生活習慣（就労）指導。進行例には腎代替療法

③経過観察→外来・かかりつけ医などと連携して行います。

腎代替療法とは？

腎臓の働きがいよいよ悪くなると（正常の10％以下）、本来なら体の外に捨てられるべきいろいろなごみや余分な水分が体の中にたまってしまいます。そうなると腎代替療法の出番です（表2）。自分の腎臓に替わってごみや水を取り除いてくれる治療が必要です。

それぞれ、良い点と悪い点があります。詳しくは専門医の先生と相談しましょう。

〈参考文献〉
Bulletin of the World Health Organization ; March 2008, 86(3) White SL et al. How can we achieve global equity in provision of renal replacement therapy?
「CKD診療ガイド2012」日本腎臓学会編、東京医学社
「図説　わが国の慢性透析療法の現況2011」（社）日本透析医学会、統計調査委員会編
社団日本腎臓学会HP（http://www.jsn.or.jp/）、「一般の方へ」、「腎臓病とは？」から。「腎不全 治療選択とその実際」（2012年版）。放ったままにしていませんか？―蛋白尿・血尿―

第8章

目、鼻、のど、皮膚の話

たかが中耳炎 されど中耳炎

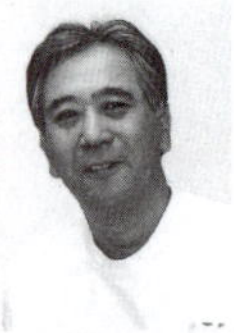

院長補佐、耳鼻咽喉科・頭頸部外科主任部長
福島典之《ふくしまのりゆき》

中耳炎もいろいろ

一口に中耳炎といってもいろいろな種類があります。突然、耳が痛くなる急性中耳炎、痛くはないが聴こえにくい滲出性《しんしゅつせい》中耳炎、耳だれが出て聴こえにくい慢性化膿性中耳炎、耳の骨がだんだん溶けていく真珠腫性《しんじゅしゅせい》中耳炎などです。

中耳というのは、耳の穴の奥にある鼓膜の裏に存在する狭い空間です。鼓《こ》膜《まく》は約9㎜×8㎜の楕円形をしており、1円玉を一回り小さくした感じです。この鼓膜の裏に高さ20㎜、幅15㎜、奥行き5㎜の空間が存在し中耳と呼ばれます。

中耳の中には耳小骨《じしょうこつ》と呼ばれる3つの小さな骨（ツチ骨、キヌタ骨、アブミ骨）が微妙に収まっており、鼓膜の振動を増幅して内耳に伝えています（図1）。この狭い空間の中で種々の病態が生じるため、いろいろな中耳炎が起こってきます（図1、写真1）。

痛みを伴う、急性化膿性中耳炎

子どものころに突然耳が痛くなった経験があると思います。前述した中耳は耳管という細い管で鼻の奥につながっています。本来、耳管は中耳の換気と排液という二つの役割を持っていますが、子どもの場合にはこの働きが十分ではありません。

このため鼻炎や咽頭炎などの上気道の炎症を起こした細

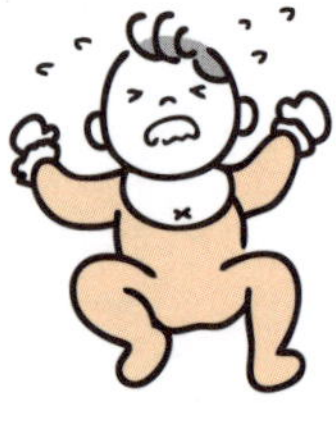

[図1]耳の構造

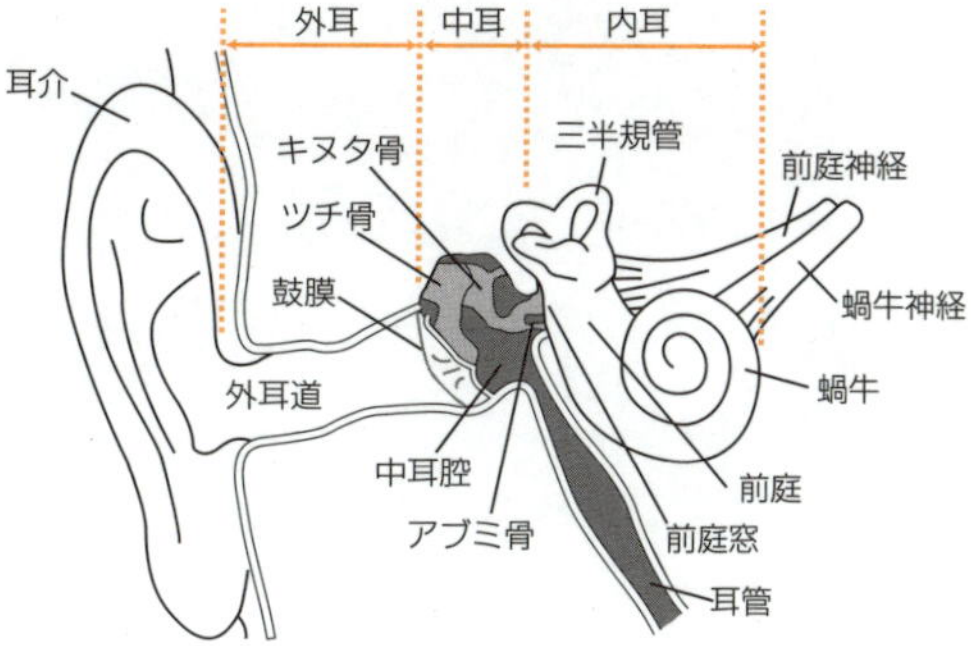

[写真1]正常鼓膜

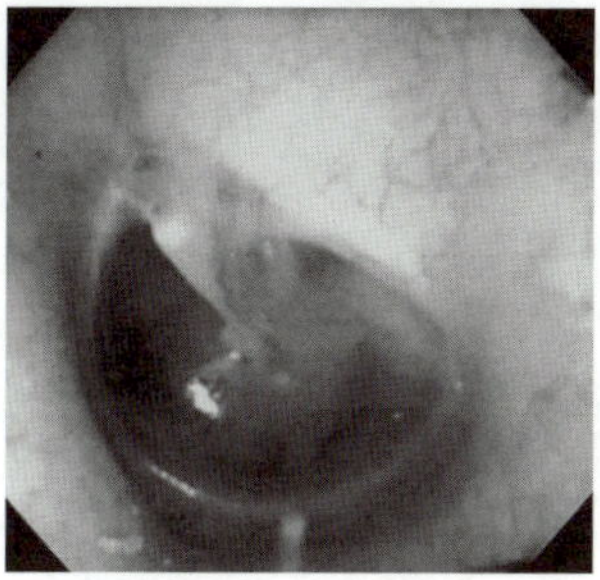

菌が耳管を通って中耳まで入り込むと、急性化膿性中耳炎になります。この狭い空間に膿が溜《た》まり、鼓膜を圧迫するために激しい痛みになります。もちろん、上気道も含めた炎症があるため発熱も伴います。鼓膜を切開して中に溜まった膿を出してやると、たちまち痛みは治まります。

また、鼓膜が膿の圧迫で破れて耳だれとなって出てくることもあります。鼓膜に一時的な穴が開いたとしても抗生物質の服用など、きちんとした治療を行うことで鼓膜の穴は自然にふさがります。急性化膿性中耳炎を完治させずにおくと、後に述べる慢性化膿性中耳炎に変わることもあります。

ちょっと寄り道①

泳いで耳に水が入ったために中耳炎になったという話を聞きます。しかし、鼓膜が正常の場合、外耳から中耳に水が入ることはないので、本当は鼻に入った水が耳管経由で、中耳まで入り込んだというのが中耳炎の原因です。

また耳垢《みみあか》が多いと、水が入ったときに、これがふやけて外耳道の炎症を起こし、耳が痛くなることもあります。この場合は、外耳炎であって中耳炎ではありません。

痛くはないけど、聴こえにくい滲出性中耳炎

滲出性中耳炎は、空気で満たされている鼓膜の裏の中耳腔に液体が貯留し、軽度の聴力低下を引き起こした子どもに多い病態です。耳管の働きが悪いた

めに起こってきます。子どもは、もともとの耳管の働きが未熟なうえに、鼻の奥のアデノイドや口蓋扁桃《こうがいへんとう》が大きいこと、鼻炎や副鼻腔炎による鼻水がこの場所に溜まることなどで、さらに耳管の働きを悪くするため滲出性中耳炎になりやすいのです。

ちょっと寄り道②

飛行機に乗って目的地に近づくにつれて耳が痛くなったり、耳が詰まった感じがしたりすることがあります。これは飛行機が降りるにつれ、気圧が高くなるにもかかわらず中耳は元の圧のままなので、鼓膜が内側に押されることにより起こります。ある種の滲出性中耳炎の状態です。つばを飲み込んだりすると、耳管が開いて中耳の圧も気圧と同じになり症状はなくなります。以前は飛行機に乗るとよく飴を配っていました。単なるサービスではなく、降りるときの耳の不快感を和らげるための心配りともいえます。

滲出性中耳炎は、稀《まれ》に慢性の中耳炎に変化することもありますが、一般的にはほとんどの子どもは8歳ごろまでに自然に治っていきます。

しかし、自然に治るからと放置しておくと、この期間を難聴のまま過ごすことになり、言葉の発達や学校生活などに影響が出ることがあり、良い聴力を維持してこの期間を乗り切ることが重要です。

鼓膜を切開して貯留液を除去したり、鼓膜に換気のためのチューブを入れたりすれば聴力は正常に戻ります。場合によってはアデノイドや扁桃を摘出することもあります。

ちょっと寄り道③

滲出性中耳炎は子どもに多い病気ですが、大人にも起こることがあります。子どもでは鼻の奥のアデノイドが耳管の働きを妨げますが、大人ではこの部分に、がんができて耳管の働きを妨げ、滲出性中耳炎になることがあります。

私たち耳鼻科医は医師になりたてのころ、大人の滲出性中耳炎を見たら必ず鼻の奥を見るようにと、くどく言われたものです。見えにくい、鼻の奥のがんを見逃さないためです。

耳だれが出て聴こえにくい、慢性化膿性中耳炎

慢性化膿性中耳炎を端的に説明すると、鼓膜に穴の開いた状態です。中耳は本来、無菌の空間ですが、鼓膜に穴が開いていると、この穴を通しての感染が起こりやすく、反復する耳だれの原因となります。また、鼓膜に穴が開いているために鼓膜が振動しにくく聴こえが悪くなります。

この状態に加えて中耳の粘膜が腫れてくると、耳だれがたびたび生じるだけではなく、音を伝える耳小骨の動きも悪くなりさらに難聴が悪化します。

このような状態を長年放っておくと、中耳の炎症が内耳にまで及び内耳炎を

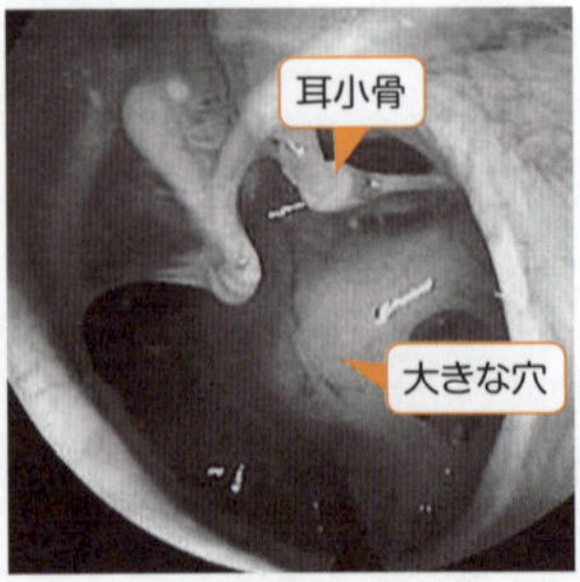

[写真2] 慢性化膿性中耳炎
鼓膜に大きな穴があり中耳の耳小骨が見えています

起こします。

内耳炎になると音を感じる神経に働きが低下し、さらに難聴が進行し、めまいの原因となることもあります。

耳だれは、抗生物質の内服や点耳（耳の中に直接薬を入れること）で一時的に消失しますが、風邪をひくとすぐに再発します。根本的にこの問題を解決するには手術で中耳腔をきれいにしたり、鼓膜の穴を閉じたりすること以外にありません。

この手術（鼓室《こしつ》形成術、鼓膜形成術）は、後に述べることとします（写真2）。

ちょっと寄り道④

慢性中耳炎ではありませんが、外傷により鼓膜に穴が開いてしまうことがあり、外傷性鼓膜穿孔と呼ばれます。多いのは耳掃除中に他の人がぶつかってきた、野球やサッカーのボールが耳に当たったときなどです。けんかで平手打ちをされて、というのもあります。

小さな子どもでは耳掃除中が多く、中高生ではスポーツの最中が多いようです。若いそれふうのお兄さんでは、やはりけんかが原因です（この場合、鼻の骨も折れていることがあります）。年ごろの女性の左の鼓膜に穴が開いている場合には、恋愛のもつれからということもけっこうあります。

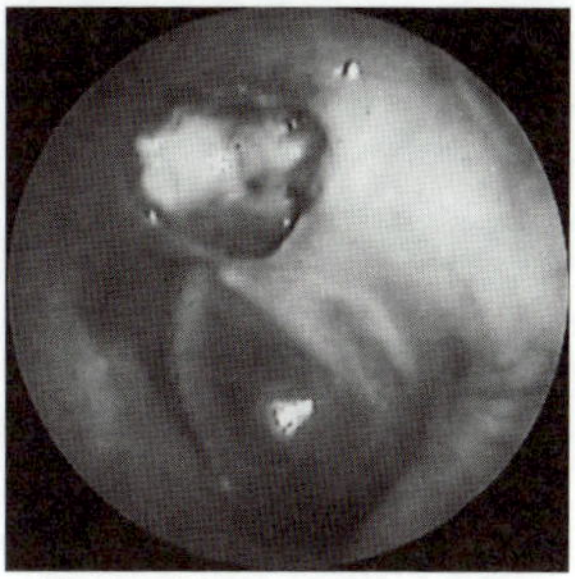

[写真3] 真珠腫性中耳炎
鼓膜の上側に袋からはみ出た垢が見えます

耳の骨が溶けていく、真珠腫性中耳炎

耳の中に真珠ができるとは、ちょっとロマンチックですが、実は怖いのが真珠腫性中耳炎です。この病気は鼓膜の一部が袋のように中耳の方へ入り込み、袋の中に垢のようなものを貯め込みながら大きくなっていきます（写真3）。

大きくなるにつれて周りの骨を溶かしていきます。音を伝える耳小骨が溶けることで聴力が低下します。三半規管の周りが溶けると、めまいが現れます。中耳には顔面神経が通っており、炎症が波及すると顔面神経麻痺と呼ばれる片側の顔が動かない状態になることもあります。脳との境の骨が溶け、髄膜炎などの頭蓋内合併症と呼ばれる重篤な状態になることもあります。

貯め込まれた垢に感染が起こることで、嫌なにおいの耳だれが出ることが特徴です。この病気も完治させるには手術（鼓室形成術）しかありません。

ちょっと寄り道⑤

先天性真珠腫と呼ばれる生まれつき中耳の中に真珠腫ができる病気があります。この真珠腫は乳白色で球状をしており、本当に真珠の粒のように見えます。放っておくといろいろな症状が出てきますので、やはり手術が必要です。真珠腫は取り残すと、そこからまた大きくなってくるので慎重に手術をする必要があります。それこそ、高価な真珠を取り扱うように慎重に行います（写真4）。

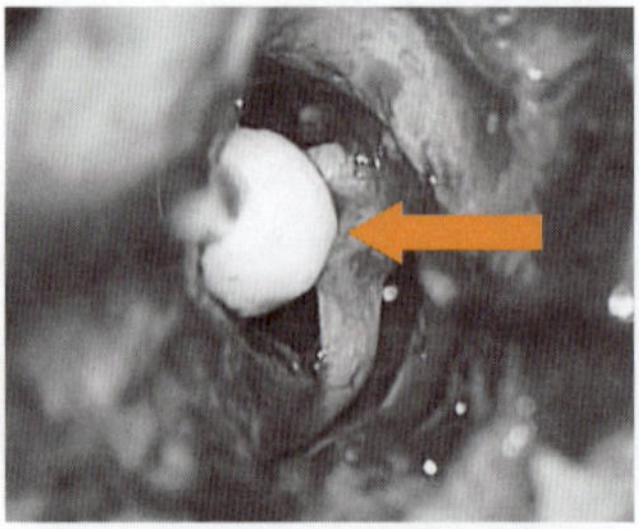

［写真4］本当の真珠のように見える
先天性真珠腫（手術操作中）

耳の手術の話

耳の手術、鼓室形成術の目的は永続的な耳漏《じろう》（耳だれ）停止と聴力の改善です。その昔、耳の手術は耳だれを止めるためだけに行う中耳根本術の手術でした。この手術は聴力を犠牲にし、しかも手術の目的である耳だれの停止も不十分でした。

１９５２年にドイツのウルスタインという医師が「鼓室形成術」という概念にもとづきこの手術を始め、抗生物質の登場、手術用顕微鏡の導入を経て現在に至っています。しかし未だに手術成功率は１００％ではありません。これは何かの病変を摘出するだけの手術ではなく、鼓膜を作り、聴こえという働きを元に戻す機能改善手術だからです。とくに真珠腫性中耳炎に対する鼓室形成術では、いまだに標準的手術方法が確立しておらず、いくつかの流派があります。

当科では、１９８０年代に当時の帝京大学教授鈴木淳一氏により確立された「ｏｐｅｎ ａｎｄ ｃｌｏｓｅｄ法」という術式を採用し、いくつかの改良を加えながら現在に至っています（筆者は、この先生の下で1年9か月間のトレーニングを受けました）。当科での過去11年間の鼓室形成術件数は１８００件を超え、手術件数、手術成績ともに全国トップレベルと自負しています。

鼓室形成術は全身麻酔下で行われます。手術時間は30分から2時間程度で病変の状態により変わります。入院期間は10日から2週間です。

[写真5] 鼓室形成術実施中

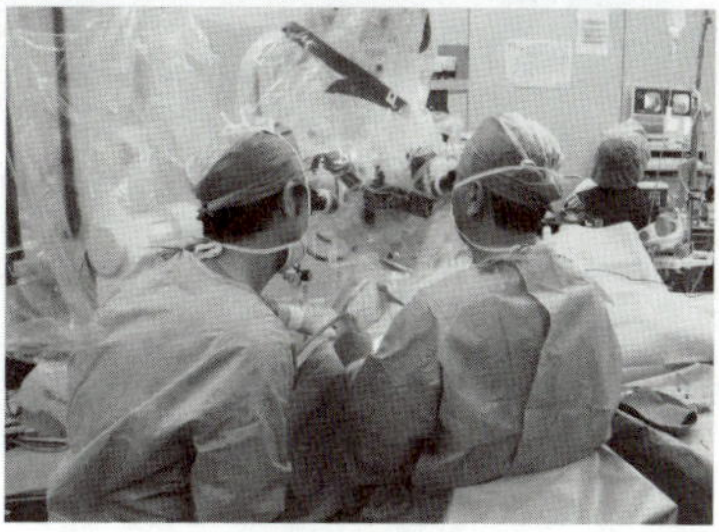

単に鼓膜の穴だけを閉じる鼓膜形成術では手術時間は約15分、局所麻酔での手術の場合には日帰り手術も可能で、全身麻酔の場合には3日間の入院になります（写真5）。

たかが中耳炎、されど中耳炎です。簡単なようで難しい病気です。ぜひ、専門医の診察をお勧めします。

あなたが知らない花粉症対策Q＆A

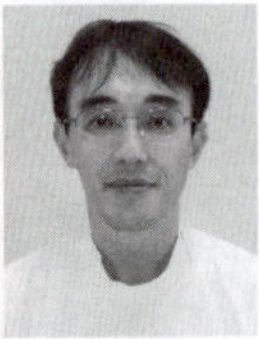

耳鼻咽喉科・
頭頸部外科部長
平位《ひらい》知久《ともひさ》

問題（９題）

花粉症といえば、スギ花粉症が有名ですが、スギ以外にもヒノキ、カモガヤ、ブタクサなど、１年を通じてさまざまな花粉症がみられます。ここではスギ花粉症に焦点をあてました。

スギ花粉症に関して、意外と知られているようで知られていないことや、常識と思っていたことが実はそうでなかった質問などを集めてみました。「○、×方式」でお答えください。

どの質問も、○であれば１００％本当で、×は１００％間違いと言い切れるものではありません。私の独断と偏見で「○、×」を決定しました。

〈質問〉

【1】花粉症は昭和初期から存在していた

【2】都市部の方が、地方より花粉症患者が多い

【3】若いときは花粉症ではなかったのに、年を取ってから発症することがある？

【4】花粉症は遺伝の要素が大きい

【5】花粉の測定は、手間と人手と時間がかかり大変である

【6】花粉症治療の中心は、抗ヒスタミン剤である

【7】抗ヒスタミン剤（抗ヒ剤）／眠いほど効き目がある

【8】抗ヒ剤／乳幼児に投与できるものや、一般用医薬は安全なタイプが多い

【9】舌下免疫療法では、皮下免疫療法と同等の効果が得られる

解説

【1】花粉症は昭和初期から存在していた

花粉症の歴史ですが、昭和30年代前半までは日本に花粉症はないといわれていました。１９６４年に、日光でスギ花粉症が発見されました。当時はスギ花粉症の罹患率は低く、症状もひどくありませんでした。

戦後の政策として昭和30年代にスギの植林が全国で一律に行われました。スギは樹齢が20年を超えると花粉を産生します。75年ごろから急激に花粉を産生するようになったことが、花粉症が増えた最大の要因と考えられます。

「答えは×です」

【2】都市部の方が、地方より花粉症患者が多い

97年に全国の耳鼻咽喉科医およびその家族１万７千人を対象に調査を行いました。

その結果、郊外に住んでいる人の有症率19・6％だったのに対し、住宅地16・2％、都会14・5％の順で、明らかに郊外に住んでいる人の有症率が高かったのです（「花粉症の全国調査　ＪＯＨＮＳ 18」８-11、２００２より）。

「答えは×です」

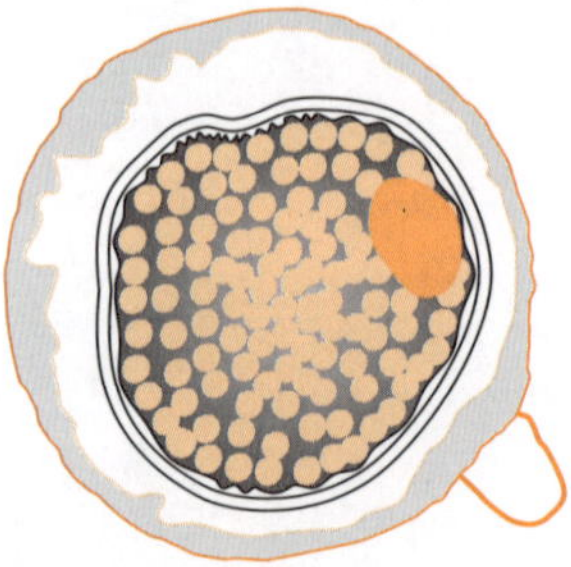

[図1]スギ花粉の拡大図

【3】若いときは花粉症ではなかったのに、年を取ってから発症することがある？

花粉症は、吸い込んだ花粉に対して、ある一定量の抗体ができた後しか発症しません。そのため、生まれたての赤ちゃんに花粉症の症状が出ることはありません。早ければ1歳くらいから発症することはありますが、本格的に増え始めるのは5歳以降のようです。

一般的には、高齢者では、花粉症や喘息《ぜんそく》などのアレルギー症状は出にくいといわれますが、最近は、環境の変化や食生活の影響もあるのか、70歳を過ぎて、初めて花粉症になったという方もいます。

「答えは○です」

【4】花粉症は遺伝の要素が大きい

双子を対象とした大規模な調査が、ノルウェーで行われました。その結果、花粉症の発症に関しては、遺伝的素因が強く関与することが示されました（「花粉症の感作に関与する因子 ＪＯＨＮＳ 18」27-32、２００２より）。

「答えは○です」

【5】花粉の測定は、手間と人手と時間がかかり大変である

「図1」は、スギ花粉1個を拡大したものですが、直径30マイクロ程度、パ

[図2]花粉観測システム「はなこさん」HP

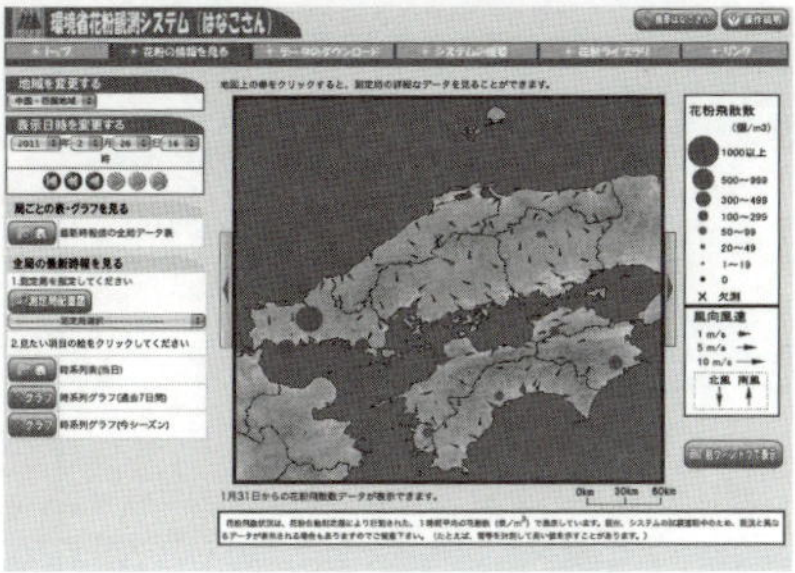

ピラと呼ばれる突起があるのが特徴です。

私が約20年前、大学病院耳鼻科に入局したころは、新人医局員が、花粉飛散数の測定を行うことが日課でした。毎朝6時に大学病院の屋上にあがり、屋外の花粉測定器にセットしたスライドガラスを交換したうえ、ワセリンを塗ったスライドガラスに付着した花粉の数を、朝9時までに顕微鏡下で数えることを命じられました。

多忙な研修医生活の中にあって、大変な時間と忍耐を強いられる作業でした。

2000年代にはいると、花粉は目で数える時代から、レーザーで数える時代に変わりました。屋外に設置された花粉モニターと呼ばれる器械が、1分につき4ℓで空気を吸引し、レーザーで測定するので、分単位での詳細なデータ収集が可能となりました。

その結果は、環境省のホームページ内にある、花粉観測システム（はなこさん、図2）で見ることができます。

「答えは×です」

【6】花粉症治療の中心は、抗ヒスタミン剤である

花粉症の症状は、くしゃみ・鼻水を訴える人が多く、重症度に最も関係しています。生活の支障度には鼻づまりも大きく関与。スギ花粉が本格的に飛

［図3］重症度に応じた花粉症に対する治療法の選択（鼻アレルギー診療ガイドライン2009）

重症度	初期療法	軽症	中等症		重症・最重症	
病型			くしゃみ・鼻漏型	鼻閉型または 鼻閉を主とする 充全型	くしゃみ・鼻漏型	鼻閉型または 鼻閉を主とする 充全型
治療	①第2世代 抗ヒスタミン薬 ②遊離抑制薬 ③Th2サイトカイン 阻害薬 ④抗LTs薬 ⑤抗PGD_2・TXA_2薬 ①②③④⑤のいずれか1つ	①第2世代 抗ヒスタミン薬 ②鼻噴霧用 ステロイド薬 ①と点眼薬で治療を開始し、必要に応じて②を追加	第2世代 抗ヒスタミン薬 ＋ 鼻噴霧用 ステロイド薬	抗LTs薬 ＋ 鼻噴霧用 ステロイド薬 ＋ 第2世代 抗ヒスタミン薬	鼻噴霧用 ステロイド薬 ＋ 第2世代 抗ヒスタミン薬	鼻噴霧用 ステロイド薬 ＋ 抗LTs薬 ＋ 第2世代 抗ヒスタミン薬 必要に応じて点鼻用血管収縮薬を治療開始時の7〜10日間に限って用いる 鼻閉が特に強い症例では経口ステロイド薬4〜7日間処方で治療開始することもある
		点眼用抗ヒスタミン薬または遊離抑制薬			点眼用抗ヒスタミン薬、遊離抑制薬 またはステロイド薬	
					鼻閉型で 鼻腔形態異常を伴う症例では手術	
	特異的免疫療法					
	抗原除去・回避					

遊離抑制薬:ケミカルメディエーター遊離抑制薬、抗LTs薬:抗ロイコトリエン薬
抗PGD_2・抗TXA_2薬:抗プロスタグランジンD_2・トロンボキサンA_2薬

散するピーク時には、３症状がすべてそろう場合も多く、三つの症状を緩和する薬物療法が必要となります。

治療薬の選択では、効果が高い薬を選ぶのはもちろんですが、眠気などの副作用が少ない、生活の質を落とさない薬剤を選択する配慮も必要です。

09年に発表された花粉症の「治療法ガイドライン」（図３）では、初期療法、軽症例から重症例のレベルまで、抗ヒスタミン剤の内服が推奨されています。

しかし、本格飛散のピーク時には、抗ヒスタミン薬だけでは、鼻症状のコントロールが難しいため、点鼻ステロイド薬の併用やロイコトリエン受容体拮抗薬、トロンボキサン受容体拮抗薬と呼ばれる鼻づまりに効き目がある薬の併用も必要です。

「答えは○です」

【7】抗ヒスタミン剤（抗ヒ剤）／眠いほど効き目がある

抗ヒスタミン剤は、開発時期によって第１世代と第２世代に分けられます。第１世代抗ヒスタミン剤は、抗ヒスタミン作用だけでなく、抗コリン作用といって、脳の血管から脳に入って、脳の活動を一部抑制する物質が含まれるため、酒酔

いに似た強烈な眠気を生じることが多いとされます。

第2世代抗ヒスタミン剤は、眠気などの副作用は少なく、鼻水を抑えるだけでなく、第1世代抗ヒスタミン剤よりも、鼻づまりなどに効果があるといわれています。

「答えは×です」

【8】抗ヒ剤／乳幼児に投与できるものや、一般用医薬は安全なタイプが多い

安全性が高い第2世代抗ヒスタミン剤は、小児への適応はほとんどが7歳以上で、3歳以上で使えるものはごく一部に限られ、3歳未満の子どもに使うことは認められていません。

小児には特に、第1世代抗ヒスタミン剤の副作用で、けいれんが起こりやすくなるといわれます。そのため熱性けいれんや、てんかん発作の既往がある小児には、使用に際して特に注意が必要です。

また、一般用医薬品（薬局で処方箋なしで買える薬）として市販されている抗ヒスタミン剤も、眠気の強い薬が大部分です。眠気の副作用があることを知らずに服用して、居眠り運転による交通事故を起こしているケースが多数報告されています。

医療機関を受診する時間がないからと、薬局で抗ヒスタミン剤を購入する場合は、眠気の副作用が強いことを十分自覚して、運転などには十分注意し

ましょう。最近、第2世代抗ヒスタミン剤の一部が薬局で入手できるようになりました。詳しくは薬局でご相談ください。

「答えは×です」

【9】舌下免疫療法では、皮下免疫療法と同等の効果が得られる

「皮下免疫療法」は、これまで「減感作療法」とも呼ばれている治療です。アレルゲンエキス（スギ花粉でアレルギーを起こさせる物質を抽出したもの）を薄めて注射して、それを繰り返すことで濃度を上げ、最終的にアレルギー反応が起きないようにします。8割近い改善率が見込まれています。

一方で、週に1回から3か月に1回は通院が必要で、治療完了までに１００回以上も注射することになります。また、アナフィラキシーショック、喘息などが稀《まれ》に生じることから、最近は、実施している医療機関が少なくなっています。

これに対し、「舌下免疫療法」は、口から少しずつスギ花粉を体内に取り込んで、体をスギ花粉に慣れさせ、免疫作用により症状を軽減させます。スギ花粉エキスを含ませたパンをしばらく、舌下に入れておき、その後吐き出すという簡単な方法で、自宅で可能です。

アナフィラキシーショックの報告はなく、現在、国内の数施設で、治験が進行、２０１４年ぐらいから臨床適用が開始されるといわれています。

舌下免疫療法と皮下免疫療法を比較した検討では、皮下免疫療法の方がくしゃみ、鼻汁、鼻閉に効果的で、舌下免疫療法はやや劣るという結果でした。舌下免疫療法の位置付けは、少ない薬物併用で症状を緩和できる治療で、舌下免疫療法のみでは、必ずしもスギ花粉症をコントロールできるものではないとされています。

「答えは×です」

6問以上の正解者は、花粉博士かも？

以上、まとめると、

「【1】×【2】×【3】○【4】○【5】×【6】○【7】×【8】×【9】×」

となります。

いかがでしたか？ 6問以上正解であれば、花粉博士かもしれません。ただし、花粉症を免除される称号ではないことをご了承ください。

痒みの強い皮膚病 アトピー性皮膚炎と 慢性蕁麻疹《じんましん》

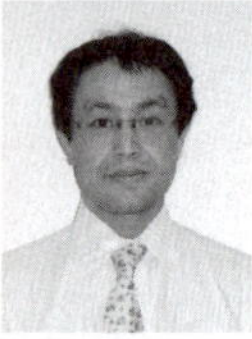

皮膚科部長
行徳英一《ぎょうとくえいいち》

痒みの強い、代表的な2つの皮膚病

皮膚病のなかで、長期間にわたって体のあちこちに痒《かゆ》みが生じ、引っ掻《か》くことを繰り返してしまう病気の代表として、アトピー性皮膚炎と慢性蕁麻疹《じんましん》があります。

みなさんは、蚊に1か所刺されただけでも、ついついその部位を掻いたり、たたいたり、爪で抑えたりして、わずらわしいと感じるでしょう。これらの病気の患者さんは、治療が十分でないと、全身にそのような痒みが次から次へと生じるので、どれほどわずらわしいことか、想像することは、皮膚病のない人でも難しくはないでしょう。

時にそれらの病気の方に対して、「掻くな」とか「掻くから治らないのだ」などの冷たい言葉を投げかけることもあるかもしれません。痒みを掻かずに我慢するのは、どのような人でも簡単なことではないのです。

声をかけるとすれば、「皮膚科にきちんと通うように」とか「塗り薬や飲み薬を、忘れずに塗ったり飲んだりするように」などの温かいアドバイスにしてください。

アトピー性皮膚炎とは？

痒みのある湿疹が生じ、良くなったり、悪くなったりを繰り返す病気です。原因として主に2つのことが考えられてきました。

一つはアレルギーの面を重視する考え方であり、その人にとっての悪化要

［図1］健康な皮膚とドライスキン

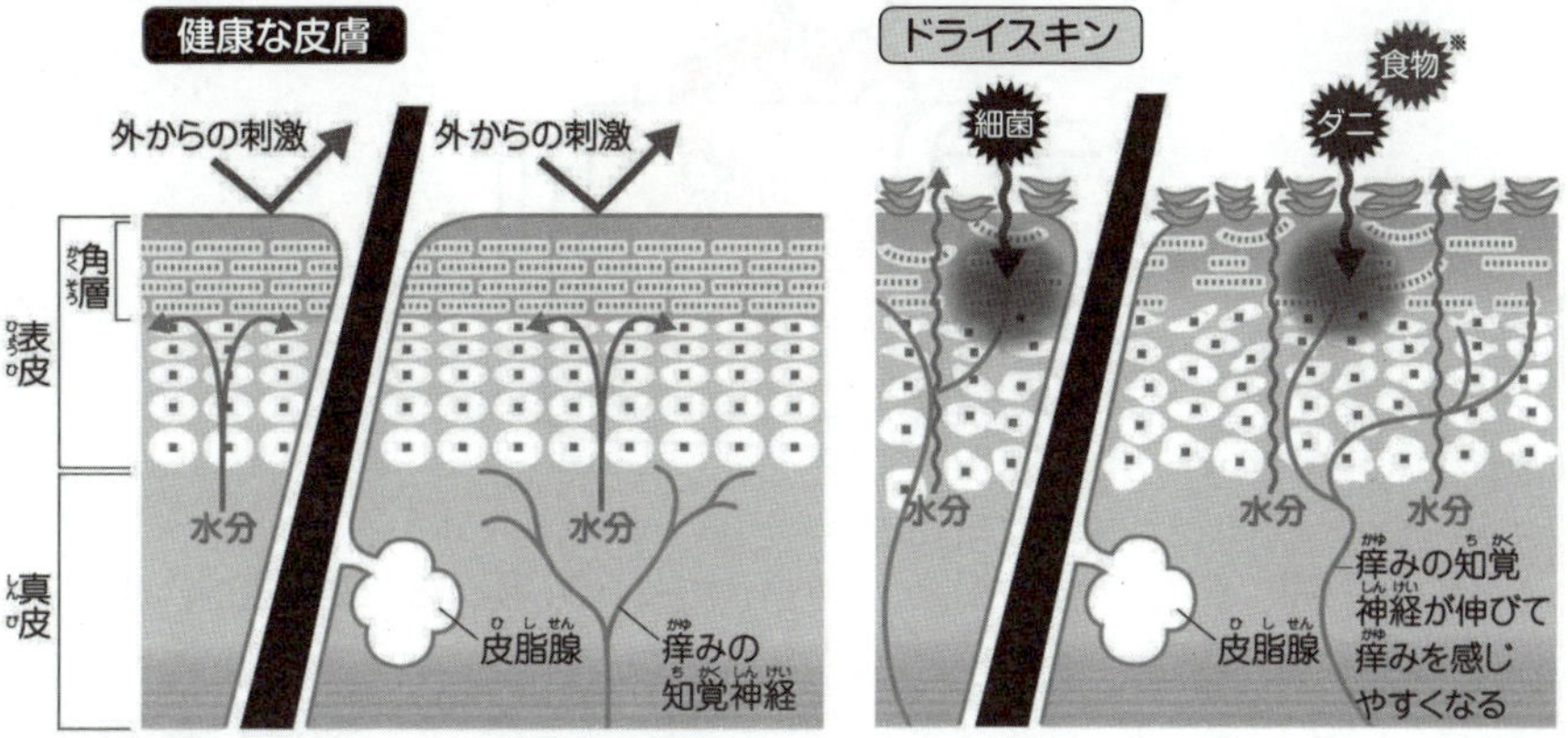

※食物アレルゲンとしては、ピーナッツや小麦などがあります。

末廣豊ほか監修／はじめてみよう スキンケア指導より

因（アレルゲン）は何か？ 例えば、ほこりなのかダニなのか、卵あるいは牛乳なのか？などについて調べ、その対策を行うことが重要であるという考え方です。

もう一つは皮膚表面の乾燥（外界の刺激から身を守る、皮膚バリア機能の低下）を重視する考え方です。

アトピー性皮膚炎が、気温や温度、汗などにより症状が軽くなったり、重くなったりするのは、この乾燥しやすく刺激に弱い皮膚に対して、さまざまな外からの刺激が加わることで、皮膚に炎症が生じるからなのです。

最近では、前者のアレルギーよりも、後者のバリア機能の低下が、より病態に強く関与している（アレルギーの反応は二次的なものと考える）という考え方が主流になりつつあります。

アトピー性皮膚炎の治療は？

基本的には、①スキンケア ②薬物療法 ③悪化因子の対策の3つの方法で治療が行われます。①のスキンケアは、乾燥し刺激に弱い皮膚であることを意識して、肌の清潔や保護を目的とした日常の取り組みです。

具体的には、汗をかいたらこまめにシャワーを浴びる、入浴後は肌に合った保湿剤をこまめに塗る、衣類（特に肌着）は毛

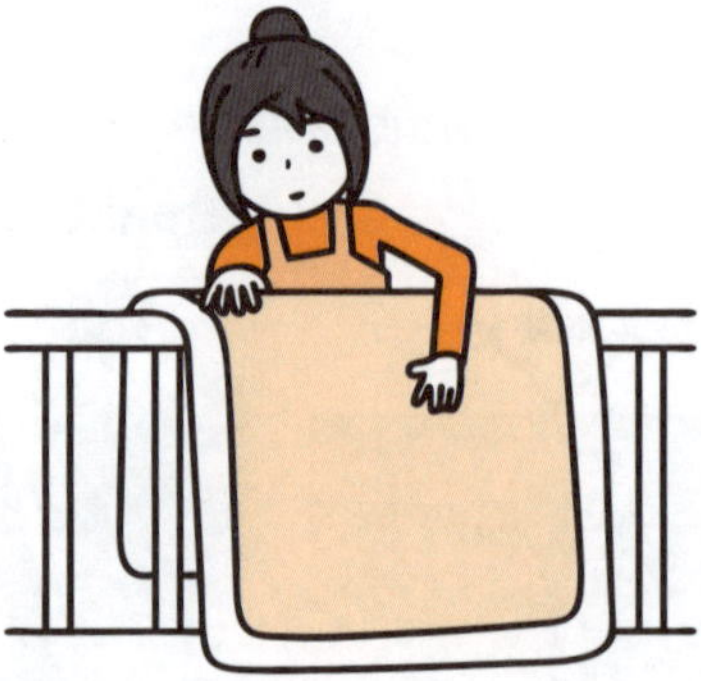

羽立ったものは避け、肌触りの良いものを着ることなどが重要です。②の薬物療法は、皮膚に赤みや痒みが生じ、炎症や掻き傷が生じてしまった状態を、早く元通りにするための治療となります。主にステロイド外用剤、免疫調整外用剤、抗アレルギー内服薬などになります。③の悪化因子の対策は、人によってさまざまですが、ダニやハウスダストに反応が出る場合が多いことから、こまめに掃除機で部屋を掃除したり、布団を干したりすることで、ある程度の症状の改善は期待できます。

部屋が乾燥しすぎているときは、加湿器を使用し、仕事が忙しいときは、休んでしっかり睡眠をとることも症状の改善につながることがあります。

アトピー性皮膚炎治療の中心、ステロイド外用剤とは？

ステロイド外用剤に関する情報が氾濫《はんらん》しているためか、使いたくないと言う患者さんや、使ってもすぐにやめてしまう患者さんもいます。ステロイド外用剤について、漠然とした不安や心配を感じているのだと思います。

そのような方に、正しい知識を持っていただくために、いくつかのよくある質問とそれに対する回答を述べます。

●ステロイド外用剤を使うと、皮膚の色が黒くなるの？

赤みが長く続くと、いずれ黒くなってしまうのです。ステロイドの薬の作用で色が黒くなることはありません。色が黒くなることを避けるためには、赤みが長く続かないように、ステロイド外用剤で炎症を早く抑えることが重要です。

●ステロイド外用剤を一度使用すると、やめられなくなるの？

うまく使用して赤みが生じなくなれば、そのほかの保湿剤や免疫調整外用剤に切り替えてコントロールできるようになります。一般的には赤みが続く間は、ステロイド外用剤が必要です。

ステロイド外用剤には強さのランクがいくつかあり、皮膚科医の判断により、炎症の程度が軽くなるに従ってステロイド外用剤の強さのランクを下げていきます。

●ステロイド外用剤を使うと血管が浮いて、皮膚が薄くなるの？

正常の皮膚に長期間、強いステロイド外用剤を使用すると、血管が浮いたように見えたり、皮膚が薄くなったりすることはあります。原則としてステロイドを外用するのは、赤みのある所にしましょう。

皮膚科医はステロイド外用剤の副作用を十分に理解したうえで、皮膚が薄い顔などには、弱めのランクの外用剤、体や手足などには、顔に比べて強めのランクの外用剤を処方し、診察時に外用剤の効果を判断して、さらにランクを調整します。皮膚科医の指示に応じて、上手に外用すれば、それらの副作用を避けることが可能になります。

慢性蕁麻疹とは？

蕁麻疹は、一時的にブツブツができて赤くなったり、ミミズ腫れのように

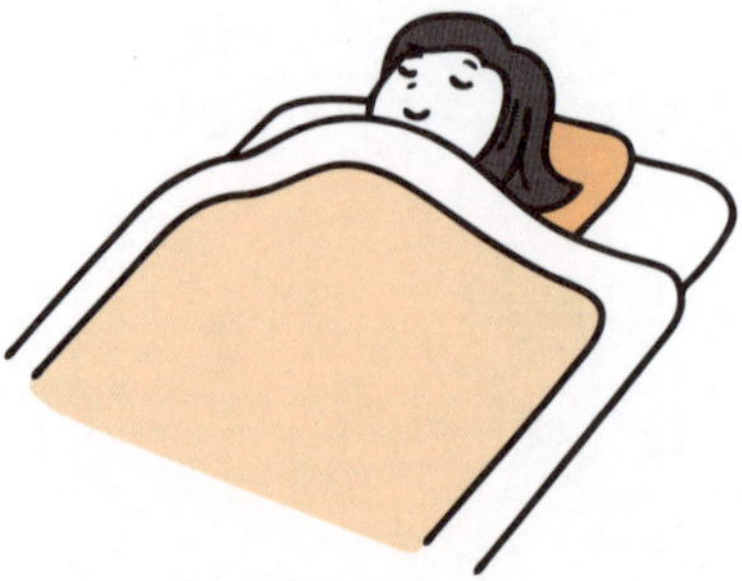

盛り上がったりする、痒みの強い病気です。この症状が1か月以上にわたって出没するものが慢性蕁麻疹です。

突然症状が出ることを繰り返すので、患者さんは、何か明らかな原因がありそうだと考え、医療機関でさまざまな詳しい検査を希望されることもありますが、多くの場合は原因が分からないとされています。

しかし医学的には、必ずしも因果関係は証明できないものの、いくつかの悪化要因が知られています。主な悪化要因は、疲労やストレス、飲酒、アスピリンなどの解熱鎮痛剤、人工色素や防腐剤などの食品添加物です。

慢性蕁麻疹の治療は？

基本的には抗ヒスタミン薬の内服です。抗ヒスタミン薬にもいくつか種類があり、人によっては効き方が違いますので、効果が十分で眠気が出にくいものを選ぶようにします。

効果が認められても、すぐには内服薬をやめないことがポイントで、蕁麻疹がまったく出ていなくても1、2か月は飲み続けることが重要です。抗ヒスタミン薬の効果が十分でない場合は、さらに補助的な治療やステロイドの内服を行うことがあります。

一方でアルコール、疲労やストレスを避け、規則正しい生活と十分な睡眠、バランスの良い食事を心がけてもらうことで、治療効果が高まることもあります。

白内障《はくないしょう》の分かりやすい話

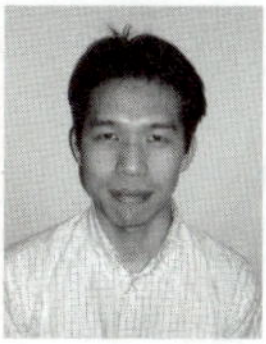

眼科部長
草薙《くさなぎ》 聖《きよし》

白内障とは？

白内障という目の病気を聞いたことがある人は多いと思います。白内障の手術を受けて、視力が回復したという人が身近にいるかもしれません。

目はカメラ（写真機）と似た構造をしています。カメラのレンズの役割をしているのが、水晶体《すいしょうたい》です。水晶体は直径が約11㎜前後の凸レンズで、水晶体を通った光が網膜《もうまく》に像を結ぶことで、目が見えるわけです（図1）。

白内障とは、さまざまな原因で水晶体が濁る病気です。水晶体が濁り始めると、水晶体で光が散乱するために、目がかすんだり、まぶしく見えたり、物が二重に見えたりするなどの症状が現れ、進行すれば視力が低下します。白内障による視力低下は眼鏡では矯正できません。

なぜ白内障になるの？

白内障の主な原因は、水晶体の年齢的な変化によります。個人差はありますが、50～60歳ごろから水晶体の混濁は始まり、年齢とともに水晶体の混濁も強くなり、視力低下などの症状も強くなります。80歳以上であれば、ほぼ100％白内障が生じており、白内障は水晶体の老化現象と考えていいでしょう。

そのほかの原因として、先天的なもの、糖尿病やアトピーによるもの、ステロイド剤などの薬剤によるものがあります。また、目のけがや病気（炎症）に続いて白内障が生じる場合があります。

［図1］眼球断面図

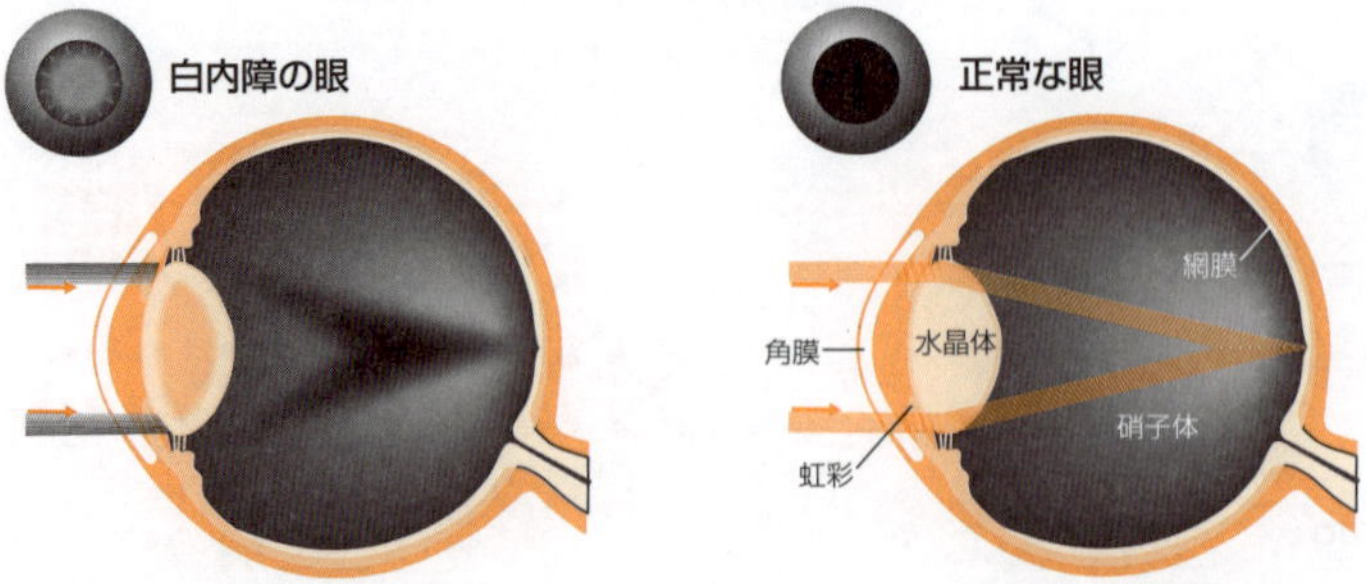

白内障の予防法はあるの？

前述したように、白内障の出現時期や進行度には個人差がありますが、長生きすればどんな人でも白内障になります。ですから、白内障にならない方法はありません。

白内障の治療法とは？

初期の白内障であれば、水晶体混濁の進行を遅らせる目的で、点眼薬《めぐすり》を使用する場合があります。ただし、点眼薬で水晶体混濁が元に戻ったり、進行が止まるわけではありません。

白内障が進行して、視力低下、目のかすみなどの症状が強くなれば、手術によって濁った水晶体を取り除き、眼内レンズを挿入する方法が一般的です。いったん生じた水晶体混濁は、薬で取り除くことはできません。

水晶体の混濁を取り除く方法は手術しかなく、その意味では白内障の治療法は手術のみです。

白内障手術の方法

手術は顕微鏡を使って行われます。通常、手術時間が比較的短い（15～30分）ので、局所麻酔で手術が行われます。緊張が非常に強いなどの理由で術中の安静維持が難しい場合は、全身麻酔で手術が行うことがあります。局所麻酔の場合でも、手術中の痛みはほとんどありません。

［図2］白内障手術

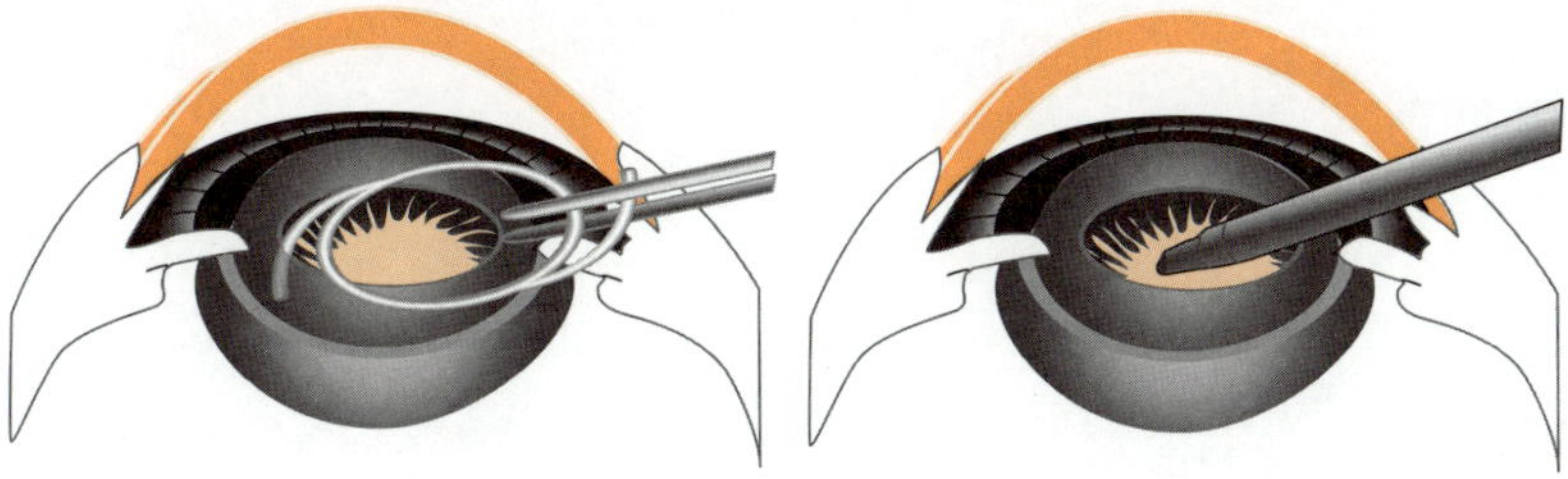

最近の手術は、約3㎜の創（＝きず口）から器械を挿入して水晶体を吸い出し（超音波水晶体摘出術）、残した薄い膜（水晶体嚢《のう》）の中に眼内レンズを挿入する方法が大部分です（図2）。

進行した白内障では、この方法で水晶体を除去することが難しく、ほかの方法が選択される場合があります。

手術後の見え方と注意点

単焦点眼内レンズが挿入された場合には、調節力はなくなるので、いわゆる老眼の症状は必ず生じます。つまり、裸眼で遠くも近くも見えるわけではありません。術後の視力や見え方に応じて、眼鏡を作ることになります。

最近では、術後の老眼対策として多焦点眼内レンズが開発されていますが（保険適用外）、現在のところ当科では取り扱っていません。

白内障手術後に色の感覚に変化を感じる場合があります。例えば、無着色眼内レンズを挿入された場合には青みがかって見えたり、着色眼内レンズを挿入された場合には黄色く見えたりすることがあります。これらの現象は徐々に慣れて感じなくなります。

また、角膜《かくまく》や眼底《がんてい》（網膜や視神経《ししんけい》）に別の病気がある場合は、白内障手術がうまくできていても、視力が思うように回復しないことがあります。手術前の検査で白内障以外の目の病気もチェックしますが、白内障のために分かりにくいこともあります。

術後の一定期間は医師から処方された点眼薬をさしながら、定期検査を受ける必要があります。術後しばらくは汚れた手で目をこすらないように清潔管理には注意が必要です。

白内障手術後の合併症とは？

最近の白内障手術は安全性が高く、大多数の患者さんは術後早期に視力が回復できるようになりました。一方で、以下に挙げるような合併症が生じることがあります。

術後早期に眼圧上昇、角膜浮腫《ふしゅ》、虹彩炎《こうさいえん》などで視力回復に時間がかかることがありますが、軽症であれば数日～1週間程度で改善します。水晶体嚢が弱く、眼内レンズの固定が十分でない場合は、眼内レンズが偏位《へんい》することがあります。

重症の合併症として、細菌感染による眼内炎があり（発生率は約2千件に1件といわれています）、失明にいたる場合があります。

また、手術後1～2年で眼内レンズを挿入してある水晶体嚢が濁って、目がかすんだり、視力が低下したりすることがあります。この症状を「後発白内障」といいますが、外来でヤグレーザーによる治療を行い、視力回復が可能です。

おわりに

白内障による視力低下は、今日の超高齢社会ではありふれたものとなりました。しかし、近年の進歩した白内障手術によって、手術が安全に行われ、視力回復が可能となりました。

一方で、患者さんによって目の状態はさまざまで、白内障以外の病気があることも珍しくありません。目がかすんだり、視力が低下したと感じたりしたときは、まずは眼科を受診してください。

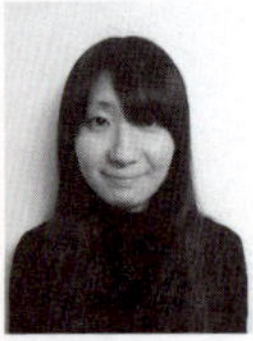

薬剤科
薬剤師
越智香織《おちかおり》

薬剤師がそっと教える アレルギー薬のお話

アレルギーって、何？

外から体に入ってきた異物を排除するために、体は免疫反応を起こします。アレルギーとは、特定の異物に対して過剰に起こる免疫反応をいいます。

その異物は通常生活でさらされる量では無害なのに、ある量（人によって異なる）を超えると、不必要かつ不快な免疫反応を起こします。これが、アレルギー（性）疾患が起こるということです。

アレルギー性疾患を引き起こす環境に由来する抗原《こうげん》を、特に「アレルゲン」と呼びます。春から秋にかけての花粉症（季節性アレルギー性鼻炎）、アレルギー性鼻炎、アレルギー性結膜炎、喘息《ぜんそく》、蕁麻疹《じんましん》やアトピー性皮膚炎などは、すべてアレルギー反応が体内で起こり、現代人を悩ませ続けているものです。

これらは、我慢できるもの、薬でコントロールできるもの、時には死に至る重篤なものまで多種多様です。これらアレルギー性疾患は多くの研究者、医療者の長年の努力により原因が究明され、症状をある程度までコントロールできます。

原因や症状によりI型からV型に分類されますが、治療法などが完全に確立されているとは言えず、患者数は増加傾向で、発症も低年齢化傾向にあります。

どうしてアレルギーは増えてきたの？

人体にはアレルゲン（抗原）と接触することで「IgE」という抗体《こうたい》が作ら

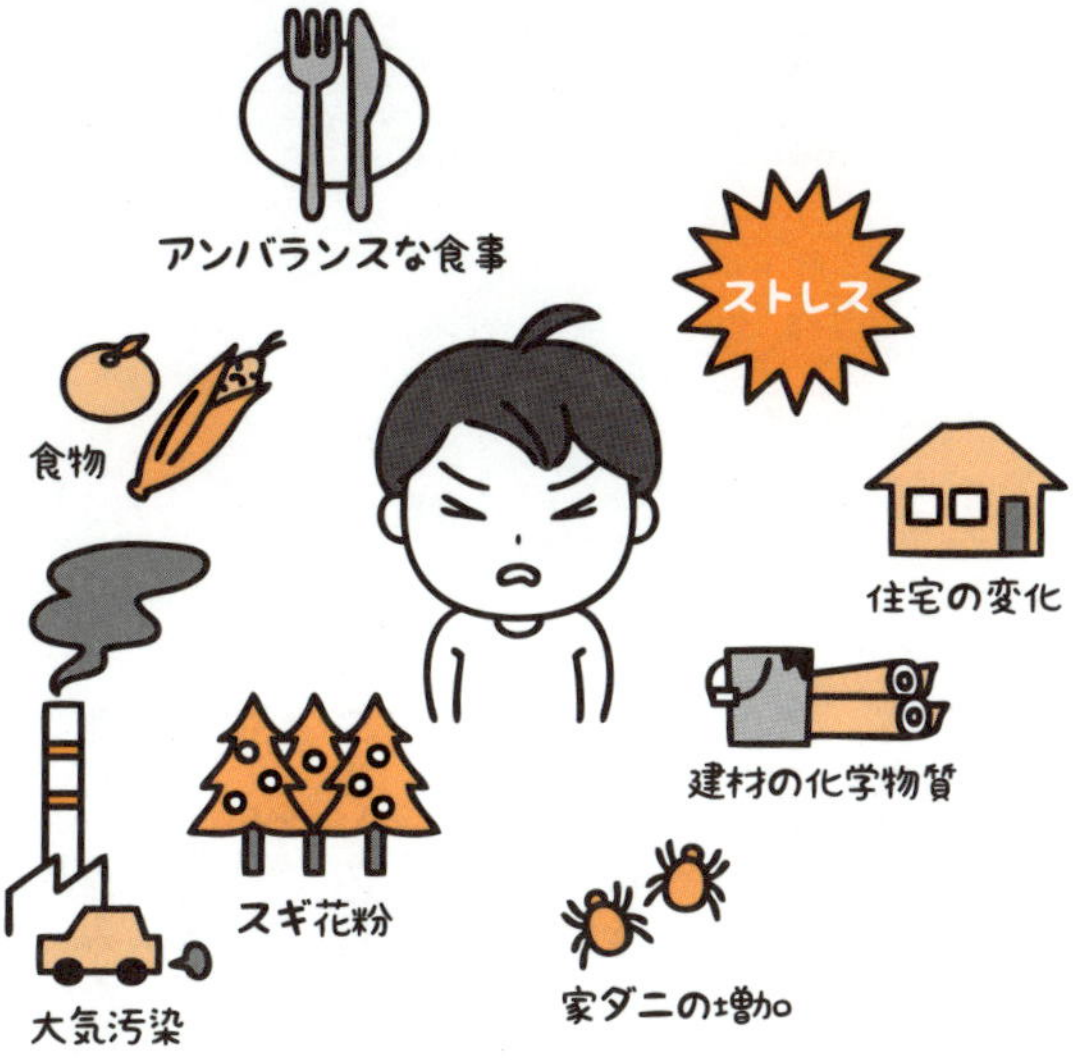

れます。アレルギー疾患の患者は、この血中ＩｇＥの値が高くなっています。

抗原は飛散してくる花粉、ほこりやダニなどのハウスダスト、鶏卵、牛乳、小麦、ソバ、サバ、イワシなどの食品、塗料、衣類や洗剤などの化学物質、時には薬物などです。

アレルギーはすべての人で起こるわけではありません。同じ異物に遭遇してもアレルギーが起こったり、起きなかったりしますが、それはアレルギー体質に由来します。親からの遺伝が大きいといわれています。

前記のＩ型アレルギーを起こしやすい体質を、特にアトピー体質といいます。原因として、住環境の整備で寒暖の差が減少して、アレルゲンに遭遇する皮膚や粘膜が鍛えられるケースが減少したことや、多様化した食材や化学の発展などからアレルゲンの種類が増加したことも挙げられます。ストレスの増加などもアレルギー増加と関連すると考えられるでしょう。

アレルギー症状を起こさないためには？

一度、アレルギー体質になると、体の外から入ってきたアレルゲンに体が過剰に反応します。この時に働くのが白血球に分類される顆粒球《かりゅうきゅう》（好中球《こうちゅうきゅう》、好酸球《こうさんきゅう》、好塩《こうえん》基《き》球《きゅう》）、マクロファージ（注1）、リンパ球などです。

（注1）マクロファージ／抗原提示細胞、貪食細胞ともいう。免疫システムを担うアメーバ状の細胞で、生体内に侵入した異物や死んだ細胞を捕食し消化する。また、抗原の情報提示を行う。

顆粒球とマクロファージは、アレルゲンが入るとすぐに駆けつけ、アレルゲンを取り込み、その情報をリンパ球の一種であるヘルパーＴ細胞（注2）に伝達します。情報を受け取ったヘルパーＴ細胞は、次にＢ細胞に情報を伝達。情報を受けたＢ細胞は、分裂して増殖し、アレルゲンに対する「ＩｇＥ抗体」を作ります。

ＩｇＥ抗体に抗原がくっつくと、アレルギー症状を引き起こすヒスタミン（注3）やロイコトリエン（注4）といった物質を遊離します。このＩｇＥ抗体が一定量を超えると大量の化学伝達物質（ヒスタミンやロイコトリエン）が遊離し、痒《かゆ》みや鼻水を引き起こすわけです。

アレルギー症状を引き起こさないためには、アレルゲンを体に取り込まない、あるいはヒスタミンやロイコトリエンなどを遊離させない（活動させない）ことが必要です。

アレルゲンを避けることはある程度可能ですが、ヒスタミンやロイコトリエンなどを活動させないことは自分ではできません。そこで、アレルギーと上手に付き合っていくために、サポートする薬を紹介します。

どんな薬があるの？

原因、症状ごとに使う薬も異なりますので、専門の先生の指示に従ってください。ここでは比較的、患者が多いアトピー性皮膚炎とアレルギー性鼻炎に用いる薬について説明します。ドラッグストアなどで購入できる薬もあり

（注2）ヘルパーT細胞／T細胞のうち抗体産生に関わるもの。T細胞にはほかに、ウイルス感染細胞を破壊するキラーT細胞などがある。

（注3）ヒスタミン／体内に存在する化学伝達物質の一種。食物から直接摂取されることもある。痒みや発赤、くしゃみといったアレルギー症状を引き起こしたりする。

（注4）ロイコトリエン／体内に存在する化学伝達物質の一種。気管支を収縮させて喘息に関与したり、鼻粘膜の炎症を起こして鼻づまりを引き起こしたりする。

ますが、まずは専門の先生に相談することを薦めます。

アトピー性皮膚炎には、飲み薬として、抗アレルギー薬、特に痒みが強いときの抗ヒスタミン薬とステロイド薬があります。塗り薬はステロイド薬が主で、補助的には保湿剤、難治性の場合、タクロリムス軟膏が使われます。

アトピー性皮膚炎はアトピー体質の人が、何らかの刺激、汗や衣類の繊維などの刺激を受けて、痒みを生じ、掻《か》くことで皮膚が傷つき炎症が続きます。掻かないことが大切ですが、痒みを我慢するのは至難の業です。

症状が出ているときだけ薬を飲んだり使ったりするのではなく、きちんと指示通りに使うことが治療の鍵です。

アレルギー性鼻炎は、飛散する花粉が原因の季節性のものと、ほこりやダニなどのハウスダストが原因となる通年性のものがあります。

季節性であれば、花粉が飛散する1～2週間前から抗アレルギー薬を予防薬として服用し、症状が出れば対症療法として抗アレルギー薬の点鼻薬、点眼薬で症状を和らげます。症状が治まらないときにはステロイドの内服薬や点鼻薬、点眼薬を必要最小限に用いることがあります。

通年性のアレルギー性鼻炎もほぼ同様の薬を使います。

アレルギー性鼻炎の薬には、次のようなものがあります。抗ヒスタミン薬、化学伝達物質遊離抑制薬、抗ロイコトリエン薬、ステロイド薬、血管収縮薬などで、それぞれ飲み薬、点鼻薬、目薬と、さまざまな種類があります。抗ヒスタミン薬のように即効性のあるもの、抗ロイコトリエン薬のように長く

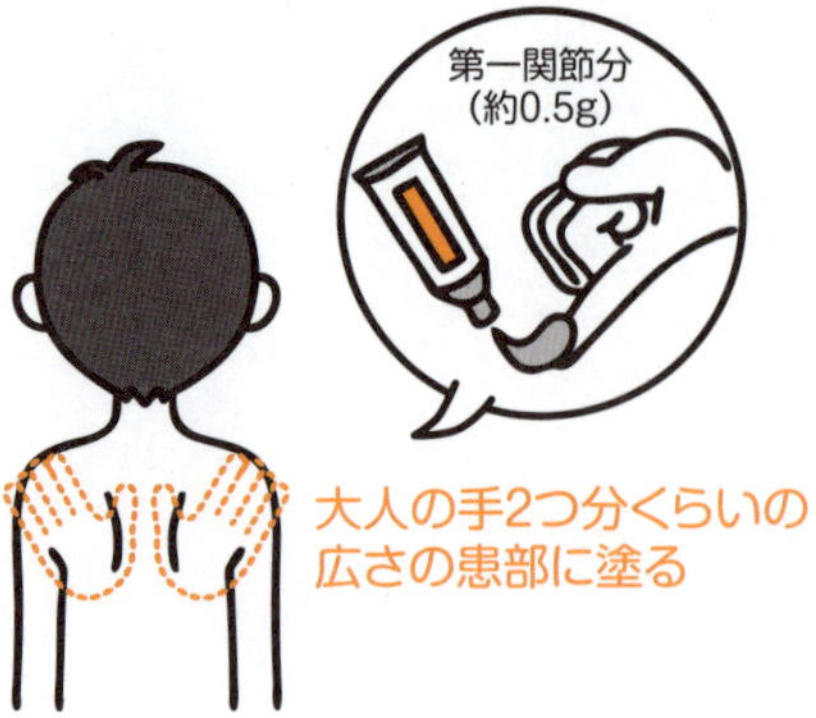

飲み続けて初めて効果のあるものと特徴もさまざまです。

アレルギー性疾患は、処方された薬をきちんと指示通りに使うことが大切です。

ステロイド薬の上手な使い方

飲み薬、塗り薬ともステロイド薬は、アレルギー性疾患全般に重要な位置を占める薬です。ただし、ステロイド薬は炎症を強く抑えることで、症状を「緩和する」薬であって、「治す」薬ではありません。

必要以上に用いることで、満月様顔貌《まんげつようがんぼう》や糖尿病、骨《こつ》粗《そ》鬆症《しょうしょう》などの副作用が現れるため、医師の指示のもとに適正に使用する必要があります。

たくさんの量を塗ると早く治る、あるいは塗る回数が多いと早く良くなる、といった使用法の誤解などから起きる副作用により、ステロイド薬の悪い面が有名となり、使用を懸念するケースもあるのではないでしょうか。

正しく使えば効果的です。医師の指示通りに行うことはもちろんですが、実際の使用目安を紹介します。

①大人の人さし指の指先から第一関節まで、チューブから搾《しぼ》り出した量（約0・5g）を大人の手のひら二枚分の面積に塗ります。

②塗ったあと軽くティッシュペーパーがくっついて、はがれる程度に塗ります。

③擦り込みすぎると、炎症が起きている部分にきちんと行きわたらないこと

があるので、患部に軽く塗ります。

④保湿剤と一緒に処方されている場合は、保湿剤を塗ってから、ステロイドを塗ります。

⑤ステロイドが複数処方されている場合、塗る面積が広い方から塗ります。

県病院ではどんな薬を使っているの？

最後に、当院でアレルギー性疾患に使用している薬の一部を紹介します。

（内用薬）

①化学伝達物質遊離抑制薬　ケタス、リザベンなど

②第二世代抗ヒスタミン薬　アレジオン、アレグラ、アレロック、エバステル、クラリチン、サジテン、ジルテック、タリオンなど

③抗ロイコトリエン薬　オノン

④ステロイド薬　セレスタミン（抗ヒスタミン薬とステロイドの合剤）、プレドニゾロン、メドロール、リンデロンなど

（外用薬）

①軟膏クリーム類　●ステロイド薬…デルモベート、アンテベート、リンデロン、プロパデルム、ロコイド、キンダベートなど　●免疫抑制薬…プロトピック

②点鼻薬　●ステロイド薬…アラミスト　●血管収縮薬…トラマゾリン

③点眼薬　●ステロイド薬…フルメトロン、リンデロンなど　●化学伝達物質遊離抑制薬…リザベン　●抗ヒスタミン薬…パタノール

④吸入薬　●ステロイド薬…アドエア　パルミコート、フルタイドなど　●β刺激薬…サルタノール　メプチンなど　●化学伝達物質遊離抑制薬…インタール

第9章

知って得するがんの話

がんは、なぜできる?

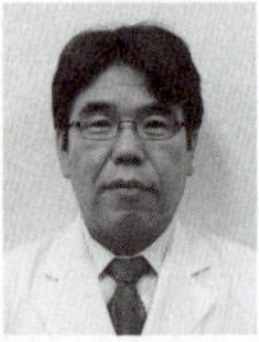

副院長、消化器・乳腺・移植外科主任部長
板本敏行《いたもととしゆき》

腫瘍って何?

がんのお話をする前に、〝腫瘍〟という言葉をよく聞きますね。では、腫瘍とは何でしょうか?「腫」は、はれる、「瘍」は、できもの、という意味です。体の中で勝手に増える(自律性増殖)、正常の細胞と違う細胞の集団で、分かりやすくいうと細胞が異常に増えて塊《かたまり》になったものです。

腫瘍には、良性腫瘍と悪性腫瘍があります。どちらも腫瘍ですから細胞が勝手に増えますが、良性と悪性の違いは、浸潤、転移するかしないかです。浸潤とは、腫瘍細胞が周りの正常組織を壊しながら広がっていくことです。転移とは、腫瘍細胞が血液やリンパの流れに乗って離れた臓器に飛び移ることです(図1)。

良性腫瘍は浸潤、転移しませんが、悪性腫瘍は浸潤、転移します。がんは悪性腫瘍の中に含まれますが正確に言うと、「悪性腫瘍=がん」、ではありません。

どんな悪性腫瘍をがんと呼ぶ?

悪性腫瘍の代表的なものは、もちろんがんですが、そのほかに肉腫と呼ばれるものがあります。皮膚や粘膜の一番表面にある

[図1]がんの浸潤、転移

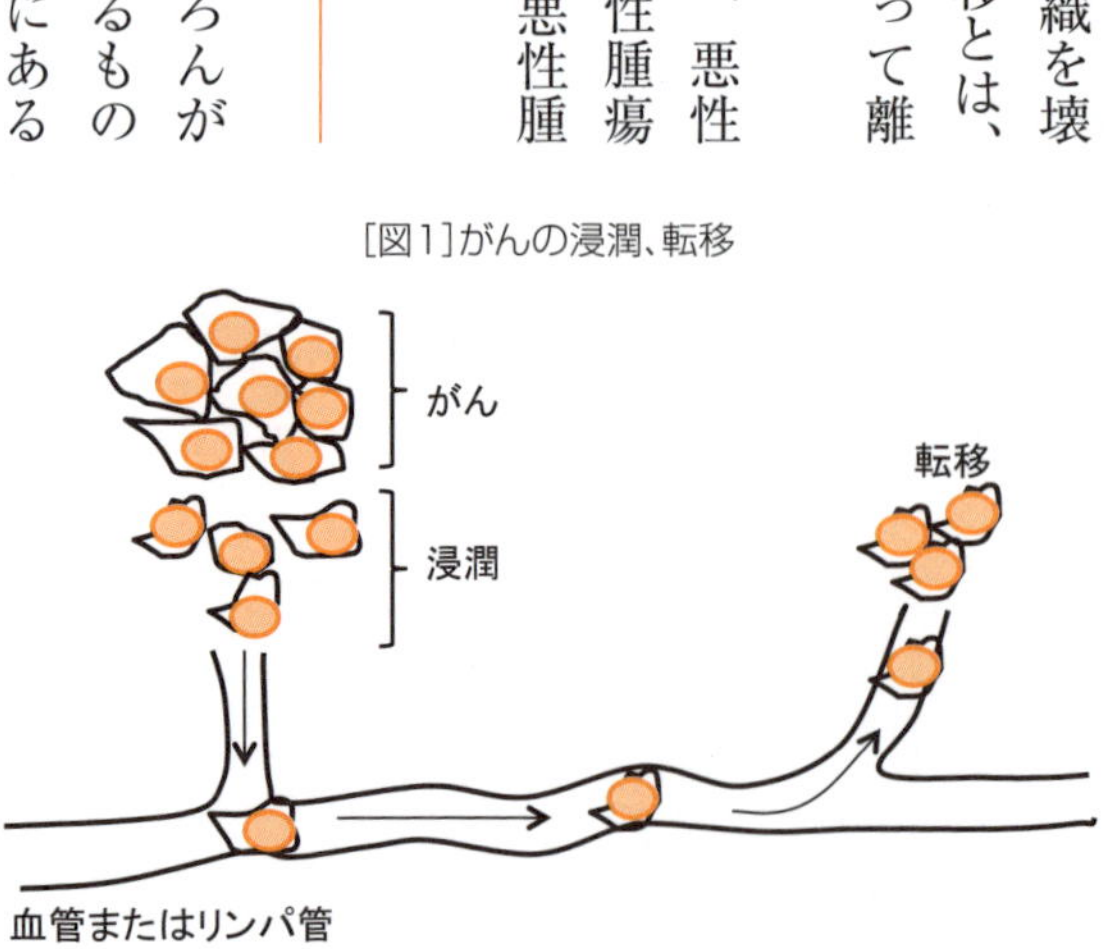

[図2] 体の細胞の寿命と新陳代謝

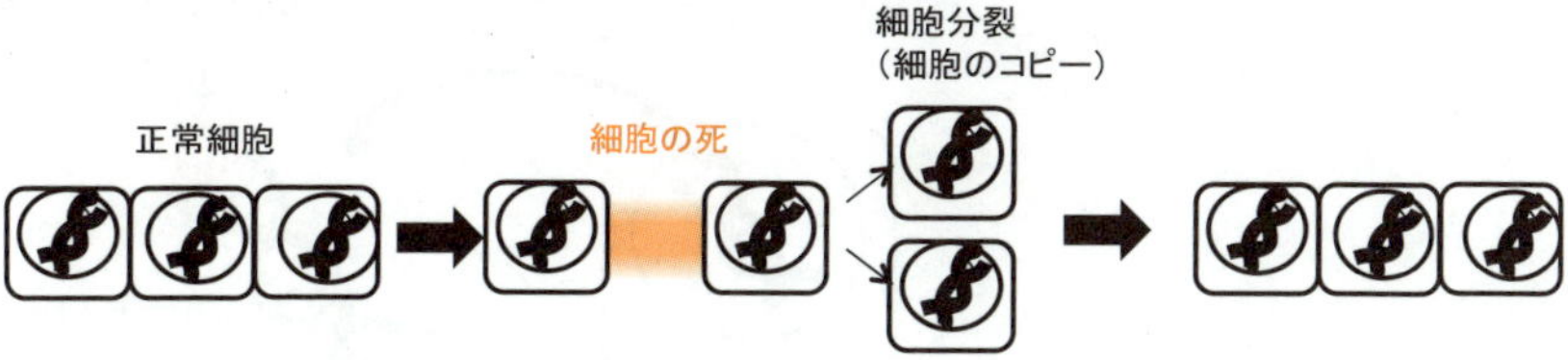

上皮性の細胞から出る代表的な良性腫瘍はポリープで、悪性腫瘍はがんと呼ばれています。

一方、骨、筋肉や神経などの非上皮性の細胞から出る代表的な良性腫瘍には筋腫があり、悪性腫瘍は肉腫といわれています。また血液のある成分やリンパが異常に増殖して転移する白血病や悪性リンパ腫などは、非上皮性の悪性腫瘍ですが血液のがんと呼ばれることがあります。また、良性のポリープの一部は、がんになることがあります。

がんは、がんに関係ある遺伝子に傷がついて起こる病気

さて、それでは、がんは、なぜできるのでしょうか？ これが分かればある程度がんから身を守ることができます。その前に正常細胞の成り立ちを理解しておけば、がんの成り立ちの理解も深まると思われます。

ヒトの体は約50～60兆の細胞から構成されています。そのうち毎日古くなって寿命がきた約８０００億個の細胞が死んでいます。その死んでいく細胞を補う必要があり、正常細胞は分裂して細胞をコピーして新しい細胞が生まれます。

正常な細胞をコピーしていくために必要な設計図がいわゆる遺伝子（DNA）で、1個1個の細胞の核の中にあります。これを繰り返すことによって2、3か月でヒトの体の細胞はほぼ全部入れ替わっています。

ただし、細胞が入れ替わる速度は臓器によって違います。腸粘膜の絨毛細

[図3]遺伝子（DNA）の損傷

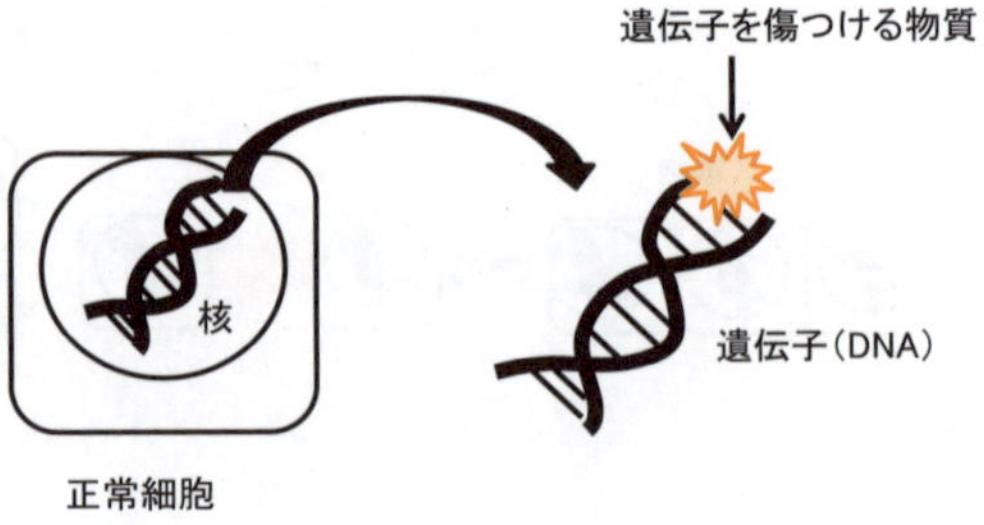

胞は1日で、胃の粘膜は3日で入れ替わりますが、脳の細胞や肝細胞は約1年かかります（図2）。

細胞の核の中には約3万種類の遺伝子があり、そのうち、がんに関係する遺伝子は約１００から２００種類あるといわれています。そして、がんは、喫煙や紫外線などの刺激によってがんに関係する遺伝子に傷がついて起こる病気なのです（図3）。

傷ついた遺伝子を修復する遺伝子もありますが、修復されなかった場合には間違った設計図ですから、細胞が分裂する際にはいわゆるミスコピー（突然変異）が起こり、出来損ないの細胞を作ってしまいます（図4）。ひとの体の中でこのようなミスコピーが、一日数億回起こっているといわれています。

しかし、大丈夫です。このような「出来損ない」の細胞はすぐに自滅してしまう運命にあります。ですが、ごくまれに、出来損ないの細胞の中に決して死なないスーパー細胞（がん細胞）が生まれるのです。恐ろしいことに、健康な人の体の中にも一日約５０００個のがん細胞が発生しています。

でも、まだ大丈夫です。出来たばかりのがん細胞を感知して退治するナチュラルキラー細胞（ＮＫ細胞）という免疫細胞が、みなさんをいつも守ってくれています（図5）。

ちなみに、このＮＫ細胞は、がん細胞だけでなくウイルスに感染した細胞をも排除してくれます。しかし、ＮＫ細胞の働きが落ちると出来たばかりのがん細胞は、ＮＫ細胞などの監視の目をすり抜けて増殖し、一人前のがんへ

［図4］細胞のミスコピーで、出来損ないの細胞が出来る

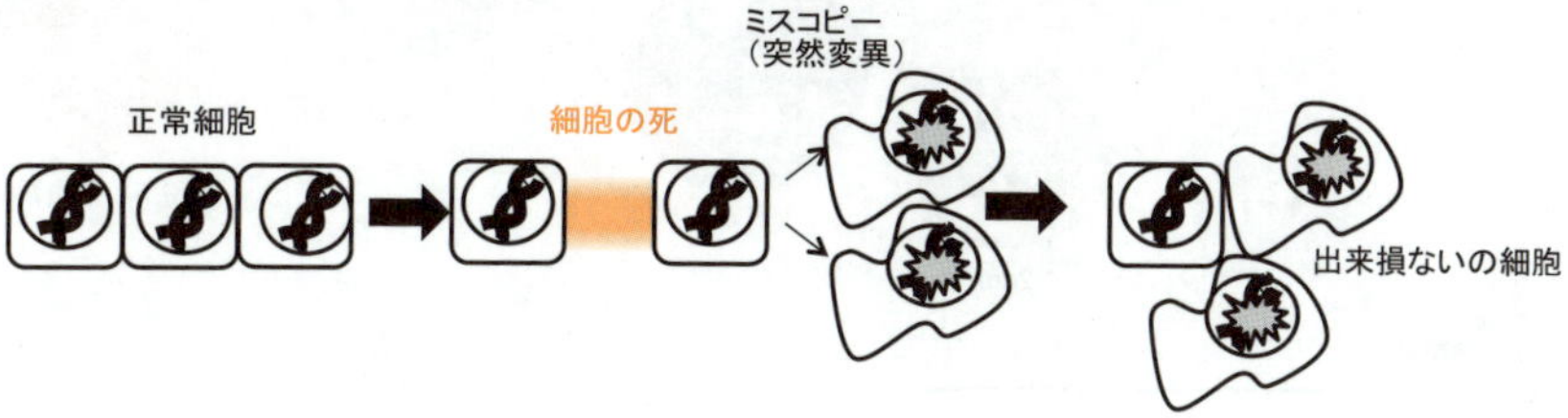

と成長していくのです。

がんに関係ある遺伝子に傷をつけるものは？

最もよく知られているのは喫煙です。肺がんだけでなく咽頭《いんとう》、喉頭《こうとう》がん、食道がん、膀胱《ぼうこう》がんなど多くのがんの発生に関係しているといわれています。

そのほかに紫外線、放射線、ある種のウイルス（肝がんとB型肝炎ウイルス、C型肝炎ウイルス、子宮頸がんとパピローマウイルスなど）、ある種の化学物質などが指摘されています。

最近では、印刷工場で使われた洗浄液に含まれるある種の化学物質が胆管がんの原因として注目されています。

一方で、飲酒、食事、運動などの生活習慣もがんの発生に大きく関与しています。過度の飲酒は咽頭、喉頭がん、食道がん、肝臓がん、肥満、特に内臓脂肪の多い人と大腸がんや閉経後の乳がん、子宮体がんの発生に関係があるといわれています。

また適度な運動は、大腸がんや閉経後の乳がん、子宮体がんの危険性を低下させるといわれています。

「私のがんは、いつ頃からあったのですか？」

患者さんから、このような質問をよく受けることがあります。非常に難しい質問です。がんの発育速度は、がんの種類によって異なり、同じがんでも

[図5]出来たてのがん細胞はNK細胞で退治される

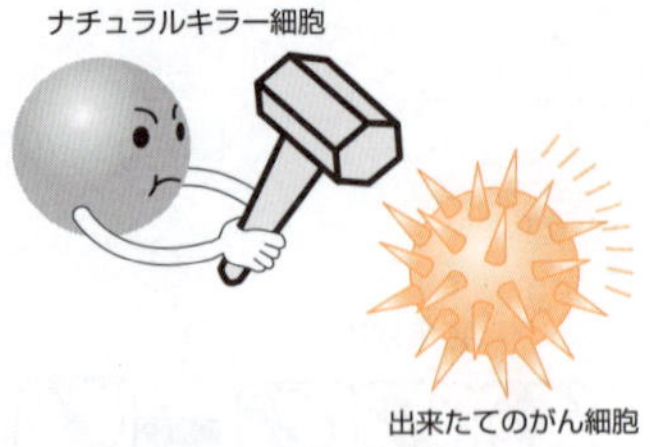

[図6]がんの発育速度

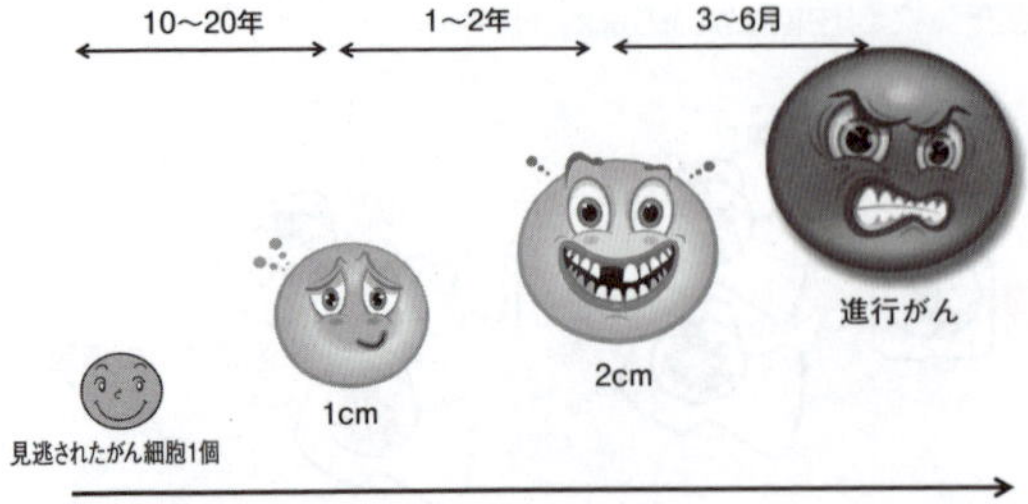

がんの顔つき（悪性度）が異なり、個人差もあります。

一般的には、がん細胞1個からＣＴやＰＥＴなどの最新診断機器でやっと見つかるかもしれない大きさ、〝1㎝〟になるまでに10年から20年かかります。もちろんこの大きさではほとんど症状は出ません。

しかし、1㎝から2㎝になるまでは1年から2年と早くなり、2㎝を超えていわゆる進行がんになるまでは、わずか3～6か月というがんもあります（図6）。早期がんの多くは症状がなく、「ある年齢に達したら1年に1回がん検診を受けましょう」、という呼びかけの根拠はこういったところにあるのでしょう。

毎年、がん検診を受けていたのに去年は忙しくて受けられず、今年の検診で進行がんが見つかった、という患者さんも時に見受けます。

余談ですが、最近どうも調子悪いので検診に行ってみよう、という方がいますが、症状のある方は検診ではなくすぐに病院に行ってください。検診は症状のない方が受けるものです。

「がんは遺伝するのですか？」

これも患者さんからよく受ける質問です。基本的には「ノー」ですが、一部の大腸がんや乳がんなどには遺伝性のものがあります。いわゆる遺伝性のがんは全体の数％といわれています。

よく、がんの家系とか言いますよね、逆に、がん家系ではないので、自分

[図7]がんに罹る確率を左右する要因

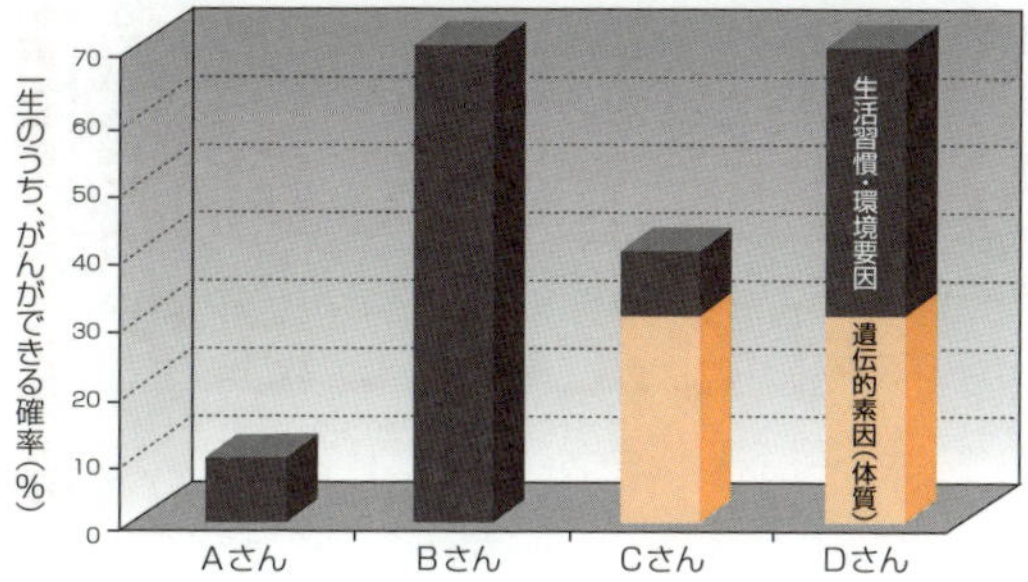

はがんにならないと言って安心している人もいますよね。がんの約70％は生活習慣、環境が原因といわれており、残りの二十数％は体質（遺伝子多型）が原因といわれています。

　いわゆる傷ついた遺伝子は遺伝することはありませんが、遺伝子多型によってもたらされる体質は遺伝します。血液型の違いやお酒に強い、弱いといったことはもともとの遺伝子の違いで起こってくるものです。ヒトの遺伝子の99・9％は皆一緒ですが、残りの0・1％がそれぞれ異なり、個人差、体質などを規定しているのです。

　最近では、ある種の抗がん剤で副作用が出やすい人とか、お酒を飲んですぐに顔が赤くなる人が常習飲酒を続けると食道がんになりやすい、といったことが遺伝子多型の研究から分かってきています。将来的には遺伝子多型を調べることで、「あなたは何がんに気を付けた方が良い」、といった予測が可能になり、がんの予防法も変わってくる可能性があります。

　いずれにしても、がんの体質を持っているだけでがんが発症するわけではなく、やはり喫煙、食習慣、飲酒などの生活習慣や生活環境などが原因となることが多いようです。もちろん、がんの原因の多くは生活習慣や環境によって遺伝子に傷がついて起こるわけですから、がん家系でなくてもがんになる可能性はあります（図7）。

がんから上手に身を守るためには？

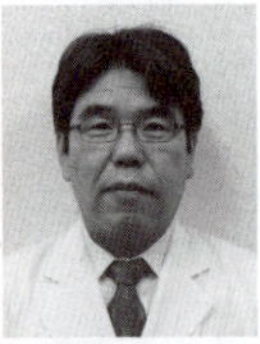

副院長、消化器・乳腺・
移植外科主任部長
板本敏行《いたもととしゆき》

がんの原因は一つではありません。いろいろなことが積み重なって起こります。その中にはどうやっても避けられないこともありますが、今からすぐにできる予防策もあります。

厚生労働省が発行している「成人病のしおり」によると、がんで亡くなった方の35％が食習慣に問題があり、30％は喫煙が原因といわれています。

この項では、がんにならないために、また、がんになっても早く見つけるために、すぐにできることを解説します。食習慣については次項「がんになりにくい4つの食習慣」に譲ります。

禁煙して、副流煙を避ける

たばこの害については、がんのみならず心臓病、脳卒中の危険性が高くなります。喫煙により、咽頭《いんとう》がん、喉頭《こうとう》がん、食道がん、肺がん、膀胱《ぼうこう》がんなど多くのがんで確実に危険性が高くなるといわれています。

喫煙者のがんになる危険性は、非喫煙者に比べて2倍高く、特に肺がんになる危険性は、男性では非喫煙者の4・8倍、女性では3・9倍高くなります。たばこの煙には、約60種類の発がん物質が含まれています。

こうした有害物質は、喫煙者がフィルターを通して吸い込む「主流煙」よりも、たばこの先から立ち上る「副流煙」の方により多く含まれていることが分かっています。ある調査では、たばこを吸わない妻が1日20本以上の喫煙をする夫を持つ場合、たばこを吸わない夫を持つ人に比べて肺がんで死亡

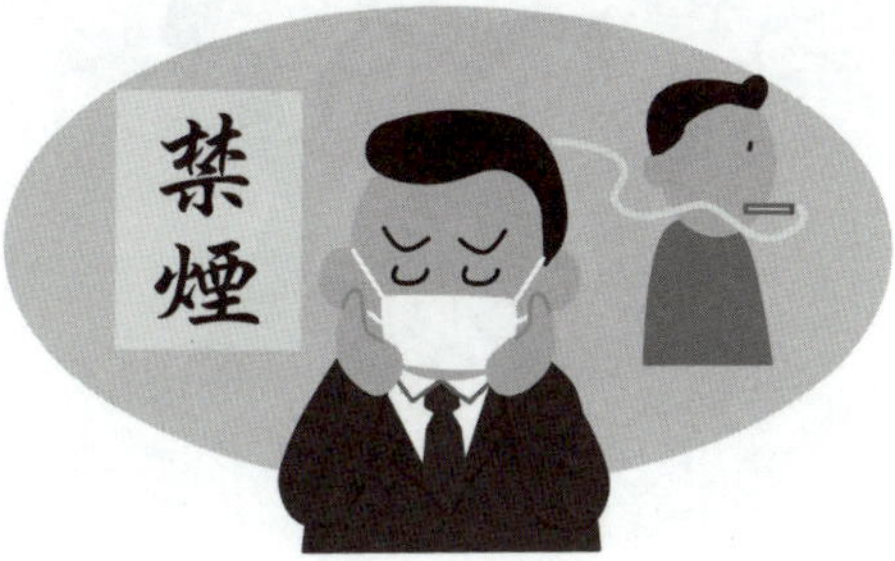

する危険性が約2倍も高いと報告されています。

このような危険性はよく分かっていても止められないのが、たばこです。これはニコチンに依存性があるためであり（ニコチン依存症）、自分一人で禁煙することが難しい場合は、医師が禁煙をサポートする「禁煙外来」に相談してみましょう。

飲酒は適度に

お酒は飲み方によって、健康に与える影響も違ってきます。お酒は「百薬の長」といわれ、適度な量であれば善玉コレステロールを増やして動脈硬化を予防し、心筋梗塞《しんきんこうそく》、狭心症《きょうしんしょう》などによる死亡率を30～40％減少させるという報告があります。

一方、過度の飲酒は、食道がん、肝がん、大腸がん、乳がんなどの危険性が確実に高くなります。

①適度の飲酒とは？

1日平均純アルコールに換算して20gが適量です。純アルコール20gといわれてもピンときませんが、アルコール飲料に換算すると日本酒なら1合、ビール中ビン1本、焼酎0・6合、ウイスキーダブル1杯、ワインなら4分の1本に相当します。ちなみに1日平均60g以上、すなわち日本酒なら3合以上飲酒している人は多量飲酒者となり、健康への悪影響が大です。

あるとき、患者さんの奥さんが病院に来て、「主人の酒量が最近増えてきた

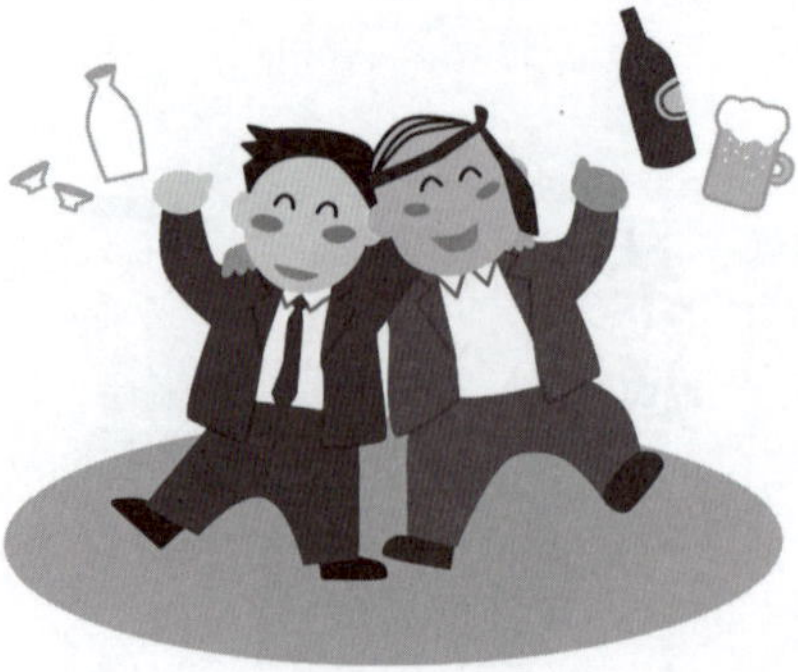

のですが、先生、主人に飲んでも良いと言われましたか？」と詰め寄られたことがあります。

「適度な飲酒なら問題はありませんよ」とは言いましたが、よくよく話を聞いてみると、どうも私の患者さんへの説明が不十分だったようで、適度といった量の日本酒、ビール、焼酎、ウィスキーを毎日全種類飲むようになったそうです。これは説明が足らなかった私の責任です。

②適度な飲酒を超えると？

多量飲酒は間違いなくがんも含めて健康に害を及ぼしますが、適度と言われる1日平均20ｇから多量飲酒の60ｇの間はどうでしょうか。

私も絶対大丈夫と言い切る自信はありませんが、多くの人がこのグレーゾーンに相当すると思います。一般には、1日平均40ｇでは「百薬の長」も期待できませんが、「害」にもならないようです。このように書くと、ほっとする人も多いと思いますが、私もその一人です。

しかし、自宅で毎晩晩酌する方には、1日1合という目安は分かりやすいのですが、外で飲酒するときは、なかなかその量で済むはずもなく、ましてや今何グラム飲んだと計算しながら飲む人はいません。酔ってしまったら計算ができなくなるか、都合のいい計算しかできません。

外で飲む機会の多い人は間違いなく多量飲酒になってしまいますので、後に述べる休肝日をつくって調整する必要があります。

③休肝日は必要？

もちろん飲酒しないに越したことはありませんが、毎日適度な飲酒をしている人が1日休肝日を取ることに意味があるかと聞かれれば、残念ですが、ありません。逆に休肝日をとればそれ以外の日はいくら飲んでも良いということでもありません。

1週間のうち1日でも飲まなければその分1週間の総飲酒量が減る、ということで意味はありますが、やはり飲酒総量が問題なのです。

④女性と、顔が赤くなる人は少なめに

今までお話ししたことはあくまで成人男性についてのことです。女性の場合は男性より体格が小さく、アルコール処理能も男性より劣っている可能性がありますので適度な飲酒の基準も低めです。

また、飲酒してすぐに顔が赤くなる人は、アルコール処理能が低下していますので控えめの量が良いと思います。

適度な運動を

適度な運動にがん予防効果があり、特に大腸がんでは確実に、乳がんでもその可能性は大であるといわれます。その理由について、明確な理由は分かっていません。適度な運動をすることで、糖尿病、肥満など生活習慣病が改善され、がんの予防にもなるかもしれません。

また、体を動かすことによりナチュラルキラー細胞などの免疫系が活性化され、いわゆる体の抵抗力が増して、がんの予防につながっている可能性も

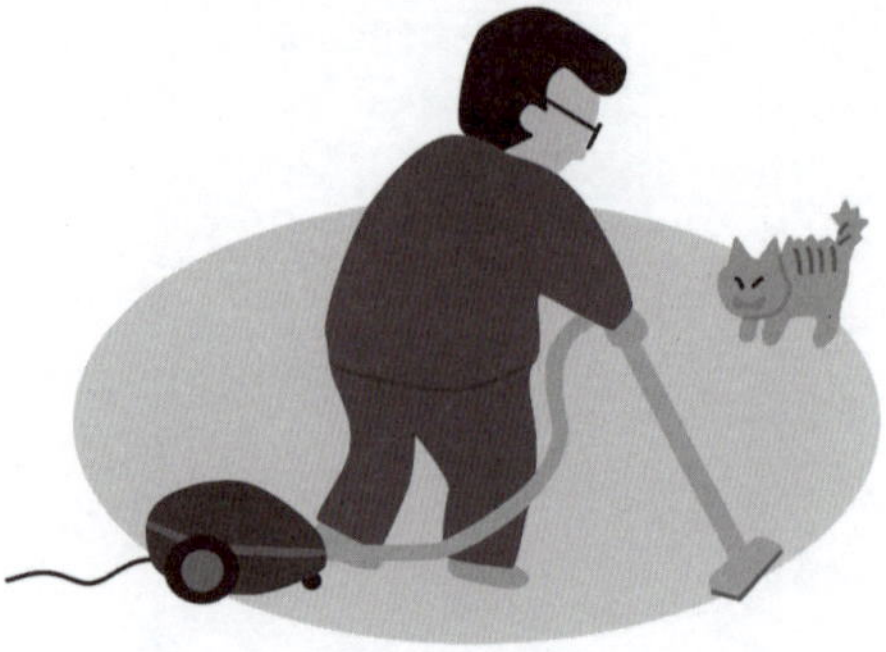

あります。

では、適度な運動とはどの程度でしょうか？　普段の活動量によって個人差があります。一般に、体を動かすことが少ないか、動かしても中程度の職種の人は、一日に1時間の速歩か、それに匹敵する運動、さらに週に少なくとも合計1時間の活発な運動をすることが推奨されています。

ただし、運動は歩く、走ることだけではありません。どうせやるなら長続きしなければ意味がないので、無理のないことから始めましょう。

身体活動の量（エクササイズ）は、身体活動の強さと活動時間で決まります。身体活動の強さの単位は「メッツ」で表されます。例えば座って安静にしている状態を1メッツとすると、普通の徒歩は3メッツ、速歩4メッツ、ジョギングは7メッツです。

したがって、1時間の速歩をすると「4（メッツ）×1（時間）＝4（エクササイズ）」が適度な運動ということになるようです。ちなみに、掃除機かけは3・5メッツ、風呂掃除は3・8メッツだそうです。

どうしても外に出るのが嫌でお茶を飲みながらテレビを見ているお父さん、毎日、掃除機かけと風呂掃除を30分ずつやれば適度な運動になりますよ。

がん検診を受けましょう

がんを早く見つけるには、がん検診を受けることが大事です。よく誤解されているのは、「最近調子が悪いので、そろそろがん検診を受けようか」と言

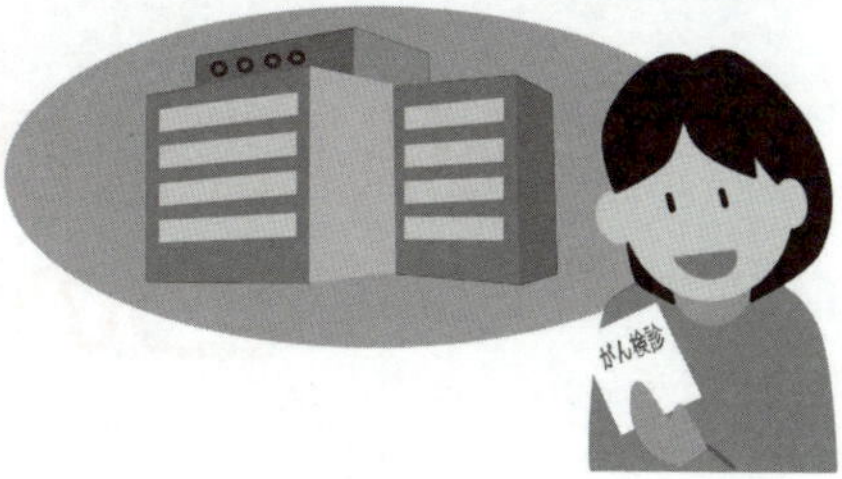

う人がいますが、調子が悪かったら検診ではなくて、病院へ行ってください。

がん検診というのは、症状がない時期にがんを見つけるために行います。

がん検診を受けるには3つの方法があります。①各市町が実施する検診②職場が中心となって行う検診③人間ドックなどです。各市町のがん検診は、胃がん、大腸がん、肺がん、乳がん、子宮頸がんの5つのがんに行われています。

広島県の各市町が行うがん検診の受診率（2011年度）は、胃がん10・3%、肺がん16・1%、大腸がん17・6%、乳がん24%、子宮頸がん27・1%で、09年度の受診率の比較では、全国平均を上回っているのは乳がんだけでした。自己負担額は各市町で異なり、自己負担の免除制度もあります。

おわりに

がんは、がんに関連する遺伝子に傷がついて起こる病気です。がんにならないためには、遺伝子を傷つける可能性のあるものを避ける必要があります。しかし、遺伝子を傷つけるものはこの世の中にはたくさんあり、この世に生きている限り避けることができないものもあります。

いくら予防対策をしても、がんから完全には逃れられないかもしれませんが、がんに罹《かか》った人の約半数は治療によって治ります。できるだけ早く見つけるための自衛策は、がん検診を受けることしかありません。さあ、皆でがん検診に行きましょう。

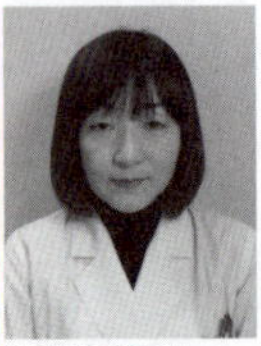

栄養管理科
栄養指導管理員
木《き》村《むら》要《よう》子《こ》

がんになりにくい4つの食習慣

これまでの研究から、がんの原因の多くは、たばこや飲酒、食事などの日常の生活習慣に関係することが分かってきました。ここでは、その中から食事を取り上げます。

現在、私たちの周りには「食べ物とがんに関する情報」が氾濫《はんらん》しています。その中に私たちが実行するに値するがん予防法はあるのでしょうか。その答えとして４つの食習慣（注1）を紹介します。

これはＷＨＯ（World Health Organization 世界保健機関）（注2）や、ＷＣＲＦ（World Cancer Research Fund 世界がん研究基金）とＡＩＣＲ（American Institute for Cancer Research 米国がん研究財団）が膨大な調査結果から導き出した食事指針（注3）に、日本人を対象に行った研究成果を加味して導き出された予防法です。

既にがんを治療した人にも推奨されます。がん以外の糖尿病や高血圧など生活習慣病予防にもつながります。ぜひチャレンジしてください。

がんになりにくい４つの食習慣①――塩蔵食品、食塩の摂取は最小限に

高塩分食品（イクラ、塩辛、練りうになど）は、週１回以内に控えましょう。

国際的な研究だけでなく、日本人を対象とした研究でも食塩・塩蔵食品の摂取量が多いほど、胃がんになりやすいことが〝ほぼ確実〟とされています。塩分濃度の高い食品を控えるとともに、食品の加工・保存に食塩を使わない工夫も必要です。

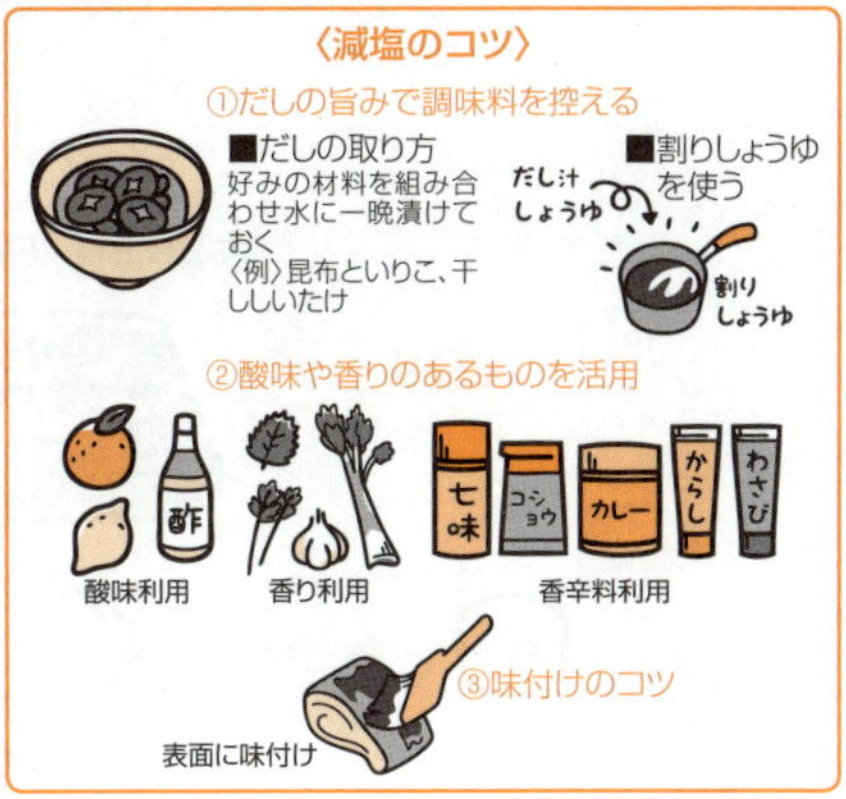
〈減塩のコツ〉
①だしの旨みで調味料を控える
■だしの取り方
好みの材料を組み合わせ水に一晩漬けておく
〈例〉昆布といりこ、干ししいたけ
■割りしょうゆを使う
だし汁
しょうゆ
割りしょうゆ
②酸味や香りのあるものを活用
酢
酸味利用
香り利用
七味
コショウ
カレー
からし
わさび
香辛料利用
③味付けのコツ
表面に味付け

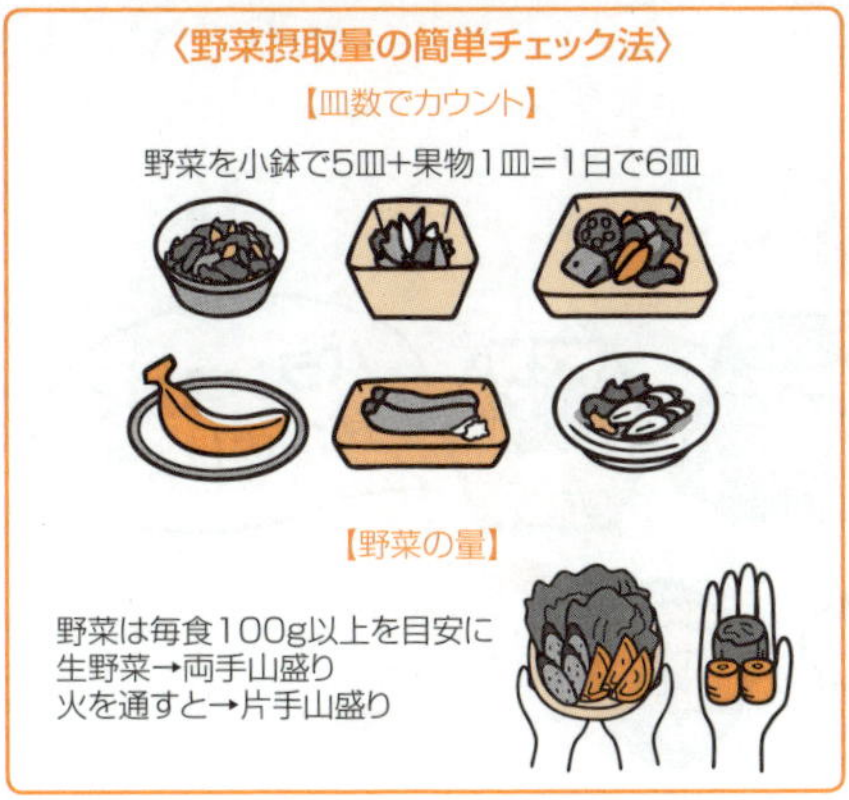
〈野菜摂取量の簡単チェック法〉
【皿数でカウント】
野菜を小鉢で5皿+果物1皿=1日で6皿
【野菜の量】
野菜は毎食100g以上を目安に
生野菜→両手山盛り
火を通すと→片手山盛り

食塩の摂取量を抑えることは、日本人に多い胃がんの予防に有効なだけでなく、高血圧を予防し、循環器疾患リスクの減少につながります。1日の食塩摂取量は、男性は9g未満、女性は7・5g未満が目標です（厚生労働省策定 日本人の食事摂取基準 2010年版）。

現在、日本人の平均食塩摂取量は男性11・4g、女性9・6gで、目標を2g以上オーバーしています（注4）。国際共同疫学研究INTERMAP調査の結果（注5）では、日本人は1日に摂取する塩分の約4割をしょうゆ、味噌、食塩の調味料で、約6割を和風の高塩分加工食品（漬物、塩干魚）などで摂っていることが分かっています。

和食を好む人は、洋食を好む人と比べて、食塩摂取量が多い傾向も明らかになりました。「減塩のコツ」を参考に、高塩分の加工食品を控え、洋食も取り入れながら、和風の調味料の使用量を少しずつ減量して減塩に取り組んでください。

がんになりにくい4つの食習慣②――野菜や果物不足にならない

野菜・果物を1日400g（例えば野菜を小鉢で5皿、果物1皿くらい）以上を目標にしましょう。

日本人を対象とした研究で、野菜・果物の摂取量が特に少ない人は胃がんのリスクが高いことが示されています。また不足すると食道がんのリスクが高くなるのも〝ほぼ確実〟です。がん以外の生活習慣病を予防するためにも、野菜・果物を毎日摂るよう心がけましょう。

「健康日本21」（注6）では、野菜を1日３５０ｇ摂ることを目標としています。皿数に言い換えると、小鉢の野菜料理を5皿分毎日食べることになります。現在、日本では野菜の平均摂取量が1日２７７・４ｇと大幅に目標を下回っています（注7）。

〈野菜を食べる工夫〉

①野菜を蒸したり、茹でたりして食べると野菜のかさ（体積）が減るので、生野菜よりもたくさんの量を食べることができます。最近はカラフルなシリコン製の容器も人気で、電子レンジなどで簡単に野菜料理を作ることができます。

②スープや味噌汁などの汁物を野菜で具《ぐ》沢山《だくさん》にして食べると、汁の量を減らせるだけでなく、汁も一緒に食べることで、溶け出したビタミン・ミネラルなどの栄養素を逃さず摂取することができます。

③ちょっと苦手な野菜でもハンバーグやカレー、お好み焼きなどに入れると、食べやすくなります。

［3食とも主食、主菜、副菜をそろえる］

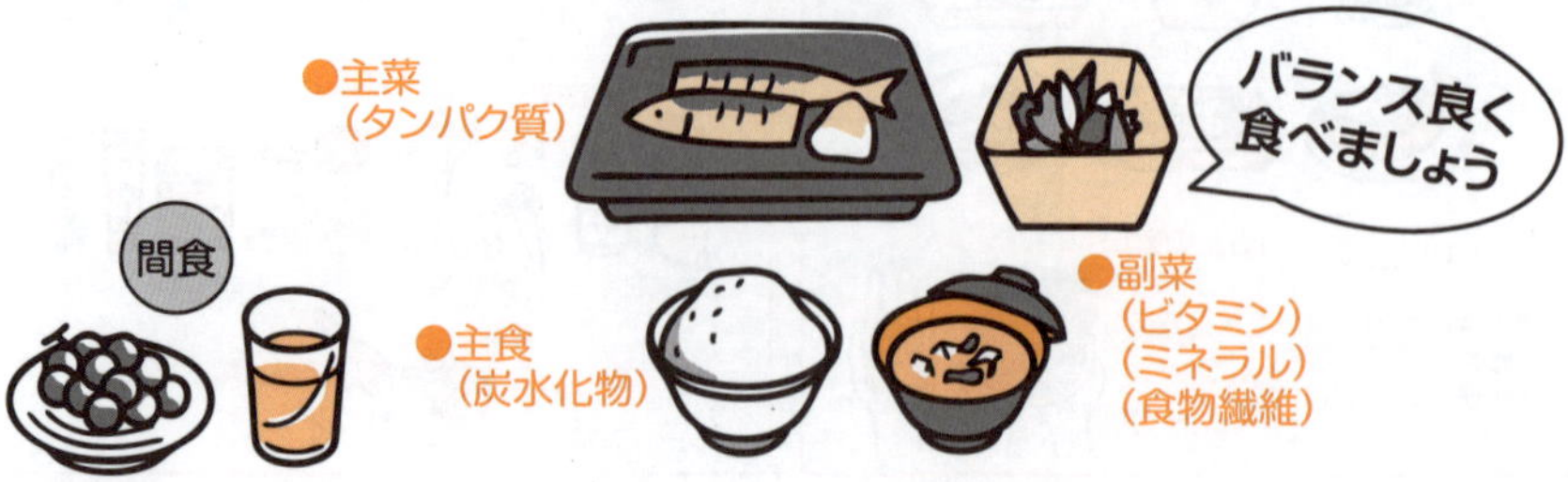

がんになりにくい4つの食習慣③――飲食物を熱いままとらない

南米で高温にして飲む習慣のあるマテ茶が、食道がんのリスクを上げることは〝ほぼ確実〟であるとされています。このように飲食物を熱い状態で摂ることが食道がんや食道炎のリスクを上げることを示す研究結果はたくさんあります。

あつーいお茶やコーヒーでないと飲んだ気がしないなんていう人は要注意です。飲食物が熱い場合はなるべく冷まして、口腔や食道の粘膜を傷つけないようにしましょう。

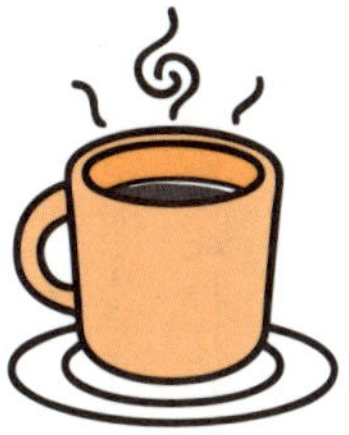

がんになりにくい4つの食習慣④——偏らずバランス良く食べる

最も重要なのはバランスです。がん以外の病気の予防のためにも、適正な体重を維持するためにも、各種栄養素がバランス良く摂れる食事が基本となります。また、現在のところ、これさえ食べれば確実にがんを予防できるという単一の食品や栄養素は分かっていません。

しかし、摂り過ぎると、がんのリスクを上げる可能性のある食品中の成分などは分かっています。このようなリスクを分散するためにも偏りのない食事を摂ることが基本となります。

（注1）国立がん研究センターを中心とした生活習慣改善によるがん予防法の開発に関する研究班で、日本人を対象とした研究をレビューし、科学的根拠を見極めたうえで日本人に適したがん予防ガイドライン『日本人のためのがん予防法：現状において推奨できる科学的根拠に基づくがん予防法』を作成。その「3食事」の部分。

（注2）世界保健機関（WHO）と国連食糧農業機関（FAO）が世界各国の専門家に諮問して『食物・栄養と慢性疾患の予防』と題する報告書を発表。その中に「食物・栄養とがんの予防」という一章が設けられ、予防効果を4段階にランク分けをしている（2003年）。

（注3）世界がん研究基金（WCRF）と米国がん研究協会（AICR）による『食物・栄養・身体活動とがん予防』という報告書がまとめられた（2007年）。

（注4）平成23年国民健康栄養調査結果（概要）

（注5）国際共同疫学研究INTERMAPは、1996～99年に、米国8か所、イギリス2か所、日本4か所、中国3か所の計17か所で血圧と食事に関する国際共同疫学研究を行った。4回の24時間思い出し法による栄養調査と2回の24時間蓄尿により栄養・食品摂取のデータを集めた。

（注6）厚生労働省が2000年度に開始した「21世紀における国民健康づくり運動（健康日本21）」は、初めて数値目標を掲げ、関係機関・団体などをはじめとして、国民が一体となって取り組む健康づくりを展開した。2013年から10年間の第2次計画がスタートする。

（注7）平成23年国民健康・栄養調査結果（概要）

〈参考文献〉

厚生労働省がん研究助成金による多目的コホート研究（JPHC Study http://epi.ncc.go.jp/jphc/）
文部科学省科学研究費研究班による大規模コホート研究（JACC Study http://www.med.nagoya-u. ac.jp/yobo/jacc/）
東北大学による宮城県コホート研究（http://www.pbhealth.med. tohoku.ac.jp/research/miyagi.html）
岐阜大学による高山コホート研究

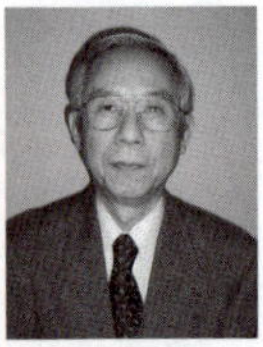

内視鏡内科
主任部長
隅岡正昭《すみおかまさあき》

がんを削って治す内視鏡治療

内視鏡とは

内視鏡検査とは、先端に小型カメラ（ＣＣＤ）を内蔵した太さ1㎝ほどの細長い管を口あるいは肛門から挿入して、食道、胃、十二指腸や大腸の内部を観察し、診断することです。内視鏡治療は１９７０年代から始まり、当初は消化管の良性腫瘍（ポリープ）を中心に行っていました。

その後、内視鏡の進歩とともに種々の治療用器具も開発され、２０００年以降は胃や食道、大腸の早期がんに対する治療が積極的に行われるようになりました。

内視鏡によるがんの診断

一般的ながんの症状としては、食欲不振、腹痛といった腹部症状がありますが、これらは主に進行がんで起こるもので、早期がんでは症状はほとんどありません。従って早期の病変を発見するためには、症状があるときだけでなく、症状がない場合でも積極的に検査・検診（胃がん検診、大腸がん検診）を受けることが重要です。

検診で異常を指摘されたら、内視鏡検査を受けてください。内視鏡検査では、がんの有無、潰瘍などそのほかの病変の有無を観察します。がんが疑われた場合、組織生検（組織の一部を採取し病理医が「がん」かどうかを診断）を行います。

診断には胃と大腸ではグループ分類が用いられます（表1）。グループ分類

[表1]グループ分類（胃および大腸）

Group1	正常組織および非腫瘍性病変
Group2	腫瘍性か非腫瘍性か判断が困難な病変
Group3	良性腺腫
Group4	がんが疑われる病変
Group5	がん
GroupX	生検組織診断ができない不適材料

は「1から5」まであります。「1」は異常なし、「5」はがんです。「4」はがんの疑いがあるものです。患者さんの中には「グループ5」でしたと説明すると、進行度分類（次項参照）と混同してもう助からないと思う方がおられます。診断に用いるグループ分類はあくまで「がん」か「がんでない」かを診断するものですので混同しないようにしてください。

内視鏡検査はつらい検査と思う方もおられますが、鎮静下（半分眠った状態）での検査も行っています。検査予約時に申し出てもらえれば、楽に検査を受けていただけます。

がんの進行度

進行度分類（Ｓｔａｇｅ分類）はがんの進み具合を表す分類で、「T」（がんの深さ）と「N」（リンパ節転移の有無）、「M」（遠隔転移の有無）で決定します。進行度から治療方針（内視鏡治療、外科手術、抗がん剤治療、緩和ケアなど）を決定します。

進行度は、がんの発生する部位により多少異なります。食道と大腸は0期～Ⅳ期、胃はⅠ期～Ⅳ期まであり、数字が増えるに従い進行したがんとなります。内視鏡治療ができるがんは、食道は進行度0期の一部、胃は進行度ⅠA期の一部、大腸は進行度0期～Ⅰ期の一部です。

[図1]食道がん深達度亜分類

がんの深さが浅いがん（表在がん）の分類です。図の左端から2つ目(T1a-EPとT1a-LPM)までのがんが内視鏡治療の適応です。T1a-MMからリンパ節転移の可能性が出てきます。

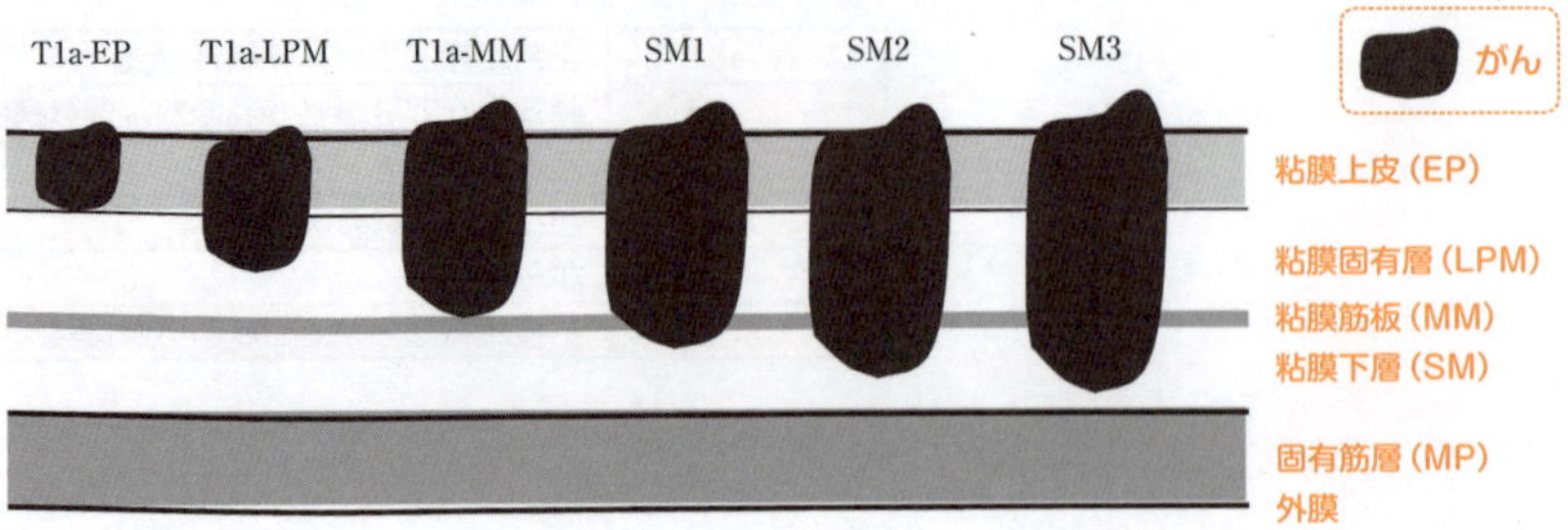

内視鏡治療が可能ながん

ガイドライン（標準的治療の指針）では「内視鏡治療の適応はリンパ節転移の可能性が極めて低く、がんが一括切除できる大きさと部位にあること」とされています。内視鏡治療は食道や胃、大腸の内側からがんを切除します。切除できる深さは粘膜下層までで（図１、２）、リンパ節など消化管（食道や胃、大腸）の外側の病変の治療はできません。

そのためがんが粘膜下層に深く浸潤している場合やリンパ節などに転移している場合（リンパ節転移の可能性がある病変など）は内視鏡治療の適応とはなりません。治療できるがんはリンパ節転移がなく、粘膜に限局したがんが主となります。

食道がん、胃がん、大腸がんの内視鏡治療適応のガイドラインを以下に示します。専門用語もありますので詳しくは担当医に相談してください。

食道癌診断・治療ガイドライン（2012年4月）

〈内視鏡的切除の適応（図１）〉

がんの深さが粘膜層（粘膜上皮と粘膜固有層）のうちＴ１ａ－ＥＰ、Ｔ１ａ－ＬＰＭ病変

胃癌治療ガイドライン（2010年10月）

〈内視鏡的切除の絶対適応病変（図２）〉

２㎝以下の肉眼的粘膜がん（Ｍがん／Ｔ１ａ）と診断される分化型がん。肉眼型は問わないが、ＵＬ（－）に限る。

[図2] 胃がんおよび大腸がん深達度分類

Mがん(大腸ではSMがんの一部まで)が内視鏡治療の適応です。SMがんまでが早期がんで、MPがんから進行がんになります。

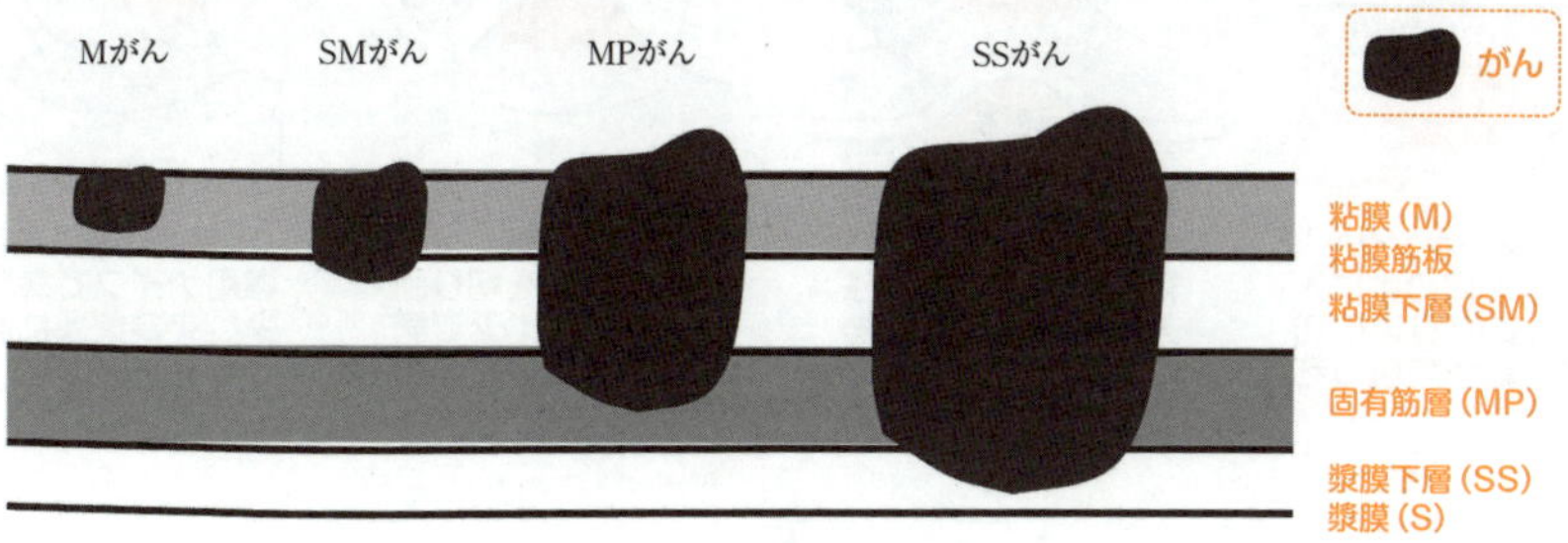

＊がんの分化度には分化型がんと未分化型がんがあります。がん細胞の配列が元の組織に近いものを分化型がん、配列がばらばらで元の組織に似ていないものを未分化型がんといいます。しかし、分化度の違いは必ずしも悪性度の指標にはなりません。ＵＬは潰瘍もしくは潰瘍瘢痕《はんこん》のことです。

大腸癌治療ガイドライン（2010年度版）

〈内視鏡的切除の適応基準（図2）〉

①粘膜がん（Ｍがん）、粘膜下組織への軽度浸潤がん（ＳＭがん）。
②最大径２㎝未満。
③肉眼型は問わない。

内視鏡治療の方法

食道がん、胃がんでは内視鏡的粘膜下層剥離術（ＥＳＤ）が治療の一般的な方法です。ＥＳＤ（図３）は、がんの周囲に印（マーキング）を付けます。がんの下部の粘膜下層にヒアルロン酸や生理食塩水を注入しがんを浮き上がらせ、周辺を切開します。

切開した部位からがんの下部の粘膜下層を剥いで行き、病変全体を切除します。がんを切除してできたきずあと（潰瘍）にある血管の止血処置を行います。切除病変を回収し、病理医が顕微鏡で診断（病理診断）を行います。

大腸がんは多くの場合、内視鏡的粘膜切除術（ＥＭＲ）をします。ＥＭＲ（図４）は、ＥＳＤと同様にがんの下部の粘膜下層に生理食塩水やヒアルロン

[図3] 胃の内視鏡的粘膜下層剥離術(ESD)の方法　　オリンパスおなかの健康ドットコムより

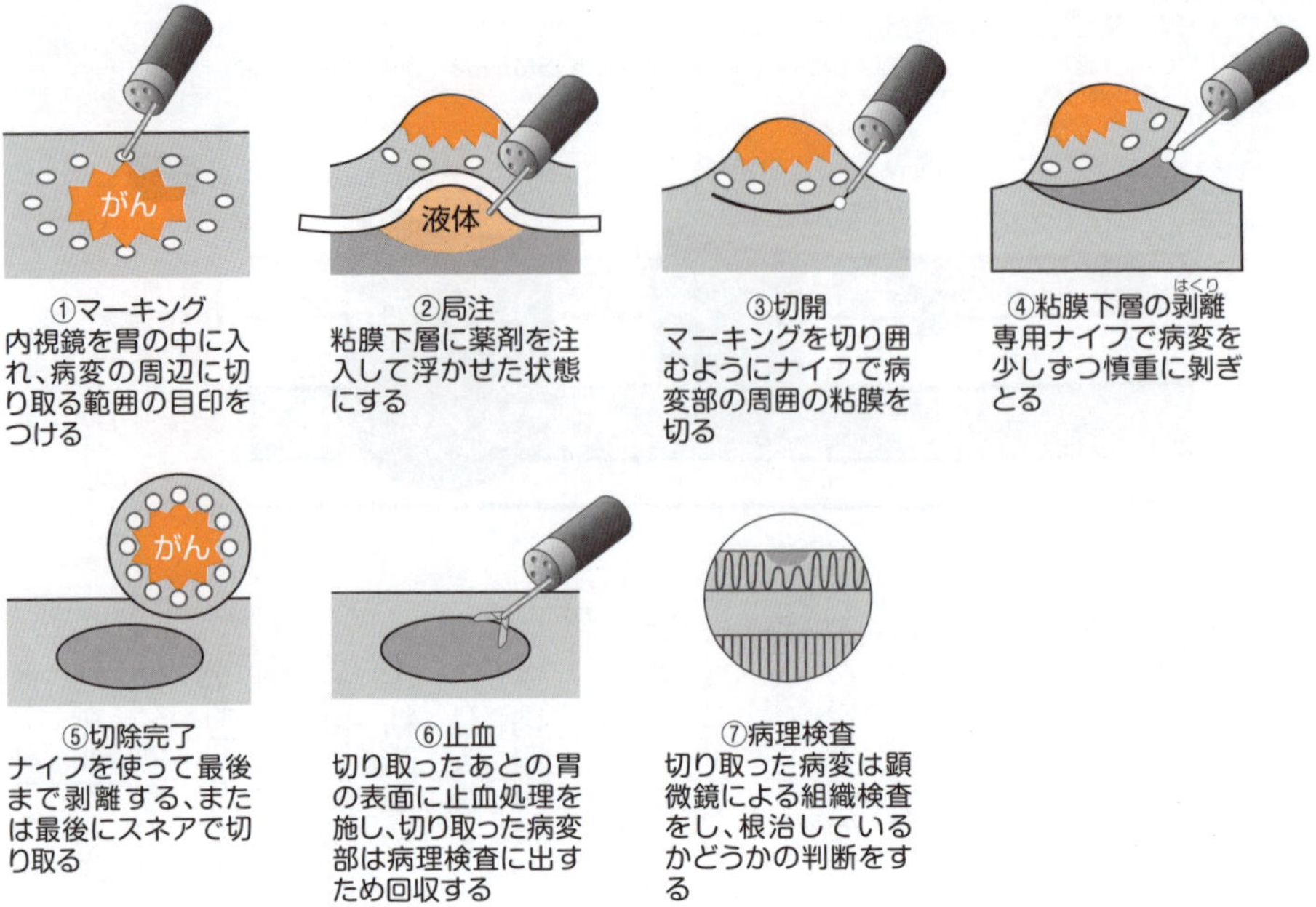

がん
液体
①マーキング
内視鏡を胃の中に入れ、病変の周辺に切り取る範囲の目印をつける
②局注
粘膜下層に薬剤を注入して浮かせた状態にする
③切開
マーキングを切り囲むようにナイフで病変部の周囲の粘膜を切る
④粘膜下層の剥離《はくり》
専用ナイフで病変を少しずつ慎重に剝ぎとる
がん
⑤切除完了
ナイフを使って最後まで剥離する、または最後にスネアで切り取る
⑥止血
切り取ったあとの胃の表面に止血処理を施し、切り取った病変部は病理検査に出すため回収する
⑦病理検査
切り取った病変は顕微鏡による組織検査をし、根治しているかどうかの判断をする

[図4] 内視鏡的粘膜切除術(EMR)の方法　　オリンパスおなかの健康ドットコムより

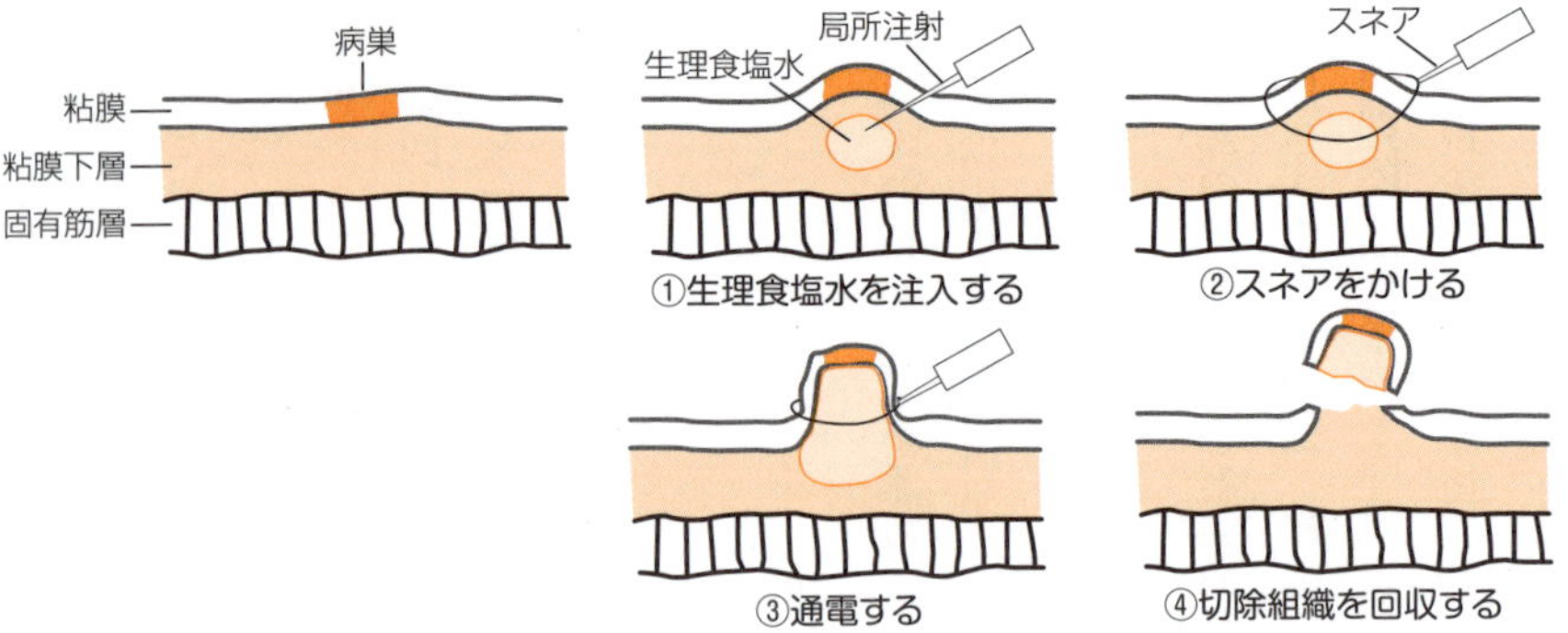

病巣
粘膜
粘膜下層
固有筋層
局所注射
生理食塩水
①生理食塩水を注入する
スネア
②スネアをかける
③通電する
④切除組織を回収する

酸を注入し、がんを浮き上がらせます。がんの周囲をスネアと呼ばれる円形状のワイヤで締め、スネアに通電し切除。切除病変を回収し、病理医が顕微鏡で診断（病理診断）を行います。病変によってはＥＳＤも実施。大腸の場合一般的にはマーキングは行いません。

　切除した病変の病理診断で、内視鏡治療だけで十分であった（治癒切除）かどうかの判定を行います。病理診断の結果

[図5]一括切除

1回でがんをすべて切除することです。がんの遺残や再発が少ない治療法です。

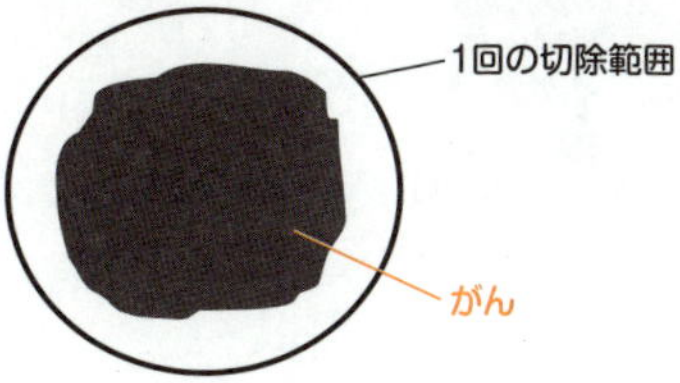

[図6]分割切除

複数回で腫瘍を切除することです(図は3分割切除)。大きな良性病変(腺腫など)の治療で行うことが多い方法です。

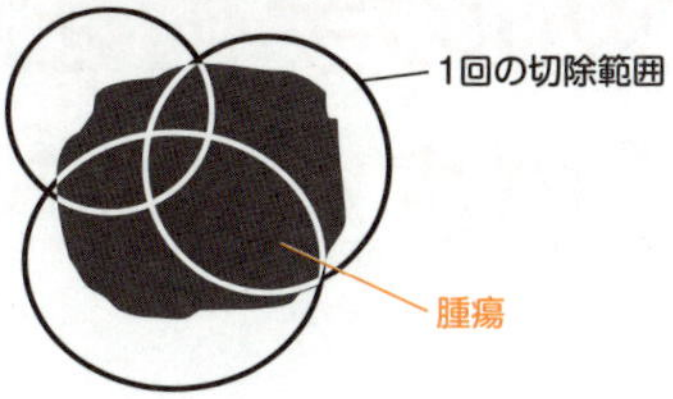

追加治療が必要となる場合もあります。

がんの内視鏡治療の原則は一括切除（図5、6参照）です。ＥＭＲもＥＳＤも一括切除ができますが、切除できる大きさに差があります。ＥＭＲはスネアの大きさで切除できる病変の大きさが決まります。一般的には大きさ2cmまでの腫瘍の一括切除が可能です。ＥＳＤは周辺切開を行い、粘膜下層を剥離しますので2cm以上の病変でも一括切除ができます。

当院では長径9cmの病変を一括切除したことがあります。治療時間はＥＭＲがＥＳＤに比べ短時間で済みます。

内視鏡治療ではＥＳＤ、ＥＭＲとも高周波電源装置（電気メス、スネアなど）を用います。病変には血管も入り込んでおり、治療中、治療後に出血する危険性があります。心臓や脳などの病気でワーファリンなどの血液サラサラの薬を服用している人、不整脈で埋め込み型ペースメーカーを使っている人は必ず担当医師に相談して指示に従って下さい。合併症には出血のほか、穿孔《せんこう》（食道、胃、大腸など消化管の壁に穴が開くこと）や腹膜炎などがあります。

おわりに

内視鏡検査は診断から治療まで行える検査であり、病変に直接アプローチできる方法です。内視鏡治療ができる状態でがんを発見することが重要です。そのために検診や内視鏡検査を定期的に受けてください。また、分からないことや不安がありましたら、専門医にお気軽にお尋ねくださることをお勧めします。

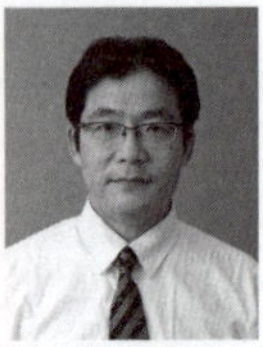

消化器内視鏡外科
主任部長
漆原《うるしはら》 貴《たかし》

がんの手術を小さな創《きず》で

多領域にまたがる内視鏡外科手術

以前は、大きな創（Large Incision）で手術するのがBig Surgeon（偉大な外科医）として、もてはやされました。大きな創で、病変周囲の臓器をしっかりと観察して、病巣部位を取り残すことなく確実に手術を行うことが良いとされたからです。

ところが科学技術の進歩に伴い、最近は、できるだけ小さな創（Small Incision）で手術をするのが、手術の達人（Super Surgeon）といわれています。なぜなら患者さんには、手術創が小さいほど痛みが少なく、手術後の回復が早く、術後の癒着《ゆちゃく》が少なく、何よりも美容的に優れているからです。小さな創の手術をするには、胃カメラと同じ内視鏡を使用します。内視鏡を使って病変を観察しながら行う手術のことを内視鏡外科手術と呼びます。

日本内視鏡外科学会が集計したアンケート結果報告によると１９９０年から２０１１年までに合計１３０万６００１例の内視鏡外科手術が行われています。その内訳は、腹部外科領域が69万２０１７例、小児外科領域が3万６８９例、呼吸器外科領域が19万５０４３例、乳腺甲状腺外科領域が８５２５例、産婦人科領域が31万２７５８例、泌尿器科領域が5万４４１５例で、非常に広い領域で内視鏡外科手術が取り入れられています。

腹腔鏡下胃切除術は右肩上がりに増加し、11年末までに約5万例の手術が行われています（図１）。

[図1]胃癌に対する腹腔鏡下手術症例の推移

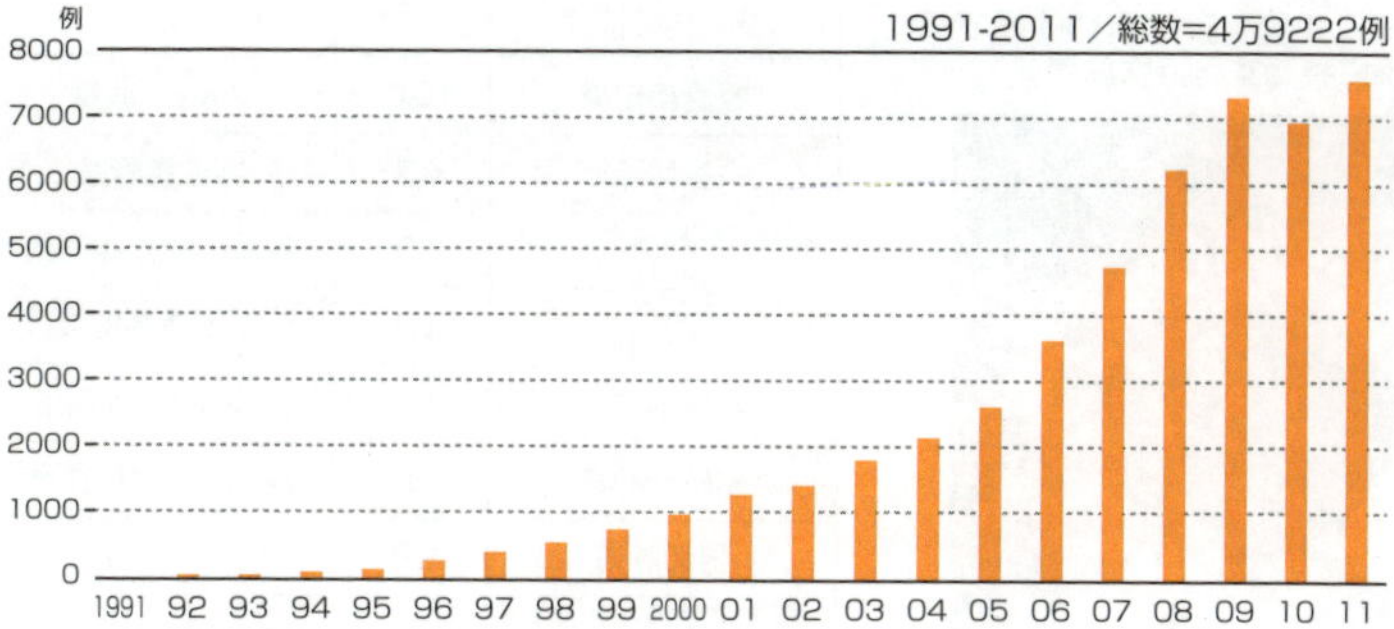

内視鏡外科手術に関する第11回アンケート調査、日本内視鏡外科学会雑誌2012より

腹腔鏡下手術

それでは、簡単に内視鏡外科手術、特に腹腔鏡下手術の説明をしましょう。

1〜2㎝の小さな皮膚切開で、腹腔内にトロカールと呼ぶ管を挿入。この管を通じて二酸化炭素をおなかの中に入れて、おなかを膨らませて空間を作り、カメラで腹腔内の臓器をテレビモニターに映し出します。テレビモニターには約6倍に拡大された内臓が鮮明に映し出されます。鉗子《かんし》（はさみに似た手術用器具）を操作するための管を数本入れます。長い鉗子をおなかの外から操作して、病変部位を巧みに剥離し、切開します。

「写真1」は、標準的な腹腔鏡下胃切除術を行っている外観です。術者と助手が向かい合い、2つのテレビモニターを見ながら手術をします。画面左奥には、直接介助の看護師が、モニター越しに手術の進行状況を把握し、次に必要な鉗子や自動縫合器などを準備します。

近年、工学系技術の進歩によりハイビジョンのフレキシブル内視鏡、超音波凝固切開装置、自動縫合器など、内視鏡外科手術ができる医療機器が開発されました。

肉眼で見るより広い範囲が拡大視され、

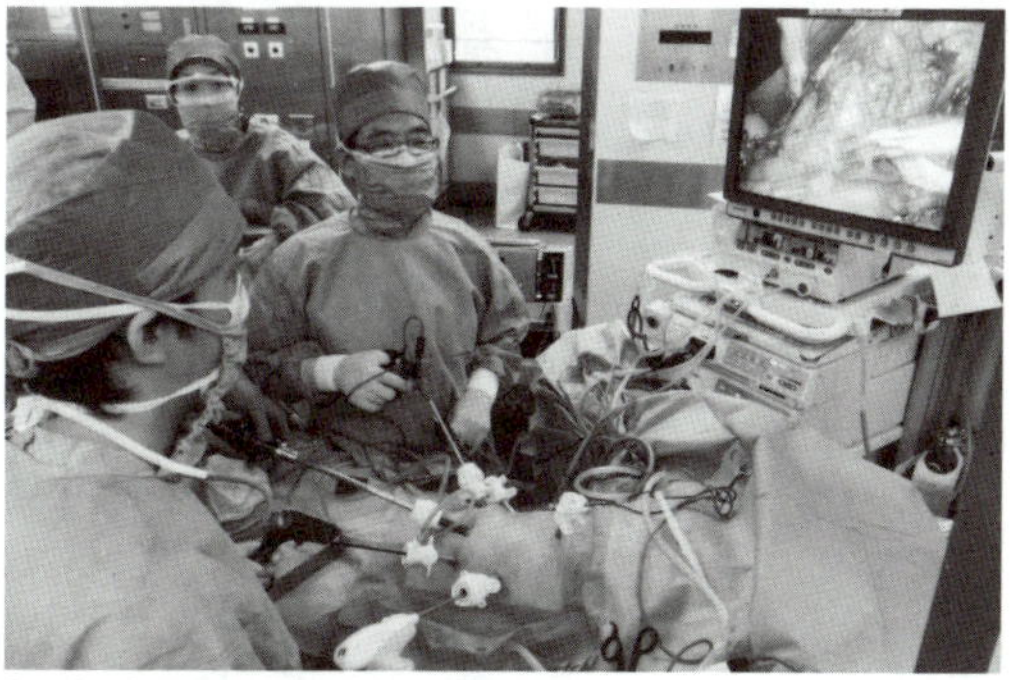

[写真1]標準的な腹腔鏡下胃切除術

［表1］県立広島病院　単孔式手術症例数
2009.4.22-2013.2.19／358例

単孔式の術式	症例数	単孔式の術式	症例数
胆嚢摘出術	190	ストーマ造設	5
虫垂切除術	45	審査腹腔鏡	3
腹膜前腔鼠径ヘルニア修復術	35	胃潰瘍穿孔修復術	5
腹壁瘢痕ヘルニア修復術	18	後腹膜腫瘍摘出術	2
副腎摘出術	10	間葉系腫瘍切除術	6
結腸切除術	6	臍ヘルニア修復術	1
胃切除術	12	ドナー腎採取術	7
経腹的鼠径ヘルニア修復術	7	その他	6

［写真2］単孔式腹腔鏡下胃切除術で
臍に装着する特殊な器具

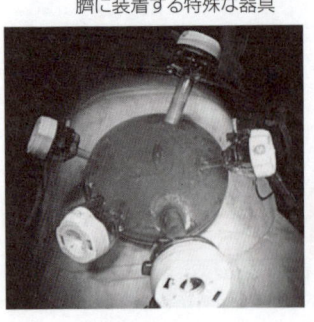

より細かく観察することが可能となり、従来の開腹操作で使う電気メスより、出血が少なく便利になりました。

さらには腸管の吻合《ふんごう》では、開腹手術の手縫いと比べても、同等かまたは優れた吻合が、自動縫合器を使って可能になりました。しかし、内視鏡外科手術ができるようになったのは、ごく最近のことなのです。

まずは、がんではなく良性の病気である胆石症に対して、１９９２年に腹腔鏡下胆嚢摘出術が「保険収載」されてから、日本では爆発的な勢いで広まりました。２００２年には腹腔鏡下胃切除術、腹腔鏡下大腸切除術が「保険収載」されました。胃がんや大腸がんに対しても腹腔鏡下手術ができるようになったのです。

患者さんにとっては、良いことばかりの手術のようですが、実際は執刀する外科医の技量に相当影響を受けるため、十分なトレーニングを行い、技術を身につけた外科医により行われることが大事です。

そこで日本内視鏡外科学会では技術認定医制度をつくり、胃がんなどの高度な技術を要する腹腔鏡下手術は技術認定医が行うことが望ましい、とガイドラインで位置づけています。

県立広島病院外科では年間約２２０例の内視鏡外科手術を行い、この10年間で２２００例を超えています。

単孔式腹腔鏡下手術

［図2］単孔式腹腔鏡下胃切除術の模式図

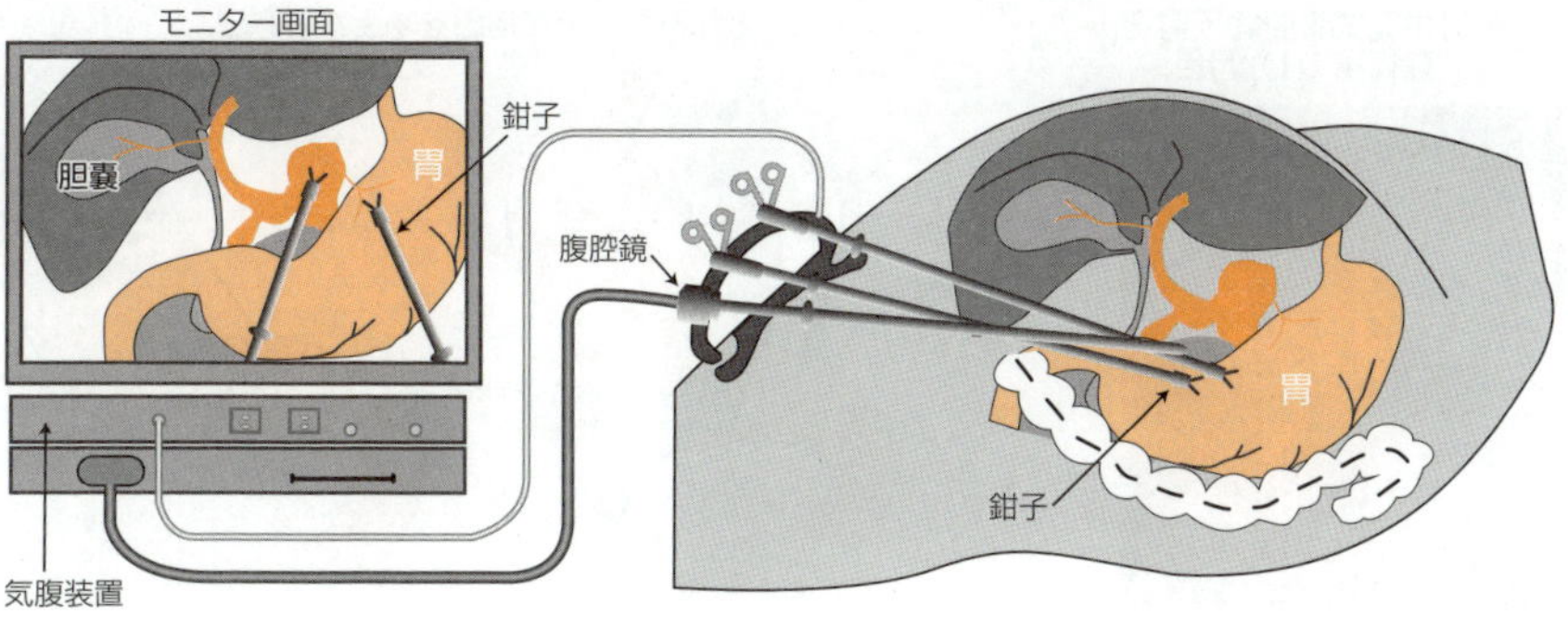

技術革新は止まりません。3年前より臍《へそ》から臓器を摘出する「単孔式腹腔鏡下手術」がアメリカを中心に開発され、当院でも09年4月にいち早く導入しました。さまざまな手術に応用可能で、既に358例行いました（表1）。腹腔鏡下胆嚢摘出術、虫垂切除術、ヘルニア修復術などの良性疾患に対して多く行っていますが、安全にできるため、最近では、早期がんを対象に行っています。

単孔式腹腔鏡下胃切除術

臍に装着する特殊な器具です（写真2）。臍をわずか2～4㎝切開するだけで器具を装着でき、切開した創は丸く広がります。その広がった創を通して腹腔鏡（カメラ）と鉗子が入ります。

「図2」に、単孔式腹腔鏡下胃切除術の模式図を示しています。臍に装着した器具に付属するチューブを、気腹装置に接続して二酸化炭素を入れると、おなかの中は東京ドームのように広がり、大きく開腹した場合と同じように臓器が見えます。

そこで腹腔鏡を1人の助手が操作し、胃のまわりの血管を映し出します。切除すべき血管の周囲を剥離して、血管をチタン製のクリップで止めて、超音波凝固切開装置で血管を切ります。病変部を含めて胃を切離する際には、自動縫合器を使用。切除した胃は、臍に装着した器具のふたを外して取り出します。残った胃と十二指腸あるいは小腸を吻合しますが、吻合にも自動縫

[写真3]単孔式腹腔鏡下胃切除術後の1か月目

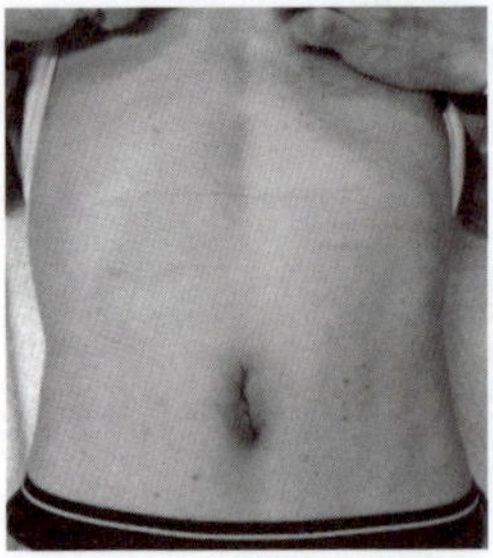

[図3]胃と十二指腸を吻合する方法

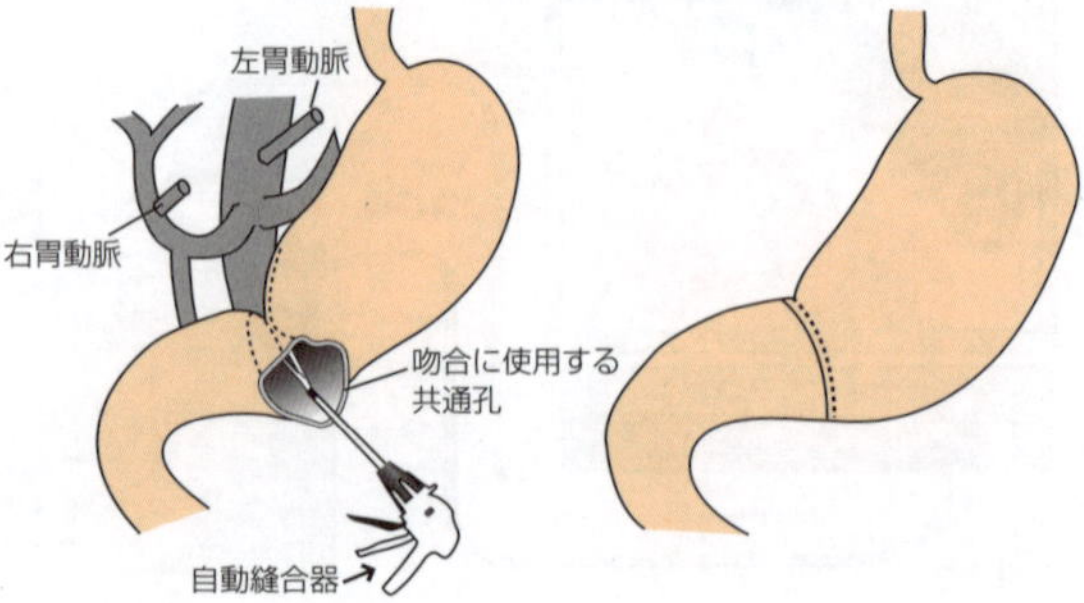

合器を用います。

「図３」は残った胃と十二指腸を吻合する方法です。残胃と十二指腸にそれぞれ小孔を開け、そこに自動縫合器を挿入し吻合します。その小孔（共通孔）を閉鎖すると三角形の吻合部ができ上がります。この方法は、生理的かつ確実で狭窄《きょうさく》が少ないため、病変部位が幽門側の場合は再建方法として用いられています。

術後の創部

実際に単孔式腹腔鏡下胃切除術後の1か月目のおなかの写真です（写真３）。創は臍から縦長に存在しますが、一部は臍に隠れてまったく目立ちません。臍の創は数か月たつと、さらに目立たなくなります。創が目立たない手術は、若い女性だけでなく、すべての患者さんにとって手術に対する不安を解消します。

単孔式腹腔鏡下手術では、臍の創は隠れて消失してしまうため今後、ほかの病院で診察を受ける際は、手術を受けたことを本人が医師に伝えないと、手術の既往がないと間違われる可能性があります。

小さな創によるがん手術ができるようになりましたが、現在は一部の施設だけで、適応は早期がんに限られているため、すべての患者さんに行われているわけではありません。しかし、早期がんの場合は、「小さな創で手術ができる可能性」があるので、ぜひ相談してください。

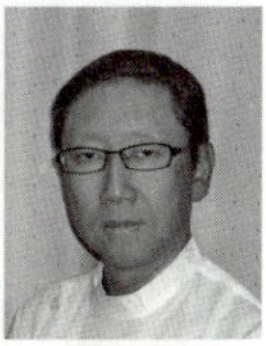

歯科・口腔外科部長
延原《のぶはら》 浩《ひろし》

がんの治療が始まる前に お口のクリーニングを

口の中の細菌が全身に影響

口の中には約700種類ともいわれる非常にたくさんの細菌が生息しています。特に、歯の表面に付着している歯垢（デンタルプラーク）は細菌の塊であり、1g中に数千億個～数兆個の細菌（なんと大便と同等～10倍！）がいるといわれています。

最近の研究で、それらの細菌が虫歯や歯周病を起こすだけでなく、全身に悪影響を及ぼすことが分かってきました。

例えば、血液中に入り込んで動脈硬化を起こし、脳梗塞や心筋梗塞のリスクを高めたり、糖尿病を悪化させたり、気管の中に入って肺炎を起こしたり……。あるいは、発がんとの関連を指摘する研究もあります。

従って、口の中を常に清潔に保つことは全身の健康にとって極めて大切です。

ところが、自分で丁寧に歯磨きをしているつもりでも、実際には多くの歯垢を取り残してしまうのが現状です（ある調査では、丁寧

[写真1]がんの治療が始まる前に、歯科でお口の中を徹底的にクリーニングしてもらいましょう

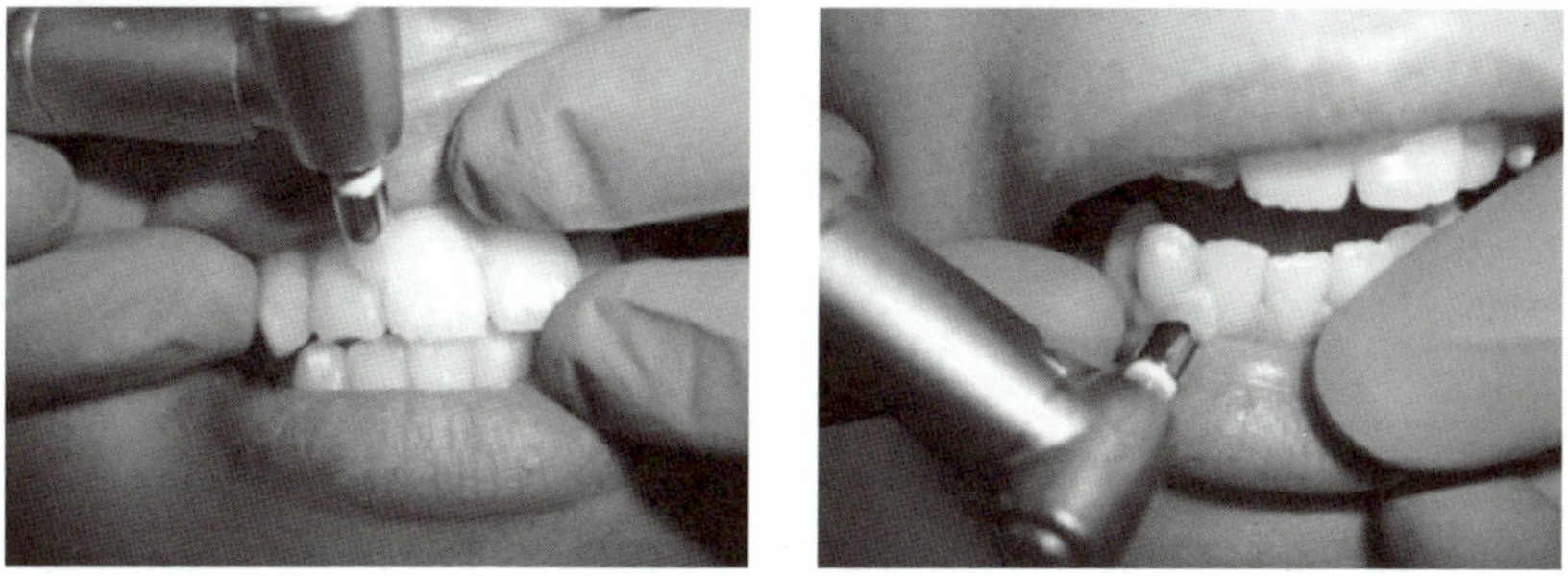

[図1]手術の前に専門的口腔ケアを受けた人は、頭頸部がんの術後合併症（肺炎、創部の感染など）が大幅に減少した

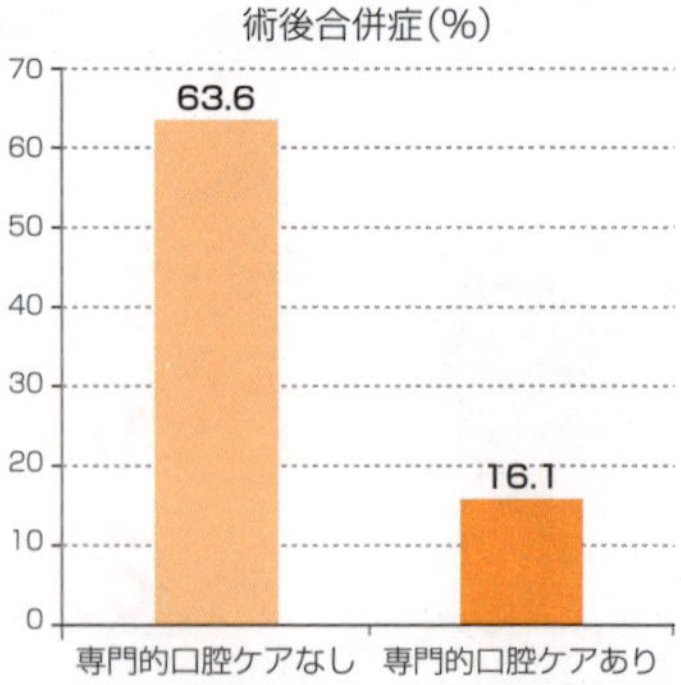

大田洋二郎／がん治療による口腔合併症の実績調査及びその予防法に関する研究. 厚生労働省がん研究報告集より

[図2]手術の前後に専門的口腔ケアを受けた人は、手術後の入院日数が短縮した

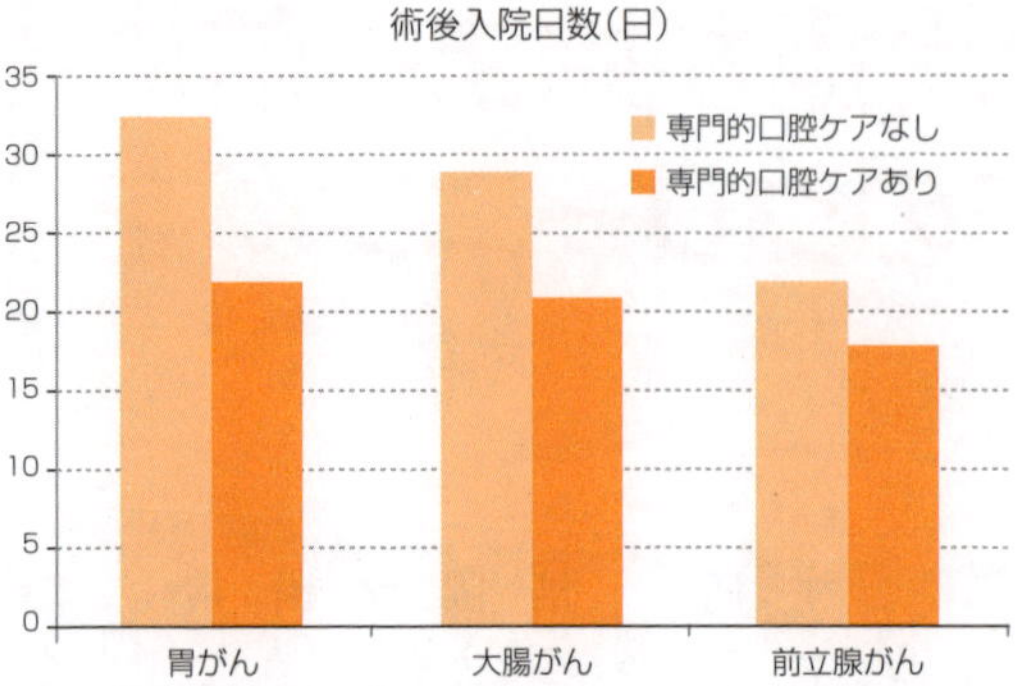

大西徹郎ほか／周術期における口腔ケアの有用性についての研究、看護技術より

に歯磨きをしても歯垢の約40%を取り残していました）。また、歯石などはまったく自分で取ることができません。

従って、手術をしたり、抗がん剤や放射線治療を行ったりする際には、特に体の抵抗力が弱りますから、自分で丁寧に歯磨きをするだけでなく、歯科で専門的な口腔ケア（口腔内クリーニング、ブラッシング指導、虫歯や歯周炎の応急処置、義歯の調整など）を受けることが大切です（写真1）。

手術（全身麻酔）の場合

手術の前に歯科で専門的口腔ケアを受けて、口の中を徹底的にクリーンな状態にして手術に臨んだ人は、手術後の合併症（肺炎など）が少なく、結果的に入院日数が短かったという報告があります（図1、2）。

一方、手術中の歯のトラブルとして、麻酔のときに無意識にチューブを強く噛《か》みしめたりすると、前歯が脱臼したり折れたりすることがあります。そこで、手術の前には歯科で動揺している歯を固定したり、場合によっては保護用のマウスピースを作ったりして、歯が障害されるリスクをできるだけ低くしておくことも大切です。

抗がん剤治療の場合

抗がん剤の副作用によって、口の中の感染症（重症の口内炎、カ

[表1] 口内炎の重症度による分類

グレード1	軽い 粘膜炎	口の中がざらざら、 のどに違和感
グレード2	やや強い 粘膜炎	口の中がひりひり痛い、 飲み込むときに痛い、 食事はできる
グレード3	強い 粘膜炎	口の中が痛くて話せない、 痛くて飲み込めない、 食事ができない

[写真2] 抗がん剤治療中に生じた顎骨壊死

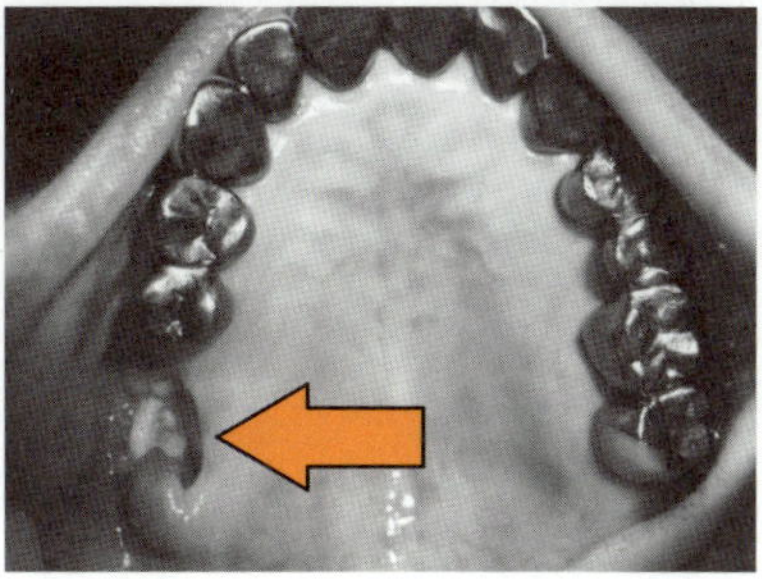

ンジダ症）や、歯肉出血、虫歯や歯周病の悪化、併用薬剤による難治性の顎骨壊死《えし》（写真2）などが起こりやすくなります。

特に口内炎は、抗がん剤治療をした人の約40％に生じ、その中で約半数は重症化するため、抗がん剤の投与スケジュールや投与量の変更を余儀なくされるといわれています。

さらに、抗がん剤によって体の抵抗力が弱ったときに口内炎があると、菌が全身に感染して命を脅かす危険な状態（敗血症）になるリスクが、口内炎のない場合と比較して4倍も高いことが分かっています。

口内炎は程度によってグレード別に分類されています（表1）。グレード1や2の場合、何とか食事が可能ですが、グレード3（重症）になると食事が摂れなくなるため、入院治療が必要になります。

抗がん剤治療を受ける前から、専門的口腔ケアを開始して継続すれば、口の中に起るこれらの合併症が重症化するのを予防することができます。

放射線治療の場合

特に頭頸部の放射線治療を受けると、口の粘膜や唾液腺、さらに顎骨が障害を受けて、口内炎、口腔乾燥、虫歯の多発、顎骨の骨髄炎などが起こりやすくなります。

頭頸部がんの29～66％に重症（グレード3以上）の口内炎が発症し、頭頸部の放射線治療で口内炎が発症すると体重が約5％減少し、16％の人が入院治療を要し、11％の人が治療の中断を余儀なくされるともいわれています。

従って、放射線治療の前から専門的口腔ケアを受けて、治療中も継続し、口の中のトラブルを最小限にすることが大切です。

なお、放射線によって一度ダメージを受けた顎骨は回復が難しく、歯を抜いた後で骨髄炎を発症するリスクが放射線治療後も長く続きますので、状態の悪い歯はできるだけ放射線治療の前に処置（あるいは抜歯）しておくのが安全です。

かかりつけ歯科との連携

県立広島病院は、２００８年から全国に先駆けて、広島県歯科医師会と協力して口腔ケアの連携システムを構築してきました。現在、広島県内に８２０人の認定協力歯科医がいて、がん治療に関連した専門的口腔ケアを受けることができます（当院のホームページをご覧ください）。

外来通院中はかかりつけ歯科（認定協力歯科）で専門的口腔ケアを受け、入院中は院内の歯科で受けることも可能です。


さあ、みなさん、がんの治療が始まる前には、歯科でお口の中を徹底的にクリーニングしてもらい、手術後の合併症や口の中のトラブルを最小限に抑えましょう。そして治療中も定期的に専門的口腔ケアを受けましょう。また、このことを周りの人にもぜひ教えてあげてください。

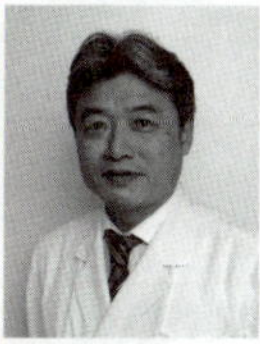

臨床腫瘍科
主任部長
篠崎勝則《しのざきかつのり》

化学療法

安心、満足して受けてもらうためのエッセンス

がんと診断され、がんの治療を始めるということは、患者さんだけでなくその家族にとって大きな苦難といえるでしょう。それを乗り越えるためには、まずはがん告知を受け入れる必要があります。

がん告知を受け入れるとは、どうしてこんなことになったのだろうと、いつまでも悩んでいるのではなく、これからの治療に積極的に参加することです。積極的に治療に参加するためには、化学療法ではその目的を理解し、抗がん剤の副作用を理解し、副作用に的確に対応できる知識も必要になります。当院では、医師、薬剤師、看護師たちがチーム一丸となり支援しています。一緒に頑張りましょう。必ず苦難を乗り越えられるはずです。そして満足のできる結果、いい結果が訪れるでしょう。

満足できる結果とは、がんに対する治療効果だけでなく、毎日の生活の中にもなければなりません。あのときにこうしておけばよかったのにと、後悔しないことでもあります。本項では、「がん診療連携拠点病院」である当院の臨床腫瘍科を紹介し、安心して、満足して外来化学療法を受けていただくための、重要なポイントを説明します。

「がん診療連携拠点病院」とは？

県立広島病院は、都道府県の推薦をもとに厚生労働大臣により２００６年にがん診療連携拠点病院に指定されました。「質の高いがん医療」を提供するために、①手術、放射線療法および化学療法を効果的に組み合わせた、集学

［図1］がん診療連携拠点病院の体制

がん診療連携拠点病院
県立広島病院

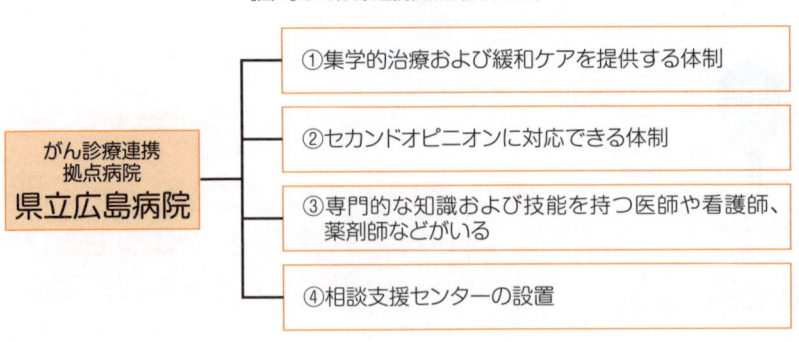

- ①集学的治療および緩和ケアを提供する体制
- ②セカンドオピニオンに対応できる体制
- ③専門的な知識および技能を持つ医師や看護師、薬剤師などがいる
- ④相談支援センターの設置

的治療および緩和ケアを提供する体制 ②セカンドオピニオンに対応できる体制 ③専門的な知識および技能を持つ医師や看護師、薬剤師などがいる ④相談支援センターの設置——などが整っています（図1）。

「臨床腫瘍科」って、どんなことをするの？

内科や外科という名前はご存じですが、この「臨床腫瘍科」という名前は聞き慣れない人が多いと思います。臨床腫瘍科は、あらゆる固形がん（白血病などの血液のがんを除くすべてのがん）を対象とした化学療法を専門とする診療科として06年7月に新設されました。

モットーは「最新の抗がん剤治療を安心・安全・安楽に患者さんに提供する」です。ほとんどの抗がん剤治療をその初回から入院せずに外来で開始しています。

そのために、抗がん剤治療により起こりうる副作用などについて、外来で医師、薬剤師や看護師など専門のスタッフが十分に説明・指導し、対処法を理解していただきます。電話での相談にも対応しています（電話サポート）。

一方、入院が必要な場合には臨床腫瘍科の病棟に入院してもらいます。開設当初から外来化学療法を提供していますが、安全に化学療法が提供されています。また、患者さんからも「入院しないで済むので、続けられます」との多くの声が寄せられています。

初期から緩和ケアの提供が必要な場合には、外来抗がん剤治療と並行して

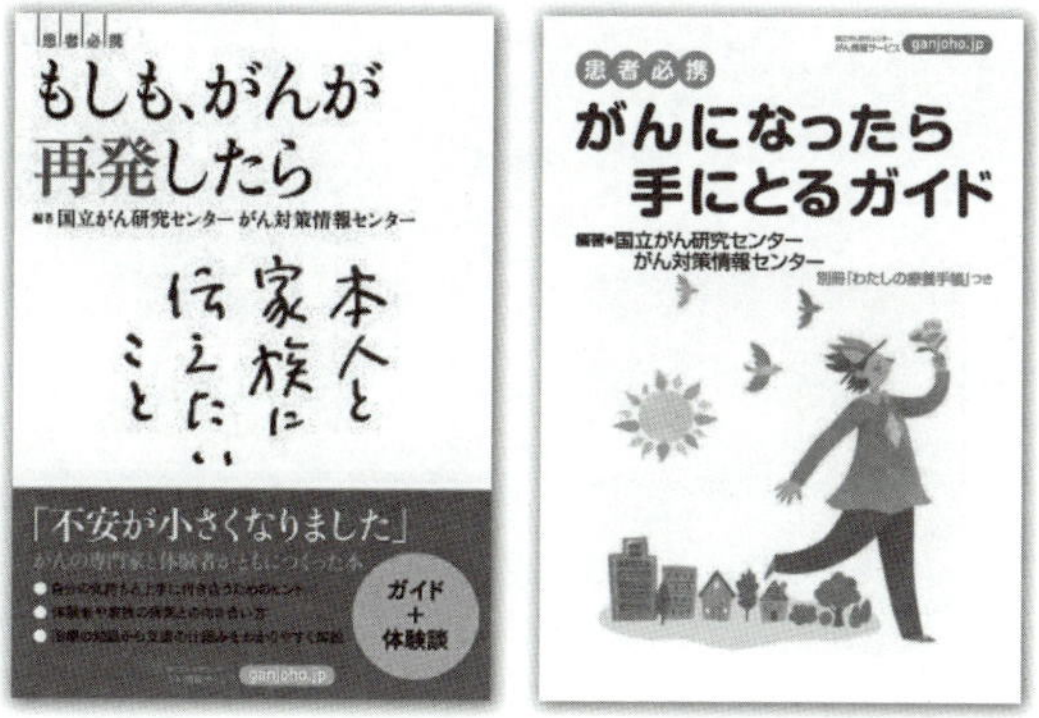

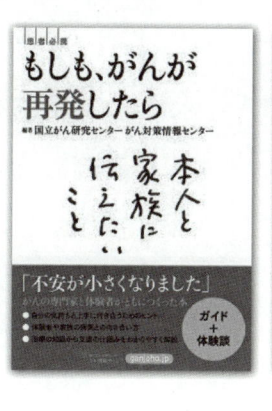

［図2］独立行政法人国立がん研究センターがん対策情報センター制作の書籍（学研メディカル秀潤社〈右〉、英治出版）

緩和ケアチームに所属する、緩和ケア認定看護師などによる支援も提供しています。また、最適な在宅療養を送ってもらうため、がん相談室（地域連携科）を介して住まいの近くの医療者（病院、診療所、訪問看護ステーションなど）と連携して在宅ケアの質の向上にも取り組んでいます。

苦難を乗り越えるためのヒント

がんとの向き合い方は、人それぞれです。誰かに相談したり、正しい情報を得たりして、自分らしい向き合い方を見つけることが大切です。

がん診療連携拠点病院では、相談支援センターのような部署が設置されています。当院ではがん相談室が該当し、さまざまな相談に無料で応じます。

療養生活での不安や悩みへの対応や、がん医療のことなど、がん患者・家族に活用していただきたい情報を、患者・家族の視点で取りまとめた「患者必携」が、独立行政法人国立がん研究センターがん対策情報センターにより作製されました。また、「もしも、がんが再発したら」も作製されています（図2）。

これらの本には、がん再発の不安への対処法、再発に直面したときの支えとなる情報が掲載され、「希望を持って生きる」助けとなりたいという願いが込められています。書店で購入できますが、同センターのホームページ（http://ganjoho.jp/hikkei/index.html）でも無料で入手できます。

このホームページでは、患者さんの手記も掲載されています（http://

ganjoho.jp/hikkei/note/index.html)。一人で悩むより、同じ病気で治療をされる、あるいはされた人との会話や体験談なども大きな助けになるでしょう。

セカンドオピニオンとは、患者さんが納得のいく治療法を選択できるように、病気の診断や病状の確認、またその治療法などについて、現在治療を受けている担当医とは別に、違う医療機関の医師に「第2の意見」を求めることです。

こうしたことで病状の理解が深まり、納得して治療を受けるために役立つこともあります。

抗がん剤治療の専門家とは？

日本では長年、外科偏重の傾向があり、抗がん剤治療の専門医の育成が遅れていて、不十分な知識で外科医が行っている例も少なくないようです。

がん化学療法に専門的に携わる医療者の資格として、医師では日本臨床腫瘍学会の認定する「がん薬物療法専門医」があります。13年2月時点で全国に７１１人のがん薬物療法専門医がいます。当科には3人のがん薬物療法専門医が勤務します。

看護師では「がん看護専門看護師」や「がん化学療法看護認定看護師」，薬剤師では「がん専門薬剤師」や「がん薬物療法認定薬剤師」などの専門資格があります。2人のがん化学療法看護認定看護師が勤務しています（13年2月現在）。

[図3]がんの三大治療

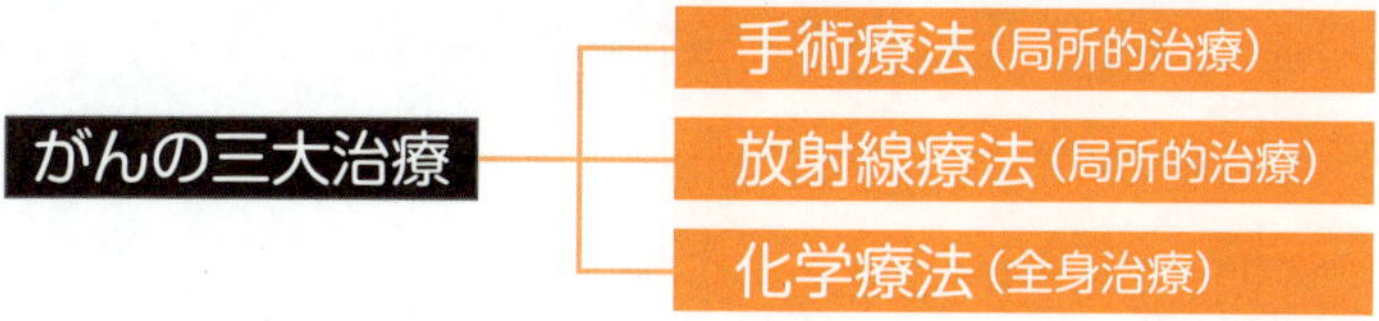

化学療法とは何？

化学療法とは、全身へ広がる可能性のあるがん細胞や既にほかの場所へ転移していたり、全身に広がっていると考えられたりするがん細胞を死滅させる、あるいはがんの成長を遅らせるために、全身へ抗がん剤を行きわたらせて、治療するものです。

化学療法は、手術、放射線治療と並ぶがんの3大治療の一つです（図3）。手術療法や放射線療法が、がんに対して局所的な治療であるのに比べて、化学療法ではより広い範囲に治療の効果が及ぶこと（全身治療）が期待できます。

近年は優れた抗がん剤が次々に開発され、〝抗がん剤は効かない〟という「がん医療の常識」が大きく変わりました。

抗がん剤は副作用が強いと敬遠されがちでしたが、副作用の代表とされる悪心《おしん》や嘔吐《おうと》も、新薬の登場で大きく軽減されるようになりました。患者さんの苦痛やリスクを軽減し、治療が受けられるようになっているのです。

用いる抗がん剤は、がんの種類、進行度（病期）、治療歴などにより異なります。化学療法では、1種類の抗がん剤の場合や、2～3種類を一緒に使うこと（多剤併用療法）もあります。

特定の抗がん剤を使い続けると、がんが攻撃をかわす術を身につけ、薬が効かなくなる（抗がん剤に対する耐性）という問題があります。また、一つのがんでも実は性格や性質が多様ながん細胞の集合体です。多剤併用療法では、がんが耐性を獲得しにくく、また作用機序の異なる複数の抗がん剤により高い効果が期待できることもあります。

化学療法の目的

化学療法の目的は、がんの種類や病期により、また手術や放射線療法といった治療法との組み合わせによっても異なります。

❶根治を目指した化学療法

がんの進行に伴い、リンパ節に転移したり（リンパ節転移）、血液の流れに乗って肝臓や肺といった臓器に転移したり（血行性転移）します。がんが局所にしかない（リンパ節転移のないⅠ期やⅡ期のがん）場合は、手術で治癒が目指せます。

しかし、手術後にリンパ節などへの転移が分かった場合には、術後に化学療法が必要なこともあります。既に目で見えないがん細胞が、血液やリンパ液によって全身に運ばれている可能性があるからです。

これは「微小転移」といわれ、数か月から数年かけてＣＴスキャンや超音波検査などの画像検査で見えるくらいの大きさまで成長し、初めて「再発」と診断されます（図４）。

１㎝程度の大きさのがんは、一般に10億個のがん細胞からできているといわれています。１個のがんが残っているかどうかは、現在の医学では分かりません。そのために、術後に根治を目指して化学療法を行うのです。

［図4］がん細胞の成長と時間

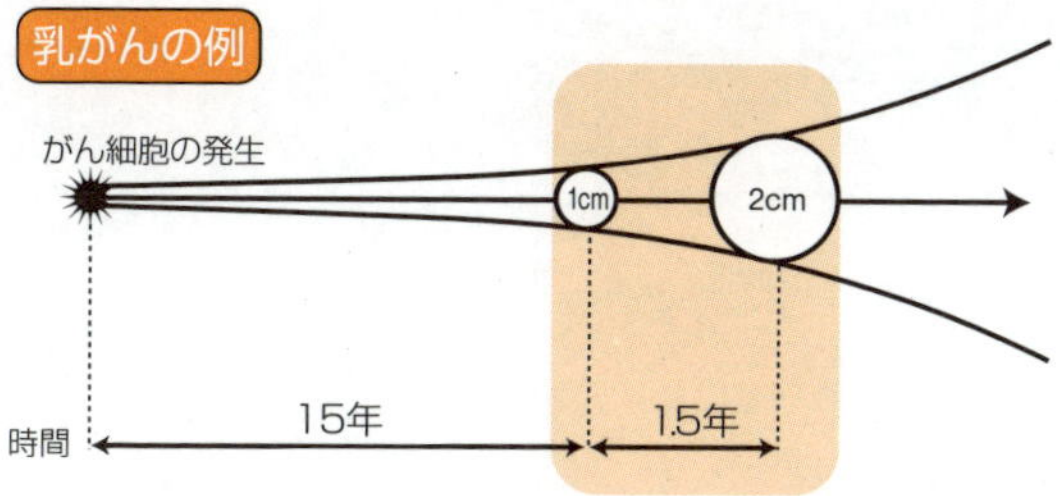

例えば、乳がんでは、がん細胞が1cmになるのに、15年以上かかりますが、1cmのがんが2cmになるのには2年もかかりません。

これを術後補助化学療法といい、がんの種類により相違はありますが、原則6か月間実施します。乳がんなどでは、手術前に行うこともあります（術前化学療法）。

❷根治を目指した化学放射線療法

頭頸部がん（顔面頭蓋から頸部にかけての部位にできたがん）、肺がん、食道がん、子宮頸がんなどは、化学療法と放射線療法を併用することで、手術をせず根治が目指せることもあります。

❸延命や症状緩和を目指した化学療法

がんが局所にとどまらず、全身に散らばった（血行性転移がある）状況は、一般に4期といわれ、手術をして完全にがんを取りきることは不可能です。乳がんでは、無治療では1cmのがんが2cmになるのに2年もかからないといわれています（図4）。

がんを小さくしてがんによる症状を軽減させたり、がんの増殖を遅らせて大きくならないようにするには、化学療法が必要です。化学療法のみでは根治を得ることは困難なことが多く、延命を目的とした化学療法といえます。そのため、副作用を極力抑えて、生活の質（QOL）を損なわないようにすることも大切です。

患者さんのライフスタイルに合わせた外来化学療法

以前は入院で行われてきた点滴による化学療法ですが、近年では投与方法の改善や吐き気や発熱といった副作用に対する予防薬の使用やその対策が標準化され、外来通院でも安全にできるようになりました。

さらに、がんの種類によっては内服する抗がん剤も多く登場しています。外来での点滴治療時間に制限のある患者さんなど、ライフスタイルにあった治療法が選択できる場合もあります。担当医と相談しましょう。

患者さんと一緒に取り組む「つらい」と感じない抗がん剤治療

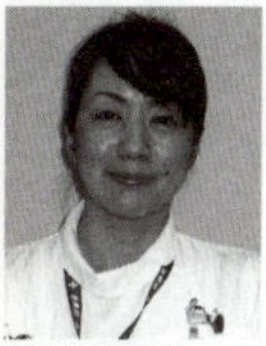

臨床腫瘍科・がん化学療法看護認定看護師
木下《きのした》真《ま》由《ゆ》美《み》

抗がん剤治療って、つらい？

抗がん剤治療には、どのような印象を持っていますか？「つらい」「こわい」といったイメージをもっている方も多いと思います。それは、これまで見たテレビドラマの主人公や知り合いが、吐き気に苦しんでいる印象が強いためだと思います。

たしかに、抗がん剤治療は残念ながら何らかの副作用が生じます。しかし最近は、効果が高く副作用が少ない抗がん剤や、副作用を軽くする薬（支持療法といいます）の進歩により、患者さんの苦痛は以前に比べるとずいぶん軽くなっています。また、治療を受ける患者さんや家族を支える医療体制が、ぐんと手厚くなっています。私たちも、患者さんの副作用をできるだけ少なくし、患者さんができるだけ「つらい」と感じられないよう日々努力しています。

その取り組みをお話しします。

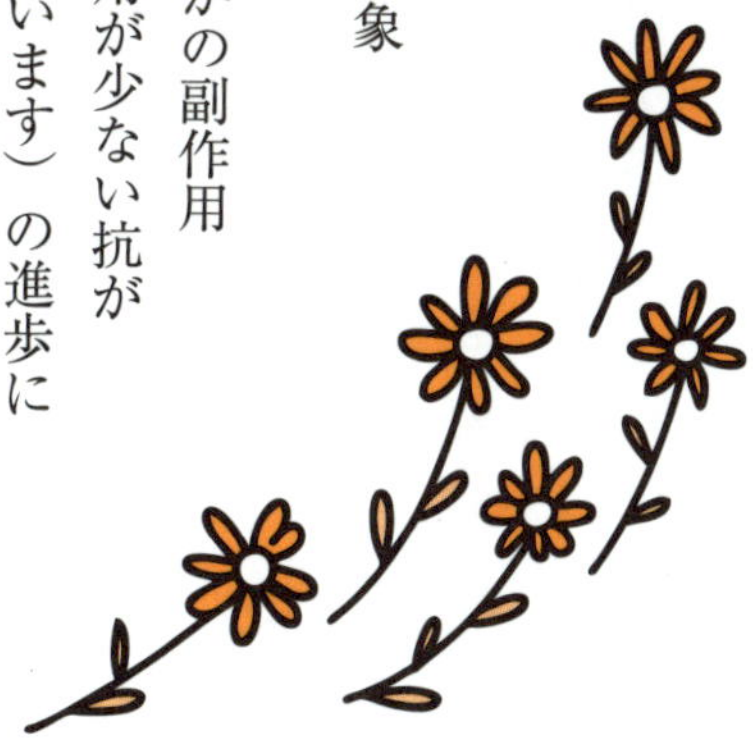

抗がん剤の外来治療が増えている理由は？

副作用がある薬なのに意外！と思われるかもしれませんが、最近は、ほとんどの病院で、抗がん剤治療を外来で行っています。当院でも、多くの治療を外来で行っています。

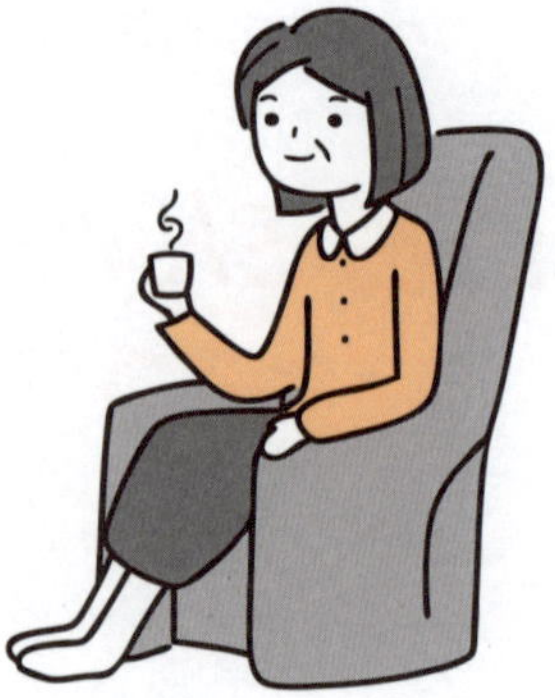

その理由は、抗がん剤の進歩、副作用を抑える薬の進歩が大きく関与しています。また、住み慣れた自宅で過ごし、いつも通りの生活を送りながら治療を受けた方が、患者さんや家族にとって安心でき、生活の質（ＱＯＬ）が保たれると考えられているからです。

外来治療を続けるうえで、日常生活に手助けが必要となる場合や、患者さんや家族だけでは対処が難しい症状が出る場合があります。その際は、介護保険の利用、在宅医療の導入などの方法があります。

病院スタッフと地域医療スタッフである医師、ケアマネージャー、訪問看護師などが連携し、一緒に患者さんや家族のサポートを行うのです。

このように地域医療のサポートも加わることで、患者さんは安心して外来での治療の継続ができます。

重要なのは、抗がん剤の副作用を理解すること

抗がん剤が進歩したとはいえ、抗がん剤には何らかの副作用が起こります。この副作用が、「つらい」と感じさせる張本人です。また、副作用が強く出た場合、抗がん剤治療の継続が困難となり、治療による効果を得る前に中止せざるを得なくなることがあります。

抗がん剤の種類により、起こりやすい副作用は違います。それぞれいくつかの代表的な副作用があります。しかし、一人の患者さんにすべてが起こることはなく、また程度は人により違います。

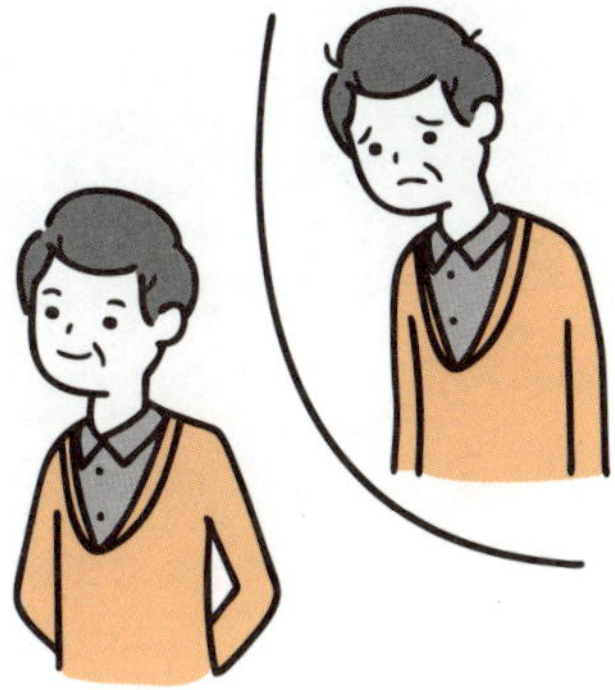

副作用が自分に起こらないかもと考えれば、説明は聞きたくない方もいらっしゃるでしょう。しかし、起こる可能性がある副作用をあらかじめ知っておくのと知らないのとでは、本当に副作用が起こったときの「心構え」が違ってきます。

では、どうして心構えが必要なのでしょうか？ 病院に入院すると、「すべて医療者にお任せ」となりますが、外来治療では違います。患者さん自身そして家族にも、治療のこと、副作用のこと、その予防・対処方法について、よく理解してもらうことが極めて重要です。

それらを理解しておくことで、自宅で副作用が起こったときにできるだけ慌てず、適切に対処してもらえることを理想としています。

この点が、入院で行う抗がん剤治療との大きな違いなのです。

自宅で副作用にどう対処するか

外来で治療を受けると、自宅で過ごしている間に副作用が起こります。「どうすればいいの？」「うまく対処できるだろうか？」と不安を感じる方も多いと思います。実際、当科で治療を受ける患者さんも、はじめはみなさん不安を感じられます。

しかし、次第にご自身の副作用パターンが分かり、対処方法を試し、どの方法が自分に有効か分かってきます。そうして、自宅で副作用に対処することに自信がつき、そのうち「入院せず、外来のままがよい」と希望する方がほとんどです。

外来で治療が始まる際、医師や看護師、薬剤師からそれぞれ説明があります。抗がん剤のこと、副作用を抑える薬のこと、生活のこと、病院での支援体制など、かなりたくさんの説明をします。治療初期に必要な説明を厳選して行っていますが、一度説明を聞いただけで理解できるはずはありません。

そこで、その後も患者さんに合わせ、必要な説明を繰り返していきます。

主な副作用への対処方法

当科では、「発熱」「吐き気」「下痢」など、薬剤により起こる可能性が高い副作用ごとに、あらかじめ対処用の薬を頓服薬として処方しています。それは、自宅で副作用が出たとき、患者さん自身に最初の対処をしてもらう必要があるからです。

この方法で病院を受診せずに症状を抑え、そのまま自宅で過ごしてもらいます。対処に困ったときには、病院に電話で相談する支援体制も整えています。

患者さんが強い苦痛を感じられる副作用の代表に「脱毛」があります。抗がん剤による脱毛は、治療が終われば再び生えてきます。治療が始まり再び生えてくるまでの間は、ウィッグ（かつら）、帽子、スカーフなどを使ったおしゃれを工夫してみてください。

がんと闘うときは、不安や気持ちの落ち込みが起こりやすくなります。そのうえ脱毛が加わると、出かけることや人と会うことをおっくうと感じ、引

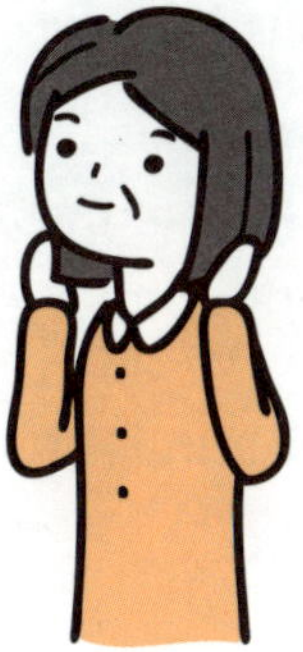

きこもりがちとなり、ますます気分が落ち込みやすくなります。その対処として、治療中もぜひ、おしゃれを楽しんでいただきたいのです。

また、最近使われ始めた抗がん剤に多い副作用に、「皮膚障害」があります。薬剤や時期により特徴がありますが、手足の皮膚が薄く弱くなる、ニキビのような発疹が出てくる、皮膚の乾燥が強くなるなどさまざまです。いずれにしろ、患者さんにとって外観を損なう副作用であり、気持ちが滅入ってしまいます。

この皮膚障害は、石鹸の泡立て方、体の洗い方、日焼け防止の工夫、保湿の徹底などで症状を軽くすることができます。

そのため、治療開始時にポイントをまとめたＤＶＤを患者さんに観てもらい、看護師が患者さんと一緒に石鹸を泡立て、方法を助言しています。

病院とつながる「安心」

これまで、看護師から電話で体調を尋ねられた経験がある方は数少ないのではないでしょうか。当科では、外来で治療を受けた後の患者さんに対して、積極的に看護師から電話をかけています。

電話をかけるのは、初めての治療後、薬が変更された後などです。治療数日後、看護師が患者さんに電話をかけ、体調を聞いています。

このときに副作用が起こっていれば、病院で説明した対処方法を一緒に振り返り、場合によりもう一度説明します。患者さんは「実際に副作用が起こっ

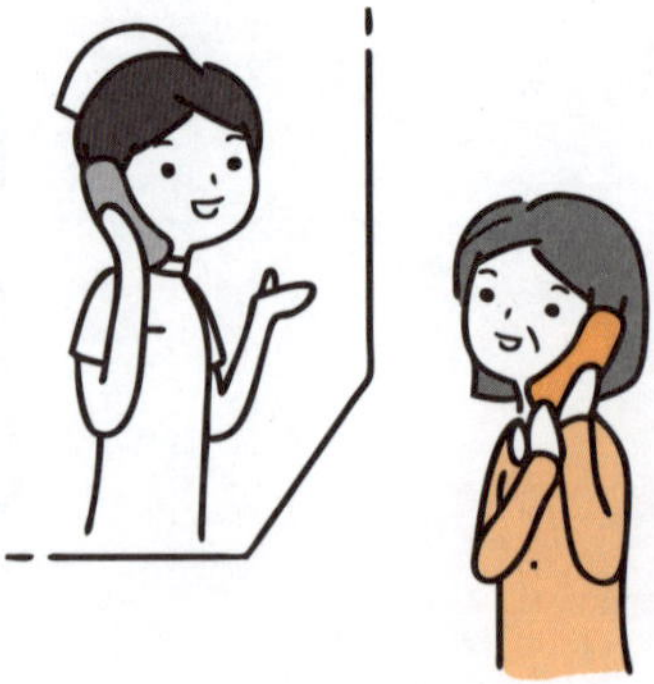

ているときに対処方法を聞くと分かりやすい」とおっしゃいます。

しかし、看護師が電話したタイミングに合わせて、副作用が起こるわけではありません。副作用の対処に困ったときには、患者さんや家族から電話で相談してもらう仕組みをつくっています。まさに副作用が起こっている状況で対処方法を聞くことができるため、理解しやすくなります。

そして、早速実行に移し、その方法が自分に合うかどうか評価できます。

このように、患者さんは自宅で過ごしながらも医療者の支援を受けられます。そして自分に合った対処方法を医療者と相談しながら、または自分自身で見つけることで、治療に取り組む自信がついていくのです。

余談ですが、電話での相談内容は、副作用だけにとどまりません。家庭のこと、在宅医療支援のこと、病気への不安などさまざまです。こういった副作用以外の相談も受けることで、患者さんと看護師とのコミュニケーションが深まり、つながりが強まっています。

チーム医療とは

チーム医療という言葉を聞かれたことはありますか? 最近のがん医療は、チーム医療なくして成り立ちません。がん患者さんへの治療方法は多岐にわたり、また患者さんや家族は、さまざまな不安を抱えています。

そのため、関係がある複数科の医師を中心に、薬剤師、管理栄養士、地域医療スタッフ、看護師など多職種が、どうすれば患者さんにとって一番良い

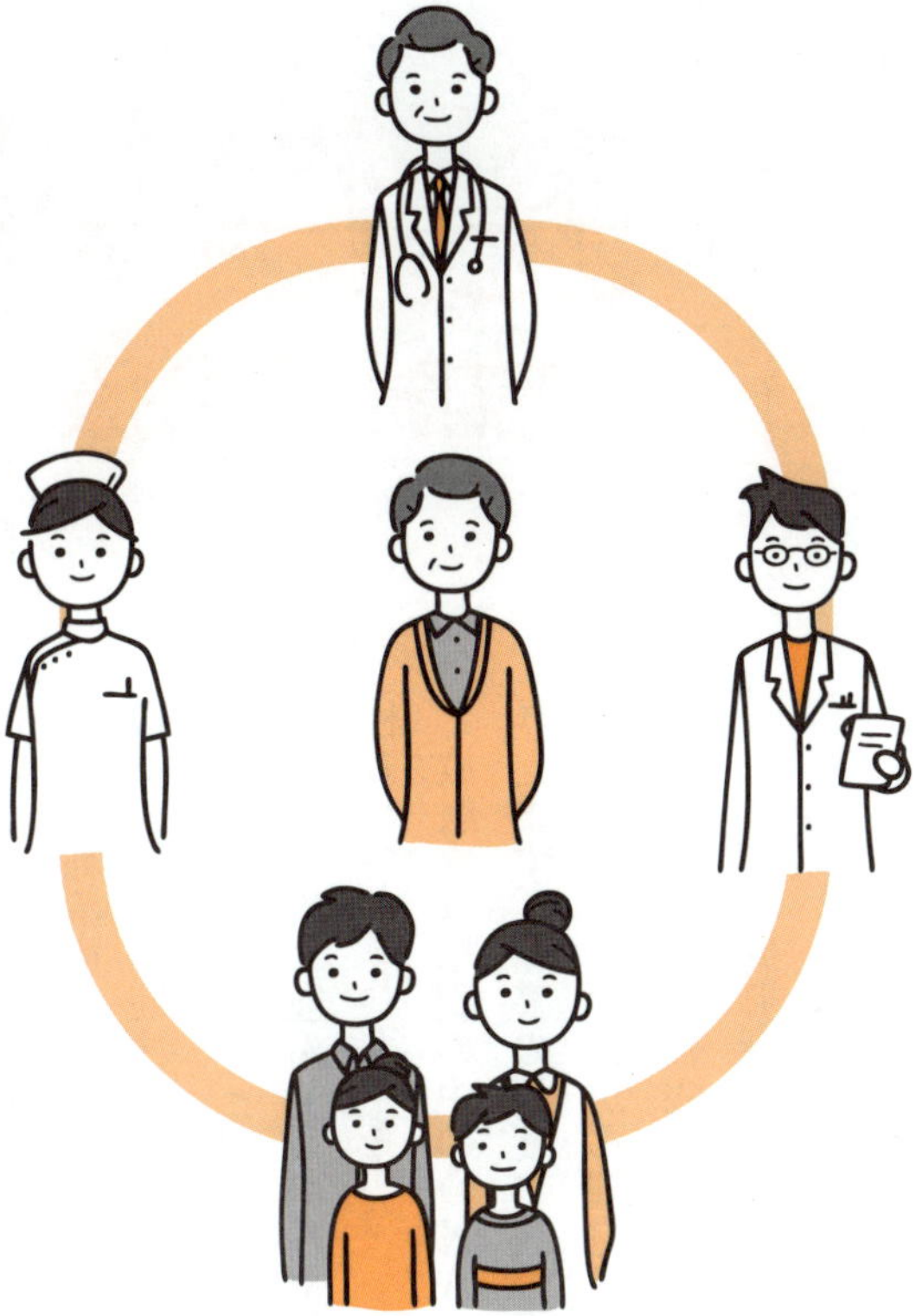

かを話し合い、治療や看護について決めています。そうすることで、それぞれの職種の専門性を活かした支援の提供を目指しています。

そして実は、患者さんや家族もチーム医療の一員です。抗がん剤治療を受ける過程では、数多くの選択をしてもらいます。そのとき、医療者に任せきりにするのではなく、患者さんが自分の価値観、気持ち、生活に合わせて選択できるよう、サポートをするのが医療者です。

治療の中心は、患者さんです。患者さんに、治療についてある程度理解してもらい、生活や気持ちに合った治療を受けてもらいたいと考えています。

そうすることで初めて、患者さんが満足できる治療が実現するのです。

そのためには、私たち医療者をしっかり利用してください。治療への質問、困っている副作用、気持ちの揺らぎ、医療費の問題など、病気や抗がん剤治療に関することについて、私たちに遠慮なく話してください。

患者さんや家族と一緒に話し、少しでも治療の役に立てたらと考えています。

ここまで治る放射線治療

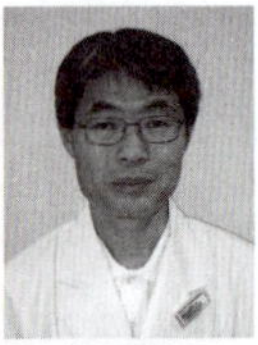

放射線治療科
主任部長
和《わ》田《だ》崎《さき》晃《こう》一《いち》

放射線で、どうしてがんが治るの？

放射線治療は、がんが存在する病巣部に放射線を照射して、がん細胞を死滅させる治療です（写真1）。手術、抗がん剤治療と並んで、がん治療の3本柱の一つとされています。

放射線は細胞の中のＤＮＡに障害を与えます。障害の程度が強い場合、細胞は死滅します。がん細胞は正常細胞に比べて放射線に弱く、正常細胞より少ない量の放射線で死滅します。

適切な量の放射線を使用することで、正常細胞に大きな影響を与えずに、がん細胞のみを死滅させることが可能になります。

また、放射線を何回かに分けて照射した場合、正常細胞では途中でＤＮＡの障害が修復されますが、がん細胞はＤＮＡの修復能力が弱いため、放射線治療では放射線を分割して照射することが通常です。

放射線治療の特徴として、がんが存在する臓器の形態や機能を残したまま治療できることが挙げられます。

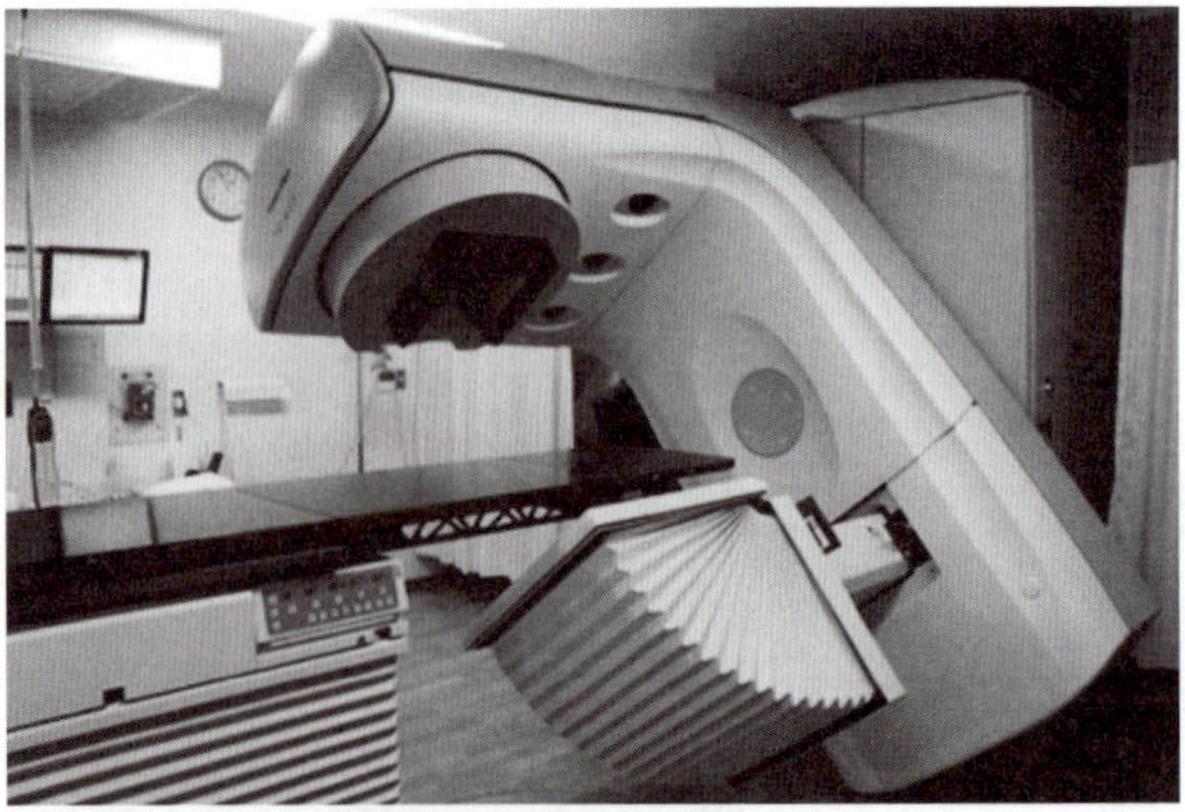

[写真1]リニアック（放射線治療に用いる装置）

［写真2］治療例1

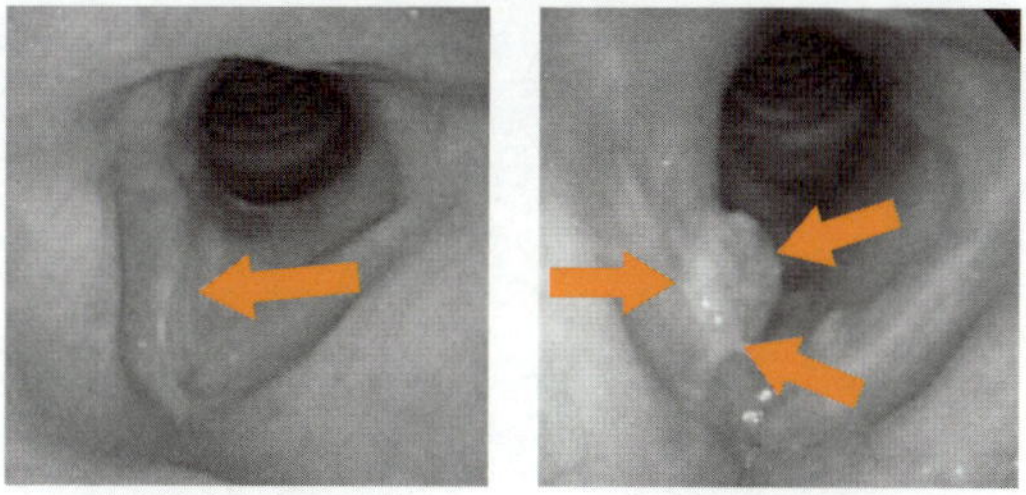

〈放射線治療後の写真〉
がんは消失し声帯は温存

〈治療前の内視鏡写真〉
声帯に発生した喉頭がん

どんながんでも、放射線治療が効きますか？

放射線治療はさまざまながんの治療に用いられますが、放射線がよく効くがんと効きにくいがんがあります。

放射線治療が有効かどうかは、がん細胞の種類のほかに、病変の大きさや範囲、病変の存在する部位やほかの治療法との比較など、いろいろな要素が関係します。

放射線治療の有効性が高いがんは、頭頸部がん（口腔がん、咽頭がん、喉頭がんなど）、食道がん、肺がん、前立腺がん、子宮頸がんなどです（写真2）。特に頭頸部がんでは、がんの存在する臓器を温存できることが重要で、放射線治療が第一選択となることが多いのです。

食道がん、肺がんでは、手術を望まない場合や手術困難な場合の治療として非常に有効な治療法です。前立腺がんや子宮頸がんでは、放射線治療は手術に比べて、より少ない負担で同等の治療成績を出すことができます。

放射線治療を手術と併用し、術前治療や術後の再発予防に行うことも多く、乳がんでは、乳房温存手術後の再発予防に放射線治療を行うことが標準になっています。そのほかに脳腫瘍や肝臓がん、膵臓がん、直腸がん、悪性リンパ腫など種々の疾患にも放射線治療は有用です。

がんが離れた部位に転移している場合は、全身療法である化学療法が治療の中心になります。しかし、がんの病巣が多数ある場合でも、一部の病変が疼痛《とうつう》などの何らかの症状の原因となっているときは、その部位に放射線治療を行うことで症状を取ることができます。

特に、骨転移に伴う疼痛の緩和や、脳転移に伴う神経症状の緩和に、放射線治療は非常に有効とされています。

放射線治療の期間は？　入院は必要？

一般的には、月～金曜まで毎日1回ずつ治療をします。治療の回数は治療部位や病状によって異なり、全部で1～40回とさまざまです。25～30回程度の治療を行うことが多く、その場合の治療期間は5～6週間程度となります。毎回の治療で放射線が照射される時間は数分間で、準備の時間を合わせても10～15分程度で治療は終了します。放射線は全く感じないため、照射中や直後に何か症状が出ることはありません。

多くの場合は、外来通院で治療を受けることが可能です。当院では、放射線治療を受ける患者さんの過半数は、外来通院で治療を受けています。治療期間中の自宅での生活も、特別の制限はありません。仕事を続けながら放射線治療に通う患者さんもいます。抗がん剤を併用する場合や、病状そのほかの理由で通院が困難な場合は、入院治療をします。

放射線治療の副作用は？

放射線治療の副作用は、治療する部位や範囲、放射線の量によってまったく異なります。基本的に、治療部位に直接関連した症状のみ出ます。

［写真3］治療例2

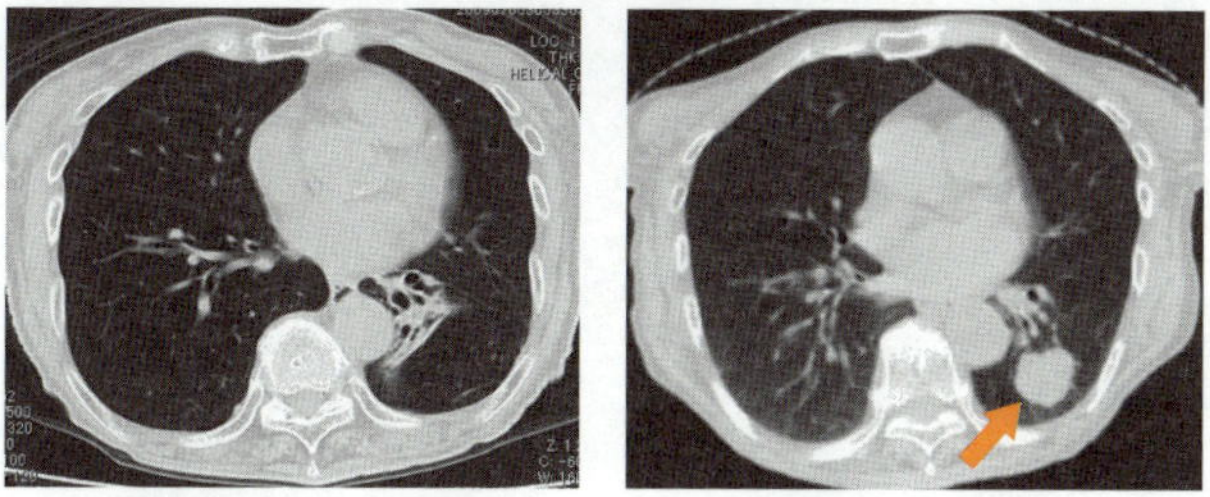

〈放射線治療後のCT写真〉
がんは消失、自覚的副作用はなかった

〈治療前のCT写真〉
85歳の女性の肺がん

頭部に放射線治療を行った場合には、脱毛が見られますが、ほかの部位の治療では脱毛は生じません。皮膚の変化も、放射線が直接当たる部位だけで、全身の皮膚への影響はありません。

病変が皮膚に近い場合には、皮膚の発赤や痒《かゆ》みが生じますが、そのほかの場合は皮膚の照射線量を少なくできるために、治療部位も皮膚に関連した副作用が出ることは稀《まれ》です。

吐き気や食欲低下は、消化管のある腹部や、吐き気に関連した神経のある頭部への放射線治療では、生じる可能性がありますが、ほかの部位の治療では認められません。治療範囲が狭い場合などでは副作用がまったく何もないこともしばしばです。

体力がなくても受けられますか？

手術や抗がん剤治療に比べて、全身への負担が少ないことが放射線治療の特徴です。体力のない方や内臓に病気のある方、高齢者でも、ほとんどの場合は放射線治療を受けることができます。

当院では、80歳以上の高齢者の多くが安全に放射線治療を受けています（写真3）。

進歩する放射線治療

近年、がんの病変部分に対して正確に放射線を照射し、周囲の正常組織の線量を低下させる技術が進歩しました。その結果、副作用を減少させるとともに、治療線量を増加することが可能となり、治療成績が向上しています。

進歩した治療方法として、３次元原体照射、強度変調放射線治療、画像誘導放射線治療、定位放射線治療、小線源治療などがあります。

３次元原体照射（３Ｄ‐ＣＲＴ）は、病変の形状に合わせた照射範囲で、多数の方向から放射線を照射します。照射される高線量の範囲が、３次元的に病変の形状に一致します。

強度変調放射線治療（ＩＭＲＴ）は、３次元原体照射を進化させたもので、照射範囲内の線量の強度を不均一にすることで、病変に線量を集中させるとともに、特定の部位の線量を低下させることが可能です。

画像誘導放射線治療（ＩＧＲＴ）は、照射中または照射直前に病変の位置を画像（透視、ＣＴ、超音波など）で確認し、治療位置を調節し、正確に治療する方法です。

定位放射線治療（ＳＲＴ）は、限局した病変に対して、非常に高精度に１回に大線量の放射線を照射する方法。脳および肺、肝臓の病変に対して行います。

小線源治療の特徴

小線源治療とは、放射線を出す小さな線源を病巣部に挿入し、内部から放射線を照射する方法で、放射線を病巣部に集中させる能力が最も強い治療法

［写真4］治療例3

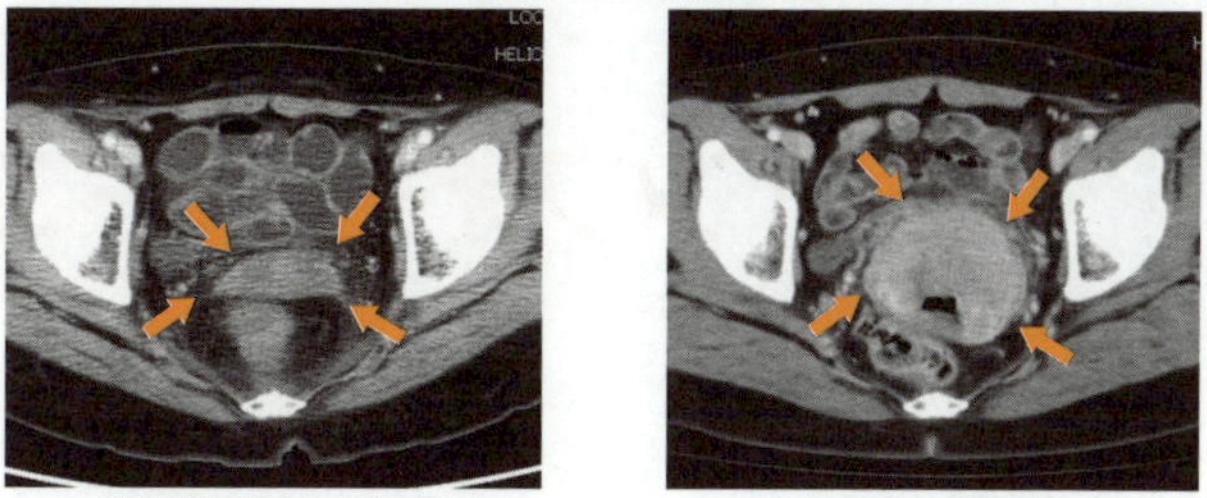

〈治療前のCT写真〉
子宮頸がん、大きさ約8cm

〈放射線治療後のCT写真〉
がんは消失し正常の子宮頸部の形状になっている

といえます。

主な対象疾患は前立腺がんと子宮頸がん。前立腺がんでは、直径1㎜、長さ5㎜の線源を前立腺内に永久に埋め込む方法で治療をします。埋め込みは麻酔をかけて行い、4日間程度の入院が必要です。

全身への負担が少ないことと、治療に要する日数が少ないことが特徴。通常の外部からの放射線治療に比べ、良好な成績が報告されています。

子宮頸がんでは、子宮内にチューブを挿入し、そのチューブをＲＡＬＳという装置に接続して治療をします（写真４）。ＲＡＬＳとは線源を自動的に出し入れする装置で、適切な位置に計算された時間だけ線源を停止させます。

治療には１時間程度を要します。外部からの放射線治療と小線源治療を組み合わせて行うことが子宮頸がんの標準的治療となっています。

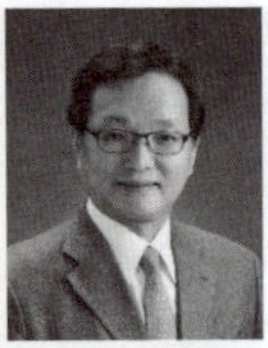

緩和ケア科
主任部長
本家《ほんけ》好文《よしふみ》

インフォームド・コンセントの上手な受け方

近年、がん医療の現場では、さまざまな変化が起こっています。病気を診断する技術は格段に進歩して、早期に発見できるがんも増えました。内視鏡を用いた手術など、患者さんへの負担が少ない治療法も広がっています。また、入院して行うのが当たり前だった放射線治療や抗がん剤治療は、外来で行われることが多くなりました。

手術を受けるにしても、抗がん剤治療や放射線治療を受ける場合でも、体に負担をかけずに行うことはできません。どの治療法にもメリットとデメリットがあり、リスクや副作用もあります。それでも自分の将来にとって、良い人生が送れることを信じて頑張って治療を受けています。

患者さんが自分の受ける医療を自分で決めようと思うと、まず病気の状態について正しい情報を持つことが必要です。そこで、患者さんが最善の意思決定をするために「インフォームド・コンセント」という考えが重要になります。

インフォームド・コンセントとは

インフォームド・コンセントは、一般的には「説明と同意」と訳されています。しかし「説明と同意」では、医師から説明することが先にあって、それに基づいて患者さんが同意するという構図がイメージされます。

それでは「がん告知」という言葉が用いられていた時代に、医師と患者さんの間にパターナリズム（父権主義）が存在して、上下関係ができる弊害が

［図1］医療専門職と患者とのパートナーシップ

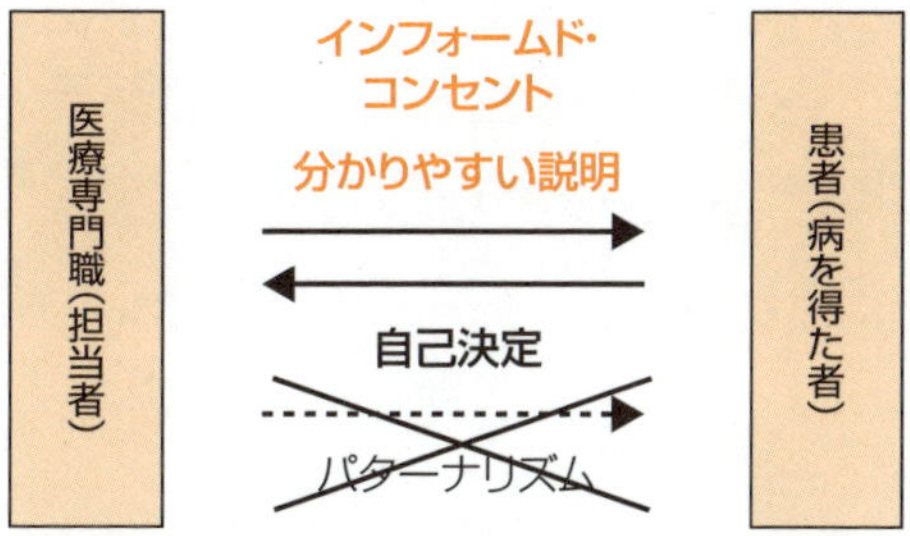

●基本は、「患者の知る権利」を十分に認めること
……十分に納得のいく医療が受けられること

［図2］医者と患者のパートナーシップ

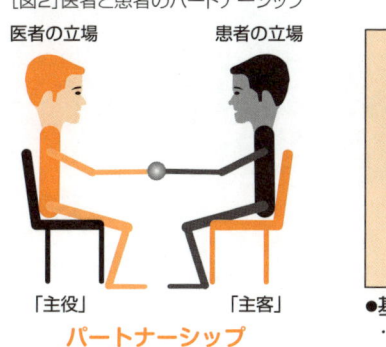

石川澄／インフォームド･コンセントの姿：医学概論、p24-39、篠原出版新社、2012より

あると指摘されていたのと同じことになってしまいます。

インフォームド・コンセントは、あくまでも患者さんが主体です。患者さんが自分の置かれた状況について十分な説明を受け、理解できているかどうかが大切です。そのうえで患者さんが納得して「自由に選択できる」ことが重要なポイントになります（図1）。

医師は病気や治療法についての専門的知識を持っています。一方患者さんには、どのように生きたいのかについて、一人ひとり考え方の違いがあり、それぞれの人生設計を持っています。

どうするのが最も良い選択かについては、医師と患者さんの両者が協力し合いながら決める必要があり、その経緯や医療のあり方のことを「インフォームド・コンセント」と言います。

高価な家や車を買うときには、何度も店に足を運び、詳しく説明を聞いて購入するはずです。ましてや自分の命に関する病気や治療法のことですから、しっかりと話し合ったうえで納得して医療を受けて当たり前です。決めるまでに時間がかかるかもしれません。

医療者には、そういうときにこそ患者さんの気持ちに寄り添い、患者さんの立場で一緒に考えることができるパートナーシップが必要です（図2）。

お任せ医療は、やめよう

私が医師になったころのがんは、「不治の病」と考えられていました。そのため、がんであることを患者さんに伝えるのは「死の宣告」であり、タブーとされてきました。また、痛みを取り除くための緩和医療に関心を持っていない医師もたくさんいました。

がんは痛み抜いて死を迎える「悲惨な病」というイメージができ上がってしまったのです。それも、本人に病名や病状を知らせなかった要因の一つでした。

また、「不治の病」と考えられていた時代には、がんを公表すると、社会的にあてにされなくなる可能性があるため、政治家、芸能人、皇室といった社会的影響の大きい立場の人たちは、病名を隠してきました。

当時の医療は良い意味でも悪い意味でも「お任せ医療」といわれ、医療の専門家によって治療方針が決められることが多かったのです。

医師のなかには、患者さんは病気については素人なのだから医者に任せておけば良いと公言する者もいましたし、患者さんたちも「よく分からないのでお任せします」と言って、医師に委ねる傾向もありました。

最近では治療法の選択肢が増えたことや、知る権利、緩和医療の進歩など、さまざまな社会情勢の変化もあって、自分の受ける医療を自分で決めたいと考える人が増えてきました。

今や、がんと伝えることは、がん医療においても普通のことになりました。伝えるだけでなく、どういう医療を受けるのか、どこで療養するのかなどについて決めていくためにも必要なことだといえます。

［表1］患者や家族からみた望ましい緩和ケア（多くの人が共通して大切にしていること）

「痛くないようにしたい」	苦痛がない
「家にいるのが一番」	望んだ場所で過ごす
「明日は少し良くなっていると思いたい」	希望や楽しみがある
「先生と良く話し合って決めたい」	医師や看護師を信頼できる
「家族も元気でいて欲しい」	負担にならない
「子供と一緒にいたい」	家族や友人と良い関係でいる
「自分のことは自分でしたい」	自立している
「人に気兼ねしないで過ごしたい」	落ち着いた環境で過ごす
「物や子供扱いしないで欲しい」	人として大切にされる
「悔いを残したくない」	人生を全うしたと感じる

Miyashita M／Ann.Oncol. 18:1090-1097.2007より

緩和ケアでＱＯＬ（生活の質）を改善

近年、がんの治療方法だけでなく、苦痛をとるための緩和医療も進歩しています。がんの痛みをとるためには、モルヒネなどの医療用麻薬を適切に使用する必要があります。医療用麻薬を用いる場合にも、効果や副作用について十分な説明を受けて、納得して使用することが大切です。

患者さんの心身のつらさを和らげてＱＯＬを改善させる「緩和ケア」も、少しずつ理解されるようになりました。苦痛を取るだけでなく、自分の置かれた状況について十分な情報があることは、ＱＯＬに大きな影響を及ぼします。たとえ悪い情報であっても、長い目で見るとＱＯＬが安定するとも考えられています。

ただ、思いやりのない医師による一方的な病状の説明は、つらい事実の宣告だけに終わってしまう可能性もあります。メスの使い方を知らない医師がメスを使ったり、術後管理の方法を知らずに手術を行ったりするのと同じことになってしまいます。

元気なときに話し合っておく

多くの人が大切にしたいと考えている緩和ケアの内容を、「表1」に示しています。大切にしたいと考えていることは、一人ひとり違いますが、どれも患者さん自身が自分の病状を知っていないと実現できないことばかりです。

病名や病状をきちんと伝えることは医療の基本ですし、多くの患者さんたちは、たとえつらい病状であっても医療者や家族と真実を共有し、信頼関係のなかで過ごしたいと願っています。

患者さんたちの中には、こんなことを聞いたら、担当医が気分を悪くするのではないだろうか、嫌われるのではないだろうか、場合によってはいじめられるのではないだろうか、看護師が来てくれなくならないかと、気を配って尋ねることを我慢していることがあります。

そんなときには、医療者から「何か気がかりなことはありませんか」と声をかけていくことも必要でしょう。

がんは決して珍しい病気ではありません。日本人が一生のうちにがんを体験する確率は約50％といわれていますし、日本人の死因の約3割ががんという時代です。

がんになったときには、きちんと伝えてほしいのか、伝えないでほしいのか。万一治すことができなくなったときには、どういう医療を受けて、どこで最期を迎えたいのかなどについて、元気なときに夫婦や親子のあいだで話し合っておくことは、とても大切なことだと思います。

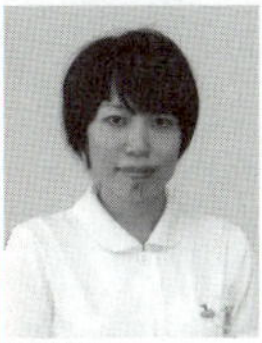

看護部
緩和ケア認定看護師
原《はら》垣《ごう》内《ち》里《り》奈《な》

がんになったら緩和ケア

あなた自身の、そして大切な人のために

がんと向き合いながら、生活するということ

近年、2人に1人が、がんになるといわれる時代になりましたが、がん医療も進歩し、早期発見で治る人も増えています。しかし、それでもがんは、多くの人に命の期限を考えさせる病気であることは変わりません。

私は、がん患者さんとその家族のサポートをする〝緩和ケアチーム〟を担当しています。毎日いろいろな相談を受けていますが、がんはもちろん病気になることは、人生の中で大きな出来事だと感じています。がんになると、仕事・家事・子育て・介護・人間関係など生活の中でいろいろな変化が起こります。人生設計の見直しが必要となることもあるでしょう。

「まさか自分が……」「はじめてのことばかりで、どうしたらいいのか分からない」と気持ちの整理がつかないままで、治療と生活を両立していくのはとても大変なことです。

そんなときにあなたと家族を支える医療が「緩和ケア」です。

緩和ケアチームへの相談

ある50代の女性の患者さんです。1週間前から、みぞおちに、しくしくと痛みを感じるようになりました。食欲も落ち、体重も減ってきたため、近くの病院を受診しました。

詳しい検査の結果、胃がんが見つかり、手術をすることになりました。動くと痛みが強くなるため、痛み止めを処方してもらいましたが、夜も痛みであまり眠れません。だんだんと家事をするのもしんどくなり、医師と相談し入院することになりました。

「がんが大きくなって痛みが強くなっているのかも……」。一番の心配は、痛みのことです。さらに、手術や今後のことを考えると、不安で頭がいっぱいになります。医師から「今の薬が効いてないので、もう少し強い薬に変えましょう」と言われ、とっさに「麻薬じゃないですよね？」と聞き返しました。

少し前に友人が乳がんになり、医療用麻薬を使って、痛みは楽になったけれど、吐き気がひどくて、やめたと話していました。「中毒になったり、幻覚もあると聞いたことがあるし、絶対に使いたくない」と思い、勇気を出して「麻薬以外の薬はありませんか？」と切り出しました。医師は「痛みの強さから医療用麻薬が必要と考えます。抵抗があるのなら、ほかの薬を試してみましょう」と、医療用麻薬ではない痛み止めが追加になりました。

しかし、痛みは取りきれません。「このままだと麻薬を使うことになるのかな……。でも、我慢するのもつらいし……。どうしよう……」。そして、緩和ケアチームに相談することになり、私が訪問しました。

訪問すると「痛みの相談ですよね？　緩和ケアチームって……そんなに病気が進んでいるってことですか？」と不安そうに質問されました。そして、このまま痛みがどんどん強くなって動けなくなるかも、と不安でたまらないと話されました。でも、「麻薬は使いたくない」という思いは変わりません。

私は、その理由を聞いたうえで「安心してください。無理やりに医療用麻薬を使ったりはしません。まずは痛みが取れ、今まで通りに動けるようになることを目標にしましょう。一緒に手術に向けて頑張りましょう」

痛みを和らげるために

まずは痛みに邪魔されず、しっかり眠れることを目標にしました。楽な姿勢をとれるようクッションを使い、気分が和らぐようにと、娘さんが好きなＣＤとアロマのアイピローを持って来られました。

私は痛みが和らいでいるときに、医療用麻薬について少しずつお話ししました。医療用麻薬と不法な麻薬の違い、痛みのある人が使う場合は、中毒や幻覚などが起こる確率はとても低く安全であること、そして、吐き気などの副作用は薬で予防やコントロールできること。「説明を聞いて少し安心しました。このままだと手術できないかもと不安で……。でも、今は手術が目標なので、不安だけど……使ってみようと思います」

そして、医療用麻薬を使い始めました。吐き気止めの効果もあり、吐き気はなく久しぶりに朝までぐっすり眠れました。それから、痛みの具合を見ながら薬を少しずつ増やし、3日後には、動いても痛くなくなりました。

気持ちも前向きになり、「今までがうそみたいです。痛みが取れて、本当に安心しました。薬もきちんと使えば怖くないですね」と笑顔が戻りました。

「はじめに先生から緩和ケアチームの人が来ると聞いたときは、びっくりしました。でも、困っていることを一緒に解決してくれる人たちだと知って安心しました。よく知らずに誤解していることも多いですね。また困ったときは相談しますね」と無事に手術を受け、退院されました。

今は趣味を楽しみながら過ごされています。

[図1]オレンジバルーンプロジェクト

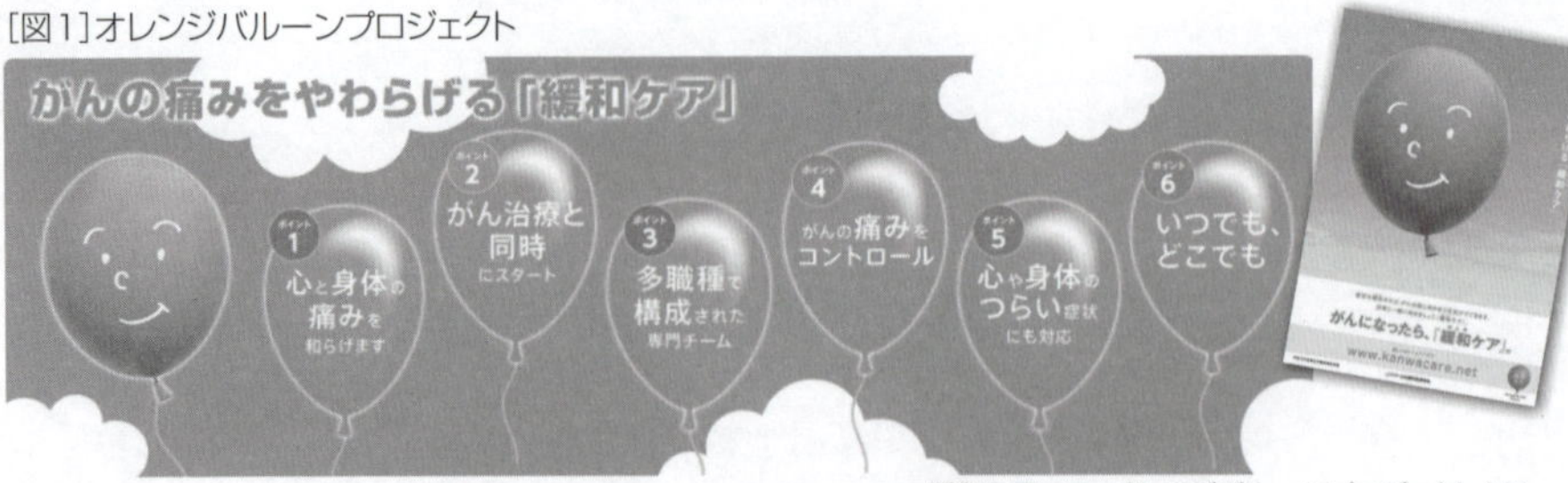
がんの痛みをやわらげる「緩和ケア」
1 心と身体の痛みを和らげます
2 がん治療と同時にスタート
3 多職種で構成された専門チーム
4 がんの痛みをコントロール
5 心や身体のつらい症状にも対応
6 いつでも、どこでも
がんになったら、「緩和ケア」。
www.kanwacare.net

緩和ケア.net　オレンジバルーンプロジェクトより

緩和ケアって、何ですか？

みなさんは緩和ケアという言葉にどんなイメージがありますか？

あまりいいイメージではない人が多いかもしれません。その背景には、日本では終末期の患者さんを対象とした医療として紹介されたことも影響しています。そして、実際に「がんの進行した患者のための医療」「緩和ケア病棟で受ける医療」などの誤解が、まだまだあります。

そこで、このような誤解をなくし、より多くの人に正しく理解してもらうために、国もがん政策の中で取り組んでいます。２０１２年から「がんになっても安心して暮らせる社会の構築」を目標に、がんと診断されたときから、緩和ケアが受けられる体制づくりを勧めています。

このオレンジ色の風船（図1）をご存じですか？　メッセージは「がんになったら緩和ケア」。インパクトのある言葉ですよね。では、どうしてがんと診断されたときからの緩和ケアが重要視されているのでしょうか？

がんと診断されたとき、治療中、再発や転移が分かったときなど、患者さんも家族も、さまざまな場面で体と心のつらさやストレスを感じます。

緩和ケアはこれらを積極的に和らげ、対処していく医療です。

[図2]チーム医療

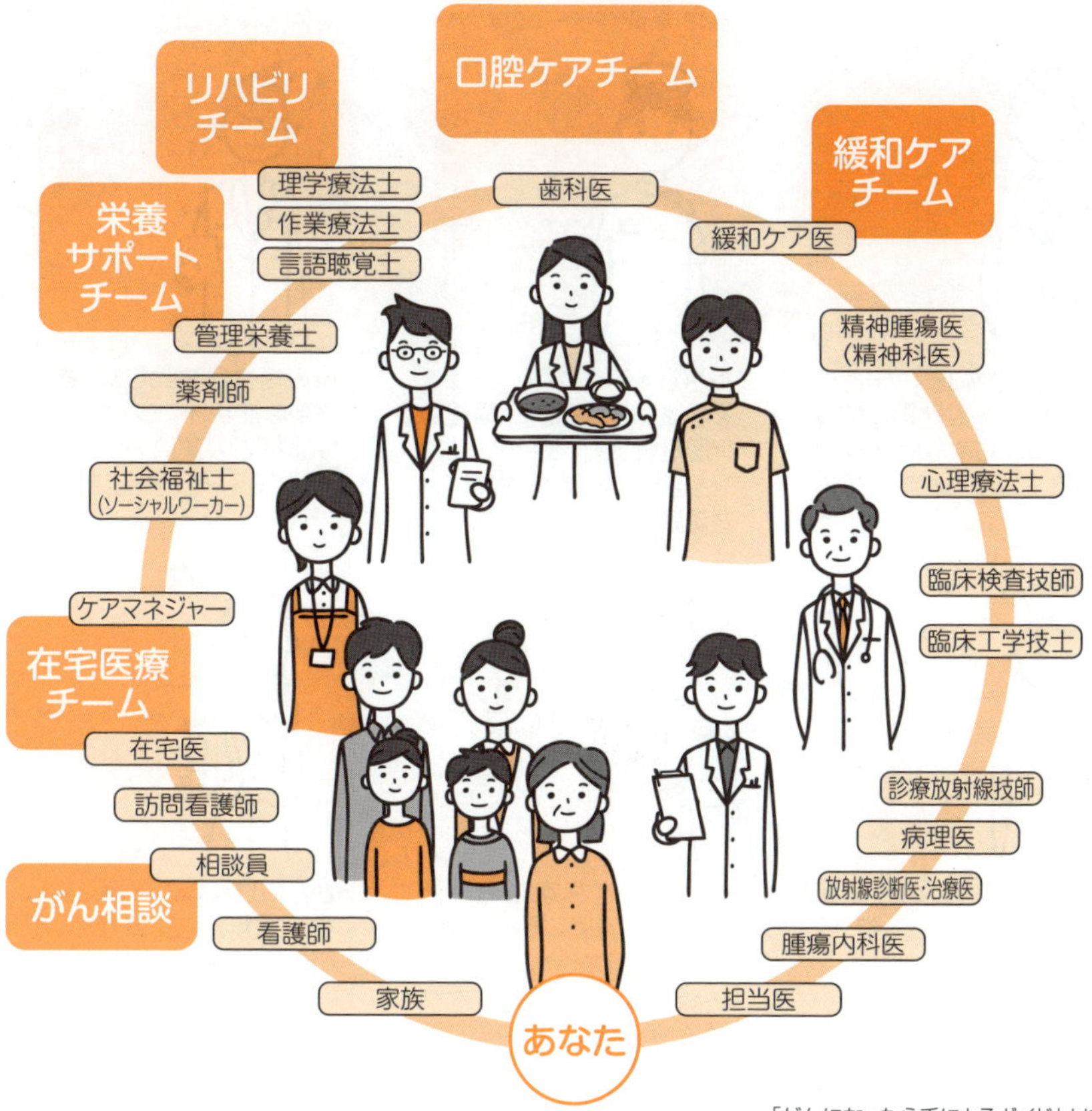

「がんになったら手にとるガイド」より改変

がんと診断されたときから治療と一緒に受けることで、患者さんだけでなく、家族の生活もまるごと支えることを目標にしています。

最近は、患者さん一人ひとりの状況に合わせて、さまざまな職種が連携し合って、治療から生活に至るまで総合的に支援していく「チーム医療」が広まっています。

それは、入院中に限らず、外来でも地域でも同じです。

私たちは、患者さんと家族が、できる限り希望される場所で治療を受けながら、生活できるようサポートすることを目指しています。

チーム医療は医療者だけで行うものではありません。その中心は患者さんと家族です。「忙しそうだから……」と遠慮せずに思いを聞かせてください。一緒に考えていきましょう。

[図3]緩和ケアチームのメンバー

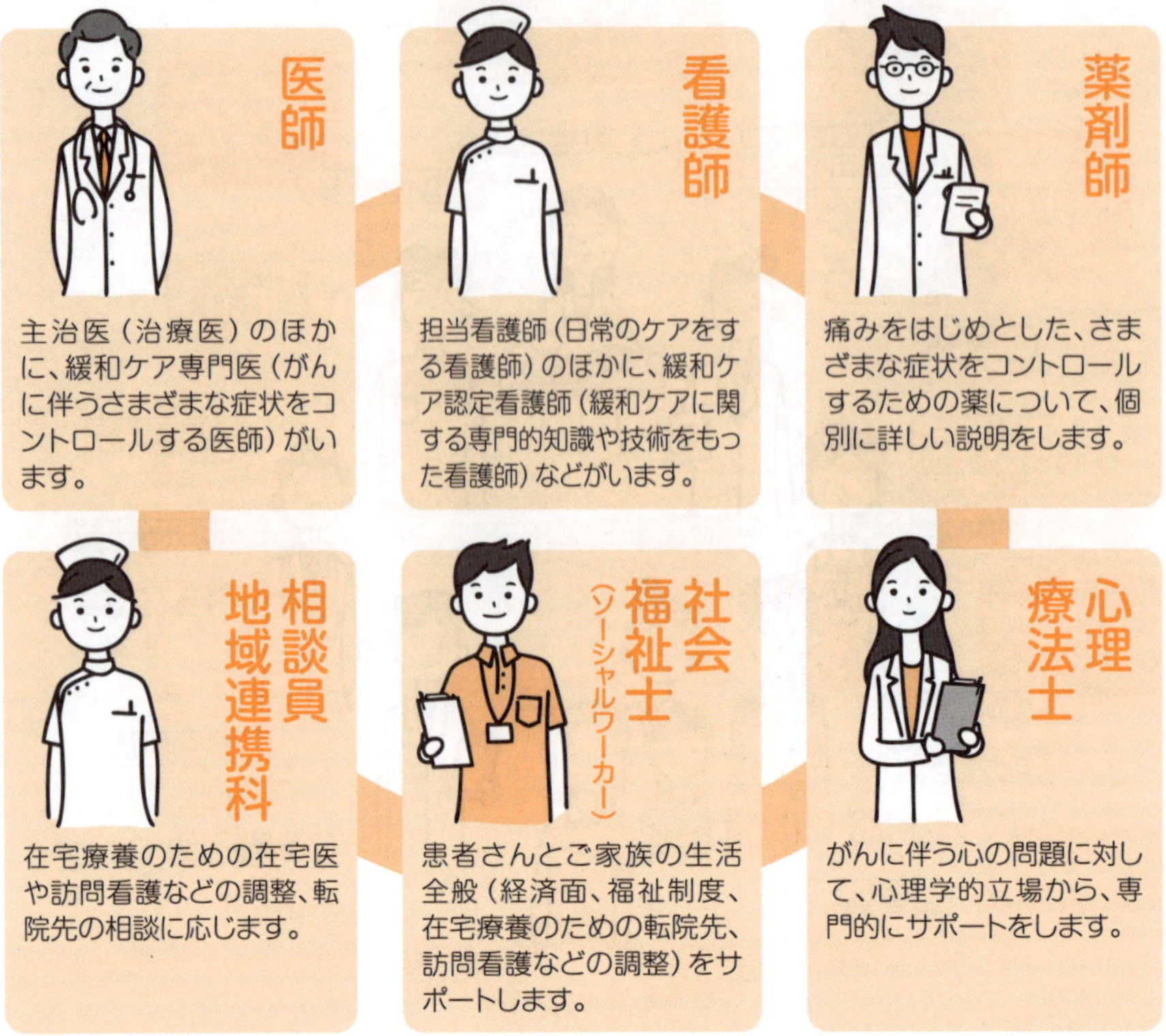
医師
主治医（治療医）のほかに、緩和ケア専門医（がんに伴うさまざまな症状をコントロールする医師）がいます。
看護師
担当看護師（日常のケアをする看護師）のほかに、緩和ケア認定看護師（緩和ケアに関する専門的知識や技術をもった看護師）などがいます。
薬剤師
痛みをはじめとした、さまざまな症状をコントロールするための薬について、個別に詳しい説明をします。
相談員 地域連携科
在宅療養のための在宅医や訪問看護などの調整、転院先の相談に応じます。
社会福祉士（ソーシャルワーカー）
患者さんとご家族の生活全般（経済面、福祉制度、在宅療養のための転院先、訪問看護などの調整）をサポートします。
心理療法士
がんに伴う心の問題に対して、心理学的立場から、専門的にサポートをします。

緩和ケア.net　オレンジバルーンプロジェクトより改変

当院でもさまざまな職種やチームが活動しており、緩和ケアチームもそのひとつです（図2）。

メンバーには医師・看護師・薬剤師・社会福祉士・心理療法士などがおり、入院でも外来でも対応しています（図3）。

患者さんと家族からのさまざまな相談

「困ったときに気軽に相談できる場所があると安心」「ほかの人がどうしているのか知りたい」と思っているのは、あなただけではありません。

これまで私が受けた多くの相談内容の一部をご紹介します。

●痛みなど体のつらい症状

「吐き気が続いて食欲がわかない」「動くと咳《せき》や息切れがする」「おなかに水がたまって張るのがつらい」「体がだるくて、何もする気がしない」「手や足がむくんで、思うように動けない」など。

●気持ちの落ち込みや不安などの精神的な問題

「眠れない」「いらいらして気持ちが落ち着かない」「これからのことを考えると不安でいっぱいになる」「前向きに考えようとしても、なかなか気持ちが向かない」「家族に心配をかけたくない」「子どもにどう伝えたらいいのか分からない」など。

●治療や療養の場合についての相談

「介護保険など使える制度について知りたい」「医師から治療を続けるのが難しいと言われ、これから何を目標にしたらいいのか分からない」など。

●経済面や仕事など、生活での困り事の相談

「治療費の負担が大きく生活が心配」「治療をしながら仕事を続けられるか心配」「親の介護と治療を続けていくのがつらい」（経済面や仕事などの生活での困り事の相談）など。

●ご家族の抱える思い

「本人が落ち込んでいるときに、どう接したらいいのか分からない」「家では病院のようにいかないので自信がない」「気持ちの整理がつかず、どうしたらいいのか分からない」「看病と生活に追われて心身ともに疲れている」など。

●緩和ケア病棟への不安

「どんな所か知りたい」「実際の治療や看護について知りたい」など。

●自分自身の心と向き合い、生きる意味を考える

[図4]在宅支援体制

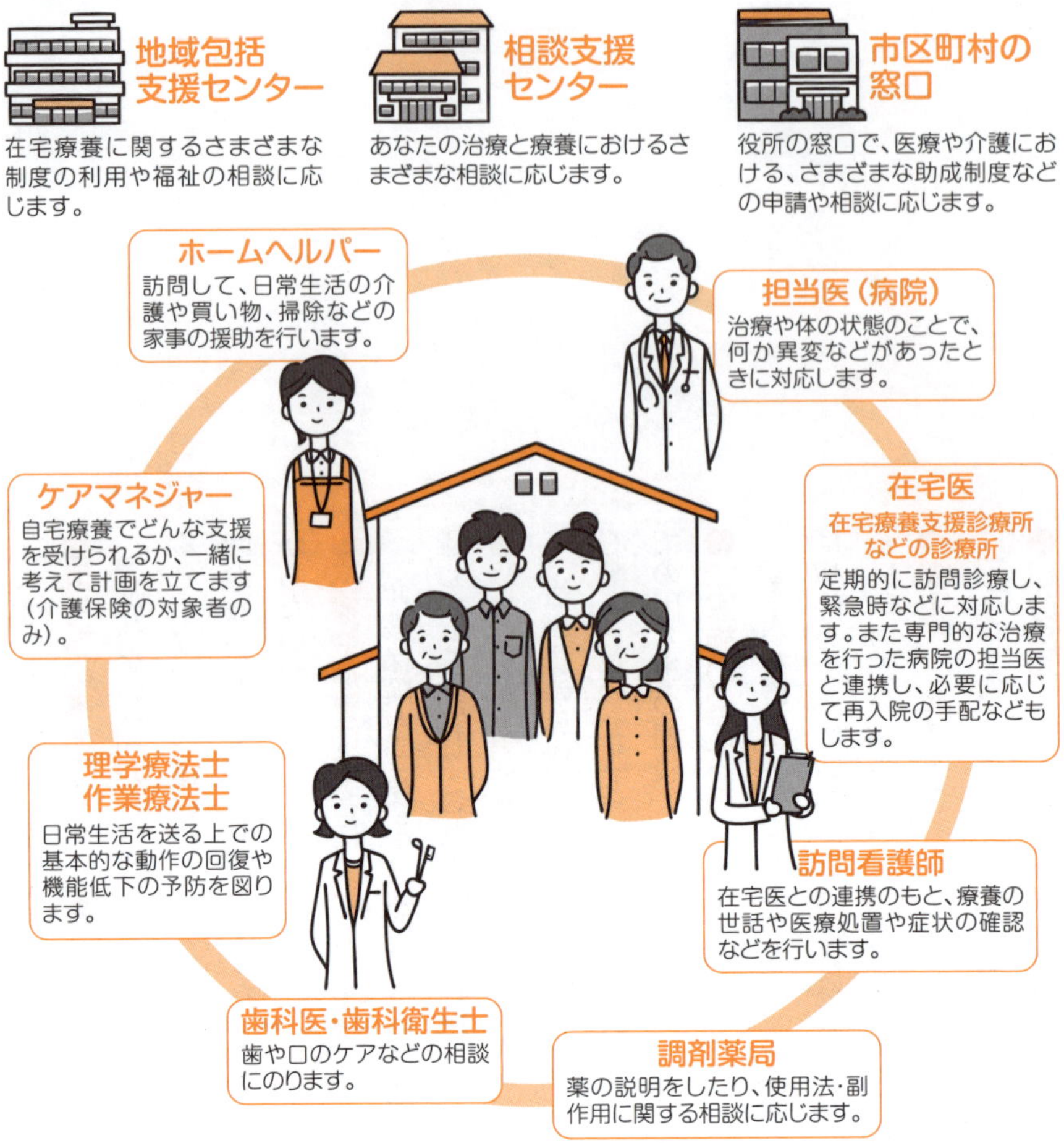
地域包括支援センター
在宅療養に関するさまざまな制度の利用や福祉の相談に応じます。
相談支援センター
あなたの治療と療養におけるさまざまな相談に応じます。
市区町村の窓口
役所の窓口で、医療や介護における、さまざまな助成制度などの申請や相談に応じます。
ホームヘルパー
訪問して、日常生活の介護や買い物、掃除などの家事の援助を行います。
担当医（病院）
治療や体の状態のことで、何か異変などがあったときに対応します。
ケアマネジャー
自宅療養でどんな支援を受けられるか、一緒に考えて計画を立てます（介護保険の対象者のみ）。
在宅医
在宅療養支援診療所などの診療所
定期的に訪問診療し、緊急時などに対応します。また専門的な治療を行った病院の担当医と連携し、必要に応じて再入院の手配などもします。
理学療法士
作業療法士
日常生活を送る上での基本的な動作の回復や機能低下の予防を図ります。
訪問看護師
在宅医との連携のもと、療養の世話や医療処置や症状の確認などを行います。
歯科医・歯科衛生士
歯や口のケアなどの相談にのります。
調剤薬局
薬の説明をしたり、使用法・副作用に関する相談に応じます。

「がんになったら手にとるガイド」より改変

「がんになってからつらいことが多く、生きていくのがつらい」「見通しが立たない中で自分がどうなっていくのか心配」「家族や大切な人とのお別れの準備をしたい」など。

あなたらしい人生のために

このように、がんになると患者さんも家族も、さまざまな問題を抱えます。ひとりで抱えて対処していくのは大変なことですが、誰にでも話せることではありません。

「相談してみたい」「緩和ケアを受けたい」と思ったら、いつでもご相談ください。あなたも、そしてあなたの大切な人もひとりではありません（図4）。

第10章

がんの手術を分かりやすく

適切な麻酔管理はがん治療の心強いサポーター

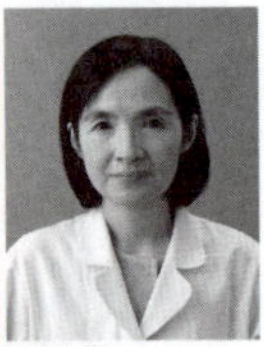

麻酔科
主任部長
中尾三和子《なかおみわこ》

がんと麻酔の関係

「麻酔とがんには因果関係がある」ということは言われていませんが、いろいろなところで影響していることは確かです。例えば、がん治療の一つの方法として「免疫力を高める」ということがありますが、全身麻酔で使用する薬物は免疫力を弱めるものが多いのです。

一方、体に大きな負担をかける手術は生体の免疫能を大きく低下させますが、適切な麻酔管理はこの手術による免疫能の低下を予防して、長期予後の改善にかかわってくる可能性があります。

本項では、がん治療を、陰となり日なたとなって支えている麻酔についてお話ししましょう。

麻酔の目的

麻酔の目的は、第一に痛みを取ります。次に、必要であれば意識を取ります。そして、術式によっては筋肉の緊張や有害な反射を除きます。

多くの手術は皮膚にメスを入れる（執刀《しっとう》と言います）ことから始まります。皮膚は生体防御の最前線ですから、痛み（外界からの攻撃）を感知する神経細胞が多くあり、最も痛みを感じるところです。

執刀の痛みを取るには、局所麻酔薬を皮下に直接注射するか、その領域を支配している末梢神経や中枢神経の近くに注射します。

みなさんがよく経験するのは歯科治療ですね。治療する歯を支配している

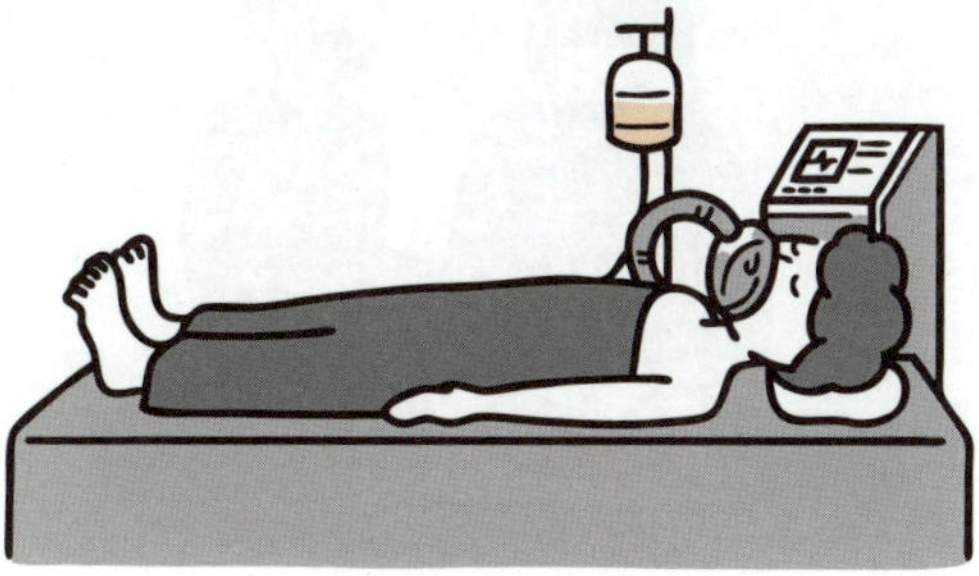

神経近くに局所麻酔薬を注射すれば、その部分を腫れぼったく感じて、痛みも分からなくなります。いわゆる局所麻酔と呼ばれる麻酔法ですが、痛みはなくても意識はあります。

しかし、長時間の手術や広い範囲の痛みを取ることが必要なときは、多くの場合、局所麻酔だけでは対応できません。効果が不十分であるうえに、局所麻酔薬を大量に必要とするため局所麻酔薬中毒を起こすこともあるからです。

そこで全身麻酔の登場です。全身麻酔は麻酔ガスの吸入や、麻酔薬を静脈に注入することで痛みを感じなくなります。つまり攻撃が加わる局所ではなく、脳のなかの「痛みを感じる部分」に作用して痛みをとるのです。

多くの全身麻酔薬は、同時に脳の「意識を保つ部分」にも作用します。全身麻酔と局所麻酔の違いは、意識があるかないかによるといわれるのはこのためです。

全身麻酔に使用される薬は数多くありますが、一つの薬で麻酔の目的である鎮痛、鎮静、筋弛緩《きんしかん》効果のすべてを得ることは困難です。今日の全身麻酔は、鎮痛薬、鎮静薬、筋弛緩薬をそれぞれ組み合わせるのが普通です。

よく誤解されるのが、「意識がないと痛みを感じない」と思われていることです。そうではありません。

脳の「痛みを感じる部分」と「意識を保つ部分」は異なります。意識がなくても体は痛みに反応しますし、神経細胞に痛みが記憶されます。局所麻酔

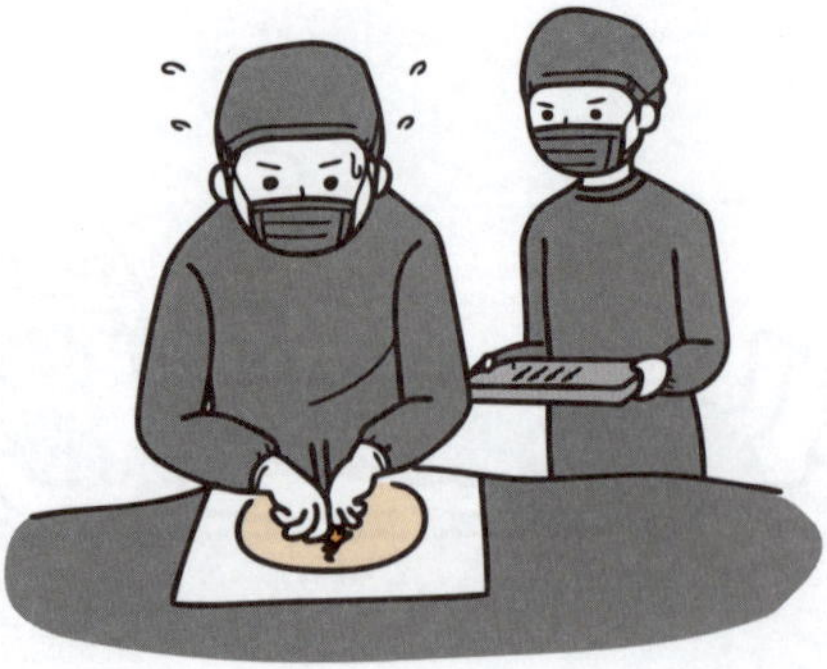

薬は非常に優れた鎮痛効果があり、この「痛みの記憶」を減らすことが証明されています。

従って局所麻酔と意識を取るための全身麻酔を組み合わせる方法は、最もポピュラーな麻酔方法です。

がん治療の強いサポーター

さて、初めに述べましたが、適切な麻酔管理が手術による免疫能の低下を予防するとは、いったいどういう意味でしょうか。これは、少し想像力を働かせてもらわなければなりません。

手術は外科医の手によって粛々と進められるものと思うかもしれませんが、実は山あり谷ありと、起伏に富んでいます。痛みの強いところでは血圧が上がり、脈が速くなります。反対にほとんど痛みを感じないところでは血圧が下がります。出血が多いと血圧が下がり、その反射で脈が速くなります。

テレビドラマの緊迫した手術場面では真剣そうな外科医の顔しか映りませんが、そのときには患者さんの血圧は上がったり下がったりしています。

こんなとき、いわゆるストレスホルモンがたくさん出ますが、ストレスホルモンは免疫能力を低下させます。血糖値も高くなりますが、高血糖は免疫能力を低下させます。免疫能力の低下は患者さんの回復力を遅らせるのです。

では、これらの術中に起こることを前もって予測して対応すればどうでしょう。山や谷が起こる兆候を素早くキャッチして鎮静薬や鎮痛薬を増やしたり減らしたりする、血圧を上げるための薬物や輸液を行う、血糖値をチェックして適切な値に保つ。

これら一つひとつの素早い対応が免疫力低下に歯止めをかける可能性があるのです。術中の適切な麻酔管理は、目に見えなくても、がん治療の強いサポーターなのです。

麻酔科医の役割

次にがん治療の日なたともいうべき、がん性疼痛《とうつう》と緩和ケアにおける麻酔科医の役割を紹介します。がん患者さんの苦しみは、もちろん「死を意識する」ということが最も強いと思いますが、「強い痛み」もまた、患者さんを苦しめる大きな要因です。

痛みはストレスとなり、ストレスホルモンを分泌させ、免疫力を低下させます。また気力や意欲も削がれて、痛みのために自立した生活ができなくなります。痛みを和らげること自体が、がん治療なのです。

がん性疼痛に対して、日本では「ＷＨＯ式がん性疼痛治療法」が広く行われています。これは、がん患者さんは痛み治療とがん治療を並行して受ける必要があり、患者さんの満足できる痛みからの解放が必要であるという考え方を示すものです。

その治療は①経口的に ②時刻を決めて規則正しく投与 ③除痛ラダー（痛みの強さによって鎮痛薬を選択する）に沿って効力の順に ④患者ごとの個別的

な量で、⑤そのうえで細かい配慮をする――という痛みの治療5原則に沿って行います。

しかし、ここでは薬物（医療用麻薬や非ステロイド性抗炎症薬）による治療が主体であり、麻酔科医の行う神経ブロックは入っていません。

神経ブロックは、痛みの原因となっている領域を支配する末梢神経や中枢神経の近くに神経破壊薬や局所麻酔薬を注射して除痛する方法です。一番のメリットは、ほかの方法では治療できない痛みを緩和できる可能性があることです。

そのほか、完全に除痛できなくても服用中の鎮痛薬を減量することができ、その副作用を減らすことができること、体動時痛（体を動かすときに生ずる痛み）に効果があることなどが挙げられます。

デメリットは、神経破壊薬を用いると、副作用として麻痺や異常な感覚、膀胱直腸障害（排尿や排便が不自由になる）などの合併症を起こすことがあります。

また残念なことに誰もが、いつ、どこでも受けられる治療法ではありません。手技的な難しさもあり、透視下やＣＴ誘導下で行われますから、神経ブロックを専門に行っているペインクリニックでのみ受けることができます。

しかし当院をはじめ、麻酔科のある多くの施設では局所麻酔薬を使用した一時的な神経ブロックを行っており、麻酔科医は緩和ケアチームの一員、あるいはサポート役としてかかわっていることが多いのです。もちろん神経ブロックのできる専門施設に紹介することも行っています。

全身麻酔中に目覚めることは？

最後に、よく患者さんから聞かれる麻酔に関する質問をご紹介します。まず全身麻酔中に目が覚めることは「ない」のかということですが、答えは「ある」です。

きちんとしたデータは得られていないのですが、0・1%前後はあるのではないかといわれています。もちろん「はっきり覚えています」と言われる患者さんは滅多にないのですが、いわゆる潜在記憶として残ることや、患者さん自身は夢をみたと思っていることもあるようです。

目が覚める理由は、鎮静薬の量が少なかったということです。脳の「痛みを感じる部分」と「意識を保つ部分」は異なりますから、目が覚めたからといって痛いとは限りません。

痛みが強い場合は血圧や脈拍が上昇しますから、鎮痛薬や鎮静薬の投与量を増やすために、実際に目が覚めることは少ないのです。どちらかというと鎮痛効果が十分で、鎮静薬を減らした場合に起こりやすいと思います。

しかし痛くないからといっても、目が覚める恐怖には変わりありません。そこで予防策として、手術中は脳波をモニターしながら麻酔管理を行っています。脳波のパターンからその患者さんが起きているか眠っているか推測できるのです。

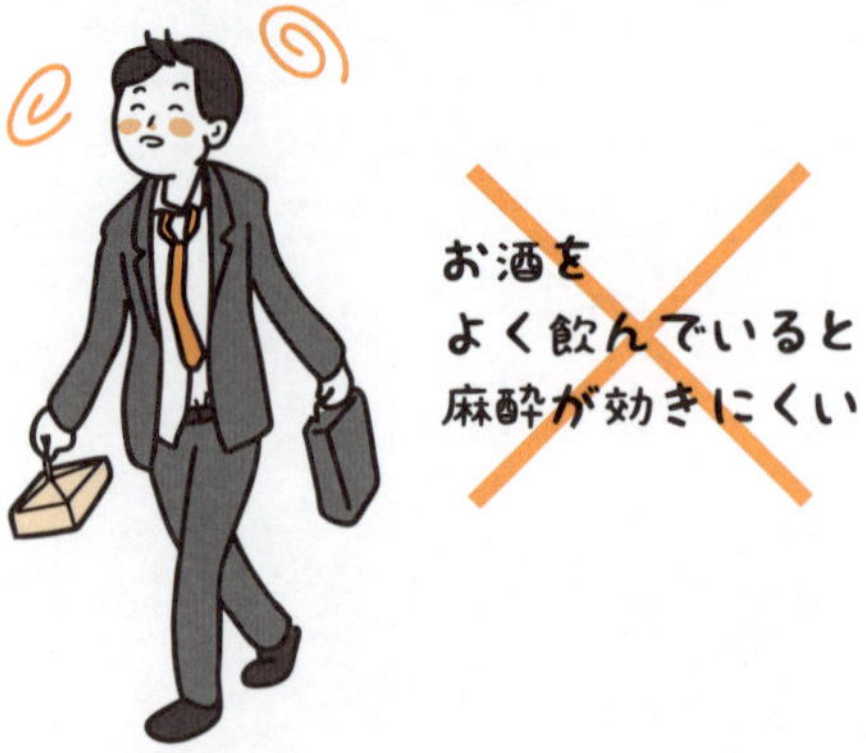

昔、手術中の心電図さえなく、血圧計だけで麻酔管理をしていたころと比べると、現在の術中モニターは格段の進歩を遂げています。

お酒と麻酔の関係

次によくある質問は、「お酒をよく飲んでいると麻酔が効きにくい」というものですが、そんなことはありません。むしろ、お酒の飲み過ぎで肝硬変になってしまった方は麻酔から覚めにくくなります。

その理由は、肝臓はほとんどの麻酔薬を代謝してその効果を消失させる臓器ですが、肝硬変で機能が低下している場合は麻酔薬が長く体に残るのです。

逆に機能が亢進《こうしん》しているときは早く代謝されますから、標準よりたくさんの麻酔薬が必要になるでしょう。お酒を毎日飲まれる方の中には、肝機能が亢進している場合もありますので、効きにくいと言われたのかもしれません。でも現在の強力な麻酔薬は、投与量を調節することで必ず麻酔はかかります。安心してください。

麻酔中はただ眠っているだけではありません。意識には上らなくても、加わる攻撃に対して体は必死で闘っています。適切な麻酔管理は手術による侵襲から体を守り、長期的な予後の改善にかかわる重要な要因なのです。

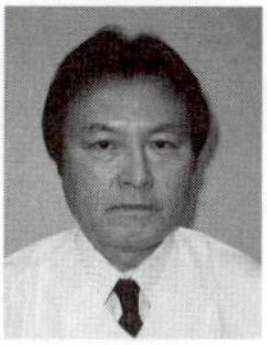

心臓血管・
呼吸器外科部長
平《ひら》井《い》伸《しん》司《じ》

肺がんの症状、診断、治療

はじめに

肺は空気の通り道（気道）と、酸素と二酸化炭素を交換する場所（肺胞）から成り立っています。肺がんとはその部位から発生して無秩序に大きくなり肺を壊すだけでなく、血液やリンパの流れに乗ってほかの臓器（脳、骨、肝臓など）に転移して生命を脅かす悪性腫瘍の総称です。

その原因として一番に喫煙が挙げられます。1日の喫煙本数×喫煙年数が４００以上（例えば20本×20年間以上）の人は肺がんの発生が高い（高危険群）とされていますが、最近、喫煙経験のない女性の肺がんが増加傾向にあり、近い将来、男女ともがんによる死亡の第1位になることが確実視されています。

肺がんの治療法は主に、手術療法、抗がん剤治療、放射線治療が単独あるいは組み合せで行われています。その治療方針は腫瘍の大きさ、リンパ節への転移の有無、多臓器への転移（遠隔転移）の有無の3つの要素によって決まる進行具合（病期診断）で決定します。

当院では肺がん診療に必要な呼吸器内科、呼吸器外科、臨床腫瘍科、放射線診断科、放射線治療科、病理検査科、緩和ケア科と専門分野がすべてそろっており、それぞれが連携して役割分担し迅速な診断と集学的治療を行っています。

さらに新たな肺がん症例や診断・治療が難しい肺がん症例は、週1回の肺がん症例検討会（肺がんキャンサーボード）で、各科の専門的な知識と経験

［写真1］典型的な肺がんの写真

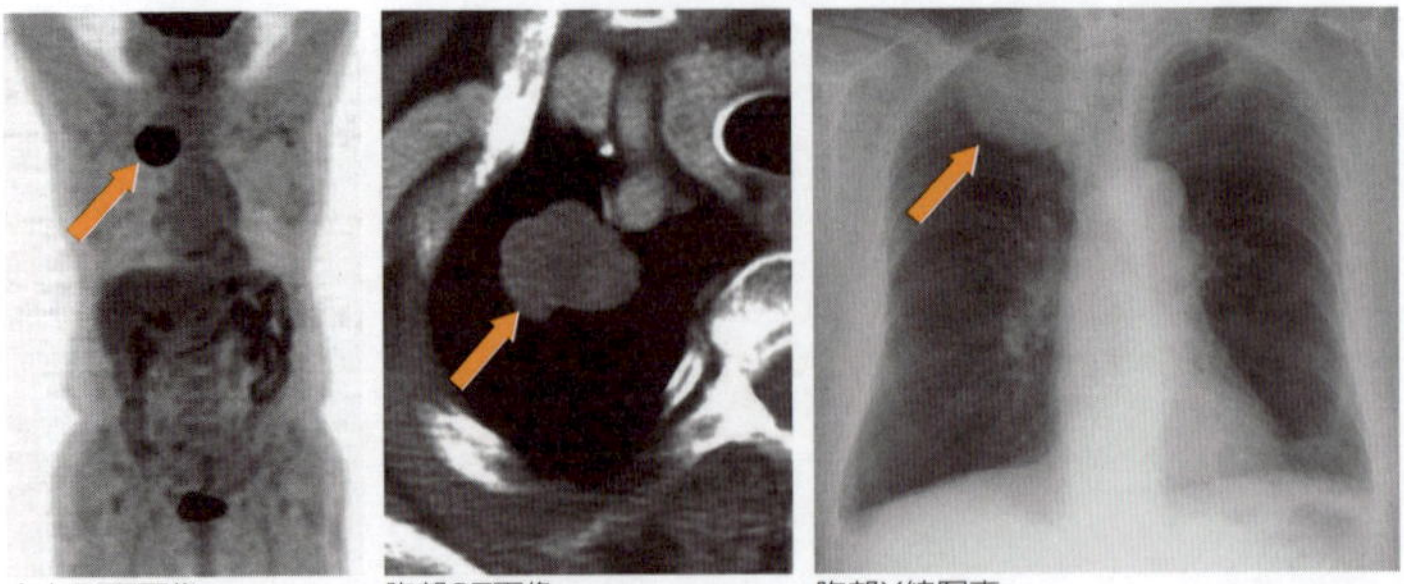

全身PET画像　胸部CT画像　胸部X線写真

をもとに話し合うとともに患者さん・家族の意見を取り入れて治療方針を決定しています。

肺がんの症状

主な症状は咳《せき》・痰《たん》など風邪に似た症状が続く、痰に血が混じる（血痰）、胸や背中が痛い、息切れするようになった、声がかすれるようになった、体重が減った——などですが、肺がんは脳、骨、肝臓に転移しやすく、運動麻痺、骨痛、肝機能異常をきっかけに発見されることもあります。

また肺がんは、できる場所によって症状に違いがあり、中枢の太い気道の内側に発生する肺門部型肺がんは咳や血痰などの症状が出やすく、末梢の細い気道や肺胞に発生する肺野型肺がんは症状が出にくいため、大きくなるまで発見されないことが多いようです。

一般的に手術できる患者さんの多くは無症状であり、胸部レントゲン（Ｘ線）写真や胸部コンピューター断層（ＣＴ）検査で偶然発見されることが多いため、症状が出る前に検診などで肺がんを発見することが重要です。

肺がんの診断方法と治療方針

検診などの胸部レントゲン（Ｘ線）写真で肺がんを疑うような異常陰影が指摘された場合には、外来通院で行える胸部コンピューター断層（ＣＴ）検査、全身ポジトロンエミッション断層（ＰＥＴ）検査、頭部核磁気共鳴画像（ＭＲＩ）

[図1]県立広島病院での過去5年間の肺がん症例における年代別患者数

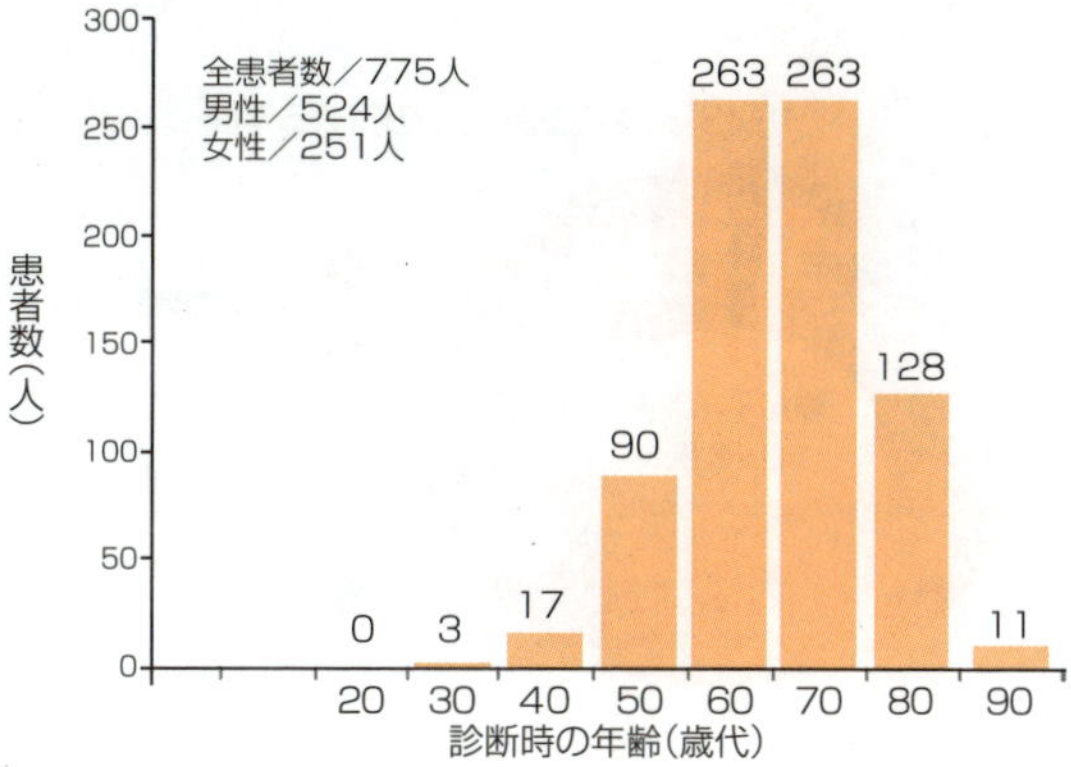

[図2]県立広島病院での過去5年間の肺がん症例における病期内訳

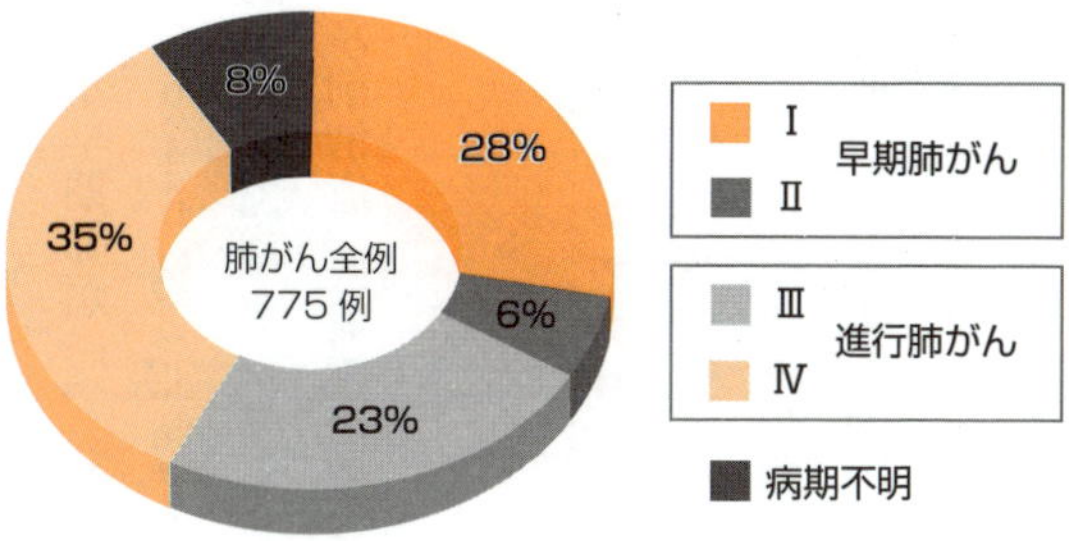

検査で進行具合を判定（病期診断）します。

肺がんと診断された典型的な患者さんの画像を示しますが、矢印が肺がんのある部位で右肺の上葉という場所にあります（写真1）。

さらに肺がんは組織型により治療方針や使用薬剤が異なるため、病理医による病理組織学的検査での診断が重要と考えられています。

そのためには腫瘍の一部（組織）を採って顕微鏡で調べる必要がありますが、局所麻酔による気管支鏡検査やCTガイド下針生検、あるいは全身麻酔による胸腔鏡下肺生検のいずれかの方法で組織を採り確定診断します。

組織型が腺がん、扁平上皮がん、大細胞がんなどの非小細胞肺がん（肺がん全体の約85％）の場合にはⅠ期、Ⅱ期の早期肺がん（腫瘍の最大径が7㎝以下で、リンパ節転移が腫瘍のある肺の付け根までにとどまり遠隔転移のないなど）とⅢA期の一部の進行肺がん（腫瘍が胸壁に直接浸潤しているが縦隔《じゅうかく》リンパ節の転移がないなど）が手術療法の対象となります。

進行が速く化学療法が効果的な小細胞肺がん（肺がん全体の約15％）は、Ⅰ期など極めて早期の場合が手術の対象となります。

[図3]県立広島病院での過去5年間における手術の有無別の病期内訳

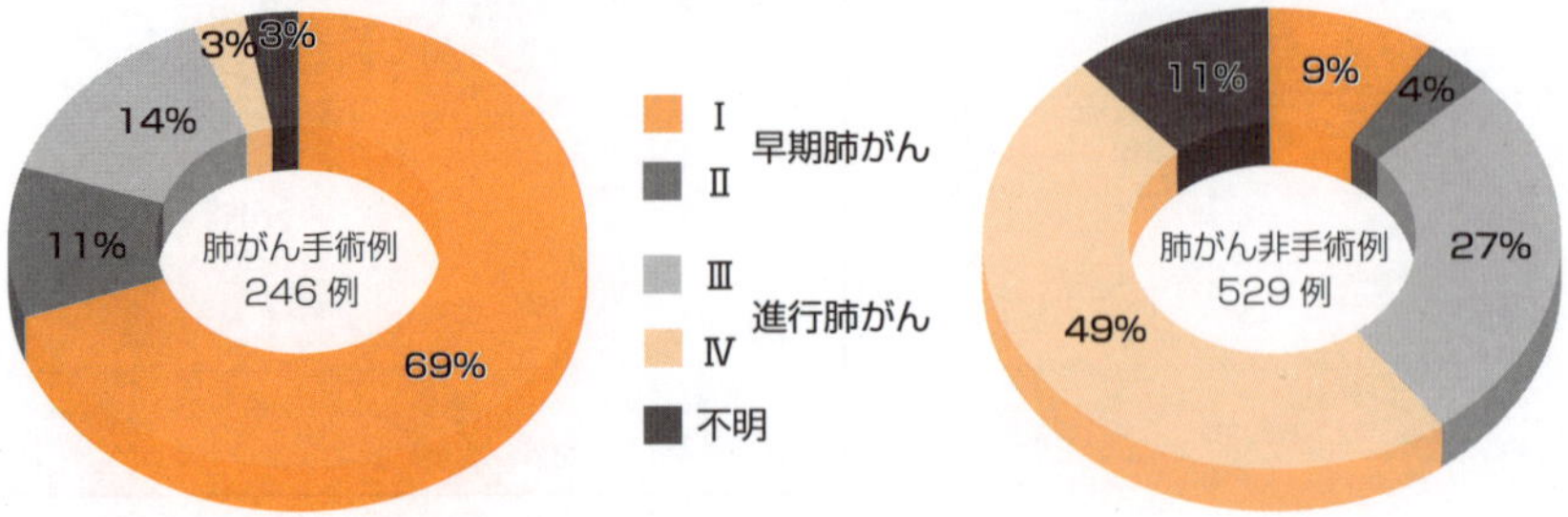

また、発見時に既に遠隔転移や縦隔リンパ節転移などがある進行肺がんで、手術が適さない場合、抗がん剤治療や放射線治療を選択することになりますが、がんによる痛み（がん性疼痛）がある場合には必要に応じて早期から痛みを取る緩和治療を併せて行います。

県立広島病院の肺がん患者

県立広島病院で２００７～11年の5年間に診察した肺がん患者の総数は７７５例（男性５２４例、女性２５１例、平均年齢70・８歳）で、全患者の34％が早期肺がんでしたが、残りの66％は進行がんでした（図１、２）。

また２４６例（32％）が手術を受け、術後41例（手術患者の17％）に再発予防の抗がん剤を投与しました。残りの５２９例（68％）は手術ではなく、抗がん剤治療、放射線治療、緩和治療を単独または組み合わせて行いました（図３）。

県立広島病院での肺がんの手術方法

当院の肺がん手術は基本的に胸腔鏡下手術による低侵襲手術であり、手術創も小さく早期回復が期待できます。胸腔鏡下手術とは１・５㎝程度と６～８㎝程度の２か所の創から胸の中に胸腔鏡（内視鏡）を挿入した後、ビデオモニターを観ながら（テレビの画面に胸の中が映し出されます）行う手術です（写真２）。

痛みの原因となる筋肉・神経の損傷が少なく、術後の創部痛が開胸手術に比べはるかに軽減され低侵襲手術で早期退院が期待できます。

ただし胸腔内の高度な癒着や腫瘍が周囲の臓器に浸潤している場合など、手技的に困難と判断された患者さんには、安全に手術を行うために6～8cm程度の創を12～15cm程度に延長して手術（開胸手術）をします。

[写真2] 胸腔鏡下手術の例

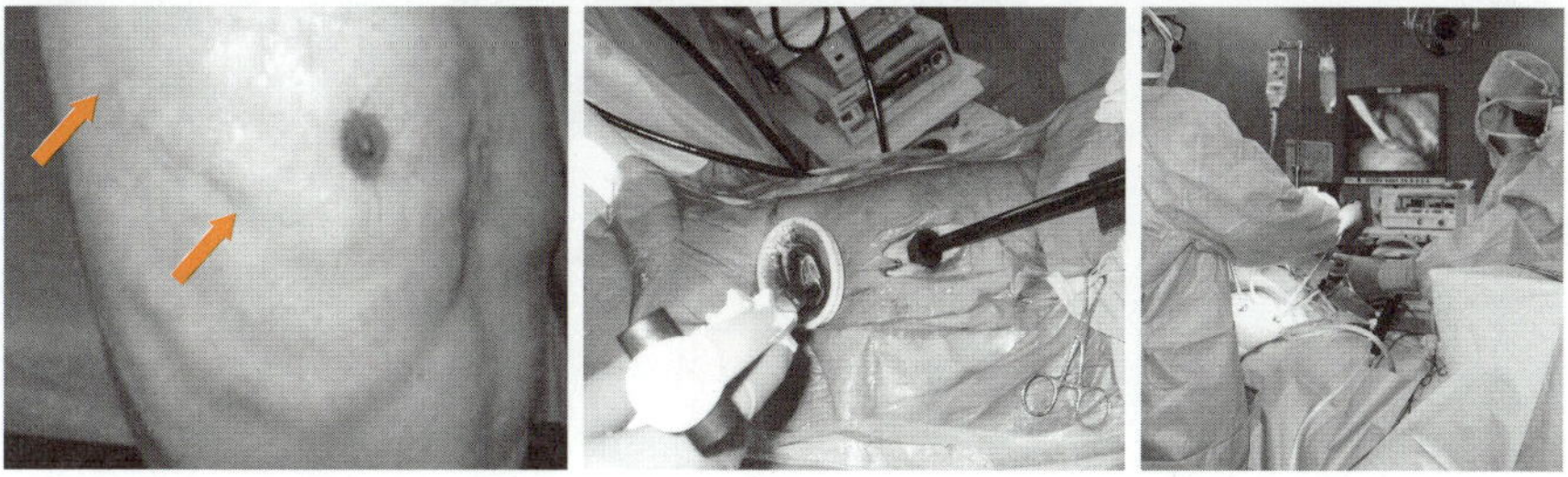

肺の切除範囲

手術は腫瘍の占拠部位とその大きさで肺を取る範囲が異なりますが、術前に肺機能検査で術後の肺機能を予測した後、手術に耐えられるかどうかを判定して切除範囲（術式）を決定します。

肺は右側が3つ（上葉・中葉・下葉）、左側が2つ（上葉・下葉）の肺葉で構成されていますが、一般的には1階から3階まで休まずに階段を上がれれば肺葉切除は可能であり、5階まであれば一側肺全摘が可能と考えられています（図4）。

[図4] 肺の切除範囲

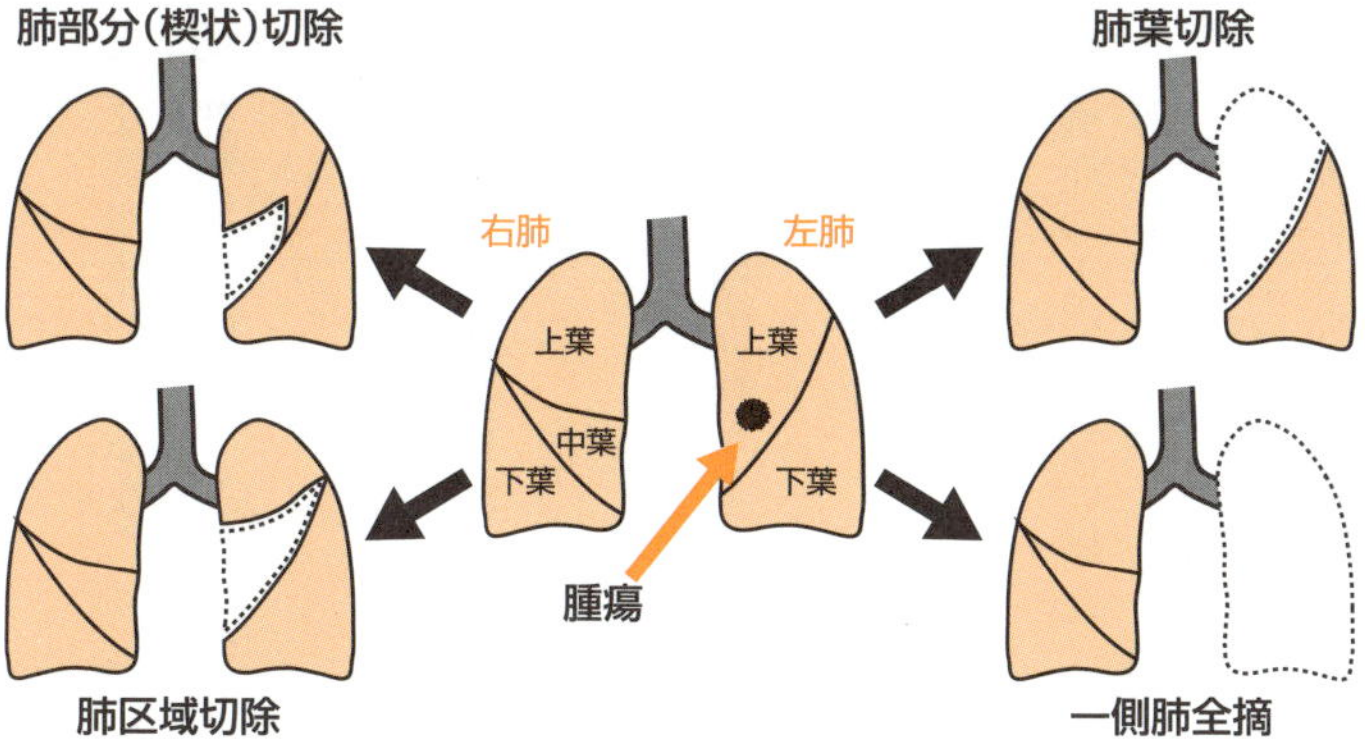

[図5]肺葉切除術

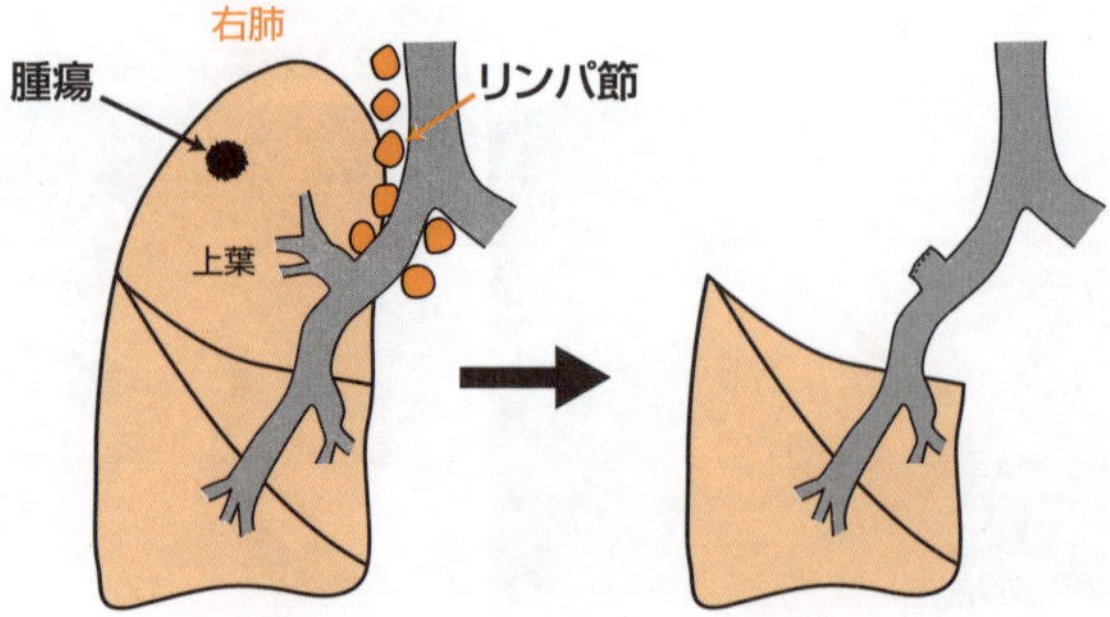

（注1）高分解能CT検査ですりガラス濃度（水の濃度よりも空気の濃度に近く、病変内の血管が明瞭に透見できる濃度）を呈する陰影

❶肺葉切除術

患者さんが切除に耐えられれば（手術後も十分な肺機能があるなら）、〝必要にして十分な〟切除は、腫瘍のある肺葉の切除と周囲のリンパ節を摘出（郭清《かくせい》）する術式で、肺がんの標準的な手術とされています。

シェーマ（医者がカルテを記すときに利用する、身体部位の絵図のこと、図5）は、右上葉の肺がんに対して右上葉切除術＋リンパ節郭清術を行ったところですが、気管支の穴は自動縫合器（金属のホッチキス、ステープラー）で閉じます。

肺を取った後の空間は、残りの肺が少し膨らむのと、横隔膜が上がって残りの肺全体が移動してそのスペースを埋めます。

❷肺部分（楔状《きつじょう》）切除、肺区域切除術

肺部分（楔状）切除術はすりガラス陰影（注1）を伴う高分化型の早期肺腺がんの場合や高齢の人で、重度の肺気腫《はいきしゅ》などで肺機能の十分でない場合（平地を歩く時に息切れする人）に対して行います。

また最近、画像診断の進歩とともに増えている1㎝前後の小型の肺がんに対しては、根治性を損なわない範囲で肺区域切除とリンパ節郭清の術式を選択することがあります。

❸一側肺全摘術

腫瘍の進展状況によってはやむを得ず肺全摘術を選択せざるを得ないこともあります。

術後の肺機能について

肺切除をすれば、少なからず肺活量が減ることになりますが、肺葉切除であれば、ほぼ手術前に近い運動が可能で、ゴルフなどの軽い運動は問題ありません。ただし肺気腫などで肺機能が悪い人は、それに応じて運動制限が生じることがあります。

さらに一側肺全摘術を受けた場合には肺機能の低下により、手術のあと運動しにくい（息切れする）人もあります。取る肺の量に応じて肺活量の低下は異なります。

手術時間、入院経過について

標準的な肺葉切除で手術時間は約2～3時間、肺部分（楔状）切除であれば約1時間で、いずれも輸血をしないことがほとんどです。術後約7日間で退院できることを目標にしており、平均入院期間は10～14日前後です。

手術に伴う合併症

重篤な合併症が起こることは稀《まれ》ですが、主に創部痛（肋間神経痛）、術後肺炎、肺や気管支の切離した部位からの空気の漏れ（肺瘻《ろう》、気管支瘻）、膿胸《のうきょう》、声のかすれ（反回神経麻痺）、間質性肺炎の急性悪化などがあります。

ただし、退院時にはその危険はほぼ乗り越えた状態となっています。

県立広島病院での手術成績

１９９８～２０１１年度までの14年間、当院の肺がん手術症例は４３２例でした。そのうち術後30日以内の死亡例は1例（０・23％）のみで非常に良好な手術成績となっています（最新の日本呼吸器外科学会全国集計では術後30日以内の死亡率０・４％）。

さらに肺がん外科切除例の全国集計による病理学的別５年生存率の統計によると、【ⅠＡ期】83・９％、【ⅠＢ期】66・３％、【ⅡＡ期】61・０％、【ⅡＢ期】47・４％、【ⅢＡ期】32・８％、【ⅢＢ期】29・６％、【Ⅳ期】23・１％となっています。

当院での11年度における肺がん外科切除例の病理学的別５年生存率（06年度の手術症例の多くは1期で手術）は、【ⅠＡ期】85％、【ⅠＢ期】66・７％などで、ほかの施設と違いはなく良好な結果となっています。

おわりに

当院は、肺がん術後の診療で地域かかりつけ医の先生と連携して、安全で質の高い医療を提供するために役割を分担しています。

現在の病気の状態や治療方針などの情報やその診療計画は、広島県地域保健対策協議会、肺がん医療連携推進特別委員会が作った「わたしの手帳」に記載して、患者さんに渡していますので、術後はその手帳を活用してフォローアップします。

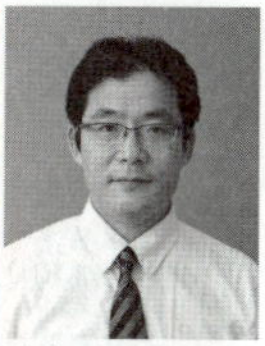

消化器内視鏡外科
主任部長
漆原《うるしはら》 貴《たかし》

胃がん手術の種類と特徴、フォロー

治療法の選択

厚生労働省の統計では、日本のがん罹患《りかん》数で胃がんは第1位、死亡者数では第2位ですが、早期に発見されれば治る可能性の高いがんです。ここでは主に胃がんの手術について説明します。

胃がんの進行度は、胃壁に広がる深さと転移の進み具合によって病期（ステージ）が決められ、治療方法が変わります。「図1」は、「第3版胃がん治療ガイドライン」から引用した「治療法の選択」に、腹腔鏡下胃切除術の部分を付け加えて改変しています。

Ｔは胃がんが浸潤する壁の深さを示し、Ｔ１ａ（粘膜まで）、Ｔ１ｂ（粘膜下層まで）、Ｔ２（固有筋層まで）、Ｔ３（漿膜にとどまる）、Ｔ４ａ（表面に接するあるいは露出）、Ｔ４ｂ（胃壁を超えて他臓器に浸潤）で表しています。詳細は、「がんを削って治す内視鏡治療」の項の「図2」を参照してください。

Ｎはリンパ節転移を指し、ｃは臨床的（画像）診断を意味しています。ｃＮ０は臨床的にリンパ節転移がなく、ｃＮ（＋）は臨床的にリンパ節転移があることを示しています。ｐは病理組織的（切除標本の顕微鏡的）診断を意味します。

当院での腹腔鏡下胃切除術は、ＥＭＲ（内視鏡的粘膜切除術）、ＥＳＤ（内視鏡的粘膜下層剥離術）の適応外で、早期胃がんでリンパ節転移のある症例まで、あるいは進行胃がんでもリンパ節転移のない症例としています。なお、ＥＭＲ、ＥＳＤについても、別項の「がんを削って治す内視鏡治療」を参照

[図1]胃癌の治療法の選択

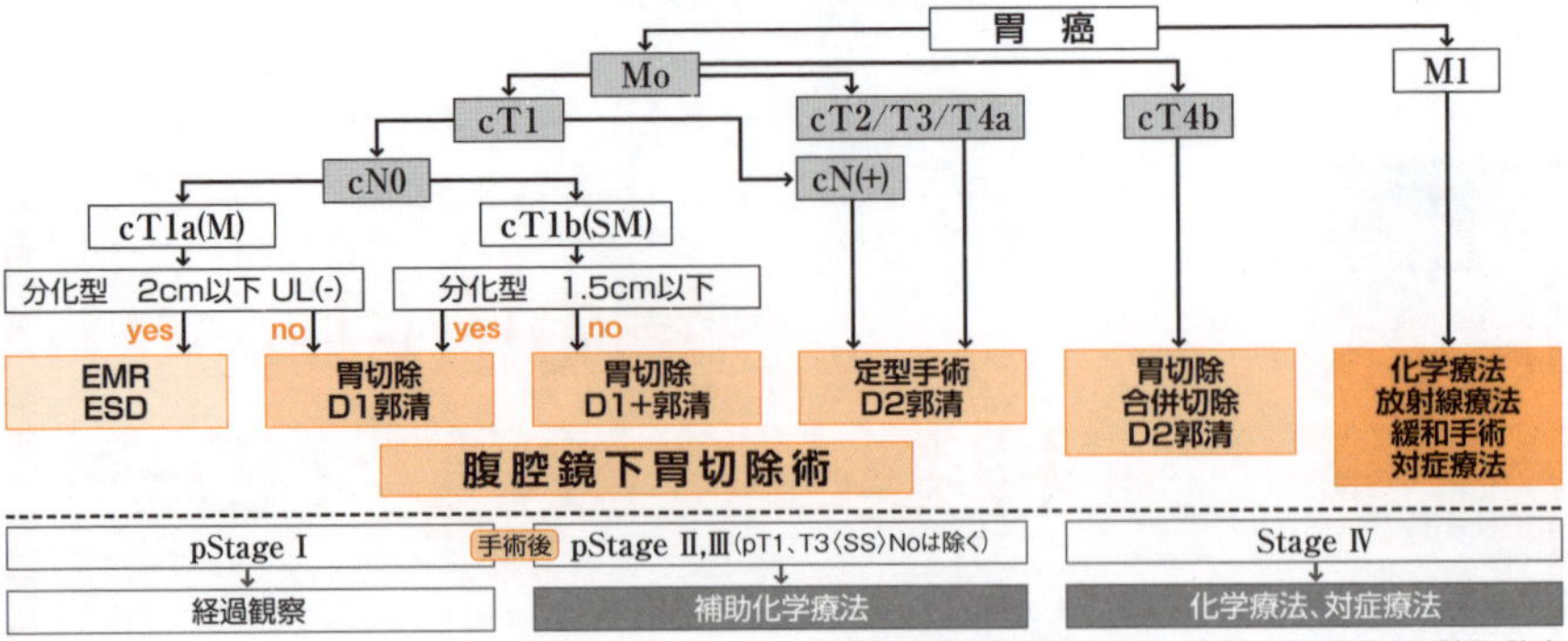

第3版 胃癌治療ガイドライン 2010年10月より引用、改変

してください。

それでは、実際にどのような治療が行われているのか、日本内視鏡外科学会が2年に一度行っている全国施設のアンケート調査結果をご覧ください（図2）。

2011年に行われた胃がん治療2万7201例のうち6502例（24%）がEMR／ESDによる内科的切除であり、7596例（28%）が腹腔鏡下胃切除、1万3103例（48%）が開腹胃切除でした。

最近は、開腹手術の割合が減り、内視鏡的あるいは腹腔鏡下の治療が増えてきています。

腹腔鏡下胃切除術

腹腔鏡下胃切除術は、1991年に始まり20年余りの歴史しかありませんが、「図2」に示すように毎年、手術症例数が増えています。その理由は、開腹手術に劣らない手術成績が示されつつある、患者さんにとって疼痛《とうつう》が少ない、創が目

[図2]全国における開腹、腹腔鏡、EMR/ESDの比率

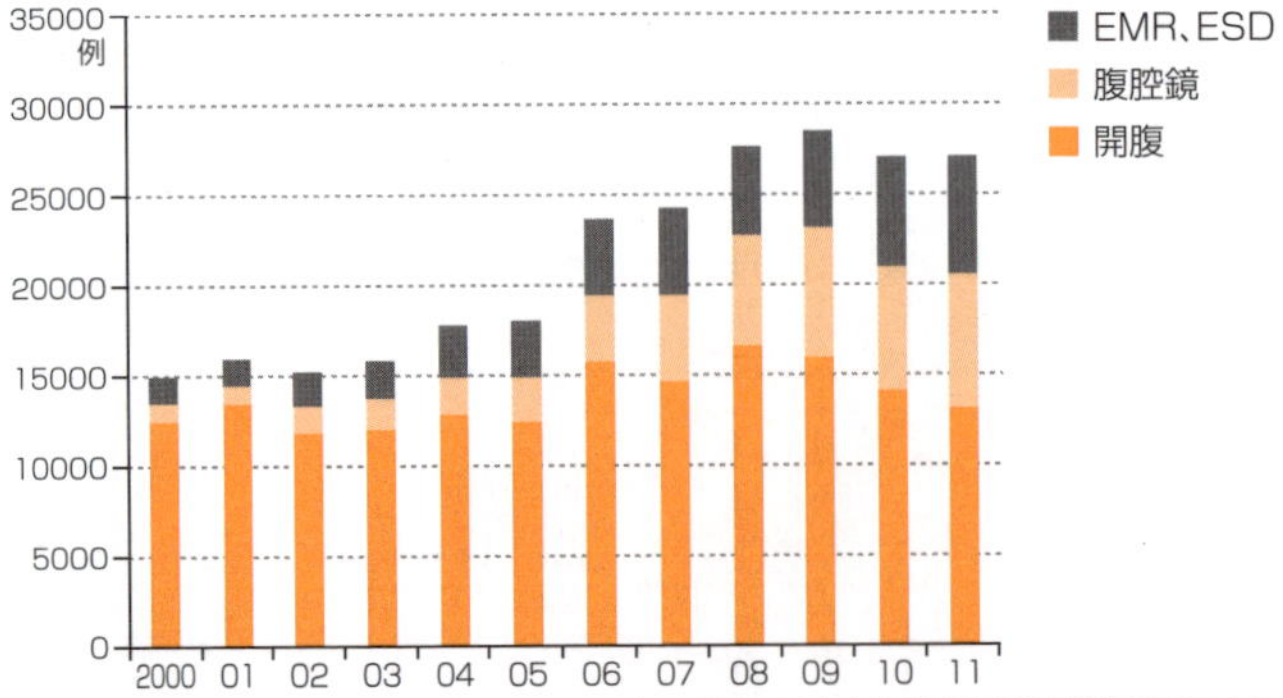

内視鏡外科手術に関する第11回アンケート調査、日本内視鏡外科学会雑誌2012より

[図3]Virtual 3D CT angiography
腹腔内立体解剖の空間認識

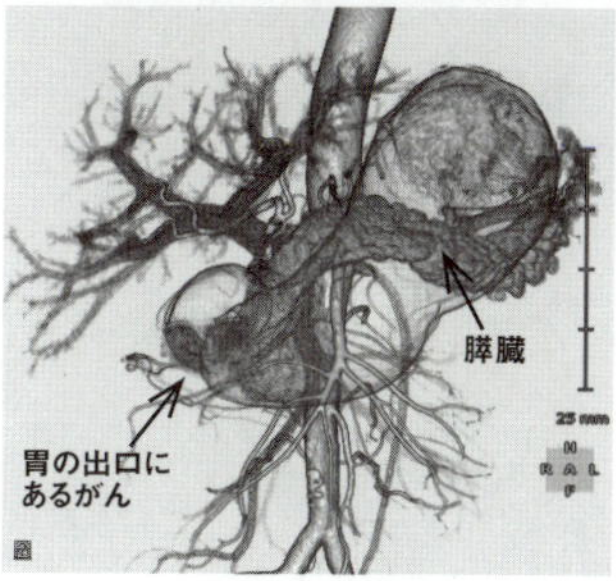

県立広島病院 放射線診断部 高橋 作成

[写真1]胃切除術の術創比較

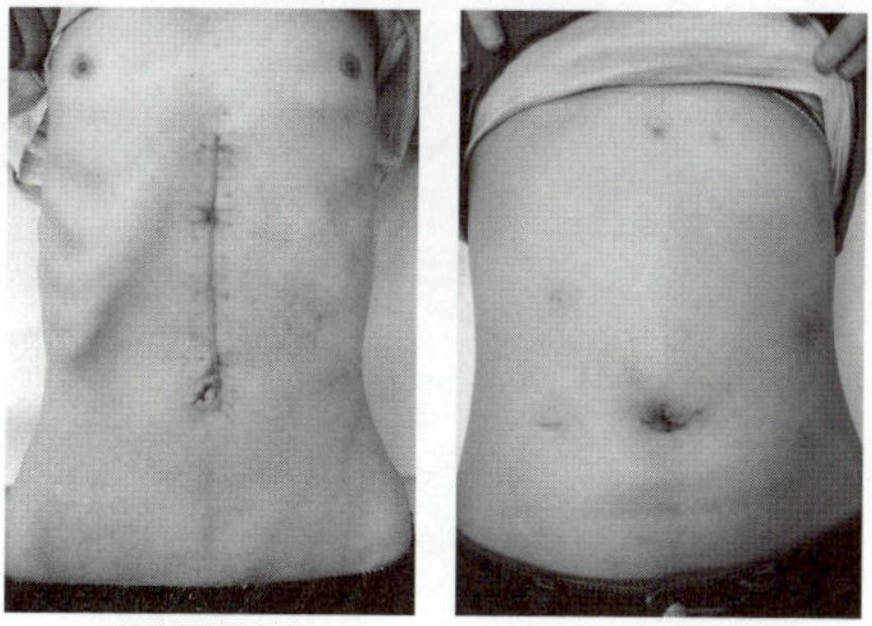

開腹胃切除術　　腹腔鏡下胃切除術

立たない、社会復帰が早い、術後の癒着性腸閉塞が少ない――などたくさんの利点があるからです。

「写真1」に示すように、腹腔鏡下胃切除術は、臍《へそ》の傷から臓器を取り出すために、ほとんど傷あとが残りません。一方、開腹胃切除術は上腹部の真ん中に切開創が残ります。

しかし、腹腔鏡下の手術も良いことばかりではありません。手術中に臓器に触ることができず血管の走行が分からないので止血に苦慮する場合もあります。そのため手術前に3D‐CT画像から、手術する患者さんの血管情報や臓器の位置関係を知っておくことが大事です。

「図3」は、術前のCT画像から胃および腫瘍、門脈系の血管、動脈、膵臓を立体的に再現したものです。おなかの中の解剖を立体的に捉えることができるので、あらかじめ切除する血管が分かり、腫瘍との位置関係などを術前に把握することが可能で、手術のシミュレーションに役立ちます。

それにより腹腔鏡下手術での〝触れない〟欠点を少しでも補えるようになりました。

胃がん手術の種類

胃がんの手術には、定型手術と非定型手術があります。定型手術とは、標準的に行われてきた胃切除術で、胃の3分の2以上を切除し、十分なリンパ節郭清（胃の周囲と胃に流れ込む血管に沿って存在するリンパ節を取り除く）

［図4］幽門側胃切除術

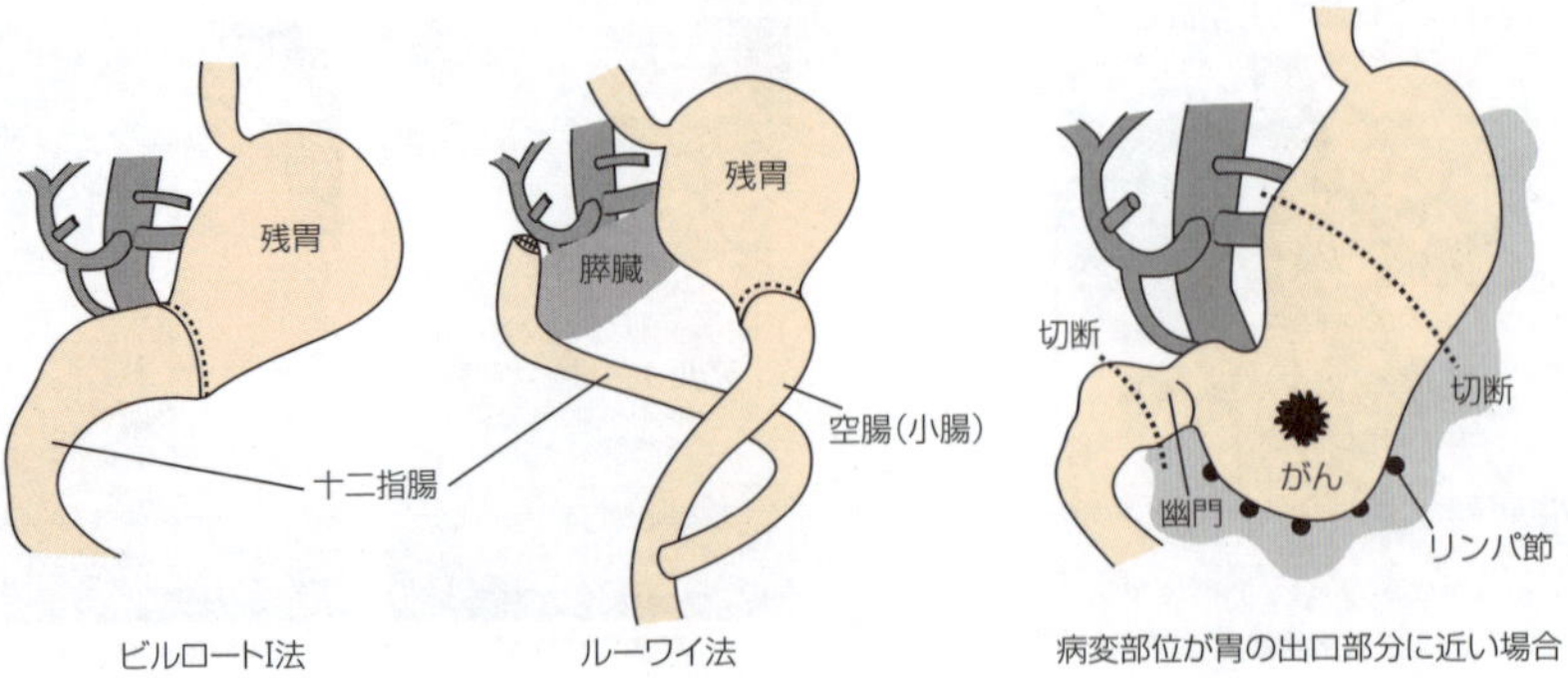

病変部位が胃の出口部分に近い場合

を行うことです。

非定型手術には、縮小手術と拡大手術があります。早期胃がんに対して、胃切除後の障害を軽減する目的で行うのが縮小手術。胃体部の腫瘍で幽門から4cm以上離れているものに対しては、幽門《ゆうもん》保存胃切除術があります。これは胃の出口部分の幽門を残すことで、ダンピング症候群や胆汁逆流を防止する効果が期待されます。

ダンピング症候群とは、胃を切除する前は少しずつ腸に移動していた食べ物が、墜落するように急に腸に流れ込むことにより生じる症状です。

食後30分以内に起きる早期ダンピングは、高濃度の食物の移動により冷や汗、動悸などが生じます。食後2、3時間して起きる後期ダンピングは、低血糖により生じるもので頭痛、めまい、脱力感、発汗などの症状が出ます。

拡大手術とは、ほかの臓器にがんが浸潤している場合に、合併して切除すること。例えば、胃がんが大腸に浸潤している場合、大腸を合併して切除する場合などがあります。

また、がんのできた場所により切除範囲が違います。胃は胃上部、胃体部、前庭部と3分割されます。食道から胃の入り口部分を噴門《ふんもん》と呼び、胃から十二指腸の出口部分を幽門と呼びます。

病変部が幽門側にできた場合は、幽門側胃切除が行われ、再建方法として、残胃と十二指腸が吻合される場合をビルロートI法、残胃と空腸の吻合《ふんごう》をルーワイ法として、手術を最初に行った外科医の名前で呼ばれています（図4）。

［図5］胃全摘術後の食事の注意点

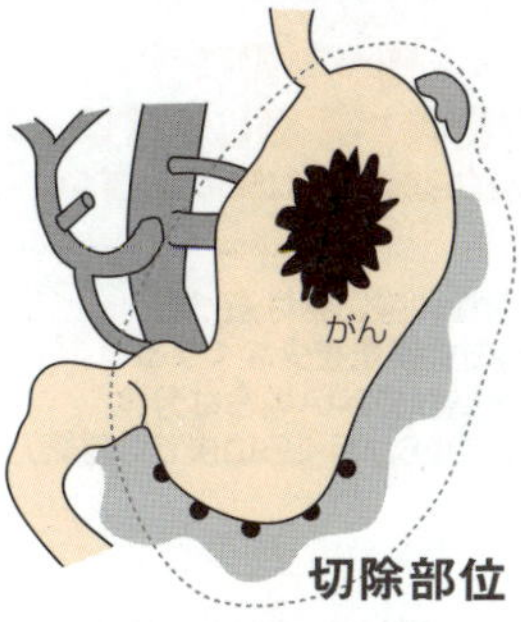

胃が持つ本来の機能がすべて失われます

- ごくわずかな食事で腹部膨満感を生じる
- 小腸へ一気に流れこんでしまう「ダンピング症候群」や小腸内容の逆流による「アルカリ性食道炎」などが起こりやすくなる
- 消化機能低下による下痢・貧血・骨代謝異常などのさまざまな症状を起こしやすくなる

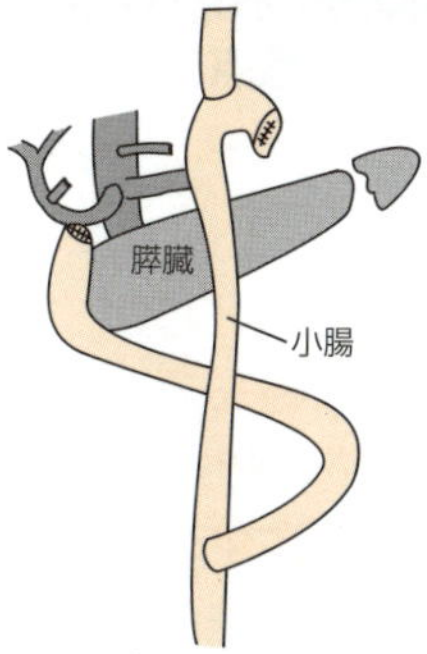

胃全摘の再建

食事開始にあたっての注意点

- ダンピング症候群が起こりやすい
- すぐにおなかがいっぱいになる

よく噛んでゆっくり食べる

1回の食事量を少なくする

胃切除術後の食事

胃は切除された範囲により、さまざまな術後の障害が起こります。胃の切除範囲に応じて、食事摂取の注意点について管理栄養士が指導します。胃切除の範囲は違っていても、共通して言えることは「ゆっくり時間をかけて、よく噛《か》んで、無理せず少なめに食べる」ことです。

特に胃全摘術の場合には、「図5」に示すように、ダンピング症候群と逆流性食道炎が問題となり、それに合わせた栄養指導をしています。

また、最近、縮小手術で機能温存手術として注目されている幽門保存胃切除術を受ける患者さんが増えているため、図6に示すように個別に指導を行っています。

入院から退院まで

通常は、手術の前日に入院します。手術は全身麻酔で行われ、所要時間は約4、5時間。麻酔から覚めた後に病棟に戻ります。

手術の後には、残した胃に鼻からチューブが入っていますが、翌日には抜去します。

術後1～2日目の夕方には水を飲むことができ、3

［図6］幽門保存胃切除術後の食事の注意点

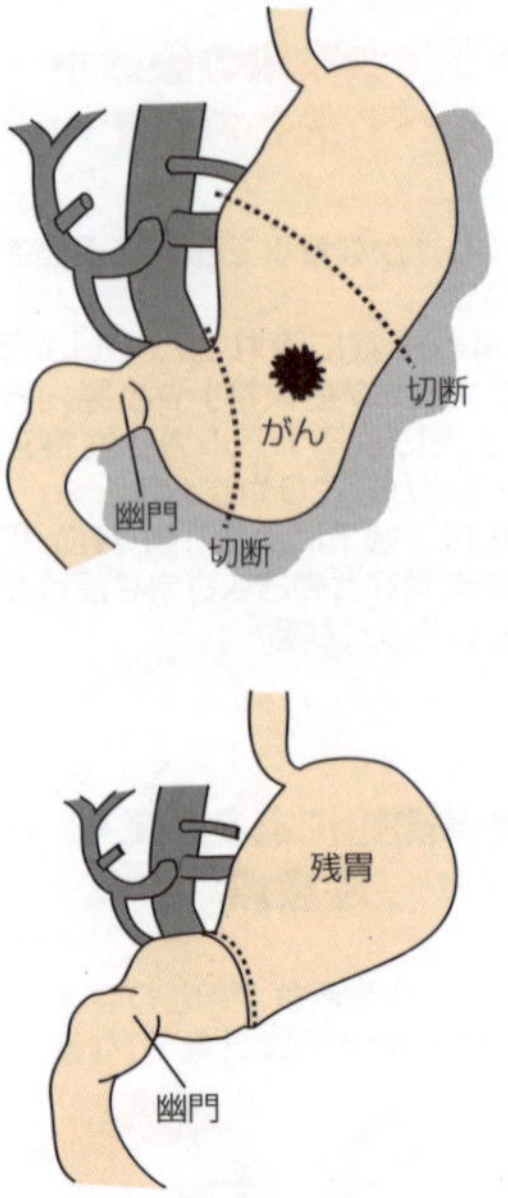

幽門保存胃切除術の再建

残った胃に内容物が停滞しやすい
（術後2週間程度は、特に出やすい）

- ●固形性の強い物は避ける
- ●1回の食事量を少なくする
- ●食事量が少ない場合は分食（退院後6か月くらいまでは継続）

食事開始にあたっての注意点

「ゆっくり」「よく噛んで」「少なめに食べること」が大事！

日目には流動食が始まります。術後1週目には残胃透視検査を行い、残胃の状況を確認します。食事摂取は、3分粥、5分粥、全粥食へとアップして、合併症がなければ約2週間で退院となります。

術後の外来受診

術後に外来受診することには、次の3つの意義があります。

❶術後、再発の早期発見と新たにできる二次がんの発見を行う

❷胃切除術後障害への対応を行う。特に体重減少、栄養管理について

❸術後の外来抗がん剤治療（ステージⅡとⅢで必要となることがあります）

通常5年間の外来経過観察期間が必要です。地域の開業医（診療所）と連携することで、患者さんが困ったときにすぐ対応できるシステムができ上がり、地域連携パスと呼んで運用しています。

患者さん中心の医療を行っていくためには、個人個人の状況に合わせた個別化医療が重要です。

大腸がんを克服しましょう

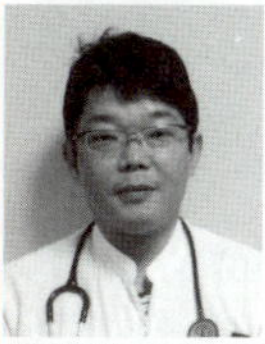

消化器･乳腺･移植外科部長
池田《いけだ》 聡《さとし》

増える大腸がん

「大腸がんは欧米人に多く、日本人には少ない」と言われていました。最近は日本人に大腸がんが増え、もはや欧米と差がなくなっています。２０１１年度厚生労働省統計によると「死因別死亡者数」では大腸がんは肺がん、胃がんに続く第3位です。男性では3位、女性では1位です。

この大腸がんを治すために必要なことは、早期発見と適切な治療です。ステージ0あるいはステージⅠの大腸がん患者の5年生存率は90％以上です。

とにかく大腸がん検診を受けましょう！

検診でひっかかったら精密検査を受けてください！　そして、もう一つ大事なことは「相手」、すなわち「大腸がん」をよく知ることです。

大腸がん治療の歴史

以前の大腸がんの治療法は「手術で大腸を切ること」だけでした。しかし、ここ10年くらいでその治療方法は大きく変化しました。

ほかのがんでもそうですが、外科で切るだけではなく、抗がん剤治療・放射線治療・緩和医療などを組み合わせてあの手この手でがんを治療する「集学的治療」の時代となりました。

大腸がんの集学的治療の中で最近、進歩・進化したものとしては３つ挙げられると思います。

一つ目は内科での内視鏡的切除です。大腸カメラを使って大腸の壁にできた腫瘍を削り取る治療です。大腸がん患者さんの中にはこの治療だけで治りきる人がいます。二つ目は外科での低侵襲手術です。腹腔鏡を使って小さい創《きず》で腸を切る手術を行います。創が小さく手術後の痛みが軽く患者さんには楽をしてもらえます。三つ目は抗がん剤治療の進歩です。新しい抗がん剤が大腸がんに使えるようになって抗がん剤治療がよく効くようになりました。

　このように大腸がん治療はその状態に最も適した治療を外科のみならず、内科・臨床腫瘍科・放射線科・緩和治療科などが協力して行っていく時代となりました。

大腸がんになりやすい人

「どうして大腸がんになったのでしょうか?」という質問を受けます。個々の患者さんの大腸がんになった原因を明らかにすることは現段階ではできません。ただ、大腸がんになりやすい条件を挙げることはできます。どのがんでも同じことが言えますが、がんができる原因の一つは体質（遺伝）、もう一つは食生活などを含む習慣や環境です。すなわち、同じような体質の親子兄弟が、同じ家に住み、同じ物を食べていると同じような病気になる、ということです。

　これは糖尿病や高血圧でもあてはまりますが、実はがんでも同じようなことが言えます。

　まず、大腸がんになりやすい体質（遺伝）のことです。大腸がんは「遺伝

[表1] 遺伝する大腸がんの特徴（遺伝性非ポリポーシス大腸がん;HNPCC）

① **大腸がん・子宮体がん・胃がん・十二指腸がん・小腸がん・腎盂尿管がんにかかる**
② **①のようながんに本人が複数かかる**
③ **①のようながんに血縁者（親子・兄弟姉妹・叔父叔母など）が複数かかる**
④ **①のようながんになった時の年齢が若い（50歳以下）**

性大腸がん」といって親から引き継ぐものの存在が知られています。大腸がん全体の5～10％にこの遺伝が関係しているという説があります。

遺伝性大腸がんには以下のような特徴があります（表1）。

①大腸がんだけではなく、子宮体がん・胃がん・尿管がん・十二指腸がんなども発症する ②血縁者（親子や兄弟、あるいは叔父叔母など）に大腸がん・子宮体がん・胃がん・尿管がん・十二指腸がんなどを患った人が複数存在する ③これらのがんになった人は若いとき（50歳以下）に発症している。いわゆる「がん家系」というものはこれらの中に含まれます。

それではこのような家系かもしれないと思ったら、どうしたらよいでしょうか？ まずは大腸がんの専門家に相談してください。相談しないまでも大腸カメラや胃カメラなどの検査をぜひ受けてください。

次に大腸がんになりやすい環境についてです。肥満・過量飲酒・高タンパク・高脂肪食の摂取が大腸がんになるリスクを高め、運動がリスクを低くすることが知られています。ただ、これらのことは、ほかのがんのみならず、生活習慣病のリスクを高くすることも知られています。

大腸がんの治療には戦略が必要

大腸がん治療の方法にはたくさんの選択枝が出てきました。ただ、これらの方法はすべての大腸がんに対して同じようにできるものではなくて、大腸がんの状態によって最も適した方法をとることが必要です。

[図1]県立広島病院の大腸がん治療体制

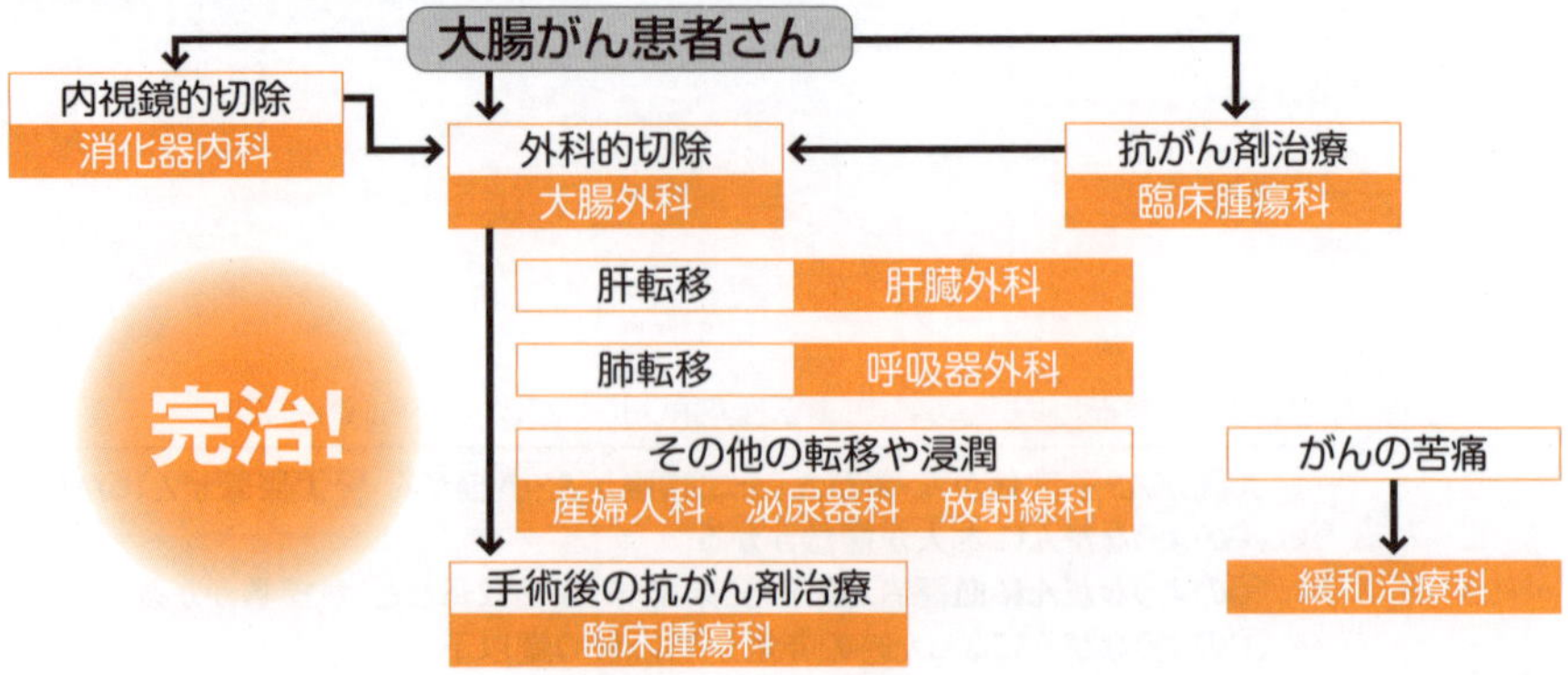

例えば当院では、消化器内科・大腸外科・肝臓外科・呼吸器外科・臨床腫瘍科・放射線治療科・緩和医療科が大腸がんの治療に当たります。場合によっては泌尿器科や産婦人科がこのチームの中に入ることあります（図1）。

大腸がん患者さんの多くの場合、まず消化器内科医と消化器外科医が、内視鏡的切除を行える大腸がんなのか、手術で切除する必要のある大腸がんなのかを相談します。

肝臓や肺に転移がある場合でも、取りきる手術ができると判断すれば、肝臓外科医や呼吸器外科医と相談し、肝切除や肺切除を考慮します。

同様に腎臓や尿管に大腸がんが及んでいれば泌尿器科医に、卵巣や子宮に及んでいれば産婦人科医に手術に一緒に入ってもらいます。

臨床腫瘍科は抗がん剤治療を担当しますが、大腸がんの状況によってはすぐには手術せずに、まずは抗がん剤治療から始めた方が良い場合があり、臨床腫瘍科にお願いします。

直腸がんの一部には手術前に放射線治療を行った方が良い場合があり、そのときには放射線科医にお願いします。そしてがんの痛み、さらには精神的なしんどさなど、がんにまつわる苦痛を改善してくれるのが緩和治療科です。

大腸がん治療の最善を尽くすためには、実に多くの医師や看護師などの医療従事者がかかわる必要があります。このチームがしっかり戦略を立てて治療に当たることが、大腸がん患者さんを治しきることに重要です。

[図2]腹腔鏡手術

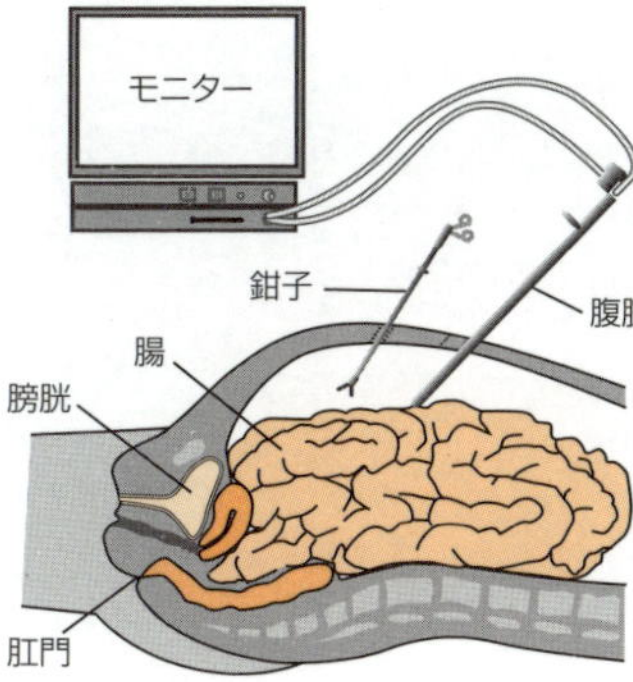

おなかに小さい穴をあけ、二酸化炭素でおなかを膨らませ、腹腔鏡というカメラを入れ、鉗子と呼ばれる道具で手術します。

[図3]腹腔鏡手術の創

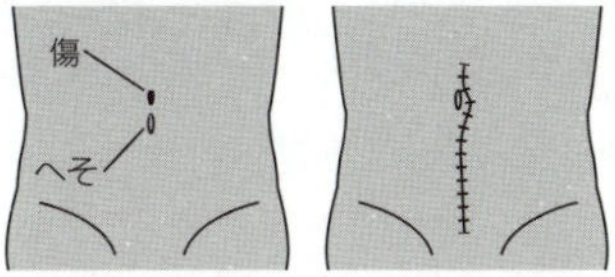

腹腔鏡手術の創　開腹手術の創

腹腔鏡手術の創は小さいため、手術後の痛みが軽くて済みます。

創の小さな大腸がん手術！

手術の傷あとが小さいということは、見た目が良いというだけではなく、創の痛みが軽いということにつながり、患者さんに楽をしてもらえます。当院で大腸がん手術を受けた患者さんの半数以上の人が、腹腔鏡手術を受けています（図2）。

従来の開腹手術ではだいたい20㎝の創がおなかの真ん中につきますが、腹腔鏡手術では5㎝程度の創がおなかの真ん中に、そして5～10㎜のあまり気にならない創が4つか5つ、おなかの外側の方につきます（図3）。

実際に患者さんを診ていると腹腔鏡手術を受けられた人は手術後が楽そうです。退院する手術後1週間くらいになると、開腹手術の人も楽そうになります。

ただ、腹腔鏡手術はどんな大腸がんにも使えるものではありません。大腸がん手術はがんを治すことが第一の目的・目標であって、小さい創で行うことが目的・目標ではありません。大腸がんを治すために確実かつ堅実な手段を選択する必要があります。

永久的な人工肛門とは

かつては直腸がんというと、必ずといっていいほど人工肛門をつける必要がありました。今日は技術や道具の進歩により人工肛門をつけずに済む人が増えました。直腸を切ったりつないだりするのに優れた器械が登場したからです。

10年前からは「究極の肛門温存手術」といわれる手術が行われるようになりました。これは肛門ぎりぎりで直腸を切ってそこに直腸をつなぐ手術で、肛門括約筋の一部を切除します。肛門括約筋を一部だけとはいえ切ってしまうわけですから、肛門の機能は低下します。ただ、多くの人は何とか日常生活が困らない程度までになります。

中には元々、肛門機能が良くない人がいて、便失敗などで苦労する人がいます。このような人にはこの手術はふさわしくなく、永久的人工肛門をつける必要があります。また、直腸がんが肛門自体に及ぶ場合も永久的人工肛門をつける必要があります。

人工肛門というと悪い印象を持つ人が多いと思います。でも、人工肛門をつけても活発に社会活動をしている人はたくさんいます。また、人工肛門の部分につける道具は非常に良いものがたくさん出ており、においなどはほとんど気にならなくなっています。

私の外来には毎回、人工肛門をつけた方が何人も来られますが、待合で座っている方のどの人が人工肛門をつけた人なのかは、ほかの人には分かりません。

当院にも人工肛門（ストーマ）外来があり、人工肛門に関するプロの医療スタッフが、退院後も人工肛門に関するアドバイスをしてくれます。

大腸がん治療の未来は明るい

大腸がんに限りませんが、がん治療は日々進化しています。大腸がん患者さんの未来はずいぶんと明るいものとなってきました。

しかし、まだまだ満足するわけにはいきません。実は新しい治療方法は今まで大腸がん治療を受けた患者さんのデータをたくさん集め、客観的に解析し、その治療方法の安全性や妥当性が検証され、そのうえで広く行われるようになっていきます。すなわち、多くの患者さんの協力があって初めて成り立つわけです。

このような検証を行う方法として臨床試験があります。臨床試験というと「モルモット」にされるのか、といった誤解があるかもしれません。しかし、そのようなことはありません。標準治療というものが保証されたうえに行われます。

私たち医療関係者は将来の大腸がん患者さんに少しでも良い治療を提供していくために、そして患者さんは自分たちの子孫が将来より良い治療を受けることができるように、積極的に臨床試験に参加したりデータ収集に協力したりする必要があるのではないでしょうか。

もし、担当医からこのような話が出たときにはぜひ積極的に参加してください。繰り返しますが、決してモルモットになったりすることはありません。

肝がん手術の詳しい話

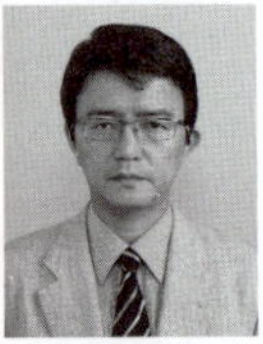

消化器・乳腺・移植外科部長
中原《なかはら》英樹《ひでき》

肝がんとは？

肝がんは、原発性と転移性の二つに分けられます。原発性肝がんの約90％は肝細胞がんで、そのほかに肝内胆管がんなどがあります。転移性肝がんは、ほかの臓器のがんが肝臓に転移したもので、一般にこの状態はがんが最も進行した状態です。

ただし、例外的に大腸がんの肝転移は、進行した状態であることには間違いないのですが、切除可能であれば治る可能性が十分にあります。

肝細胞がんの約80％はB型あるいはC型の慢性肝炎、肝硬変から発生します。アルコール性肝炎からも発生します。肝細胞がんの特徴は、大きくなるにつれてがんが肝臓の中の血管、特に門脈という血管に入りやすく、血管の中で腫瘍栓という塊を作ることがあります。そしてこの血管を通して肝臓内に転移します。

もう一つの特徴は、転移ではなく、別のがんが複数、肝臓内にできることがあります（図1）。これはがんができる母地である慢性肝炎、肝硬変という状態が肝臓の一部に起こるのではなく、肝臓全体に起こるので肝臓のどこにがんができてもおかしくないのです。

従って手術などで肝がんを治療しても、後でまた新しいがんができるということです。

手術しても無駄じゃないかと思われるかもしれませんが、今あるがんを確実に治療することが大事なのです。その治療が中途半端になると肝臓の中や

[図1]肝臓には複数のがんができる

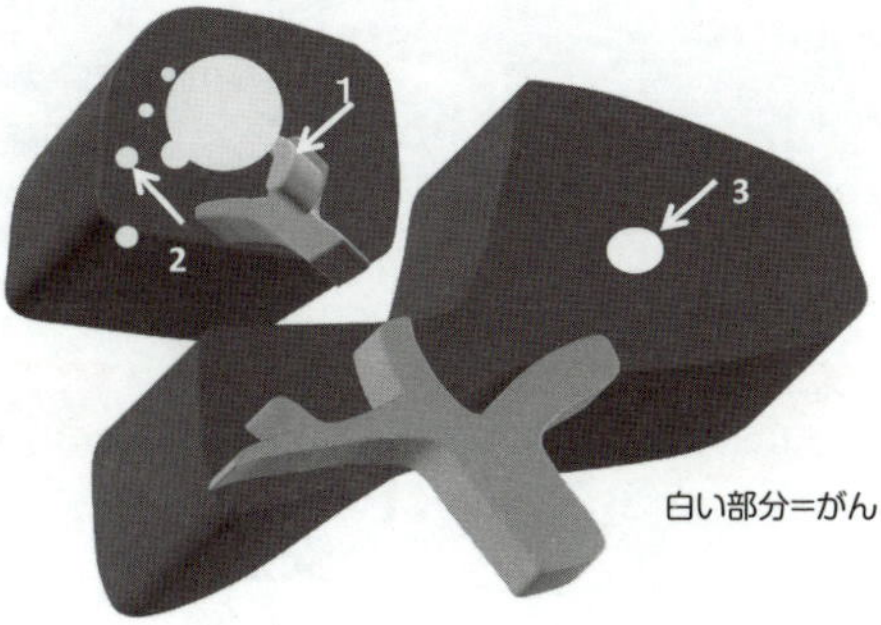

ほかの臓器に転移し、もはや治療できなくなります。それと新しいがんができないように慢性肝炎、肝硬変の治療も合わせて行う必要があります。

このように肝細胞がんの患者さんは、がんと慢性肝炎（または肝硬変）という二つの病気を併せ持っているので、両方の治療をすることが大事です。

肝がんの治療にはどんなものがある？

肝細胞がんと診断された場合、どのような治療が最も有効なのかを考える必要があります。代表的な治療法として、①肝切除術 ②ラジオ波焼灼術 ③肝動脈塞栓術 ④肝移植術――などがあります。

これらの治療法は、がんの大きさ・個数・部位などのがん側の条件、肝臓の余力（肝予備能）など肝機能の条件、心肺機能を含む全身状態などの条件を参考に、患者さんと相談しながら決めます。

一般的に肝切除は、肝臓に余力があって2〜3cm以上の比較的大きながんが対象ですが、がんが小さくてもラジオ波焼灼術（外から針を刺してがんを焼き殺す治療）ができない場所にあるときも対象になります。

しかし、がんが4個以上多発しているものや、高度の肝硬変で肝臓に余力がない場合には対象になりません。

肝臓の余力（肝予備能）って何？

正常な肝臓は70％を切除することが可能です。残りの30％が手術後2週間

［図2］肝臓の余力と術後の関係

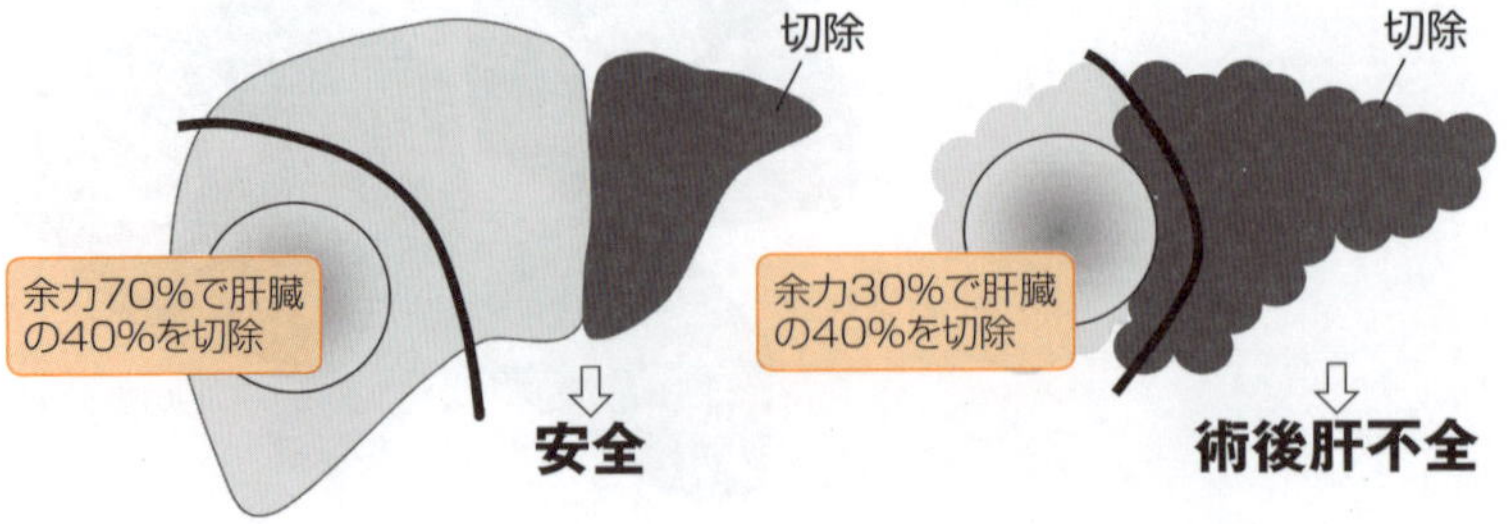

で2倍、半年で元の大きさの約90%の大きさまで回復します。すなわち正常な肝臓は普段30%の能力しか使っておらず70%を余力として残していることになります。

　このように肝臓はとても再生能力が旺盛で、余力を持った臓器なのです。しかし、肝臓が慢性肝炎、肝硬変へと進んでいくと、この余力も少なくなります。しかも余力のあるうちは症状もほとんど出ません。肝臓が「沈黙の臓器」といわれる所以《ゆえん》です。

　余力がゼロになってはじめて黄疸、腹水などの症状（肝不全の症状）が出現するのです。このため余力がゼロのときには肝臓を切ることはできません。

肝臓の余力があれば手術はできる？

　例えば肝臓がんを完全に切り取るために肝臓の40%を切る必要がある場合、余力が70%ある人には安全に切除することができます。

　しかし、余力が30%しかない人には余力を超えて肝臓を切ることになるので、術後に肝臓が働かなくなる肝不全という状態に陥ります（図2）。

　従ってこのような場合には手術できず、

［写真1］肝臓のCT検査

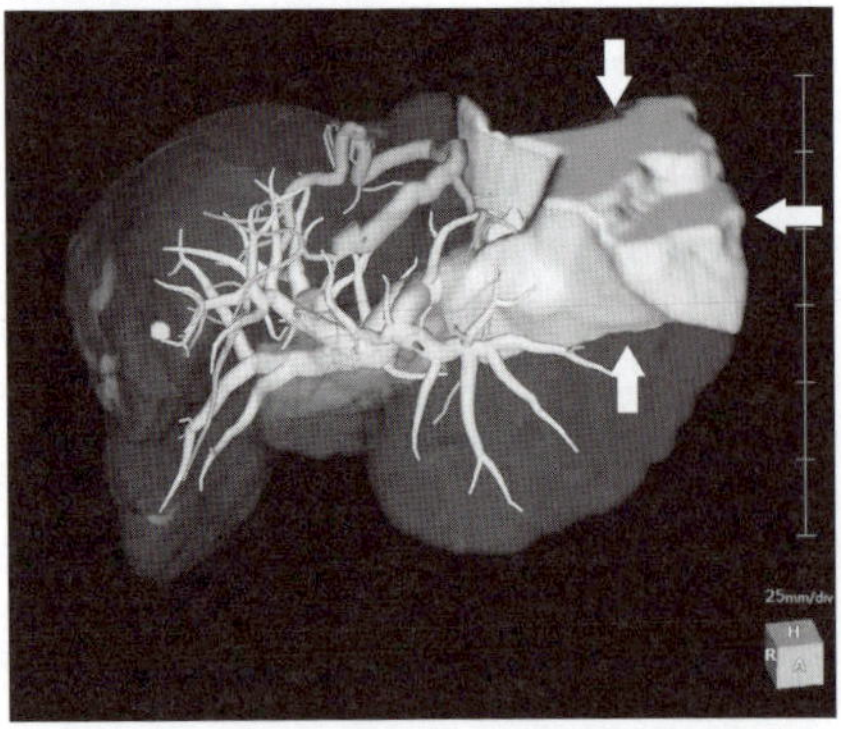

［図3］正常な肝臓が30%残れば切除可能

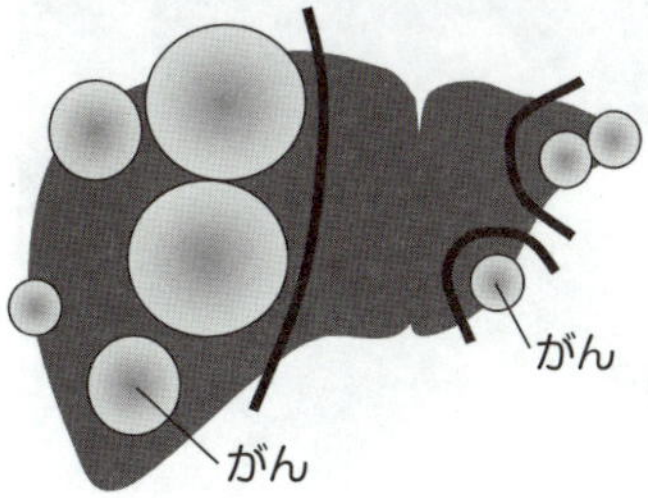

［写真2］
肝臓の構造はブロッコリーに例えられる
（白で囲っている部分がm切除範囲）

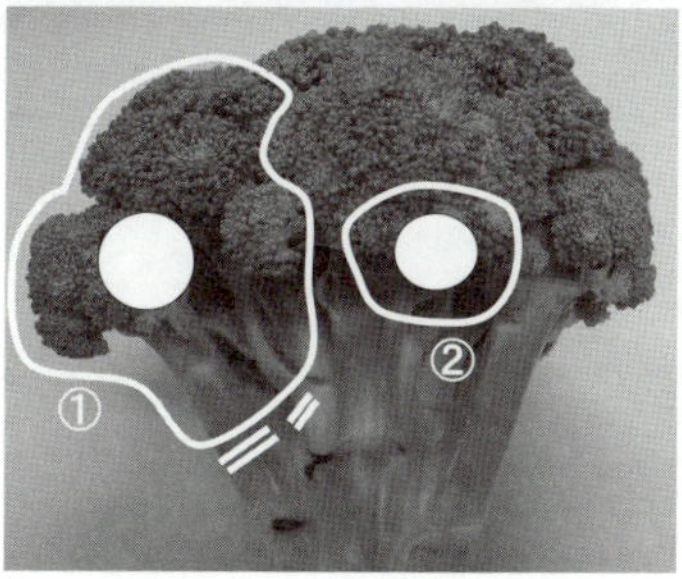

肝切除よりは治癒の可能性は低くなりますが、肝動脈塞栓術などのほかの治療を勧めることになります。

このように肝切除をする場合には、がんを確実に切り取るために、何%の肝臓を切らなければならないか、また肝臓に何%の余力があるのか、を手術前に必ず調べなければなりません。手術で肝臓の何%がなくなるかという計算はCT検査で行い（写真1）、余力が何%あるかという計算は複数の血液検査（肝機能検査）を参考に概算します。

転移性肝がんの場合は、肝細胞がんと違って基本的に慢性肝炎や肝硬変がないことが多く、肝臓の余力は70%あると考えられます。そこで、転移をすべて切除して正常の肝臓が30%残れば転移の大きさ、数にかかわらず切除可能ということになります（図3）。

ただし、手術前に抗がん剤治療を受けている人は、抗がん剤による肝臓の障害を考慮して手術に臨む必要があります。

理想的な肝切除は？

肝臓の構造を単純に考えるには、ブロッコリーを想像してください（写真2）。

ブロッコリーの房にはそれぞれ茎があります。茎を肝臓の中に入る血管（肝動脈と門脈）とすると血管が栄養を運ぶ肝臓の領域（区域）は房になります。肝臓には8つの区域（房）があります。

がんが2～3㎝を超えると血管の中に入ることがあるので、肝臓を切除するときは、がんのある区域（房）を血管（茎）ごときれいに取るのが理想的です（図1、写真2‐①）。がんが複数の領域にまたがるときには、ブロッコリーの複数の房をそれに相当する茎ごと取るように切除します。

しかし、肝臓に余力がなく茎ごとその領域を全部とれない場合には、その領域を部分的に切り取るような切除になることもあります（写真2‐②）。

肝臓を切り取る方法は？

肝臓は血管の塊《かたまり》のような臓器なので、そのままバサッと切れば大出血します。このため肝臓を切るときには肝臓に入る血管を一時的に止めて出血しないように切除します。切除中ずっと血流を止めておくわけにはいかないので15分止めて5分間流すということを繰り返します。

一般的に、肝臓を切るときには超音波外科吸引装置を使います。メスの先端から超音波が出て肝臓の組織を破砕しながら吸引し、血管だけを残すようにします。残った血管は糸で結んだ後に切ります。

いくら肝臓に入る血管（肝動脈、門脈）を止めていても肝臓から出る血管（肝静脈）から出血しますので、このときにはバイポーラという電気メスで止血します（写真3、図4）。

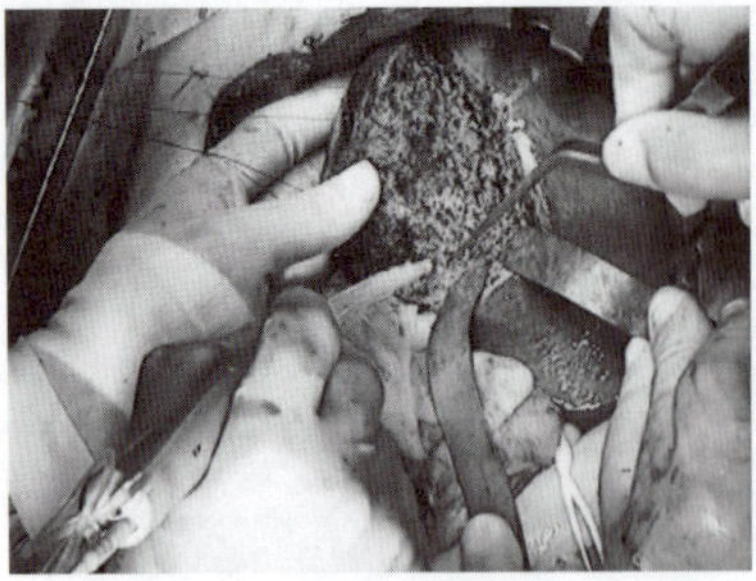

［写真3］肝臓を切り取る様子

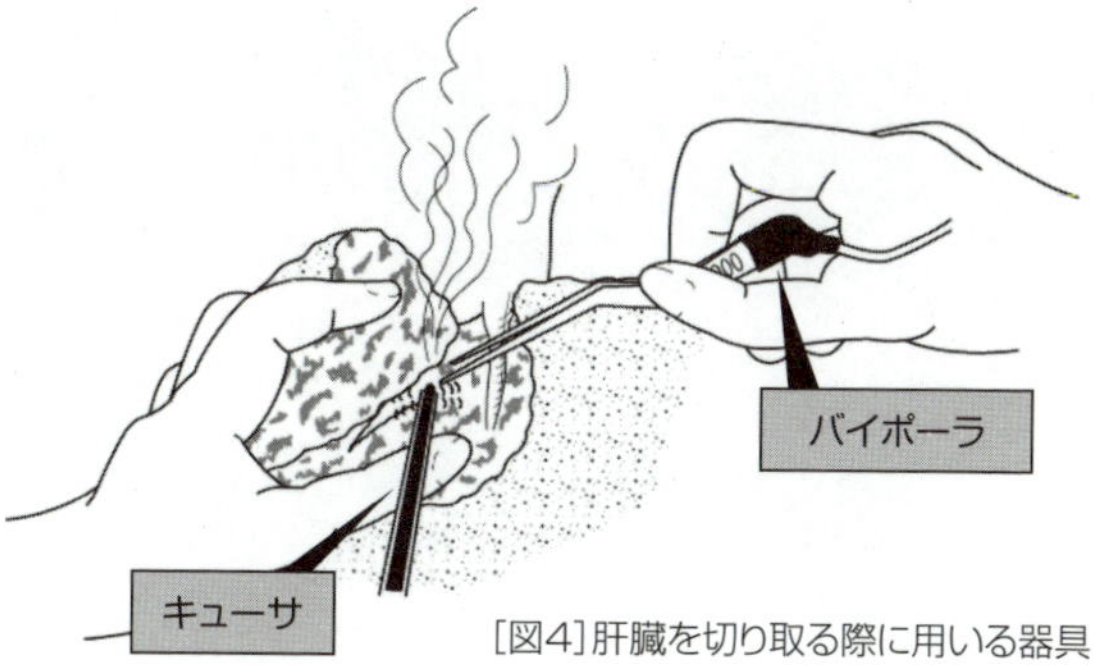

［図4］肝臓を切り取る際に用いる器具

入院から手術、退院まで

手術2、3日前に入院するのが一般的です。入院する病棟に慣れてもらうことを主な目的としています。手術当日は手術開始2時間前まで経口補水液と呼ばれる飲み物を摂ることができます。

テレビドラマではベッドに寝て見送られながら手術室に入るのが定番のようですが、最近は歩いて手術室に入るのが普通です。手術室では麻酔科の先生の管理の下、安全に手術ができるよう麻酔がかけられます。

手術は3時間から6時間くらいかかります。手術終了後は、麻酔から十分に覚めていることを確認して病棟に帰ります。病棟に帰ったときにはもう会話も可能になっていますが、話の内容を覚えていないことも多いようです。このため手術の結果を家族の方にのみ説明し、患者さんには後日あらためて話をします。

肝臓の手術では通常、食べ物の通る胃や腸を切除したり縫合したりすることがないので、手術の翌日には水を飲めます。2日目には軽めの食事から開始し、徐々に普通の食事に戻していきます。

食事の開始とともに歩行訓練を開始します。患者さんにとって痛みは不安要素の一つですが、最近では無痛とまではいきませんが、かなり痛みは抑えられます。多くは2日目までに歩行可能となります。順調にいけば手術後10日から2週間で退院できます。

退院後の抗がん剤は？

胃がんや大腸がんなどでは再発予防を目的に抗がん剤を飲むことがありますが、肝臓がんではそのような治療は行いません。手術して弱った肝臓にさらに抗がん剤で負担をかけるわけにはいかないからです。

「いかに肝機能を悪化させないか」が最も有効な肝臓がん再発予防策です。定期的に血液検査を行い、肝機能を把握することが重要です。ウイルス性肝炎の患者さんでは肝臓内科で抗ウイルス治療を行います。

退院後の生活で気を付けることは？

退院直後は、まだ創《きず》の周辺は固く、手術で縫った腹筋の傷は完治していません。そのため食後は、おなかが張った感じ、創がつっぱる感じがします。運動時には痛みもあります。創が１００％癒えて、通常の運動をしてもおなかに違和感がなくなるまで約3か月かかります。

それまでは重いものを持ち上げるなど腹筋に負担がかかるような動作は避けなければなりません。家でじっとしているのも良くありません。散歩程度であれば退院後すぐにでも可能です。

術後3か月まではとっさの動きには創の痛みを伴います。自転車や車の運転には注意が必要です。

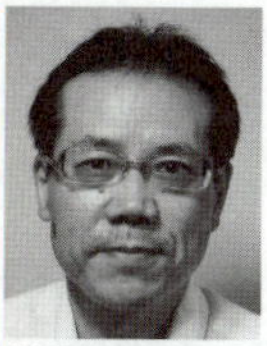

栄養管理科主任部長
消化器·乳腺·移植外科部長
眞《ま》次《つぐ》康《やす》弘《ひろ》

意外と知らない膵臓《すいぞう》がんの手術

膵臓は、どんな臓器？

膵臓の知名度はあまり高くないようです。西洋では1世紀ごろには人体に膵臓という臓器があることは分かっていたようですが、東洋ではほんの２００年前までその存在を知られていませんでした。

漢方医学の「五臓六腑」には膵臓は登場しません。東洋で初めて膵臓が登場したのは江戸時代に杉田玄白が翻訳出版した『解体新書』です。

杉田玄白はオランダ語の原書に記載されていた膵臓を、日本語に訳すことができず「大機里爾（ダイキリイル）」と記載しました。当時、主流であった漢方医学には、膵臓という臓器は存在しなかったため翻訳しようがなかったわけです。のちに宇田川玄真が「膵」という漢字を創作し、膵臓を世に広めました。

膵臓は腹部消化器のうち最も背中側に存在し、みぞおちと臍《へそ》の間、高さはちょうど背中の真ん中あたりで、長さ15cm、幅3～5cm、厚さ2cm、重さ60～70gの小さな臓器です。多くの臓器や重要な血管に囲まれ、食物の通り道から外れているわけです（図1）。

解体新書には「大機里爾」は「胃の下、脾と十二指腸の間にあり」と記載されています。

頭部・体部・尾部に境され、頭部は十二指腸にはまり込み、胆汁《たんじゅう》が流れる胆管《たんかん》が内部を通っています。頭部と体部は、腸から吸収された栄養分を肝臓に運ぶ静脈（門脈）で境され、体部の前面には胃、後面には大動脈や腸に分布する上腸間膜動脈、尾部には脾臓《ひぞう》などが位置しています（図2）。

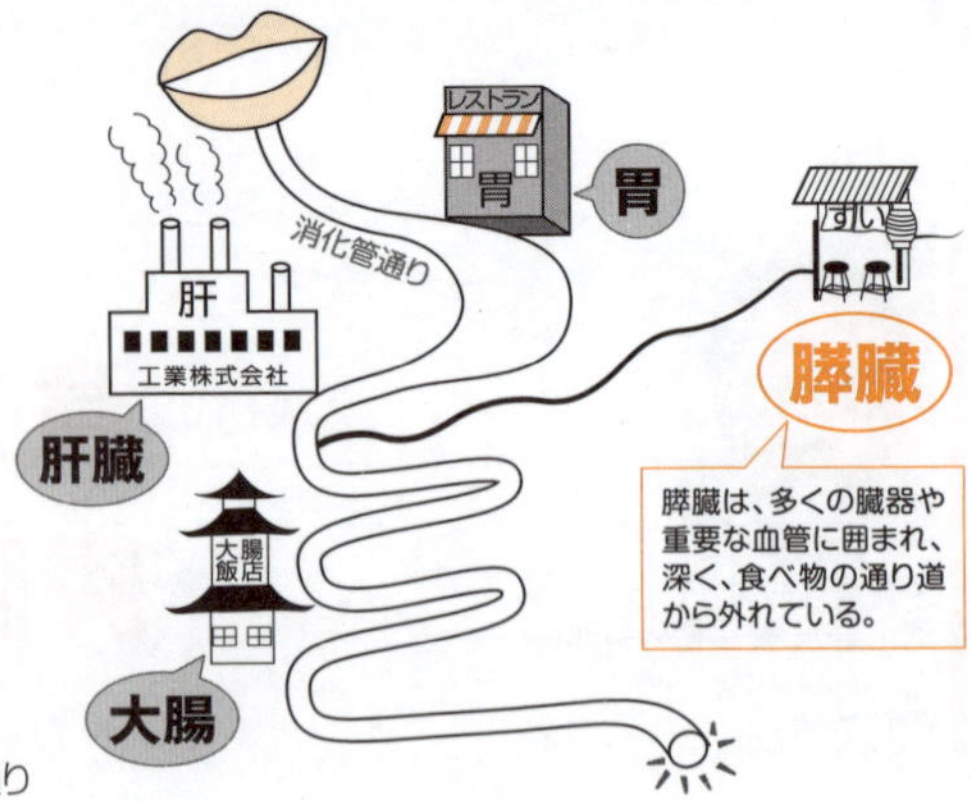
消化管通り
レストラン
胃
胃
すい
膵臓
膵臓は、多くの臓器や重要な血管に囲まれ、深く、食べ物の通り道から外れている。
肝
工業株式会社
肝臓
大腸飯店
大腸

[図1]消化管通り

小さく控えめな膵臓ですが、大変重要な役割を果たしています。すなわち、食物の消化（膵液分泌＝外分泌機能）と血糖の調節（ホルモン分泌＝内分泌機能）です。

膵臓は膵酵素を分泌する腺房《せんぼう》細胞、ホルモンを分泌する内分泌細胞（ランゲルハンス島）、および重炭酸を分泌し、膵液の通路となる膵管から成り立っています。

膵酵素は腺房細胞から分枝膵管へ分泌されます。分枝膵管は合流して主膵管となり、最終的には胆管と合流して十二指腸内に注ぎますが、開口部を十二指腸乳頭と呼びます（図3）。膵液の主成分は膵酵素、重炭酸および水分で健常成人の膵液分泌量は1～2・5ℓ／日程度です。膵酵素は3大栄養素を消化し、重炭酸は胃から十二指腸へ流れてきた食物中の胃酸を中和して酵素活性を保ちます。膵臓の内分泌機能は「糖尿病の項」をご覧ください。

膵臓がんとは？

膵臓がんは、膵管から発生する場合と、腺房細胞および内分泌細胞から発生する場合に分類されます。この中で、いわゆる「膵臓がん」とは膵管から発生する浸潤性膵管がんを指し、膵臓に発生する腫瘍の90％以上を占めます。

２００９年の人口動態統計によれば、膵臓がんの死亡数はがんの中で肺、胃、大腸、肝に次いで5番目で、年々増加傾向にあります。初発症状で多い順に挙げると腹痛、黄疸《おうだん》、腰背部痛、体重減少（食欲不振を含む）、そして糖尿病です。

膵臓がんの約6割は膵頭部に発生しますが、頭部には胆管が通るため、胆

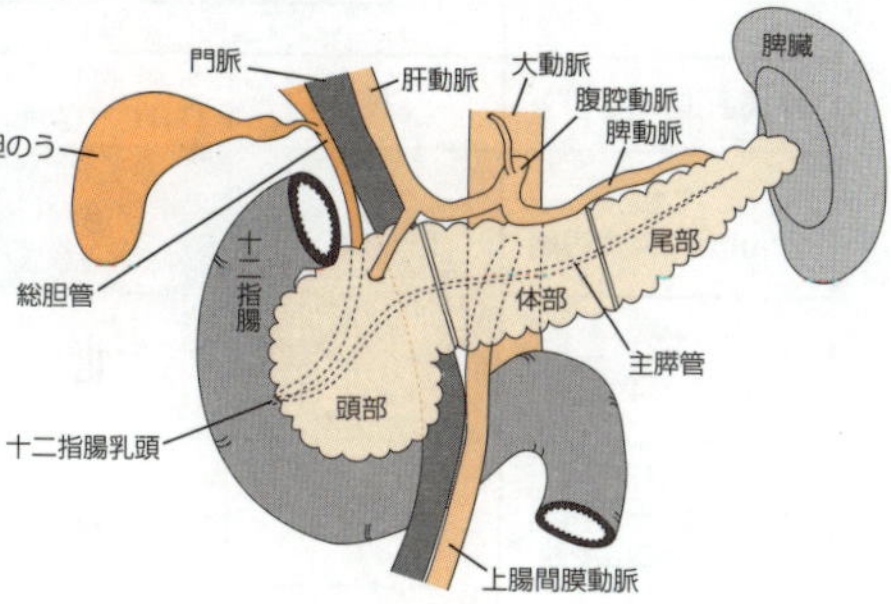

［図2］膵臓と周辺臓器

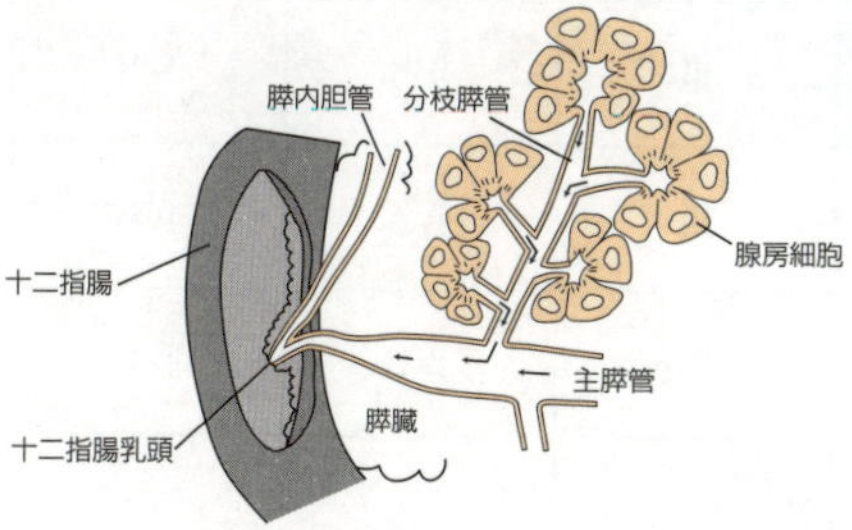

［図3］膵液分泌の経路

管が圧迫されると胆汁がうっ滞して黄疸の原因となります。

また膵管が閉塞すると、内圧が上昇して疼痛《とうつう》を生じます。膵臓周囲の神経に浸潤しても疼痛の原因となります。胆汁や膵液が分泌されないと消化不良になり、疼痛や食欲不振と相まって体重減少を生じます。

一方、膵体尾部に発生した腫瘍は胆管から離れているため黄疸は生じにくく、腹痛や背部痛、体重減少が主な症状となりますが、かなり進行するまで無症状の場合も時にあります。

中年以降の急な糖尿病の発症や、原因のはっきりしない糖尿病症状が悪化した場合は、念のため膵臓のチェックも受けることをお勧めします。

膵臓がんは人体に発生するがんの中でも最も治りにくいがん（難治がん）の一つです。その理由として膵臓は腹部の最も深い場所にあり、消化管のメーンストリートより外れているため症状が出にくく、早期発見が困難であること、小さな臓器であるため容易に膵臓の外まで広がってほかの臓器や血管、神経に浸潤してしまうこと、細胞の悪性度が高く切除しても再発しやすいことなどが挙げられます。

進行度と手術適応

ほかの消化器がんと同じように、膵臓がんにも病状進行に応じて進行度が取り決められています。進行度は腫瘍の大きさ、周囲への広がり、およびリンパ節や他臓器への転移の有無により総合的に決定され、進行度Ⅰから進行

[表1]膵臓がんの進行度分類　　膵癌取扱い規約（第6版）：日本膵臓学会（2009）より

膵局所進展度（T）	リンパ節転移（N）				
	N1	N1 1群リンパ節転移	N2 2群リンパ節転移	N3 3群リンパ節転移	遠隔臓器転移（M）
T1 2cm以下、膵内限局	Ⅰ	Ⅱ	Ⅲ	Ⅳb	Ⅳb
T2 2cm超、膵内限局	Ⅱ	Ⅲ	Ⅲ	Ⅳb	Ⅳb
T3 膵内胆管、十二指腸 膵周囲組織に浸潤	Ⅲ	Ⅲ	Ⅳa	Ⅳb	Ⅳb
T4 隣接する大血管 膵外神経叢、他臓器に浸潤	Ⅳa	Ⅳa	Ⅳb	Ⅳb	Ⅳb

度Ⅳbまでの5段階に分けられます（表1）。

しかし前に述べた理由により、早期に診断できることは極めて少なく、多くは進行度Ⅳa、Ⅳbで発見されており、ここが胃や大腸のがんと大きく異なる点です。

このように進行した状態で診断されることが多い膵臓がんですが、ほかの消化器がんと同様に長期生存の鍵は外科的切除です。ただし、すべての症例に手術適応があるわけではなく、進行度Ⅳaまでの症例のうち、膵臓周囲の主要な動脈を巻き込んでいない場合が適応となります。

標準的な術式

がん手術の基本は、腫瘍と周囲の組織やリンパ節を一緒にまとめて、取り残しがないように切り取ることですが、ここに膵臓がんの手術が、最高難度の手術と言われる所以《ゆえん》があります。

すなわち膵臓は腹部の奥深くに存在し、十二指腸に取り囲まれ、胆管が通り、門脈や肝臓および腸に分布する動脈に近接しています。

従って頭部に腫瘍が発生した場合は、膵頭部と十二指腸、胆管および周囲のリンパ節を一塊として切除することが必要となります。

十二指腸や胆管は切除しますが、肝臓や腸に分布する動脈は慎重に温存する必要があります。一方で動脈の周囲に付着するリンパ節や神経は切除しなければなりません。ただし過大な切除（郭清といいます）は合併症増加や術

［図4］膵頭十二指腸切除術

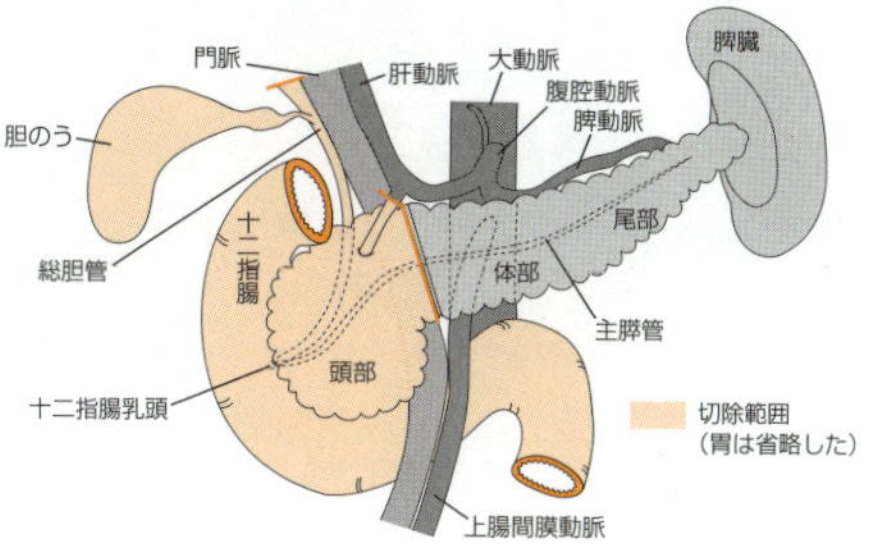

［図5］胃の切離線

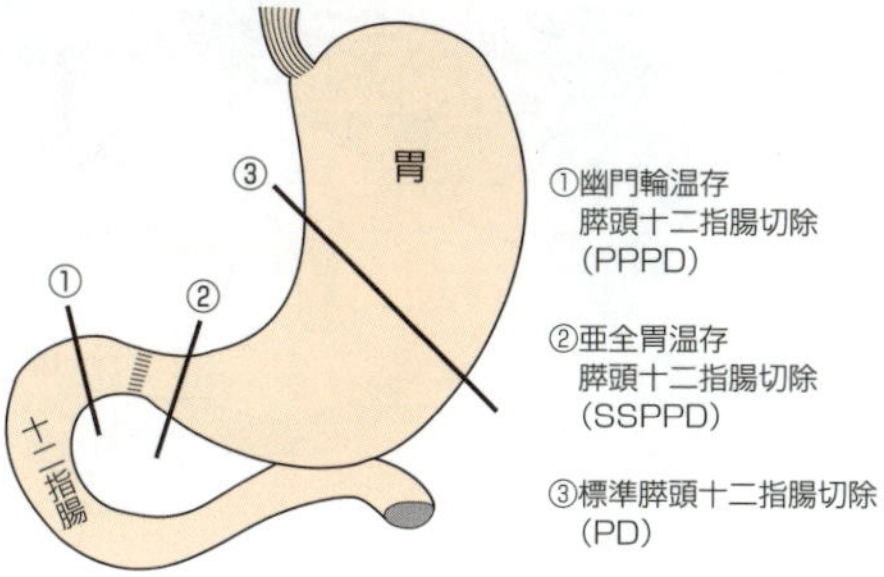

後の頑固な下痢につながるため過不足なく行うことが重要です。この手術を膵頭十二指腸切除術と呼びます（図4）。

以前は、術後に潰瘍が発生しやすいことや、根治性を求めて胃周囲のリンパ節まで切除すべきという理由で、十二指腸とともに胃を半分切除していました。しかし、術後潰瘍は予防できるようになり、胃幽門周囲のリンパ節切除は術後再発に影響しないという意見が多く聞かれるようになりました。

そのため最近では、胃をすべて温存する幽門輪温存膵頭十二指腸切除術（ＰＰＰＤ）や、幽門輪（胃と十二指腸間の括約筋）は切除するが、胃の大部分は温存する亜全胃温存膵頭十二指腸切除術（ＳＳＰＰＤ）を選択する施設が多くなっています（図5）。どちらも大変長い名前なので、私たちは英語の略語ＰＰＰＤ、ＳＳＰＰＤと呼んでいます。

ちなみに胃を半分切除する通常の膵頭十二指腸切除術はＰＤといいます。余談ですが、アメリカではこの手術を初めて行った外科医の名をとって「ウィップルの手術」と呼ぶことが多いようです。一方、ドイツではウィップル先生より自国のカウシュ先生が先に行ったとしてカウシュ・ウィップルの手術と呼ぶそうです。少し前に日本で「2番ではだめなのですか？」という意見が話題になりましたが、大国はやはり1番が大事なようですね。

腫瘍を切除したあとは食物、胆汁、膵液が元通り、腸に流れるように消化管を再建しなければいけません。そのため膵臓、胆管、胃もしくは十二指腸と小腸をそれぞれ吻合《ふんごう》（つなぎ合わせること）します。膵臓を小腸に吻合せず、

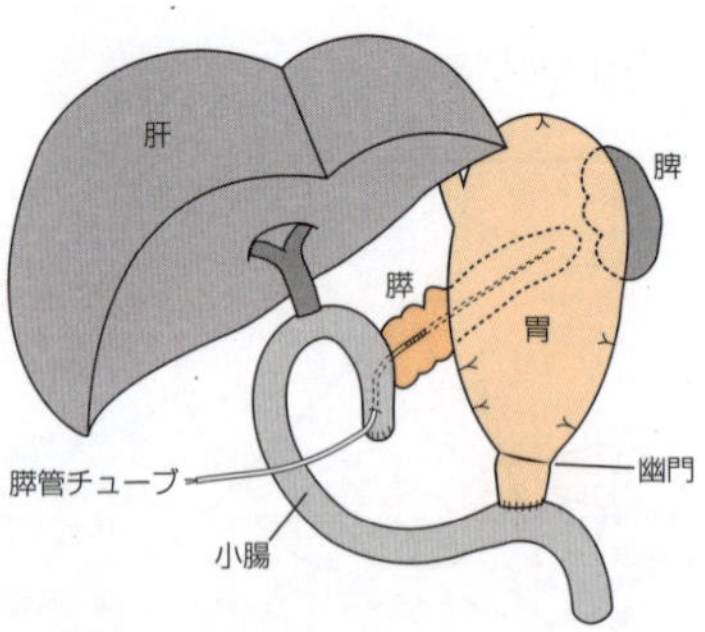

[図6]消化管再建後（PPPD）

胃につなぐ再建方法もあります（図6）。

一方、膵体尾部に腫瘍が発生した場合は、膵体尾部と脾臓および周囲のリンパ節をまとめて切除します。この術式を膵体尾部切除術と呼びますが、こちらは再建の必要はありません（図7）。

合併症は？

どんな治療法も合併症リスクをゼロにすることはできません。膵頭十二指腸切除術の場合、最も問題となる合併症は術後膵瘻《すいろう》です。分かりやすく言うと、膵臓と腸を吻合したところから膵液が浸み出してくることです。

膵液は消化液ですから、漏れると周囲の組織を消化して炎症や出血の原因となります。それを防ぐために、膵管の中に細いチューブを留置して一時的に膵液を体外に誘導したり、膵腸吻合部の付近にドレンという管を留置して、もし膵液が漏れた場合はドレンを通じて体外に排液できるように対応します。

もちろん膵瘻が発生しなければ、膵管チューブやドレンはベッドサイド処置で抜いてしまいます。術後順調に経過すれば、食事は数日で再開され、1週間前後でドレンを抜去し、術後4週間前後で退院できます。

退院後の治療

膵臓がんの手術では、ほかの消化器がんの手術より多くの臓器が切除されます。そのため、術後に消化吸収不良や糖尿病が発生し、低栄養に陥ること

［図7］膵体尾部切除術

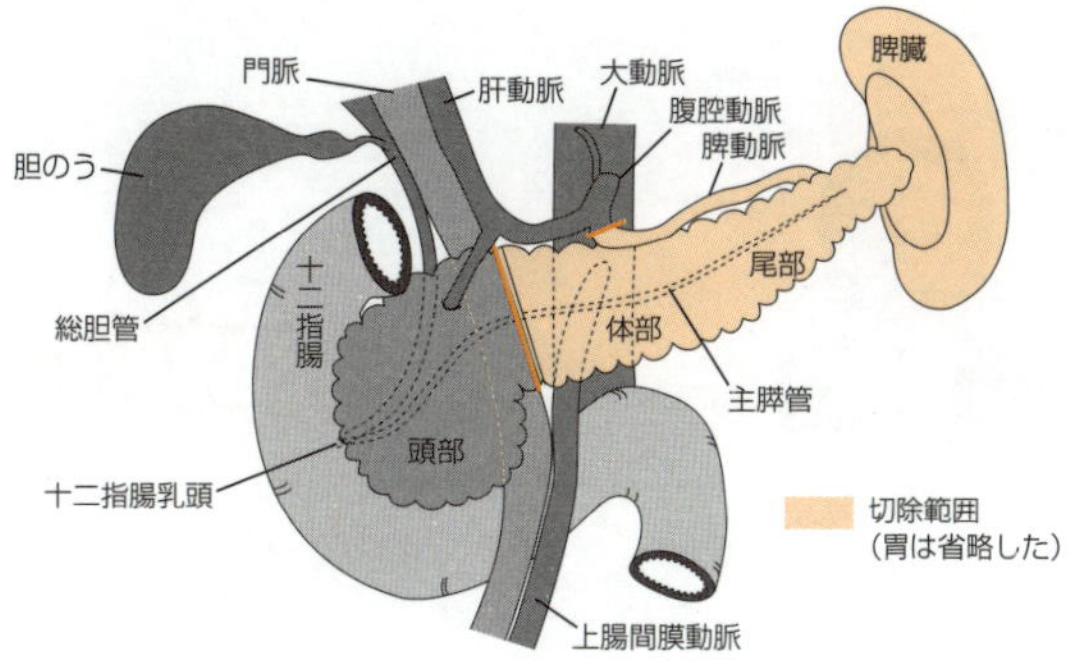

があります。

低栄養が遷延すると、重要臓器の機能低下や体力・抵抗力低下につながるため、消化吸収不良や糖尿病を発症した患者さんは、栄養指導、消化酵素剤の内服補充や糖尿病の治療を継続して受けることがとても大切です。

膵臓がんは悪性度が高いため、手術後は抗がん剤投与などの補助治療を半年程度行うことが一般的です。また、残念ながら術後再発をきたすこともあります。十分な体力が維持されていないと、化学療法や放射線治療などの有効な治療が適切に行えません。再発の有無を定期的に検査するとともに、術後の栄養管理にも気を配ることが大切です。

チーム医療で対応

われわれは、これまで１５８例（１９９６～２０１２）の膵臓がん切除術を経験しました。

術後は補助化学療法または化学放射線療法を行い、術後生存期間中央値は23・5か月（01～11）、累積5年生存率は17・0％（01～11）、術後5年以上生存例は現在まで14例（進行度Ⅰ／2例、Ⅲ／7例、Ⅳa／5例）です。

当院では膵臓がんに対して消化器内科が正確な診断を行い、消化器外科が過不足のない切除手術を施行し、術後は臨床腫瘍科が化学療法を追加する、そして入院前から入院中、退院後も継続して栄養管理科が栄養管理を担当するなど、切れ目のない「がんチーム医療」を推進しています。

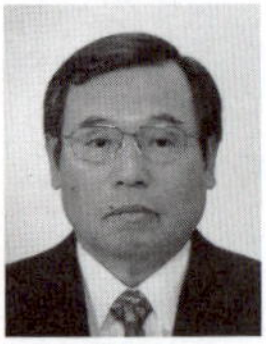

泌尿器科
主任部長
中原《なかはら》 満《みつる》

前立腺がんの手術

前立腺がんはどんな病気？

前立腺は膀胱《ぼうこう》の直下に尿道を取り囲むようにあります。栗の実の大きさです。男性ホルモンで制御される男性副生殖器で、近接する精嚢腺《せいのうせん》と共に精液をつくり、さらに射精や排尿にも関与しています。この前立腺に発症する悪性腫瘍が前立腺がんです（図1）。

前立腺がんは50代から発生頻度（罹患率《りかんりつ》）が高くなり、60歳以降の男性では最も罹患率が高い「高齢者がん」です。わが国で急激に増えつつあり、「がん統計白書 ２０１２」によると ２０１０年には罹患数6万5千人で3位、25年には12万人近くにのぼり1位になると予測されています。

良性の前立腺肥大症は尿道周囲腺（内腺）から発生しますが、前立腺がんの多くはその外側（外腺）から発生します。初期には自覚症状はなく、局所進行がんになって排尿障害を起こします。さらに進行すると骨盤骨や背骨などの骨に転移するのが特徴です。血清ＰＳＡ（前立腺特異抗原）値は前立腺がんの進行とともに高くなるので極めて有用な腫瘍マーカーです。

前立腺がんはどのように診断するの？

前立腺がんの診断は排尿障害などで泌尿器科を受診する場合と、検診などでのＰＳＡ値異常で泌尿器科を受診する場合がありますが、ＰＳＡ検査で診断された方《ほう》が早期がんの割合が高くなります。

ＰＳＡ値の基準値は４・０ｎｇ／mlで、４～10ｎｇ／mlで30％、10～20ｎ

[図1]前立腺がんの進行

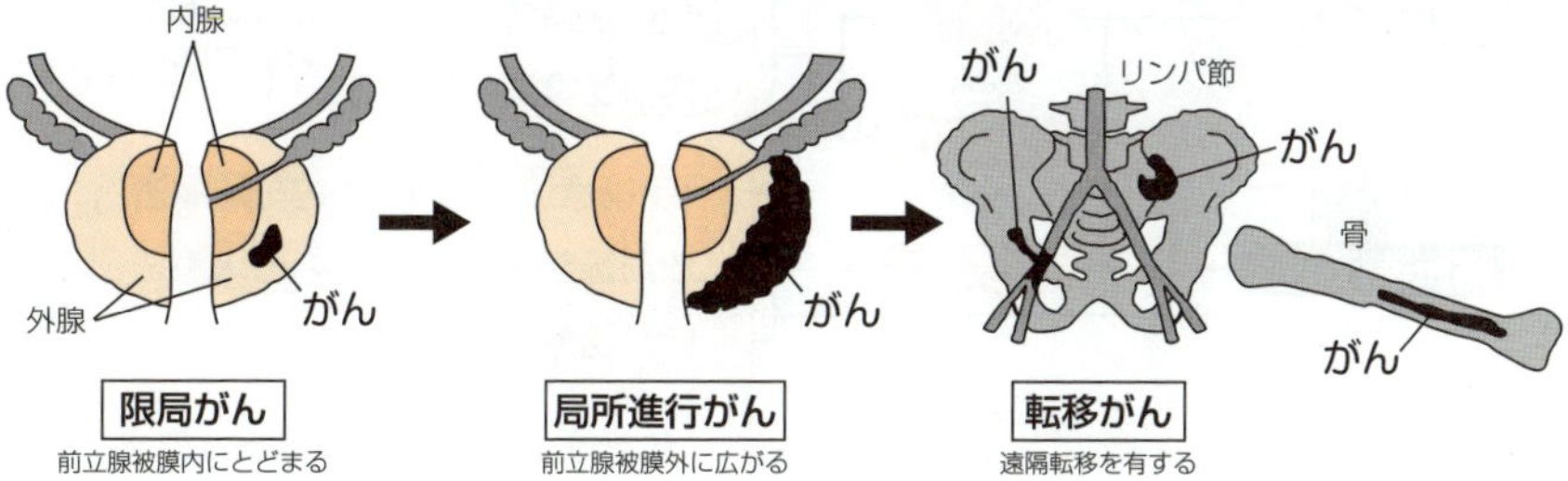

g／mlで50％程度の前立腺がんが診断され、またPSA値が10ng／ml未満で診断されれば、多くは早期がんです。

従って、50歳を過ぎたらPSA検査を年1回受けることが早期がん発見のポイントです。基準値を超えれば専門医への受診が勧められます。前立腺がんの疑いがあれば前立腺針生検をしてがんの有無を診断し、がんがあれば病理学的悪性度をグリーソン分類で評価します。

悪性度が低い1から悪性度の高い5までの5段階で評価し、面積が一番広い部位と2番目に広い部位の数字を足してグリーソンスコア（GS）とし、GSは2（1＋1）から10（5＋5）の9段階に評価します。

次に病気の進行度をCT、MRI、骨シンチなどで評価して病期診断をします。病期はTNM分類を用いるのが一般的で、T（原発巣、前立腺内でのがんの広がり）、N（リンパ節転移の有無）、M（遠隔転移の有無）をそれぞれ評価します。

そして前立腺内にとどまる限局がん、前立腺被膜外に浸潤する局所進展がん、骨やリンパ節に転移を有する転移がんに分類します。さらに限局がんでは、PSA値、GSと組み合わせて高、中、低の3段階にリスク分類を評価して治療指針にします。

治療法は？

早期がんには多様な治療法があり、それぞれの特徴や合併症などをよく理

［図2］病期・リスク別治療法

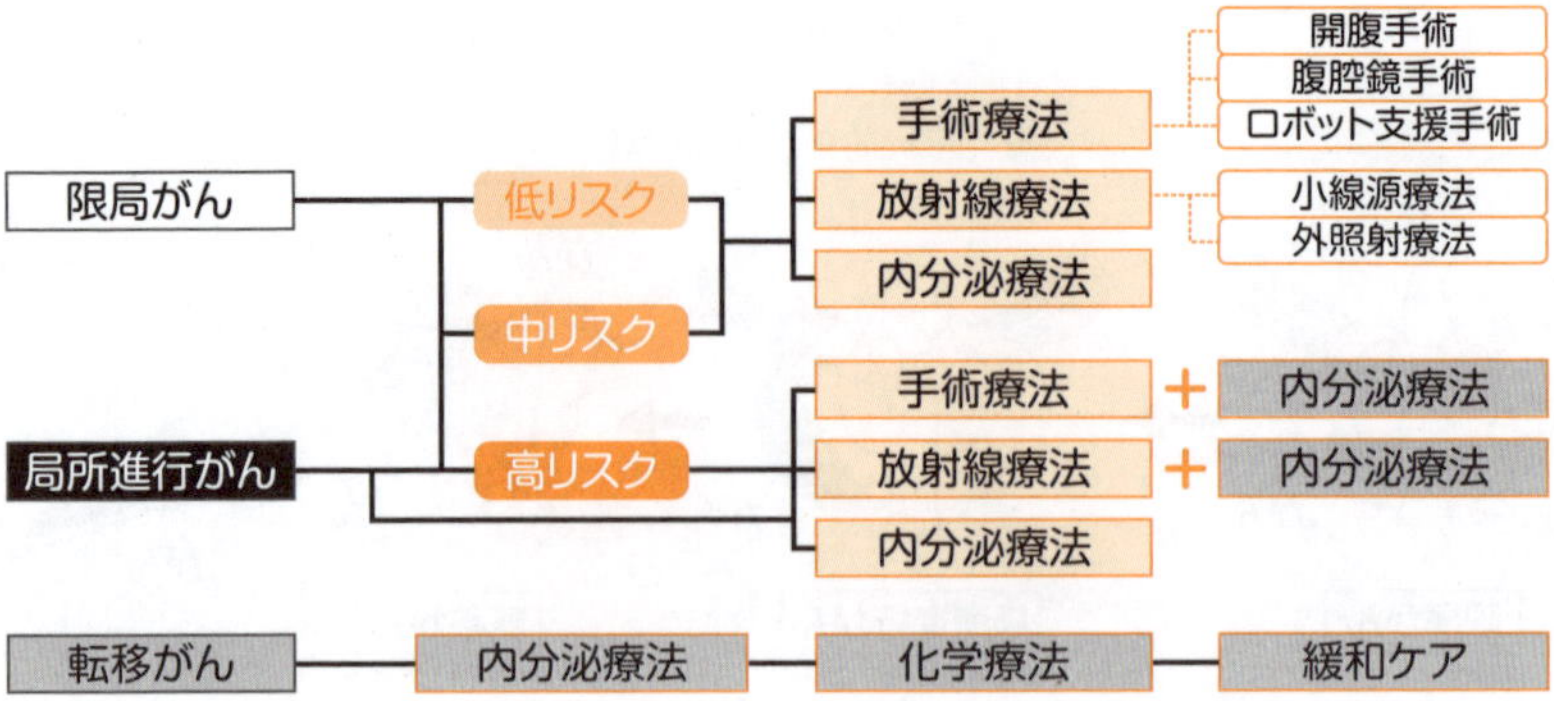

解し、年齢、健康状態、人生観などをゆっくり考慮して納得のできる選択することが肝要です。広く行われている前立腺がんの治療法は大きく次の4つに分けられます（図2）。

❶**手術療法**／がんを完全に摘出することを目的とした前立腺全摘除術です。

❷**放射線治療**／前立腺に放射線を照射してがんを死滅させる治療法です。放射線を発する小さなカプセルを前立腺内に埋め込んで内側から照射する組織内照射と、放射線を体の外から照射する外照射法があります。

❸**薬物療法**／薬を使ってがん細胞の増殖を抑える方法です。内分泌（ホルモン）療法は有効率が高く、遠隔転移例では第1選択となります。また手術、放射線治療の補助療法としても使用されます。内分泌療法が効かなくなれは、抗がん剤治療があります。

❹**待機療法**／がん病巣が非常に小さく悪性度が低いと診断された場合はすぐに治療をせずにＰＳＡ値と直腸指診（肛門から指を入れて前立腺を触診する）で経過をみて、治療法の変更の必要性を検討します。

前立腺がんの手術はどのような患者さんに？

前立腺全摘除術は限局がんに対する最も根治性（治る確率）が高い治療法の一つです。期待余命が10年以上であり、ＰＳＡ値が10ｎｇ／mlを下回っていて、ＧＳ7以下、限局がんを満たす患者さんに最も推奨されます。5年後および10年後のＰＳＡ非再発率（ＰＳＡ値が術後に低下したまま再上昇しない率）はそれぞれ70～90％、60～80％とされています。

これよりもＰＳＡ再発の可能性が高い患者さんでも手術適応はあり、年齢、合併症、排尿状態、前立腺の大きさなどを総合的に判断して手術の選択をします。

［図3］前立腺全摘手術の方法

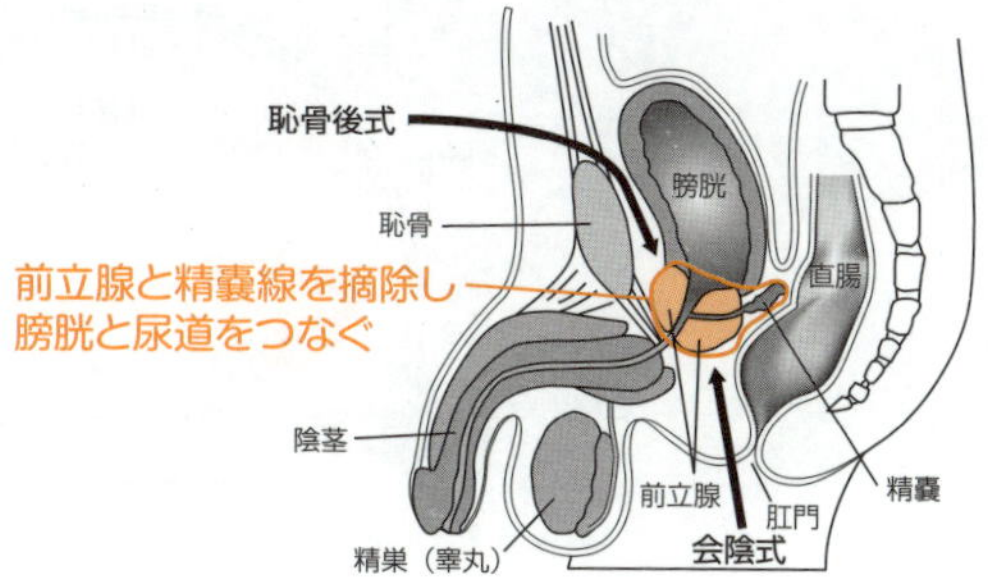

手術はどのように？

前立腺を尿道、膀胱から切り離し、精嚢腺と一緒に周囲組織から剥がして摘出します。次に切り離された膀胱と尿道をつなぎ合わせます。ここまでが手術の基幹部分で、どの術式でも同じです。がんの前立腺内の分布は正確には予測できないために、被膜をつけて前立腺全体を摘出します（図３）。

ただし術後の勃起機能を温存するには神経血管束を体側に残すように剥離するので、術前に患者さんと相談しておくことが必要です（図４）。

前立腺を摘出した後に膀胱と尿道を縫い合わせ、膀胱にカテーテルを留置し、１週間ほどで抜去します。直後には尿失禁（尿もれ）になることが多いのですが、次第に減少し90％の症例で消失します。術後の勃起障害は、両側の神経温存で70％、片方の温存で30％程度に改善が期待されます。

開腹、腹腔鏡下、ロボット支援

開腹手術には臍下を縦に切開する恥骨後式と、肛門と陰嚢の間の会陰を切開する会陰式があります。恥骨後式は前立腺全摘除術の標準術式で、最も多

[図4]左側神経温存手術の剥離層

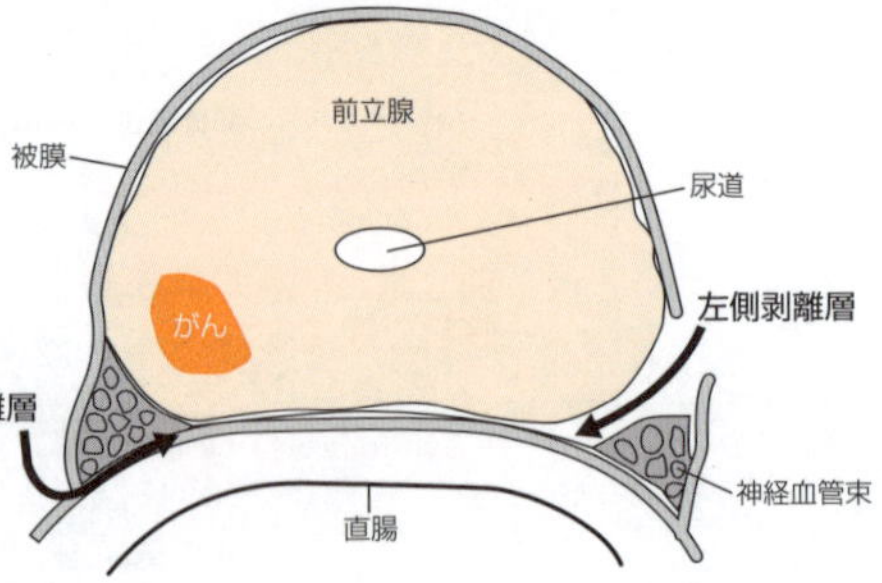

く行われています。

会陰式は恥骨後式に比較して術中出血量や術後の痛みが少ないなどの利点がありますが、同一術野から骨盤リンパ節郭清ができないのが欠点です。2つの術式の間にがんの根治性や術後の排尿機能の差はありません。

腹腔鏡下前立腺全摘除術（腹腔鏡下手術）は臍下に2㎝ほどの皮膚切開を加えて、二酸化炭素で腹腔を膨らませ（気腹）、専用の内視鏡を入れます。そしてモニターに映しだされた動画を見ながら、5か所の小さな穴（ポート）から手術用器具を挿入して開腹手術と同様に前立腺を摘出します（図5、6）。拡大視野で細部が観察しやすく、術中の気腹圧で出血量が少なくなります。傷口が小さく術後の回復が早くなります。熟練を要する手術とされ、保険診療には施設認定が必要です。

ロボット支援前立腺全摘除術（ロボット支援手術）は腹腔鏡下手術と同様に腹部に6か所の小さな穴をあけて気腹、内視鏡や手術器具を挿入して開腹手術と同じ手術をします。医師が操作するサージョンコンソールと鉗子やメスなどの手術器具を取り付けるサージカルカートという2つの器械からなり、医師が遠隔操作で手術器具を操る仕組みになっています。

医師は3D（立体）の拡大動画像を見ながら操作を行い、指の開閉や手首の回転に合わせてロボットが操る手術器具が忠実に動くので、腹腔鏡手術よりも操作が容易です。ロボットを開発した米国では約85%が、この術式で行われています。

［図5］腹腔鏡下前立腺全摘除術

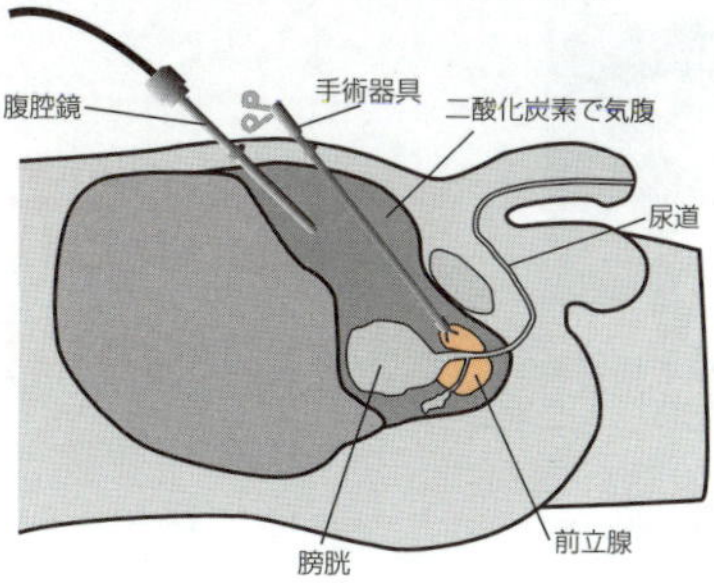

［図6］腹腔鏡下前立腺全摘除術

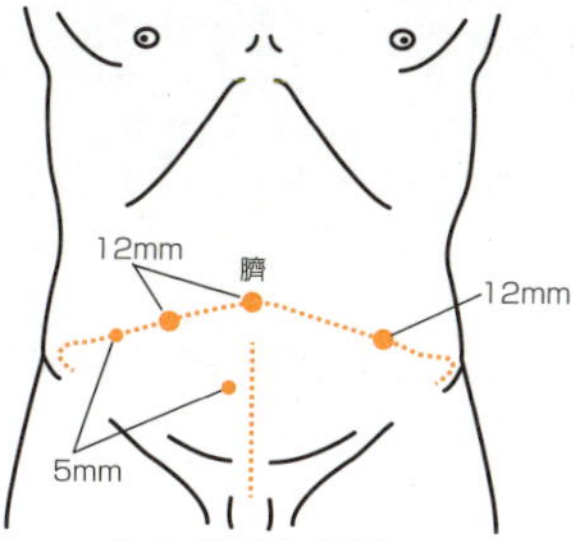

日本では２０１２年４月からロボット支援手術が保険適用となりました。器械が高価なのが問題ですが、今後の普及が期待されています。

腹腔鏡下手術、ロボット支援手術と恥骨後式の成績を比較した成績では、ＰＳＡ非再発率を指標とした制がん効果に差は認められず、どの術式でも同じとされています。術後の合併症も差がないとする報告が多いのですが、腹腔鏡下手術、ロボット支援手術では術中出血量が少なく社会復帰が早いとの報告もあります。

さらに腹腔鏡下手術、ロボット支援手術を比較した報告では手術時間、出血量、輸血の有無、合併症、入院期間、カテーテル留置期間などに差がないとする報告もあり、十分に経験を積めば２つの術式に差はないとされています。

おわりに

当科では前立腺がんの診断と治療に積極的に取り組んでいます。早期がんに対しては、前立腺全摘除術（腹腔鏡下手術、会陰式、恥骨後式）、放射線治療（永久刺入密封小線源療法、外照射療法）、内分泌療法の選択が可能です。

初期治療後の再発、再燃には内分泌治療の変更、抗がん剤治療を行っています。骨転移の痛みに放射線治療、緩和ケア治療なども関係科と協力して診療に当たっています。

〈参考文献〉『前立腺癌診療ガイドライン２０１２版』（日本泌尿器科学会編　金原出版）

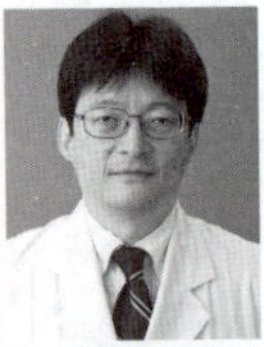

臨床研究検査科
主任部長
西阪《にしさか》 隆《たかし》

病理診断（病理検査）とは

組織標本作製から病理診断まで

病理診断とは？

患者さんの体から採取された病変の細胞や組織（臓器・皮膚などの一部）を使って、顕微鏡で観察するための標本が作られます。そしてガラスに薄く広げられた標本を観察して、診断するのが病理診断です。

組織や細胞の採取は、主に外科医・内科医・産婦人科医などの臨床医が行いますが、採取された組織から作られた標本を、顕微鏡で観察して診断するのは病理専門医（病理医）です。

病理医は、どのような病変が、どれくらい進行しているか、手術で取りきれたか、追加治療が必要かなど、治療方針の決定に役立つ情報を臨床医に提供します。病理医は患者さんの前には現れませんが、顕微鏡による診断というかたちで、診療にかかわっています。手術に際しては術前術後の検討会にも参加し、主治医と協力して最良の医療が提供できるよう努めています。

病理診断の種類は？

病理診断は、さまざまなケースで必要とされます。その方法や理由を６つに分けてお話しします。

❶細胞診断（細胞診）

喀痰《かくたん》や尿の液体の中に混じったがん細胞や、乳腺や甲状腺の腫瘤《しゅりゅう》（しこり）に、細い針を刺して採取された細胞に、特殊な染色を行って顕微鏡で観察して調べる検査です。

［図1］良性の細胞と悪性の細胞

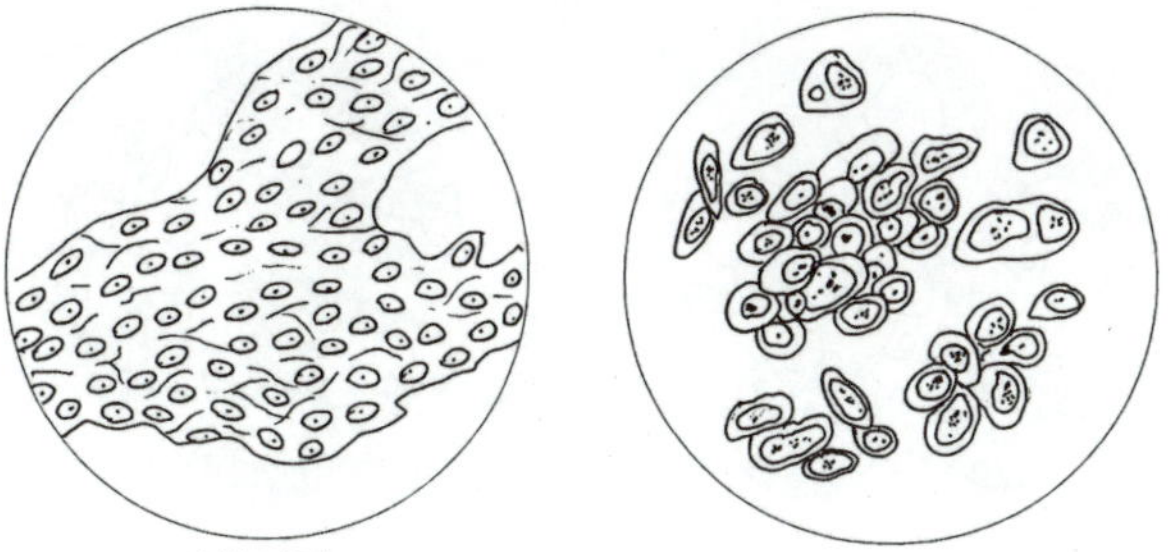

良性の細胞　　悪性の細胞

針を刺して細胞を吸引して調べる検査は穿刺《せんし》吸引細胞診といいます。腫瘤が明瞭で、針がしっかり命中していれば、何千という細胞が採取できます。

検査をする部分から小さなブラシや綿棒、へらなどで細胞を擦《こす》り取って検査する方法を擦過《さっか》細胞診といいます。婦人科細胞診の検査はこの方法が主流です。こうした方法でがん細胞がいるかどうかを判断するのが細胞診断（細胞診）です（図1）。細胞検査士がすべての標本について判定を行い、異常なものについては病理医が確定をします。

❷生検組織診断

針、鉗子《かんし》、切開などにより採取された組織（病変や腫瘍の一部）を顕微鏡的に検査します。皮膚の一部を切り取るもの、内視鏡で胃など組織を採取するもの、肝臓に針を刺して採取するもの、膀胱鏡で直接採取するものなど、全身のあらゆる部位の病変から組織を採って、最終診断を行います。数日で結果を報告します。これをもとに治療方針が決定されます。

❸術中迅速《じんそく》診断

病変が体の深い部分にあるため手術の前に生検が難しい場合、手術中に病理検査を行うことがあります。これを術中迅速診断といいます。

術中迅速診断では、手術中に採取された病変の組織から15分程度で病理診断が行われます。診断の確認や、切除の範囲の決定、病変の取り残しがないか

［図2］正常の組織と悪性の組織

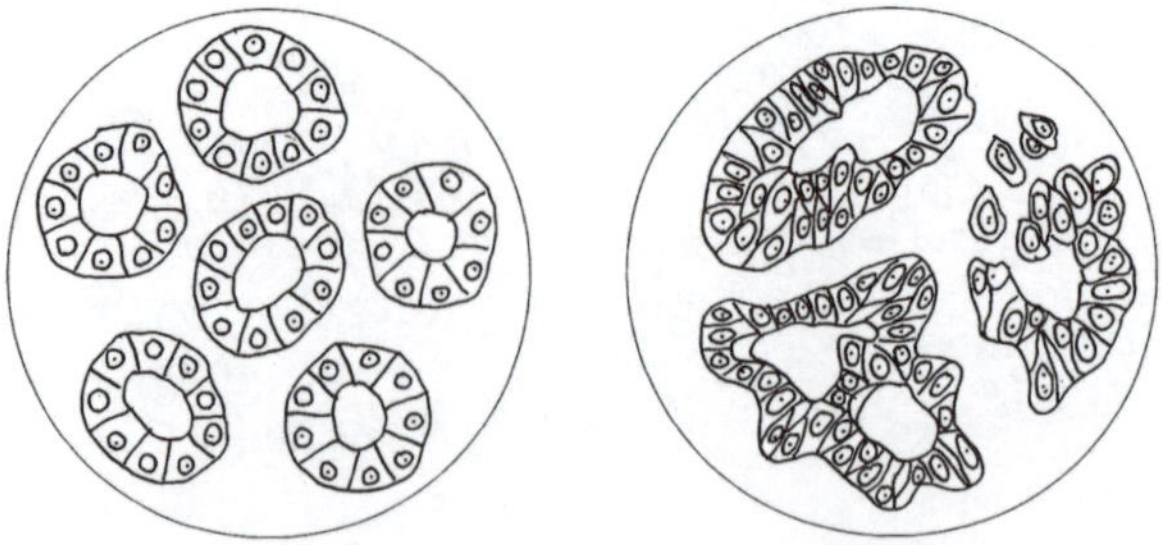

どうかの確認のため、どうしても必要な場合に外科医の依頼により行います。

手術中ですので迅速な対応が必要で、通常と異なり組織を液体窒素などで急速に凍結して顕微鏡標本を作製します。病理医が常に病院に待機している必要があり、手術の多い病院では、常勤の病理医は不可欠な存在です。

④手術で摘出された臓器・組織の診断

手術で摘出された組織標本で、どのような病変がどれくらい進行しているか、手術で取りきれたのか、追加治療が必要かどうか、がんの場合、たちの悪さや転移の有無などを顕微鏡で観察します（図2）。手術で摘出する臓器・組織は、ほぼすべてが病理検査室に運ばれ、病変全体の検査をします。

病気の広がりや質の良悪、転移の有無などを詳細に診断します。悪性の腫瘍であれば、手術後の化学療法や放射線治療が必要かどうかの治療方針決定に役立っています。生検組織診断より詳細な検査をするため、報告には数日から特別な例では数週間かかることがあります。

⑤分子標的治療薬にかかわる診断

乳がんにハーセプチンという薬剤で化学療法を行う場合、組織の診断でこの薬剤の有効性を事前に判定する必要があります。

免疫抗体法という特殊な染色を行って判定をします。悪性リンパ腫におけるリツキサンも同様の検査が必要です。これら以外にも、肺がんなどに対す

[図3] 病理標本の作製から顕微鏡観察までの流れ

組織採取	生検・手術切除(摘出)・病理解剖により検査する組織を採取します。
固定	ホルマリン液などを用いて化学処理を行います。組織の腐敗や自己分解による変化を防ぎます。
切り出し	病理医が、摘出された臓器や組織の病変の部位、大きさ、性状、拡がりを肉眼で確認し、診断に必要な数だけ切りとります。
包埋	組織を薄く切るには、パラフィンブロックを用いますが、パラフィンを組織に浸透させるために、アルコールや有機溶媒を用いた自動包埋装置使用します。
薄切	パラフィンで固められた組織をミクロトームという機器を用いて2〜3μm程度に薄く切り、スライドガラスに貼り付けます。
染色	ガラス標本の染色にはHE染色（ヘマトキリン・エオジン染色）、特殊染色（粘液染色・鍍銀染色）や免疫染色などがあります。
顕微鏡観察	病変の有無や性状、腫瘍の良悪性の鑑別、治療方針の根拠などの所見を明らかにします。

る新しい分子標的療法が次々と開発され、組織検査が必要な場合が増えています。

⑥病理解剖

病気で亡くなった患者さんの遺体を解剖するのが「病理解剖」です。生前の診断が正しいものであったか、病気はどのくらい進行していたのか、治療の効果はどうであったか、死因は何であったかなど、主治医が疑問を感じた場合に遺族にお願いし承諾をもらいます。

病理医は主治医の依頼によって病理解剖を行います。解剖自体は3時間ほどで終わり、その結果は主治医から遺族に報告されますが、顕微鏡による診断を含めた詳細な報告は、数か月後になります。

病理解剖は、若い医師や医療従事者の教育、結果の蓄積による医学研究など、ほかの方法では得がたい医療への貢献につながります。

ガラス標本はどのように作るの？

病理標本作製には多くの手作業の工程があります（図3）。組織採取から顕微鏡で観察するまで数日かかり、特殊な染色を加えるとさらに日数を要することがあります。標本の作製は臨床検査技師が、診断は病理医が行い、互いに協力して業務を行っています。迅速で品質の良い標本を作製することが、迅速で精度の高い診断につながります。

「県立広島病院」って、こんな病院です

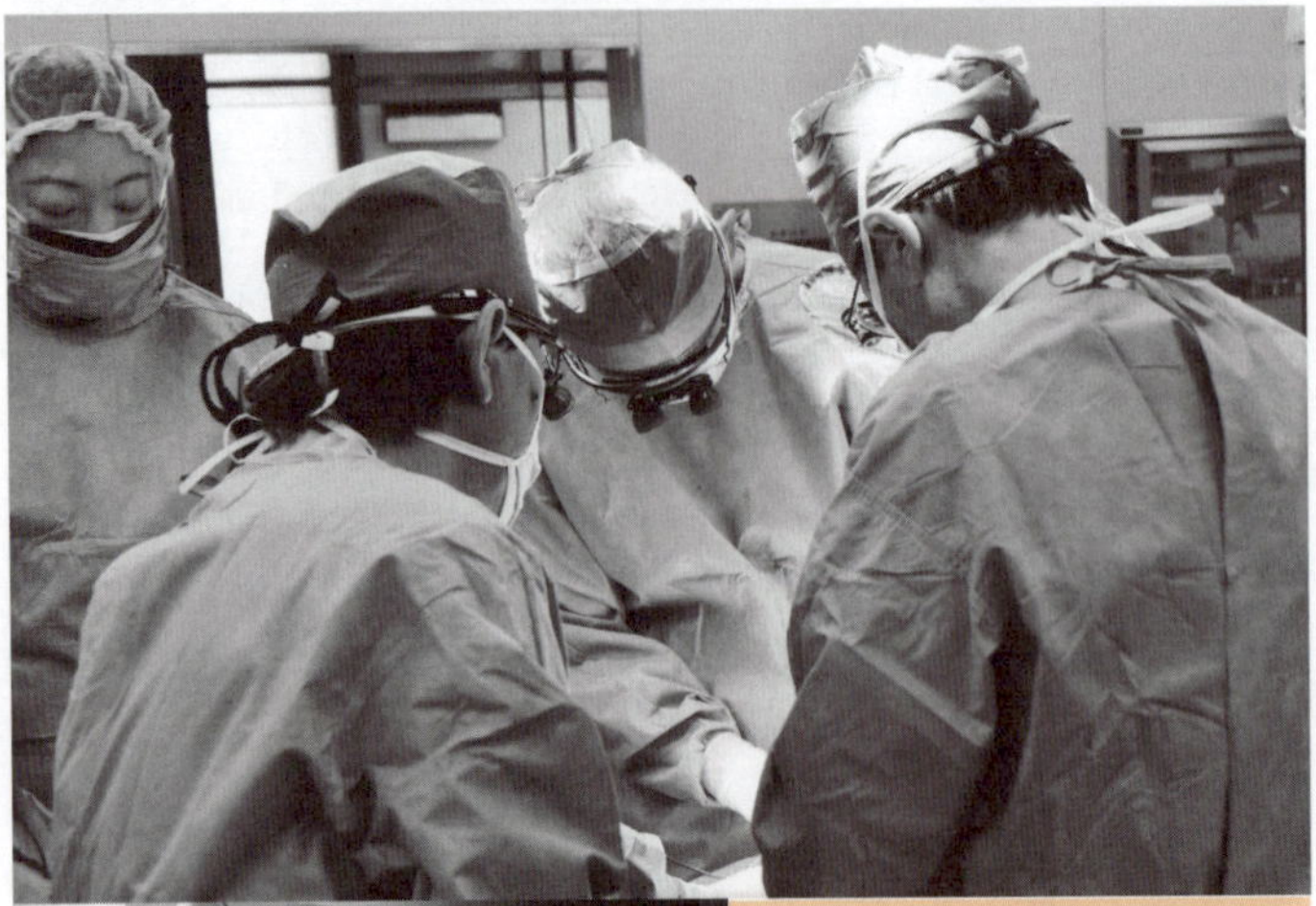

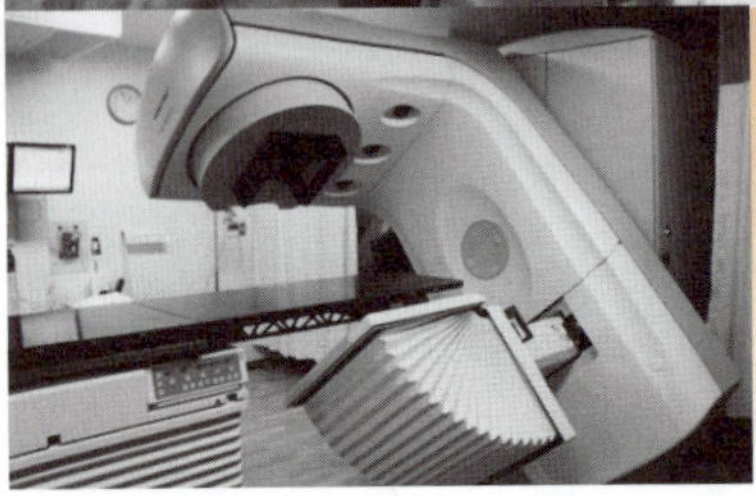

がん医療

手術・化学療法・放射線治療といったがんの診断・治療から、在宅ケアや緩和ケアまで、一貫したきめ細かいがん治療をチームで提供しています。

県立広島病院は現在、8センター、36診療科、病床数７００床の総合病院であり、当院の特色である、がん医療、救急医療、成育医療および地域の医療機関との連携について、重点的に取り組んでいます。

当院の前身の公立広島病院は１８７７年に創立され、１９４８年から現在の地で県立広島病院として医療を提供しています。創立以来１３０年以上も地域の基幹病院として診療・教育・研究を続けています。地域の皆様からは〝県病院〟と親しみをこめて呼ばれているほか、当院近くの市内電車やバスの停留所にもこの名称が使われています。

救急医療

救急医が24時間常時オンライン交信できる体制により、あらゆる最重症の急患に的確に対応しています。

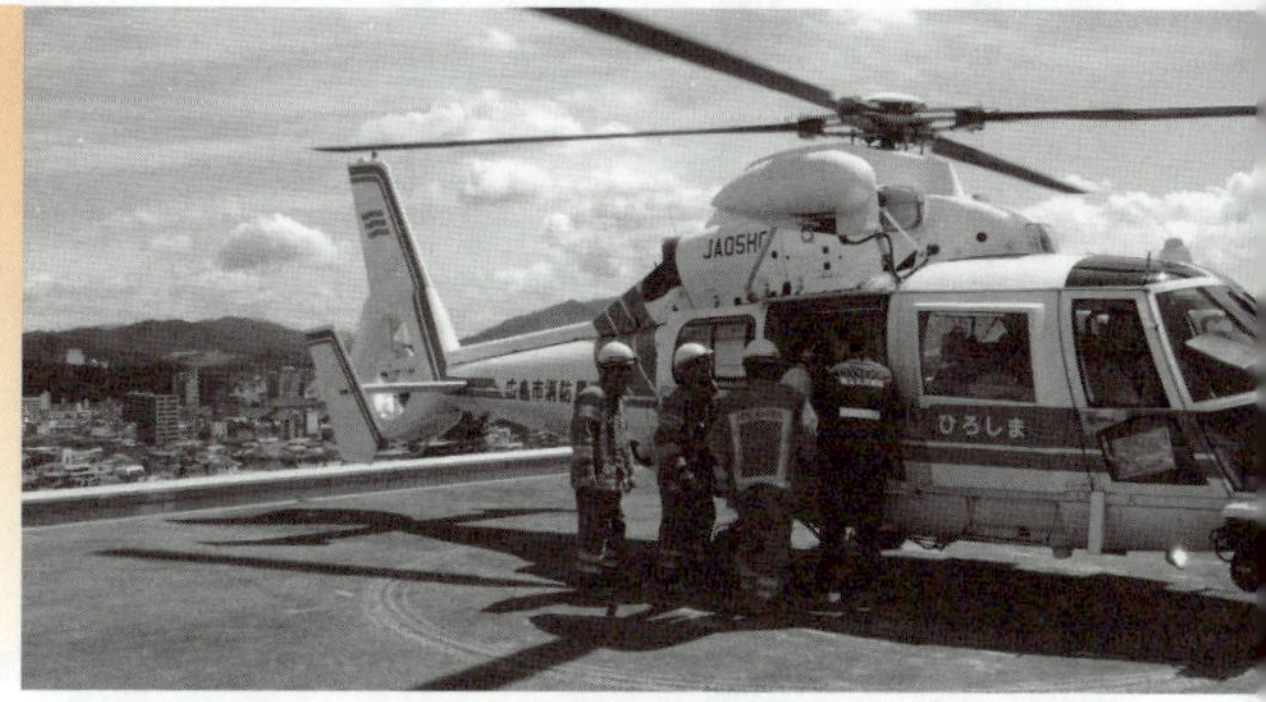

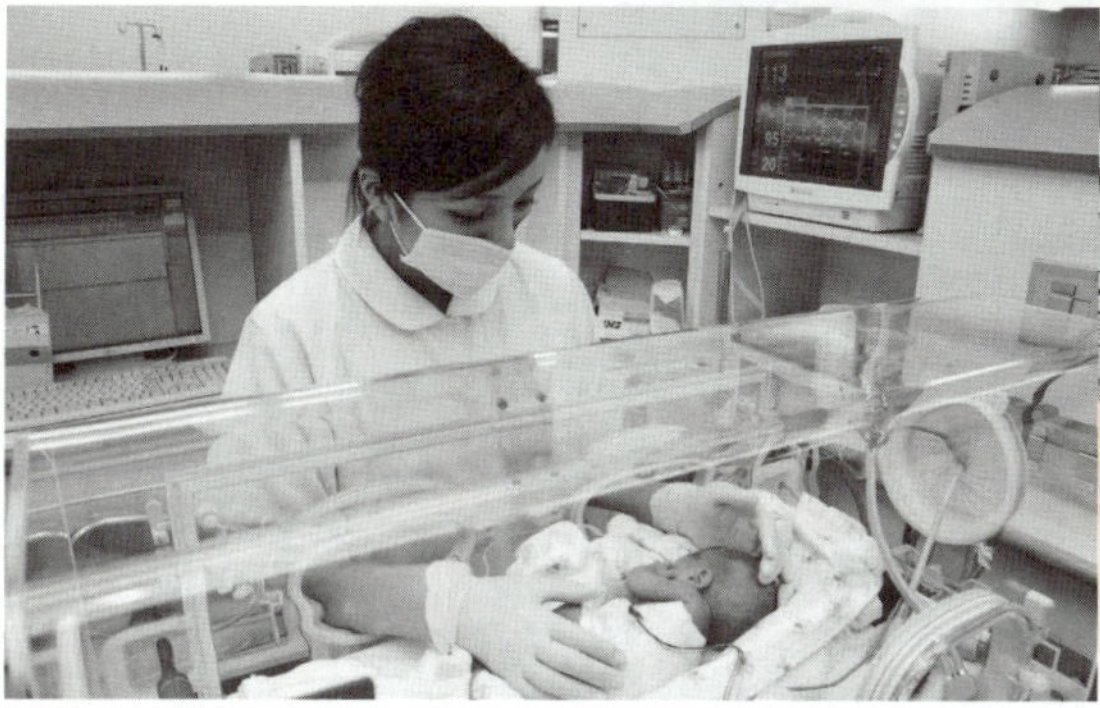

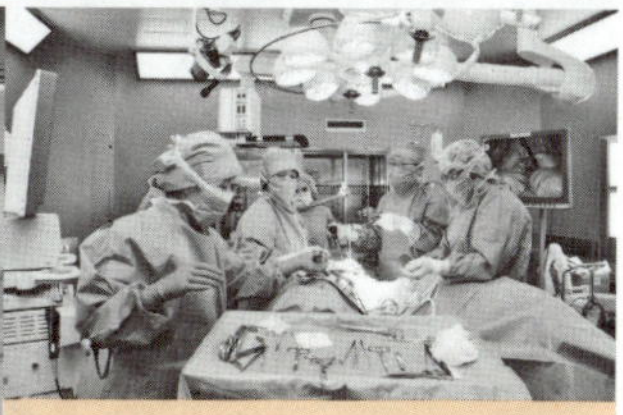

成育医療

専門の各診療科が連携して、妊娠・出産から小児、成人に至るまで、あらゆるライフステージの「安心」を支える医療を提供しています。

また、当院は国や県から、地域がん診療連携拠点病院、救命救急センター、基幹災害医療センター、総合周産期母子医療センター、地域医療支援病院、中国・四国ブロックエイズ拠点病院などの指定を受けています。

さらに、教育・研修についても、卒業後の医師の臨床研修指定病院であるとともに数々の医学会から専門（認定）医の教育病院に指定されています。

このほか、看護師など医療従事者の卒業前・卒業後教育にも積極的に取り組んでいます。

当院の「県民の皆様に愛され信頼される病院をめざします」という理念のもと、皆様が安心して、県立広島病院で医療を受けていただけるように、職員一丸となって頑張っています。

県立広島病院へのアクセス

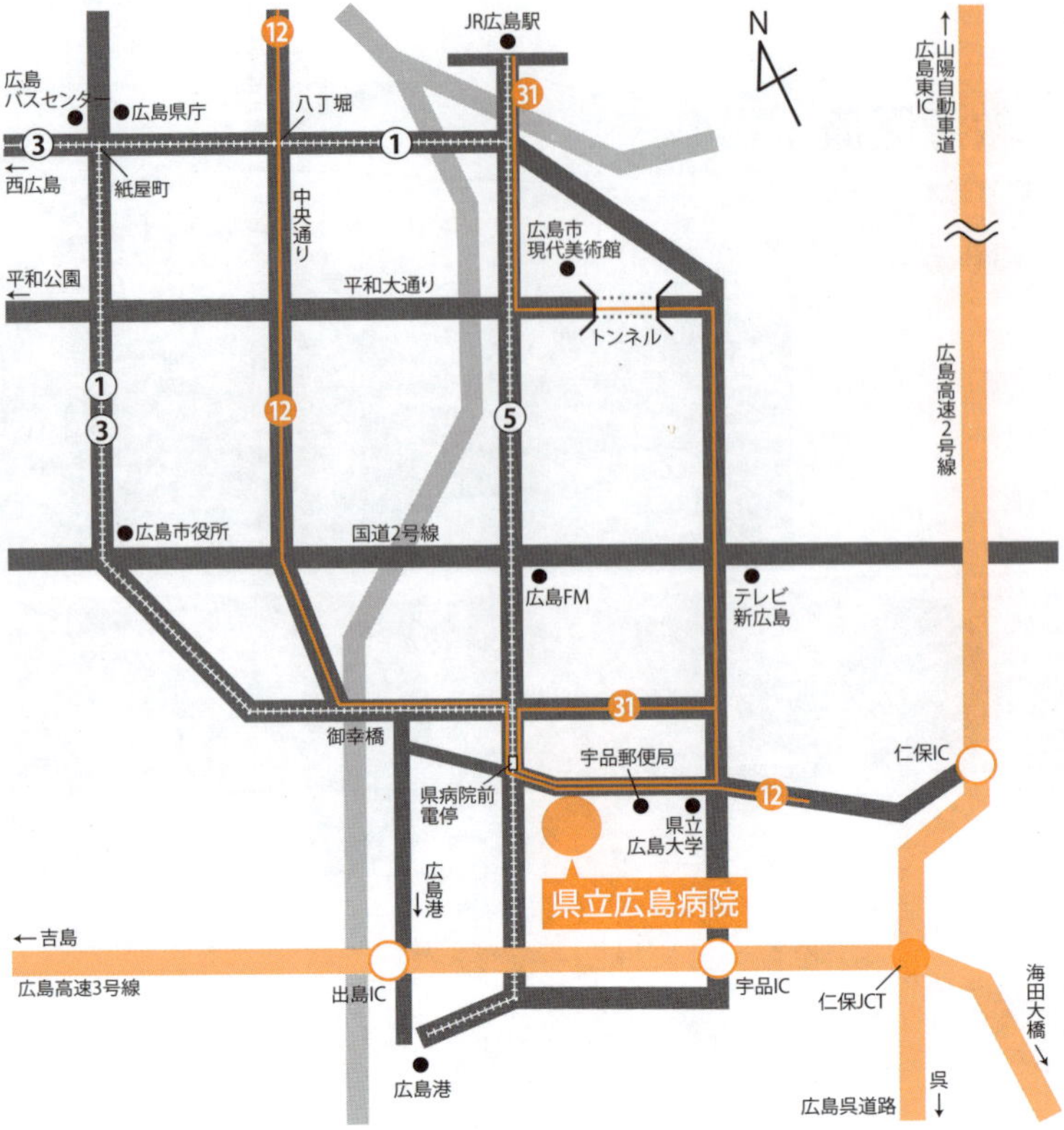

公共交通機関でお越しの方

【JR広島駅から】

→市内電車（所要時間／約20分）
「広島港」行き（❺号線）で、「県病院前」で下車、徒歩3分
→バス（所要時間／約20分）
広島バス31号線（翠町線）で、「県病院前」で下車、徒歩1分

【紙屋町から】

→市内電車（所要時間／約20分）
「広島港」行き（❶号線または❸号線）で「県病院前」で下車、徒歩3分

【JR西広島駅から】

→市内電車（所要時間／約40分）
「広島港」行き（❸号線）で、「県病院前」で下車、徒歩3分

【八丁堀から】

→バス（所要時間／約15分）
広電バス12号線「仁保沖町」行きで、「県病院前」で下車、徒歩1分

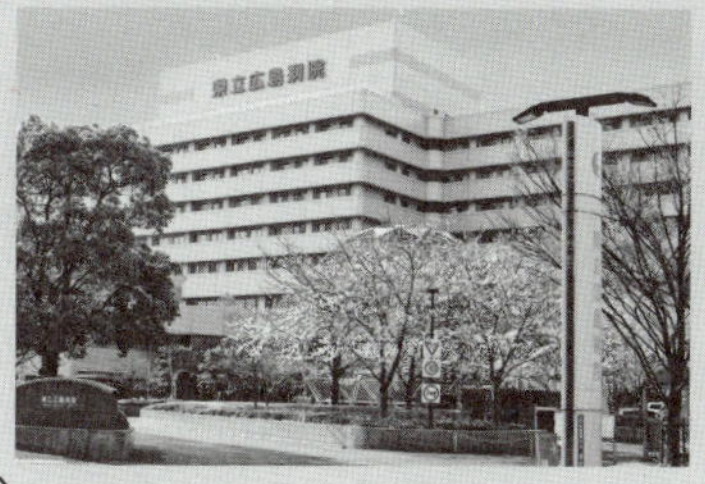

県立広島病院

〒734-8530
広島市南区宇品神田一丁目5番54号
TEL. (082) 254-1818 (代表)
FAX. (082) 253-8274
http://www.hph.pref.hiroshima.jp/

お車でお越しの方

広島高速2･3号線が開通し、東区、安佐北区から当院へのアクセスが便利になりました。宇品ICから当院まで約3分でお越しいただけます。

※東区、安佐北区方面から高速2号線を利用されて当院にお越しになる場合は、仁保ICから下車できませんので、ご留意ください。

【JR広島駅から】→所要時間／約20分
【広島バスセンターから】→所要時間／約20分
【広島高速3号線 宇品ICから】→所要時間／約3分

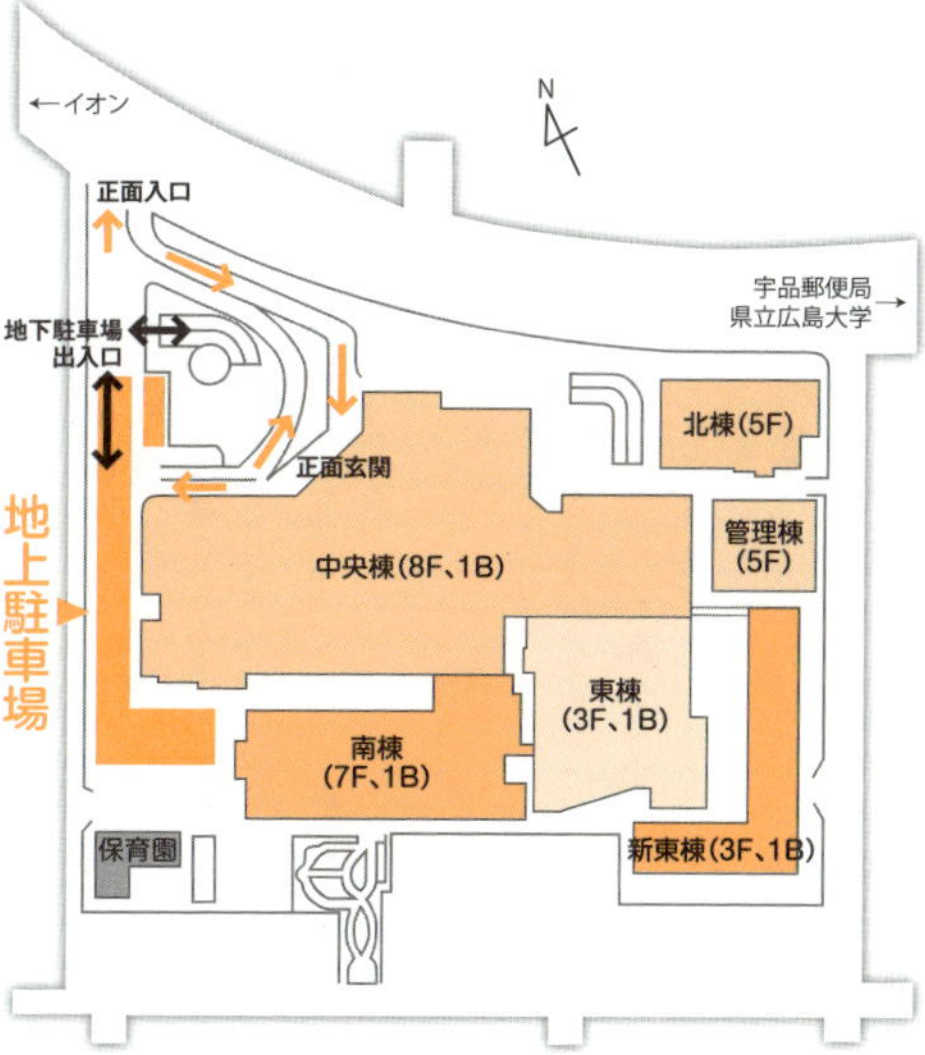

駐車場案内(院内)

【台数】
地上駐車場112台
B1F駐車場100台
B2F駐車場132台

【利用時間】
午前7時～午後8時30分
※ただし、地上駐車場は24時間利用できます。

※午前中は大変混み合います。できるだけ公共交通機関を利用してください。

執筆者紹介（五十音順）

天野純子（あまの　じゅんこ）
昭和37年広島県三原市生まれ。三原小学校、三原第二中学校、三原高校卒業後、昭和60年県立山口女子大学家政学部食物栄養学科卒業。県立安芸津病院医事課を経て、現在、栄養管理科主任医療技術専門員。得意分野は腎臓病。ＮＳＴ専門療法士、日本病態栄養専門師、日本糖尿病療養指導士。

池田 聡（いけだ　さとし）
昭和40年神奈川県厚木市生まれ。垣生小学校、愛光中学校、愛光高校卒業後、平成2年広島大学医学部医学科卒業。広島大学内視鏡外科講師を経て、現在、消化器・乳腺・移植外科部長。得意分野は大腸肛門外科、内視鏡外科。日本外科学会指導医、日本消化器外科学会指導医、大腸肛門病学会指導医。

板本敏行（いたもと　としゆき）
昭和32年広島県庄原市生まれ。西城小学校、西城中学校、修道高校卒業後、昭和58年広島大学医学部医学科卒業。広島大学第二外科准教授を経て、現在、副院長、消化器・乳腺・移植外科主任部長。得意分野は肝臓外科、消化器外科。日本外科学会指導医、日本消化器外科学会指導医、肝胆膵外科学会高度技能指導医。

伊藤圭子（いとう　けいこ）
昭和37年広島県竹原市生まれ。竹原小学校、竹原中学校、竹原高校卒業後、昭和58年神戸学院女子短期大学家政科卒業。県立安芸津病院を経て、現在、栄養管理科主任医療技術専門員、ＮＳＴ（栄養サポートチーム）専従。担当は、栄養不良患者に対する栄養管理。ＮＳＴ専門療法士、ＴＮＴ‐Ｄ管理栄養士、日本病態栄養専門師。

今﨑美香（いまさき　みか）
昭和40年山口県下関市生まれ。養治小学校、日新中学校、山口県立長府高校卒業後、県共済病院附属看護専門学校に入学。その後、平塚共済病院主任を経て、平成9年県立広島病院に就職。平成21年日本看護協会神戸研修センターにて感染管理認定看護師の資格を取得。現在、医療安全管理部感染管理担当。

上田克憲（うえだ　かつのり）
昭和28年広島県呉市生まれ。両城小学校、広島大学附属中学校・高校卒業後、昭和53年広島大学医学部医学科卒業。広島大学産科婦人科助教授を経て、現在、産科主任部長。得意分野は周産期医学。日本産科婦人科学会専門医、日本周産期・新生児学会指導医。

上田浩徳（うえだ　ひろのり）
昭和37年広島県呉市生まれ。広小学校、広中央中学校、修道高校卒業後、昭和63年広島大学医学部医学科卒業。土谷総合病院循環器内科部長を経て、現在、循環器内科部長。得意分野は虚血性心疾患、心血管カテーテル治療。日本内科学会総合内科専門医・指導医、日本循環器学会専門医、日本心血管インターベンション治療学会専門医。

漆原 貴（うるしはら　たかし）
昭和34年広島県尾道市生まれ。尾道筒湯小学校、修道中学校・高校卒業後、昭和59年久留米大学医学部医学科卒業。広島大学第二外科入局。平成6年ＪＡ尾道総合病院、平成14年ＪＡ吉田総合病院外科部長。平成17年より県立広島病院勤務。現在、内視鏡外科主任部長。得意分野は上部消化管外科、内視鏡外科。日本外科学会指導医、日本消化器外科学会指導医、日本内視鏡外科学会技術認定医。

大田敏之（おおた　としゆき）

昭和34年広島県広島市生まれ。府中町立府中小学校、府中中学校、広島市立基町高校卒業後、昭和59年広島大学医学部医学科卒業。広島大学小児科助手、東京女子医科大学腎臓小児科助手を経て、現在、小児腎臓科主任部長。得意分野は臨床腎臓病学、血液浄化療法。日本小児科学会認定医、日本腎臓学会認定医。

大津一弘（おおつ　かずひろ）

昭和36年山口県岩国市生まれ。麻里布小学校、麻里布中学校、岩国高校卒業後、昭和61年宮崎医科大学医学部卒業。広島大学第一外科、マツダ病院外科、吉田総合病院外科などを経て、現在、小児外科主任部長。専門分野は小児外科一般。日本小児外科学会指導医・専門医、日本外科学会指導医・専門医。

大原正裕（おおはら　まさひろ）

昭和50年広島県廿日市市生まれ。佐方小学校、広島学院中学校・高校卒業後、平成12年広島大学医学部医学科卒業。広島大学病院乳腺外科助教を経て、現在、消化器・乳腺・移植外科部長。得意分野は乳腺外科。日本外科学会専門医、日本乳癌学会乳腺専門医。

岡本健志（おかもと　たけし）

鳥取県鳥取市生まれ。鳥取西高校卒業後、自治医科大学医学部卒業。鳥取県立中央病院で研修後、岩美病院、智頭病院、庄原市総領診療所、安芸太田病院などで地域医療に従事し、平成22年4月より総合診療科部長として勤務。日本内科学会総合内科専門医・指導医、日本医師会認定産業医。

岡本光師（おかもと　みつのり）

昭和23年山口県大島郡生まれ。三蒲小学校、蒲野中学校、柳井高校卒業後、昭和49年広島大学医学部医学科卒業。国立循環器病センター研究員、広島大学医学部講師を経て、現在、副院長、循環器内科主任部長。得意分野は心臓カテーテル治療、超音波診断。日本内科学会指導医、日本循環器学会専門医、日本不整脈学会専門医。

小川貴彦（おがわ　たかひこ）

昭和33年広島県尾道市生まれ。広島市立基町高校卒業後、昭和59年順天堂大学医学部卒業。あかね会土谷総合病院を経て、現在、腎臓内科主任部長。専門は腎臓病。日本内科学会総合内科専門医、日本腎臓学会指導医、日本透析医学会指導医。

越智香織（おち　かおり）

昭和60年広島県広島市生まれ。幟町小学校、広島大学附属中学校・高校卒業後、平成21年昭和薬科大学薬学部生物薬学科卒業。現在、眼科・耳鼻咽喉科・歯科・口腔外科病棟担当薬剤師。

小野浩明（おの　ひろあき）

昭和39年広島県広島市生まれ。昭和52年観音小学校、昭和55年五日市中学校、昭和58年修道高校卒業後、平成2年広島大学医学部医学科卒業。広島大学小児科助手を経て、現在、小児科部長。得意分野は小児神経、先天代謝異常。日本小児科学会専門医、小児神経専門医、臨床遺伝専門医。

賀出朱美（かいで　あけみ）

昭和45年山口県生まれ。徳山市立遠石小学校、周陽中学校、山口県立徳山高校卒業。平成4年国立大阪病院（現・大阪医療センター）付属看護助産学校看護婦科卒業。平成21年乳がん看護認定看護師取得。平成24年リンパ浮腫指導技能者養成講座修了。

笠原庸子（かさはら　ようこ）
昭和48年米国フロリダ州生まれ。広島大学附属東雲小学校、広島大学附属中学校・高校卒業後、平成9年神戸薬科大学薬学部卒業。現在、小児科・新生児科（ＮＩＣＵ）婦人科・緩和ケア病棟担当、緩和ケアチーム担当薬剤師。

柏原幸子（かしわばら　さちこ）
昭和31年広島県安芸高田市生まれ。三原西小学校、甲立中学校、向原高校卒業。昭和52年広島県立広島看護専門学校卒業。昭和53年鹿児島大学医学部付属助産婦学校卒業。同年より県立広島病院勤務。現在、西7病棟看護師長。

北本幹也（きたもと　みきや）
昭和33年広島県能美島生まれ。南観音小学校、大手町中学校、広島大学附属高校卒業後、昭和59年広島大学医学部医学科卒業。広島大学第一内科助手を経て、現在、消化器内科部長。得意分野は肝がんの診断と治療、慢性肝炎の抗ウイルス治療。日本内科学会指導医、日本消化器病学会指導医、日本肝臓学会指導医。

木下真由美（きのした　まゆみ）
昭和40年大阪府大阪市生まれ。福岡市立宮竹小学校、広島市立福木中学校、広島県立安芸高校卒業後、昭和58年広島県立広島看護専門学校卒業。平成18年県立広島病院臨床腫瘍科開設にかかわり、平成23年がん化学療法看護認定看護師資格を取得し、現在、看護専門員。得意分野はがん化学療法看護。

木下義久（きのした　よしひさ）
昭和35年愛媛県新居浜市生まれ。角野小学校、角野中学校、新居浜西高校卒業後、昭和62年広島大学医学部医学科卒業。国立循環器病センター小児科、静岡県立こども病院循環器科、県立広島病院小児科を経て、現在、もり小児科副院長。得意分野は小児循環器、小児救急。日本小児科学会専門医、日本小児循環器学会専門医。

木村要子（きむら　ようこ）
昭和31年広島県広島市生まれ。本川小学校、広島女学院中学校・高校卒業後、昭和54年県立広島女子大学家政学部食物栄養学科卒業。県立広島病院、広島県庁、広島県保健所勤務を経て、現在、栄養管理科栄養指導管理員。得意分野は栄養マネジメント。

木矢克造（きや　かつぞう）
昭和25年広島県広島市安佐北区可部町生まれ。可部小学校、修道中学校・高校卒業後、昭和50年山口大学医学部医学科卒業。広島大学脳神経外科講師を経て、現在、副院長、脳神経外科主任部長。得意分野は脳腫瘍と脳動脈瘤の外科的治療。最近は顔面痙攣の神経血管減圧術。日本脳神経外科学会専門医、日本脳卒中学会専門医。

行徳英一（ぎょうとく　えいいち）
昭和45年広島県呉市生まれ。小坪小学校、長浜中学校、修道高校卒業後、平成7年広島大学医学部医学科卒業。中電病院皮膚科部長、広島大学皮膚科助教（外来医長、病棟医長）などを経て、現在、皮膚科部長。得意分野は皮膚アレルギー。日本皮膚科学会認定皮膚科専門医、日本アレルギー学会認定アレルギー専門医。

草薙聖（くさなぎ　きよし）
昭和47年岡山県赤磐市生まれ。石相小学校、赤坂中学校、岡山大安寺高校を卒業後、平成8年広島大学医学部医学科卒業。広島大学眼科、中電病院眼科などを経て、現在、眼科部長。得意分野は網膜硝子体疾患。日本眼科学会専門医、眼科ＰＤＴ認定医。

楠　真二（くすのき　しんじ）
昭和39年広島県広島市生まれ。草津小学校、庚午中学校、広島井口高校卒業後、平成2年広島大学医学部医学科卒業。広島大学病院手術部助教を経て、現在、救急科部長。得意分野は心肺蘇生、麻酔。日本麻酔科学会麻酔科指導医、日本救急医学会救急科専門医。

久保敬二（くぼ　けいじ）
昭和28年広島市生まれ。本川小学校、広島大学付属中学校・高校卒業後、昭和54年愛媛大学医学部医学科卒業。広島総合病院第2内科部長を経て、現在、糖尿病・内分泌内科主任部長。得意分野は糖尿病。日本糖尿病学会専門医、日本糖尿病学会研修指導医。

桑原正雄（くわばら　まさお）
昭和22年広島県広島市生まれ。八木小学校、修道中学校・高校卒業後、昭和47年昭和大学医学部卒業。県立広島病院呼吸器内科部長（兼）総合診療科部長を経て、現在、病院長。広島県医師会副会長。得意分野は感染症、呼吸器内科。日本呼吸器学会専門医・指導医、日本感染症学会専門医・指導医、日本内科学会認定医。

高畑紳一（こうはた　しんいち）
昭和37年広島県広島市生まれ。広島大学附属東雲小学校、広島学院中学校・高校卒業後、昭和61年広島大学医学部医学科卒業。広島市民病院、安佐市民病院、広島大学病院、済生会広島病院を経て、現在、精神神経科主任部長。得意分野はうつ病などの気分障害、認知症などの老年精神医学。日本精神神経学会専門医・指導医。

河本敦史（こうもと　あつし）
昭和48年広島県広島市生まれ。可部南小学校、可部中学校、祇園北高校卒業後、平成10年広島大学医学部保健学科作業療法学専攻卒業。三次地区医療センターを経て、広島大学大学院医学系研究科保健学専攻修了し、現在、リハビリテーション科主任。作業に焦点を当てた作業療法を急性期から実践している。

坂野堯（さかの　たかし）
昭和22年島根県松江市生まれ。昭和35年松江市雑賀小学校、昭和38年島根大学付属中学校、昭和41年松江南高校、昭和47年広島大学医学部医学科卒業。広島大学助教授を経て、現在、成育医療センター長、小児科主任部長。得意分野は小児腎臓病学、感染症学、臨床免疫学。日本小児科学会専門医・指導医、日本感染症学会専門医・指導医。

篠崎勝則（しのざき　かつのり）
昭和37年兵庫県丹波市生まれ。丹波市立中央小学校、白陵中学校、ラ・サール高校、平成元年広島大学医学部医学科卒業。マウントサイナイ医科大学助手、広島大学第二外科助手、国立がん研究センター中央病院研修を経て、現在、臨床腫瘍科主任部長。得意分野は固形がんの化学療法、日本外科学会認定登録医、日本臨床腫瘍学会がん薬物療法専門医。

隅岡正昭（すみおか　まさあき）
昭和27年広島県福山市生まれ。廿日市町地御前小学校、広島大学付属中学校・高校卒業。昭和52年鹿児島大学医学部医学科卒業。広島大学医学部第一内科（現消化器・代謝内科）入局。現在、内視鏡内科主任部長。専門分野は消化管疾患、消化器内視鏡治療。日本内科学会指導医、日本消化器病学会指導医、日本消化器内視鏡学会指導医。

住吉史子（すみよし　ふみこ）
広島県広島市（県立広島病院）生まれ。広島県立安古市高校卒業、自治医科大学看護短期大学専攻科（助産学専攻）卒業。自治医科大学付属病院、広島県立保健福祉大学勤務を経て、平成14年より県立広島病院勤務、現在、産科病棟副看護師長。

土井正男（どい　まさお）
昭和33年広島県広島市生まれ。己斐小学校、修道中学校・高校卒業後、昭和57年鹿児島大学医学部医学科卒業。広島市民病院呼吸器科副部長を経て、現在、呼吸器内科・リウマチ科主任部長。得意分野は呼吸器感染症、呼吸不全。日本呼吸器学会指導医、日本呼吸器内視鏡学会専門医・指導医、日本内科学会総合内科専門医。

時信 弘（ときのぶ ひろし）
昭和31年高知県高知市生まれ。高知市立江の口小学校、愛光学園中学校・高校卒業後、昭和56年広島大学医学部医学科卒業。中国労災病院神経内科部長を経て、現在、脳神経内科主任部長。得意分野は神経内科一般。日本神経学会専門医、日本認知症学会専門医、日本内科学会認定医。

内藤博之（ないとう ひろゆき）
昭和27年広島県庄原市生まれ。袋町小学校、国泰寺中学校、県立広島観音高校卒業後、昭和52年北里大学医学部卒業。同年広島大学産婦人科入局。広島大学産婦人科講師、国立呉病院産婦人科医長、廣島総合病院主任部長を経て、現在、婦人科主任部長。得意分野は婦人科腫瘍、周産期医療。産婦人科専門医、婦人科腫瘍専門医、日本がん治療認定医。

中尾三和子（なかお みわこ）
昭和27年広島県呉市生まれ。島根県松江市立雑賀小学校、山口県新南陽市立富田中学校、広島大学附属高校卒業後、昭和52年広島大学医学部医学科卒業。昭和52年広島大学麻酔蘇生学入局。あかね会土谷総合病院、国立小児病院、尾道総合病院などを経て、平成3年より県立広島病院麻酔科に勤務。現在、麻酔科主任部長。得意分野は小児麻酔。日本麻酔科学会指導医。

中原英樹（なかはら ひでき）
昭和36年山口県岩国市生まれ。山口大学附属光小学校、萩椿東小学校、萩第一中学校、萩高校卒業後、昭和61年広島大学医学部医学科卒業。広島大学第二外科入局後、平成14年より消化器・乳腺・移植外科部長。得意分野は肝臓外科、消化器外科。日本外科学会指導医、日本消化器外科学会指導医、肝胆膵外科学会高度技能指導医。

中原 満（なかはら みつる）
昭和26年広島県呉市生まれ。川尻小学校、川尻中学校、呉三津田高校卒業後、昭和51年広島大学医学部医学科卒業。広島大学泌尿器科助教授を経て、現在、泌尿器科主任部長。得意分野は泌尿器科腫瘍、特に前立腺がん。日本泌尿器科学会指導医、泌尿器科腹腔鏡技術認定医。

中村幸子（なかむら ゆきこ）
昭和53年広島県広島市生まれ。五番町小学校、二河中学校、呉宮原高校卒業。広島県立広島看護専門学校看護学科、高知女子大学看護学部看護学科卒業。平成21年高知女子大学大学院看護学研究科卒業後、県立広島病院勤務。現在、小児病棟看護師。平成21年12月小児看護専門看護師認定。

西阪 隆（にしさか たかし）
昭和33年兵庫県尼崎市生まれ。平成元年広島大学医学部医学科卒業。広島大学第二病理助手を経て、現在、臨床研究検査科主任部長。専門は外科病理学、臨床検査医学。得意分野は肺病理。日本病理学会病理専門医・指導医、日本臨床検査医学会臨床検査専門医、日本臨床細胞学会細胞診専門医。

西田幸司（にしだ こうじ）
昭和44年広島県呉市生まれ。長迫小学校、和庄中学校、呉三津田高校卒業後、平成8年和歌山県立医科大学卒業。大学院卒業後、県立広島病院整形外科勤務。現在、整形外科部長、脊椎外科担当。日本整形外科学会専門医、日本脊椎脊髄病学会認定指導医。

延原 浩（のぶはら ひろし）
昭和33年岡山県岡山市生まれ。広島市立中島小学校、修道中学校・高校卒業後、昭和57年広島大学歯学部歯学科卒業。広島大学歯学部助手を経て、現在、歯科・口腔外科部長。得意分野は顎関節症、摂食・嚥下リハビリテーション。日本補綴歯科学会専門医・指導医。

日本顎咬合学会指導医（かみ合わせ指導医）。

原　鐵晃（はら　てつあき）
昭和29年広島県広島市生まれ。幟町小学校、広島学院中学校・高校卒業後、昭和55年広島大学医学部医学科卒業。広島大学周産母子センター准教授を経て、現在、生殖医療科主任部長。得意分野は生殖内分泌（体外受精胚移植）、生殖外科。産婦人科専門医、生殖医療専門医、産婦人科内視鏡技術認定医。

原垣内里奈（はらごうち　りな）
昭和54年広島県呉市生まれ。仁方小学校、黒瀬中学校、賀茂高校卒業後、平成12年広島赤十字看護専門学校卒業。県立広島病院内科病棟、外科病棟の勤務を経て、平成23年より緩和ケアチームの専従看護師として活動中。平成21年緩和ケア認定看護師資格取得。

平井伸司（ひらい　しんじ）
昭和35年広島県江田島市生まれ。鹿川小学校、能美中学校、修道高校卒業後、昭和62年広島大学医学部医学科卒業。広島大学第一外科、フランスオーレベック循環器病院などを経て、現在、心臓血管・呼吸器外科部長。得意分野は呼吸器外科、胸腔鏡下手術。日本外科学会専門医・指導医、呼吸器外科専門医、日本がん治療認定医・暫定教育医。

平位知久（ひらい　ともひさ）
久留米大学付設高校卒業。平成6年広島大学医学部卒業。同年広島大学医学部耳鼻咽喉科入局。平成8年北九州総合病院耳鼻咽喉科医員、平成10年広島大学医学部耳鼻咽喉科医員、平成13年尾道総合病院耳鼻咽喉科部長、平成16年県立広島病院耳鼻咽喉科・頭頸部外科医長、平成20年同部長。専門は鼻副鼻腔手術。

平尾秀和（ひらお　ひでかず）
昭和40年広島県安芸郡熊野町生まれ。熊野小学校、熊野中学校、修道高校卒業後、平成2年広島大学医学部医学科卒業。国立循環器病センター、広島大学病院、土谷総合病院などを経て、現在、循環器内科部長。得意分野は循環器、特に不整脈。日本内科学会総合内科専門医・指導医、日本循環器学会専門医、日本不整脈学会専門医。

福島典之（ふくしま　のりゆき）
昭和30年広島県広島市生まれ。広島大学付属東雲小学校、同東雲中学校、修道高校卒業後、昭和56年広島大学医学部卒業。帝京大学、トロント小児病院での研修を経て広島大学耳鼻咽喉科講師、平成13年より耳鼻咽喉科・頭頸部外科主任部長。得意分野は中耳手術、頭頸部外科手術。日本耳鼻咽喉科学会専門医。

福原里恵（ふくはら　りえ）
昭和37年山口県徳山市（現・周南市）生まれ。周陽小学校、周陽中学校、山口県立徳山高校卒業後、昭和63年広島大学医学部医学科卒業。広島大学小児科学教室入局。国立療養所広島病院（現・東広島医療センター）、土谷総合病院を経て、現在、新生児科主任部長。得意分野は新生児集中治療および慢性期管理。日本小児科学会専門医、周産期新生児学会新生児専門医・暫定指導医。

古川正愛（ふるかわ　まさちか）
昭和51年広島県安芸郡海田町生まれ。三入小学校、三入中学校、広島大学附属高校卒業後、平成13年自治医科大学卒業。中山間地域（JA吉田総合病院・安芸太田病院）、県立広島病院勤務を経て、現在は地域医療の確保などを行う（財）広島県地域保健医療推進機構に勤務。得意分野は心療内科的対応。日本内科学会認定内科医。

本家好文（ほんけ　よしふみ）
昭和24年広島県広島市生まれ。広島市立三篠小学校、広島学院中学校・高校卒業。昭和50年広島大学医学部医学科卒業。広島赤十字・原爆病院、放射線医学総合研究所、ＪＡ広島総合病院で放射線治療医として勤務。呉医療センター緩和ケア病棟勤務を経て、現在、緩和ケア科主任部長。

益田　慎（ますだ　しん）
昭和39年広島県福山市生まれ。三篠小学校、中広中学校、修道高校卒業後、昭和63年広島大学医学部医学科卒業。帝京大学耳鼻咽喉科助手、広島大学耳鼻咽喉科講師を経て、現在、小児感覚器科主任部長。得意分野は音声言語医学。日本耳鼻咽喉科学会専門医、日本気管食道科学会専門医、臨床遺伝専門医。

眞次康弘（まつぐ　やすひろ）
昭和35年広島県豊田郡安芸津町生まれ。江田島小用小学校、呉中学校、呉高校卒業。昭和61年東邦大学医学部医学科卒業後、広島大学第二外科に入局。平成13年より県立広島病院勤務。現在、栄養管理科主任部長、消化器・乳腺・移植外科部長。得意分野は胆道・膵臓外科、栄養管理全般。日本外科学会指導医、日本消化器外科学会指導医、日本肝胆膵外科学会高度技能指導医、日本静脈経腸栄養学会認定医。

三井法真（みつい　のりまさ）
昭和36年山口県生まれ。和田小学校、東和中学校、修道高校卒業後、昭和60年広島大学医学部医学科卒業。広島大学医学部付属病院第一外科、フランスオーレベック循環器病院、エクスマルセイユ第2大学外科学研究室、西条中央病院、土谷総合病院を経て、現在、心臓血管呼吸器外科主任部長。成人心疾患手術に従事。心臓血管外科専門医、日本外科学会外科専門医、日本循環器学会循環器専門医。

望月　由（もちづき　ゆう）
昭和33年福岡県久留米市生まれ。福岡教育大学付属小倉小学校、広島学院中学校・高校卒業後、昭和58年広島大学医学部医学科卒業。広島大学整形外科准教授を経て、現在、整形外科主任部長。得意分野は肩関節外科、スポーツ医学。日本整形外科学会専門医、プロ野球広島カープ・チームドクター。

山田博康（やまだ　ひろやす）
昭和29年広島県福山市生まれ。呉市立和庄小学校、呉市立和庄中学校、県立呉三津田高校卒業後、昭和55年広島大学医学部医学科卒業。広島大学第一内科、厚生連廣島総合病院を経て、現在、消化器内科主任部長。得意分野は胆・膵疾患の診断と内視鏡治療、消化管超音波診断。日本消化器病学会指導医、日本消化器内視鏡学会指導医、日本超音波医学会指導医。

山野上敬夫（やまのうえ　たかお）
昭和29年広島県広島市生まれ。観音小学校、広島大学附属東雲中学校、広島大学附属高校卒業後、昭和55年広島大学医学部医学科卒業。広島大学救急医学助教授を経て、現在、救命救急センター長、救急科主任部長。特に力を入れている分野はプレホスピタルケア、災害医学。日本救急医学会指導医、日本麻酔科学会専門医。

和田崎晃一（わださき　こういち）
昭和32年大阪府大阪市生まれ。北中島小学校、東三国中学校、北野高校卒業後、昭和57年広島大学医学部医学科卒業。広島大学放射線医学教室准教授を経て、現在、放射線治療科主任部長。得意分野は前立腺がん、子宮がん、頭頸部がん、乳がんの放射線治療など。日本医学放射線学会放射線治療専門医。

＊本書の編集に当たり、県立広島病院の医師、看護師、薬剤師、栄養士、作業療法士などの皆さまには、多忙な診療のなか執筆いただき、ありがとうございました。

■表紙デザイン／久原大樹（スタジオアルタ）
■本文デザイン／竹内幸弘（アルバデザイン）
■カバーイラスト／藤本よしはる（スタジオアルタ）
■図版／岡本善弘（アルフぉンス）
■編集協力／井川樹
■編集／西元俊典　小沢康甫　橋口 環

県立広島病院

●8センター　●36診療科　●病床数700床
●重点的な取り組み
■がん医療　■救急医療　■成育医療　■地域の医療機関との連携

〒734-8530 広島市南区宇品神田一丁目5番54号　TEL.(082)254-1818(代表)
http://www.hph.pref.hiroshima.jp/

県立広島病院 お医者さんたちのお話

2013年3月25日　初版　第1刷

編　著／県立広島病院
発行者／西元俊典
発行元／有限会社 南々社
〒732-0048　広島市東区山根町27-2
TEL 082-261-8243　FAX 082-261-8647
振替 01330-0-62498
印刷製本所／株式会社 シナノ パブリッシング プレス
*定価はカバーに表示してあります。

落丁・乱丁は送料小社負担でお取り替えします。
小社宛てにお送りください。

ISBN978-4-86489-009-0